Inhalt

Martin Hermann • Thomas Quellmann

Praxisleitfaden Ärztlicher Bereitschaftsdienst

Praxisleitfaden Ärztlicher Bereitschafts-dienst

Herausgeber: Prof. Dr. med. Martin Hermann, Wuppertal
Prof. Dr. med. Thomas Quellmann, Hagen

Weitere Autoren: PD Dr. med. Thomas Dirschka, Wuppertal; Dr. med. Stefan Esser, Essen; Gabriele Fobbe, Essen; Prof. Dr. med. Stefan Gesenhues, Ochtrup; Dr. med. Harald Messner, Wuppertal; Dr. med. Christian Schleuss, Hagen; Christine Wienstroth, Wuppertal; Dr. med. Klaus-Peter Wilkens, Dollern; Dr. med. Heinz-Christian Wilkens, Sittensen

3. Auflage

ELSEVIER

ELSEVIER
Hackerbrücke 6, 80335 München, Deutschland

ISBN Print 978-3-437-22421-8
ISBN eBook 978-3-437-59754-1

3. Auflage 2009

Wichtiger Hinweis für den Benutzer

Die Erkenntnisse in der Medizin unterliegen laufendem Wandel durch Forschung und klinische Erfahrungen. Herausgeber und Autoren dieses Werkes haben große Sorgfalt darauf verwendet, dass die in diesem Werk gemachten therapeutischen Angaben (insbesondere hinsichtlich Indikation, Dosierung und unerwünschter Wirkungen) dem derzeitigen Wissensstand entsprechen. Das entbindet den Nutzer dieses Werkes aber nicht von der Verpflichtung, anhand der Beipackzettel zu verschreibender Präparate zu überprüfen, ob die dort gemachten Angaben von denen in diesem Buch abweichen und seine Verordnung in eigener Verantwortung zu treffen.
Wie allgemein üblich wurden Warenzeichen bzw. Namen (z.B. bei Pharmapräparaten) nicht besonders gekennzeichnet.

Bibliografische Information der Deutschen Nationalbibliothek

Die Deutsche Nationalbibliothek verzeichnet diese Publikation in der Deutschen Nationalbibliografie; detaillierte bibliografische Daten sind im Internet über http://www.d-nb.de abrufbar.

16 17 18 5 4 3

Um den Textfluss nicht zu stören, wurde bei Patienten und Berufsbezeichnungen die grammatikalisch maskuline Form gewählt. Selbstverständlich sind in diesen Fällen immer Frauen und Männer gemeint.

Begründer der Reihe: Dr. Arne Schäffler, Ulrich Renz
Projektmanagement: Dr. Stefanie Staschull, München
Redaktion: Dr. Sibylle Tönjes, Kiel
Herstellung: Johannes Kressirer, München; Sibylle Hartl, Valley
Satz: abavo GmbH, Buchloe; TNQ, Chennai/Indien
Druck und Bindung: CPI, Ulm
Fotos/Zeichnungen: s. Abbildungsnachweis
Umschlaggestaltung: Spiesz-Design, Neu-Ulm
Titelfotografie: Ilja C. Hendel, VISUM Foto GmbH

Aktuelle Informationen finden Sie im Internet unter www.elsevier.de und www.elsevier.com

Vorwort

Im ärztlichen Bereitschaftsdienst gibt es nichts, was es nicht gibt!
Darauf kann sich der erfahrene Facharzt, der Weiterbildungsassistent oder der junge Klinikarzt nicht vorbereiten, durch diese Situationen müssen und mussten wir Ärzte alle durch.
Auch die 3. Auflage unseres kompakten Praxisleitfadens soll helfen, bei nicht alltäglichen Beratungsanlässen klare Hinweise zu differenzialdiagnostischen Überlegungen und zu kompetenten Problemlösungsstrategien zu liefern.
Die übersichtliche Strukturierung nach Symptomenkomplexen und Beschwerden aus spezifischen Fachgebieten erlaubt darüber hinaus ein schnelles und sicheres Auffinden von Krankheitsbildern und deren akute Behandlungsmöglichkeiten im Bereitschaftsdienst.
Vollständig neu überarbeitet wurden die Kapitel „Beschwerden des Bewegungsapparates“, „Pädiatrische Notfälle im Bereitschaftsdienst“ und das Kapitel „HIV-Infektion“.
Alle Autoren haben ihre Kapitel aktualisiert, an Leitlinien orientiert und die medikamentösen Therapien dem neuesten Stand angepasst.
So ist der „Praxisleitfaden Ärztlicher Bereitschaftsdienst“ ein kompetentes und ballastfreies Taschenbuch, das jeder Kollegin und jedem Kollegen während seiner anspruchsvollen und oft mühsamen Arbeit gute Dienste leisten soll.
Über Kritiken, Anregungen und Vorschläge zu unserem Buch würden wir uns sehr freuen.
Unser herzlicher Dank gilt dem Elsevier-Verlag für die Neugestaltung des Praxisleitfadens, und ein ganz besonderer Dank gilt Frau Dr. Staschull, der Lektorin des Verlages, die uns in allen Bereichen bei der Herausgabe professionell unterstützt hat.

Sommer 2009

Prof. Dr. med. Martin Hermann
Prof. Dr. med. Thomas Quellmann

Autorenverzeichnis

Herausgeber

Prof. Dr. med. Martin Hermann, Zur Dörner Brücke 19, 42283 Wuppertal
Prof. Dr. Thomas Quellmann, Jagdweg 8, 58119 Hagen

Weitere Autoren

PD Dr. med. Thomas Dirschka, Centroderm Klinik, Schuchardstr. 15, Werth 16, 42275 Wuppertal
Dr. med. Stefan Esser, Klinik für Dermatologie und Venerologie, Universitätsklinikum Essen, Hufelandstr. 55, 45122 Essen
Gabriele Fobbe, Institut für Allgemeinmedizin der Universität Duisburg-Essen, Pelmanstr. 81, 45131 Essen
Prof. Dr. med. Stefan Gesenhues, Marktplatz 1, 48607 Ochtrup
Dr. med. Harald Messner, Brändströmstr. 13, 42289 Wuppertal
Dr. med. Christian Schleuss, Tillmannsstr. 2, 58135 Hagen
Christine Wienstroth, Sudhoffstr. 29, 42283 Wuppertal
Dr. med. Klaus-Peter Wilkens, Birkenweg 17, 21739 Dollern
Dr. med. Heinz-Christian Wilkens, Bahnhofstr. 20, 27419 Sittensen

Nach der 2. Auflage ausgeschiedene Autoren

Dr. med. Edgar Bührle, Medifan Institut für angewandte Notfallmedizin, Weißerlenstr. 13, 79108 Freiburg im Breisgau
Sonja Chevallier, Max-Brauer-Allee 127, 22765 Hamburg
Dr. med. Wolfram Hartmann, Siegener Str. 15, 57223 Kreuztal
Dr. med. Stefan Hauss, Grafenberger Allee 128a, 40237 Düsseldorf
Dr. med. Astrid Munkenbeck-Dicke, Sternstr. 72, 42275 Wuppertal
M.R. Neuhaus, Hombergstr. 5, 45549 Sprockhövel
Dr. med. Ismail Sariaslan, Karnaper Str. 101, 45329 Essen/Ruhr

Bedienungsanleitung

Der Klinikleitfaden ist ein Kitteltaschenbuch. Das Motto lautet: Kurz, präzise und praxisnah. Medizinisches Wissen wird komprimiert dargestellt. Im Zentrum stehen die Probleme des klinischen Alltags. Auf theoretische Grundlagen wie Pathophysiologie oder allgemeine Pharmakologie wird daher weitgehend verzichtet.

- Vorangestellt: Tipps für die tägliche Arbeit und Arbeitstechniken.
- Im Zentrum: Fachwissen nach Krankheitsbildern bzw. Organsystemen geordnet – wie es dem klinischen Alltag entspricht.
- Zum Schluss: Praktische Zusatzinformationen.

Wie in einem medizinischen Lexikon werden gebräuchliche Abkürzungen verwendet, die im Abkürzungsverzeichnis erklärt werden.

Um Wiederholungen zu vermeiden, wurden viele Querverweise eingefügt. Sie sind mit einem Pfeil ▶ gekennzeichnet.

Wichtige Zusatzinformationen sowie Tipps

Notfälle und Notfallmaßnahmen

Warnhinweise

Internetadressen: Alle Websites wurden vor Redaktionsschluss im August 2008 geprüft. Das Internet unterliegt einem stetigen Wandel – sollte eine Adresse nicht mehr aktuell sein, empfiehlt sich der Versuch über eine übergeordnete Adresse (Anhänge nach dem „/" weglassen) oder eine Suchmaschine. Der Verlag übernimmt für Aktualität und Inhalt der angegebenen Websites keine Gewähr.

Die angegebenen Arbeitsanweisungen ersetzen weder Anleitung noch Supervision durch erfahrene Kollegen. Insbesondere sollten Arzneimitteldosierungen und andere Therapierichtlinien überprüft werden – klinische Erfahrung kann durch keine noch so sorgfältig verfasste Publikation ersetzt werden.

Abbildungsnachweis

[L157]	Susanne Adler, Lübeck
[A300–157]	Susanne Adler, Lübeck, in Verbindung mit der Reihe Klinik- und Praxisleitfaden, Elsevier GmbH, Urban & Fischer Verlag
[M115]	Dr. Geldner, Ulm
[A300–190]	Gerda Raichle, Ulm, in Verbindung mit der Reihe Klinik- und Praxisleitfaden, Elsevier GmbH, Urban & Fischer Verlag
[A300–106]	Henriette Rintelen, Velbert, in Verbindung mit der Reihe Klinik- und Praxisleitfaden, Elsevier GmbH, Urban & Fischer Verlag
[A300–183]	E. Weimar, Aachen

Außerdem: Prof. Dr. G. Grevers: Abb. 9.2c

Abkürzungsverzeichnis

Symbole

®	Handelsname
↔	normal (im Normbereich)
↑	hoch, erhöht
↑↑	stark erhöht
↓	tief, erniedrigt
↓↓	stark erniedrigt
▶	siehe (Verweis)
→	vgl. mit, daraus folgt

A

A.(a.)	Arterie(n)
Abb.	Abbildung
ACE	Angiotensin converting enzyme
ACTH	adrenokortikotropes Hormon
ADH	antidiuretisches Hormon
AH	Arzthelferin
AIDS	acquired immune deficiency syndrome
AK	Antikörper
amb.	ambulant
Amp.	Ampulle
ant.	anterior
ANV	akutes Nierenversagen
AOK	Allgemeine Ortskrankenkasse
a.p.	anterior-posterior
art.	arteriell
ASR	Achillessehnenreflex
ASS	Azetylsalizylsäure
Ätiol.	Ätiologie
AU	Arbeitsunfähigkeit
AVK	Arterielle Verschlusskrankheit
AZ	Allgemeinzustand

B

bakt.	bakteriell
BB	Blutbild
bds.	beidseits, bilateral
BE	Base excess
bes.	besonders
BGA	Blutgasanalyse
BSR	Bizepssehnenreflex
BtM	Betäubungsmittel
BtMVV	Betäubungsmittelverschreibungsverordnung
BWK	Brustwirbelkörper
BWS	Brustwirbelsäule
BZ	Blutzucker
bzw.	beziehungsweise

C

Ca	Karzinom
ca.	zirka
Ch.	Charrière
CHE	Cholinesterase
chron.	chronisch
Cl	Chlorid
CMV	Zytomegalievirus
COLD	chronic obstructive lung disease
CO_2	Kohlendioxid
CPR	kardiopulmonale Reanimation
CT	Computertomogramm
CVI	chron. venöse Insuffizienz

D

d	dies (Tag)
DD	Differenzialdiagnose
D-Arzt	Durchgangsarzt
desc.	descendens
d.h.	das heißt
Diab. mell.	Diabetes mellitus
Diagn.	Diagnostik
diast.	diastolisch
DIC	disseminierte intravasale Koagulopathie
DK	Dauerkatheter
Dos.	Dosierung
DPT	Diphtherie/Pertussis/Tetanus
Drg.	Dragee/-s

E

EBV	Epstein-Barr-Virus
E. coli	Escherichia coli
EKG	Elektrokardiogramm/ Elektrokardiographie
EL	Esslöffel
Erkr.	Erkrankung
Erw.	Erwachsener
etc.	et cetera
EU	Extrauteringravidität
evtl.	eventuell

F

FA	Facharzt
FSME	Frühsommermenin-goenzephalitis

G

G	Gauge
ggf.	gegebenenfalls
GIT	Gastrointestinaltrakt
gyn.	gynäkologisch

H

h	Stunde
HA	Hausarzt
HNO	Hals-Nasen-Ohren
HOPS	hirnorganisches Psychosyndrom
HT	Herzton
HWI	Harnwegsinfektion
HWK	Halswirbelkörper
HWS	Halswirbelsäule

I

i.c.	intrakutan
i.d.R.	in der Regel
ICR	Interkostalraum
IE	Internationale Einheit
i.m.	intramuskulär
Ind.	Indikation
inf.	inferior
incl.	inklusive
insbes.	insbesondere
Insuff.	Insuffizienz
IUP	Intrauterinpessar
i.v.	intravenös

J

J.	Jahr(e)

K

K	Kalium
Kap.	Kapitel
KBV	Kassenärztliche Bundesvereinigung
KG	Körpergewicht
/kg KG	pro Kilogramm Körpergewicht
KHK	koronare Herzkrankheit
KI	Kontraindikation(en)
KK	Krankenkasse
KO	Komplikation
kons.	konservativ
Konz.	Konzentration
Kps.	Kapsel
KV	Kassenärztliche Vereinigung

L

l	Liter
L1–L5	Lumbalsegment 1–5
LA	Lokalanästhesie
li	links
LJ./Lj.	Lebensjahr
Lk	Lymphknoten
Lsg.	Lösung
LWK	Lendenwirbelkörper
LWS	Lendenwirbelsäule

M

M., Mm.	Musculus, Musculi
MAO	Monoaminooxidase
max.	maximal
MCL	Medioklavikularlinie
mg	Milligramm
min.	minimal
Min.	Minute
Mio.	Millionen
mittl.	mittlere

ML	Messlöffel
ml	Milliliter
Mon.	Monat(e)
MRT	Magnetresonanztomographie
MS	Multiple Sklerose

N

N., Nn.	Nervus, Nervi
NAP	Nervenaustrittspunkte
NAW	Notarztwagen
neg.	negativ
NNH	Nasennebenhöhlen
NNR	Nebennierenrinde
NSAR	nicht steroidale Antirheumatika/Antiphlogistika
NW	Nebenwirkung

O

o. B.	ohne Besonderheit
o.Ä.	oder Ähnliches
Op.	Operation
OSG	Oberes Sprunggelenk

P

p.a.	posterior-anterior
Päd.	Pädiatrie
Pat.	Patient/Patientin/Patienten
pAVK	periphere arterielle Verschlusskrankheit
PEG	perkutane endoskopische Gastrostomie
p.i.	post ingestionem
p.m.	punctum maximum
PNP	Polyneuropathie
p.o.	per os
Polio	Poliomyelitis
PRIND	prolonged reversible ischaemic neurologic deficit
PSR	Patellarsehnenreflex

R

RA	Rheumatoide Arthritis
re.	Rechts
Re-Besuch	Wiederholungsbesuch noch während desselben Dienstes
respir.	respiratorisch
rez.	rezidivierend
RG	Rasselgeräusch
Rö	Röntgen
Rp	Rezept
RPR	Radiusperiostreflex
RR	Blutdruck nach Riva-Rocci
RTH	Rettungshubschrauber
RTW	Rettungswagen

S

S1–S5	Sakralsegment 1–5
SAB	Subarachnoidalblutung
s.c.	subkutan
s	Sekunde(n)
SHT	Schädel-Hirn-Trauma
SIDS	sudden infant death syndrome
SI-Gelenk	Sakroiliakalgelenk
s.o.	siehe oben
SSW	Schwangerschaftswoche
s.u.	siehe unten
sup.	superior
Sy.	Syndrom
Syn.	Synonym
syst.	systolisch

T

T_3	Trijodthyronin
T_4	Thyroxin (vierfach jodiert)
Tab.	Tabelle
tgl.	täglich
Tbc	Tuberkulose
Tbl.	Tablette/-n
Ther.	Therapie
TIA	Transitorische ischämische Attacke
TL	Teelöffel
Tr.	Tropfen
TU	Tumor

U

u.a.	und andere

V

V.a.	Verdacht auf
v.a.	vor allem
VES	ventrikuläre Extrasystole
vgl.	vergleiche
Vit.	Vitamin

W

Wo.	Woche(n)

Z

z.B.	zum Beispiel
Z.n.	Zustand nach
ZNS	zentrales Nervensystem
z.T.	zum Teil
ZVD	zentraler Venendruck
ZVK	zentraler Venenkatheter

Inhalt

1 Tipps für den Bereitschaftsdienst

Martin Hermann und Christine Wienstroth

1.1 Organisation des Bereitschaftsdienstes

Martin Hermann

1.1.1 Allgemeine Regelungen

Die Organisation des ärztlichen Bereitschaftsdienstes obliegt grundsätzlich den Kassenärztlichen Vereinigungen und Ärztekammern im Rahmen ihres Sicherstellungsauftrags nach § 75 Abs. 1 SGB V (Sozialgesetzbuch) und den Richtlinien der KBV. Sie haben jedoch die Möglichkeit, diese Aufgabe zu delegieren, wodurch sich große regionale Unterschiede in der Organisation ergeben. I.d.R. gibt es einen „Fahrdienst", einen „Sitzdienst" und eine „Telefonzentrale".
Unabhängig vom ärztlichen Bereitschaftsdienst, der zur Erfüllung des gesetzlichen Sicherstellungsauftrags der KV eingerichtet wurde, existiert der Rettungsdienst, der in den Katastrophenschutzgesetzen geregelt ist und den Landkreisen und Städten obliegt, die in der Regel ihre Feuerwehren oder Hilfsorganisationen wie DRK, Malteser Hilfsdienst oder Johanniter mit der Durchführung beauftragen. In diesem Rahmen ist auch die Bundeswehr (SAR) mit ihren Rettungshubschraubern eingebunden (DLRG, DGzRS).

Organisation des Bereitschaftsdienstes durch die Kassenärztliche Vereinigung oder die Ärztekammer Eher in Städten:

- **Dienstplanschema:** Es wird für die beteiligten niedergelassenen Ärzte bzw. deren Vertreter von der Kassenärztlichen Vereinigung ein Dienstplan erstellt. Festlegung i.d.R. quartalsweise, z.T. auch jährlich.
- **Alarmierung:** Über zentrale Notrufnummer, Weiterleitung der Einsatzanforderung über Taxenruf oder anderes Kommunikationssystem (z.B. Funk, Funktelefon).
- **Beförderungsmittel:** Taxi oder eigener Pkw, z.T. besondere Notdienstfahrzeuge.

Organisation des Bereitschaftsdienstes durch die beteiligten Ärzte Eher in ländlichen Regionen; i.d.R. Zusammenschluss der Ärzte zu Notdienstringen, um die zeitliche Belastung zu minimieren.

- Zumeist ebenfalls Dienstplanschema: Erstellung durch Notdienstring; Veröffentlichung in der örtlichen Presse.
- Alarmierung: Der Bereitschaftsdienst muss jederzeit erreichbar sein; wie er dies organisiert, bleibt ihm selbst überlassen (▶ 1.1.2).

Fahrdienst Hausbesuchstätigkeit mit eigenem Pkw, Taxi oder speziellen Dienstfahrzeugen; ständiger Kontakt zur Telefonzentrale. Einige ländliche Modelle decken hierbei auch Aufgaben des (von der Kommune organisierten) Rettungsdienstes mit ab.

Sitzdienst Notfallsprechstunde in einer Praxis. Teilweise existieren spezielle Notfallpraxen im Stadtzentrum oder in räumlicher Anbindung an ein Krankenhaus. Es stehen die üblichen diagnostischen Geräte (vom EKG bis zur Röntgeneinrichtung) zur Verfügung, auf die der Fahrdienst i.d.R. nicht zurückgreifen kann. In den Städten existieren meist auch spezielle gebietsärztliche Bereitschaftsdienste, z.B. Augen-, HNO-, Kinderärzte.

Telefonzentrale Zentrale Stelle zur Annahme der Notrufe. In Städten meist von KV und Kammer mit Arzthelferinnen, teilweise auch mit Ärzten, besetzte Einrichtung, die die Pat. je nach Erkr. in die Praxen schickt oder den Fahrdienst steuert.

1.1.2 Organisation der eigenen Praxis

Martin Hermann

Qualifikation von Arzt und Hilfskraft für den Bereitschaftsdienst

- **Arzt** Generell gilt, dass jeder, der die Voraussetzungen für die Niederlassung als Arzt erfüllt, auch qualifiziert ist, am Bereitschaftsdienst teilzunehmen. Dennoch sollte er sich gewissenhaft darauf vorbereiten.
- **Möglichkeiten, sich auf den ärztlichen Bereitschaftsdienst vorzubereiten:**
  - Zusatzbezeichnung „Arzt im Rettungsdienst" erwerben.
  - Teilnahme am Bereitschaftsdienst zunächst bei erfahrenem Kollegen (Ausbildung in der KV-Vorbereitungszeit intensiv nutzen!).
  - Hospitation auf NAW oder Intensivstation (nur bedingt geeignet!).
  - Studium entsprechender Literatur.
- **Hilfskraft** Sie muss nicht unbedingt die Qualifikation eines medizinischen Assistenzberufs (Arzthelferin, MTA, Krankenschwester) besitzen, sollte jedoch:
  - Über medizinisches Basiswissen verfügen.
  - In medizinischen Notfallsituationen ruhig und überlegt handeln können.
  - Die Grundregeln des Notfallmanagements beherrschen (Wer? Wo? Was? Wie viel?).
  - Die Dringlichkeit der Hilfsanforderung richtig einschätzen.
  - Kenntnisse über die Struktur des örtlichen Rettungssystems besitzen.
  - Die Therapiemöglichkeiten von Arzt und Praxis kennen.
  - Über Ortskenntnisse verfügen.
  - Einfühlungsvermögen im kommunikativen Umgang zeigen (z.B. Patientenberuhigung).

Erreichbarkeit Es besteht die Verpflichtung der Durchführung des ärztlichen Bereitschaftsdienstes vom Praxisort aus. Der Arzt oder eine erfahrene Hilfskraft muss während der gesamten Dauer des Bereitschaftsdienstes telefonisch erreichbar sein. Der Hinweis auf die notärztliche Hilfsmöglichkeit durch einen Ansagetext auf dem Anrufbeantworter allein ist nicht ausreichend!

> **!** Die Erreichbarkeit über das Mobiltelefon ist nicht überall störungsfrei gewährleistet! Im Zweifelsfall wird das dem Arzt angelastet.

Möglichkeiten, die Erreichbarkeit während des Bereitschaftsdienstes zu sichern:

- Besetzung des Praxistelefons durch eine Arzthelferin oder eine andere kompetente Hilfskraft, welche wiederum mit dem Bereitschaftsarzt Verbindung aufnehmen kann über Funk (problematisch: Jeder kann mithören → Schweigepflicht könnte verletzt werden) oder Mobiltelefon.
- Anrufweiterschaltung auf ein Mobiltelefon (in Arzthand).

Im Gegensatz zum Notarzt gibt es für den ärztlichen Bereitschaftsdienst keine Vorschrift, nach der er innerhalb einer bestimmten Zeit (Notarzt etwa 15 Min.) am Notfallort sein muss. Die Alarmierungszeiten hängen natürlich von Entfernungen, Straßenzustand und Witterung ab. Der Arzt im ärztlichen Bereitschaftsdienst ist ein ganz normaler Verkehrsteilnehmer, er fährt nicht mit Sondersignal und unterliegt den Regeln der StVO.

Sprechzeiten Neben der Versorgung von Notfallpatienten zu Hause, soll der Bereitschaftsdienst für Pat. (in weniger dringenden Fällen) auch in seiner Praxis erreichbar sein. Hier haben sich so genannte „Kernsprechzeiten" zwei- oder dreimal täglich bewährt, die in der örtlichen Presse bekannt gemacht werden. Dies ermöglicht ein effektives und sinnvolles Zeitmanagement.

Ergänzung der Praxisausstattung Im ländlichen Bereich mit einiger Entfernung zum nächsten Krankenhaus wären folgende Diagnose- und Therapiemöglichkeiten ideal:

- Otoskop, „Kleines Labor" (Blut und Urin), EKG (12-Kanal-Ableitung), Ultraschallgerät (zur Untersuchung des Abdomens und des Urogenitaltrakts).
- Materialien zur Versorgung geringfügiger Verletzungen (inkl. Möglichkeit zur Wundnaht in Lokalanästhesie; aktive und passive Tetanusimpfung), Anlage von Druckverbänden.
- Set zur Katheterisierung der Harnblase bei Mann und Frau.
- Instrumente zur Entfernung von Fremdkörpern aus Körperöffnungen (z.B. Pinzette).
- Subkutane, intramuskuläre und intravenöse Injektionen, Infusionen.
- Möglichkeit der Erstversorgung lebensbedrohlicher Zustände (Notfallkoffer ▸ Kap. 1.1.3).
- Ein AED (automatisierter externer Defibrillator, ▸ Kap. 3.5.1).

Labor und apparative Diagnostik im Bereitschaftsdienst Jeder Bereitschaftsarzt wird die Möglichkeiten nutzen, die ihm im Augenblick der Inanspruchnahme zur Verfügung stehen. Je mehr das sind, desto größer ist die Bandbreite der laborchemischen Diagnostik und Ausschlussdiagnostik. Grenzen nach oben gibt es nicht. Der Arzt „im Fahrdienst" kann meist schon aus Platz- und Gewichtsgründen keine größeren Geräte mit sich herumtragen.

> Mindestanforderung für den ärztlichen Bereitschaftsdienst ist die Möglichkeit der Blutzuckeranalyse. Als Ergänzung zur Blutzuckerbestimmung sind sinnvoll:
>
> - Urinstix: Zur weiteren Differenzierung von Erkr. des Urogenitaltrakts
> - EKG: Zur genaueren Eingrenzung von Herzrhythmusstörungen sowie zum Monitoring während der Behandlung. Nicht zum Ausschluss eines frischen Myokardinfarkts geeignet!
> - „Trockenchemie"-Labor (z.B. Reflotron®): Zur gezielten Bestimmung weiterer Blutparameter wie „Herz-/Leberenzyme", Retentionswerte der Niere, Harnsäure, Amylase, Hb.
> - Sonographiegerät: Zur weiteren Abklärung bei abdominellen Beschwerden oder V.a. Erkr. des Urogenitaltrakts

> **!** Sich nie durch negative Laborergebnisse in Sicherheit wiegen (sind evtl. falsch negativ). Im Zweifelsfall sollte immer der klinische Verdacht das weitere Handeln des Arztes bestimmen! Alle apparativen und labortechnischen Möglichkeiten ersetzen keinesfalls eine gründliche Anamnese und körperliche Untersuchung!

1.1.3 Die Bereitschaftstasche

Martin Hermann

Muss so eingeräumt sein, dass auch bei schlechten Lichtverhältnissen Ampullen/Formulare sofort gefunden werden. Am besten Taschen mit Gummilaschen für Ampullen an aufklappbaren Innendeckeln. (Dabei müssen Notfallmedikamente für Reanimation, Asthma-/Krampfanfälle sofort griffbereit sein.)

Inhaltsliste für die Bereitschaftstasche Beispiel für eine Packliste. Mengenangaben für Ampullen/Formulare entsprechen der Erfahrung aus 6- bis 8-stündigen Bereitschaftsdiensten im städtischen Bereich. Jeder Arzt verwendet entsprechend seiner Vorbildung/Erfahrung i. d. R. andere Medikamente. Meist kommen in einer Schicht mehrere gleichartige Fälle hintereinander vor (z.B. durch die Wetterlage vermehrt Asthmaanfälle oder Infektionen), → aus einer Taschenfüllung müssen 3–4 Asthmaanfälle oder 5–6 Pat. mit Ischialgie oder 2–3 Pat. mit Thrombosen versorgt werden können.

Deckelfach Ideal für flache Teile.

Tab. 1.1 Deckelfach Bereitschaftstasche

Inhalt	Zweck, Bemerkung
1 Schere, 4–6 Stifte, 1 Stempelschreiber, 2–3 Lampen, 1 Pinzette	Rachenlampe wird auch zum Klingelsuchen gebraucht
2 × 10 cm Pflaster, 4–6 cm breit	Wundversorgung
Steristrip®, 2 Packungen	Wundverschluss ohne Naht
2 sterile Wundkompressen	Wundverband
Je 1 spitzes und 1 rundes Skalpell	Abszesse, Hämorrhoidalthrombose, Wundrandexzision
4 Fadenziehmesser	Nahtentfernung bei Infektion
1 Paar sterile OP-Handschuhe Größe: ...	Sterile Verbände, Nähte
Plastiktüte mit etwa 10 unsterilen Latexhandschuhen Größe: ...	Rektale Untersuchung, Untersuchung von blutenden Pat.
Je 10 Oxazepam, Ibuprofen 400 mg, Paracetamol 500 mg Tbl. und Supp. 250 mg	Supp. können für Säuglinge halbiert werden, größere Kinder bekommen 2
Je 1 Ballonkatheter 12 und 18 Ch.	Akuter Harnverhalt
3 Totenscheine, 1 Zwangseinweisung (gestempelt)	Formulare
1 Mappe mit: 15 Notfallscheinen, 7 Einweisungen, 2 BTM-Rezepten, 3 kleinen Privatrechnungsformularen, 25 Kassenrezepten, 10 Transportscheinen, 6 Visitenkarten, 3 AU, 3 AU bei Erkr. eines Kindes, 30 Quittungen für Praxisgebühr, 3 Muster 80 (ausländische Pat. mit Auslandsabkommen)	Reserveformularsatz (alle Formulare gestempelt)

Bodenteil Große Fächer für sperrige Gegenstände.

Tab. 1.2 Bodenteil Bereitschaftstasche

Inhalt	Zweck, Bemerkung
Instillagel® oder Xylocain®-Gel	Anästhesie vor Urinkatheter, Gleitgel für rektale Untersuchung
Chipkartenspeichergerät	Für Versichertenkarten
Notfall-EKG-Monitor (fakultativ)	Kleinste Geräte mit Speichermöglichkeit
Notfallbeatmungstubus	Für Mund-zu-Mund-Beatmung
Elektronisches Fieberthermometer	Zerbricht weniger leicht (Batterie prüfen)
Blutdruckgerät	Möglichst leicht
Stethoskop	Möglichst leicht
Reflexhammer	Möglichst leicht
Ohrenspiegeltrichter	Ist kleiner als Ohrenspiegel
Blutzuckermessgerät, Röhrchen mit Streifen und Lanzetten	BZ-Kontrolle
Urinstix	Glukosemessung, Proteinnachweis, Blutnachweis
Staubinde	Blutabnahme, i.v. Injektion
1–2 Braunülen® blau und grün	Infusion, i.v. Injektion
Je 1–2 Butterfly weiß und grün	Blutabnahme, Infusion, i.v. Injektion
Kanülen: 12 × blau, 5 × grün, 2 × braun, 2 × rosa	Blau: Schmerzarme Injektion auch in feine Venen; rosa: Abszesspunktion und Splitterentfernung
Spritzen: 2 × 20 ml, 5 × 10 ml, 10 × 5 ml, 5 × 2 ml	Blutabnahmen, i.v. Injektion
Evtl. Blutabnahmebestecke	In der Praxis übliches System
Leukosilk® 2,5 cm	Angebrochene Rolle mit umgeknickten Rändern spart Platz
2–3 Mullbinden	Wundversorgung
10 ml Alkohol 70% in einem Labor-Probenröhrchen	Desinfektion (auch für die eigenen Hände)
Nitro-Spray	Reserve, zum Mitgeben auf den Transport
Salbutamol-Spray (z.B. Apsomol®)	Asthma, Bradykardie, Wehenhemmung
10 Adalat® Kps. (oder Bayotensin Akut®)	Hypertone Krise
Effortil® Tr. oder Etilefrin AL® Tr.	Kreislaufschwäche
Amoxicillin 1000 mg etwa 4 Tbl.	Zur Anbehandlung von Infekten

Tab. 1.2 Bodenteil Bereitschaftstasche *(Forts.)*

Inhalt	Zweck, Bemerkung
Baypen® 1 g (oder Ampicillin 2 g)	Initialbehandlung schwerer Infekte
Urbason® 1000 mg	Allergischer Schock
Diazepam Desitin rectal Tube® 10/5 mg	Krämpfe bei Kleinkindern
Volon® A 40 Fertigspritzen	Allergie
Clexane 40®, 4 Fertigspritzen	Thromboseprophylaxe, Initialtherapie Thrombosen, akutes Koronarsyndrom
PVP-Jod AL® Salbe 20 g	Behandlung infizierter Wunden
Sprühverband	Versorgung von Schürfungen, Wunden
Rectodelt 100®	Pseudokrupp, Asthmaanfall bei Kindern, Allergien, Dermatosen, Colitis ulcerosa

Taschenmitte 2 Zwischenböden mit Gummischlaufen für Ampullen 2, 5, 10 ml. Zusätzlich zu den Medikamenten:

- Kleine Tüte mit Pflastern (nach Punktion) und ca. 15 Alkoholtupfer.
- Krankenhausdienstplan, Apothekendienstplan.
- Mappe mit Formularen: 15 Notfallscheine, 7 Einweisungen, 3 Überweisungsscheine, 3 AU, 25 Kassenrezepte, 20 Privatrezepte, 10 Transportscheine, 10 Quittungen Praxisgebühr.

Tab. 1.3 Medikamente in Taschenmitte

Medikament	Anzahl	Substanz	Ersetzbar durch	Zweck, Bemerkungen
Adalat® Kps.	10	Nifedipin	Nifedipin 10 mg Kps., Bayotensin akut®	Hypertensive Krise
Afpred forte Dexa®	3	Dexamethason i.v.	Hefasolon®	Asthmaanfall
Afpred forte Theo®	3	Theophyllin	Solosin®	Asthmaanfall
Akrinor® 2 ml Amp.	2	Cafedrin	–	RR-Steigerung durch Venentonisierung
Anexate® Amp.	1	Flumazenil	–	Benzodiazepinintoxikation
Ambene®	1	Phenylbutazon	–	Gichtanfall, Rheumaschmerz, Bechterew

Tab. 1.3 Medikamente in Taschenmitte *(Forts.)*

Medikament	Anzahl	Substanz	Ersetzbar durch	Zweck, Bemerkungen
Aqua ad injectione 10 ml	5	–	–	Zum Anmischen von Injektionslösungen
Aspirin® i.v. mit Lösemittel	3	ASS	–	Infarkt, Schmerz
Atosil® Amp. 2 ml	2	Promethazin	Neurocil®	Sedierung
Atropinum sulf. 1-mg-Amp.	2	Atropin	–	Bradykardie, Vagusdämpfung
Budiair® Spray	1	Budesonid	Junik®	Rauchgasinhalation
Buscopan®	10	Butylscopolamin	BS ratio®, Spasmex®	Gallen-, Nierenkoliken
Calcium 10%	2	–	Calcium 10%	Tetanie, Quincke-Ödem
Catapresan® Amp. 0,15	3	Clonidin	Ebrantil®, Nepresol®	Hypertonie
Lyogen® Depot	1	Fluphenazin	Fluanxol®	Psychose
Dexa Hexal® 4/8 mg	4	Dexamethason i.m.	DexaEffekton®, Dexabene®	Schwere Ischialgie, Bechterew, Rheumaschub
Diazepam 10 mg ratio®	6	Diazepam	Valium MM®	Krämpfe, agitierte Depression
Diclofenac sulfitfrei	2	Diclofenac	Effekton®, Allvoran®	Akute Schmerzen, entzündliche Gelenk- und Wirbelsäulenerkr.
	Cave: 1 h Nachbeobachtung vorgeschrieben			
Digimerck® Amp.	1	Digitoxin	–	Tachyarrhythmia absoluta
Effortil® Amp. 1 ml	1	Etilefrin	–	Arterielle Vasokonstriktion
Euphyllong i.v.®	6	Theophyllin	Bronchoparat®, Solosin®	Asthma
Fenistil®	2	Dimetinden	Tavegil®	Allergie
Furosemid	4	Furosemid	Lasix®, Furorese®	Herzinsuff, Lungenödem
Gastrosil®	3	Metoclopramid	Paspertin®, MCP, Vergentan®	Erbrechen

Tab. 1.3 Medikamente in Taschenmitte *(Forts.)*

Medikament	Anzahl	Substanz	Ersetzbar durch	Zweck, Bemerkungen
Glucose 40% Miniplasco®	10	Glucose	Dextrose	Hypoglykämie
Haldol®	5	Haloperidol	–	Psychose
Imap® 1,5	4	Fluspirilen	Kivat®, Fluspi®	Angst-, Spannungszustände; psychosomatische Beschwerden
Konakion® 10 mg, 2 mg	1	Vit. K	–	Juckreiz, Marcumarblutung
Lidocard 2% Braun	4	Lidocain	Xylocain® 2%	Ventrikuläre Tachykardie, Kammerarrhythmie, Neuraltherapie, Wundnaht
Morphin 20 mg Merck®	2	Morphin	MSI 20 Mundipharma®, Morphin 20 mg ratiopharm®	Schmerz
Naloxon® ratio 0,4	2	Naloxon	Naloxon-Generika	Heroin- und Morphinüberdosis; kurze HWZ
Nitrolingual® Spray	2	Nitroglycerin	Corangin®, Nitrangin®	Angina pectoris, hypertone Krise
Novaminsulfon 5 ml	6	Metamizol, Novaminsulfon	Novalgin®	Schmerztherapie
Volon A® 40 Kristallsuspension	4	Dexamethason	Triam Hexal® 40	Infiltration
Suprarenin®	2	Epinephrin, Adrenalin	–	Bei Asystolie vor Defibrillation und allergischem Schock
	1-ml-Ampulle in 10-ml-Spritze aufziehen und mit NaCl oder Venenblut auf 10 ml verdünnen			
Ranitidin ratio®	2	Ranitidin	Ranitic®	Magen-, Duodenalulkus, Allergie
Tramal® 100	5	Tramadol	Tramadol-Generika	Schmerztherapie
Urbason solubile forte® 250 mg	2	Methylprednisolon	–	Allergische Reaktion

Tab. 1.3 Medikamente in Taschenmitte *(Forts.)*

Medikament	Anzahl	Substanz	Ersetzbar durch	Zweck, Bemerkungen
Verapamil 5 mg Amp.	4	Verapamil	Isoptin®	Supraventrikuläre Tachykardie; **cave:** EKG-Monitoring
Visken® 2 ml	2	Pindolol	Lopresor®	Tachykardie
Voltaren® dispers Tbl. (oral statt i.m.)	10	Diclofenac	Anco® Granulat, Diclac® dispers	Entzündlich rheumatische Erkr., Gichtanfall, schmerzhafte Schwellungen und Entzündungen
Vomex A® i.v.	2	Dimenhydrinat	–	Erbrechen, Schluckauf

Die Reanimations-Zusatztasche Selbst zusammengestellt oder fertig gekauft; im Auto griffbereit bzw. bei schwer kranken Pat. sofort mitgeführt. In die Tasche gehört eine Inhaltsliste (ggf. aus diesem Leitfaden kopieren). Leere Ampullen in einem Kästchen zeigen der Helferin, welche Medikamente nachgefüllt werden müssen und sind so gleich entsorgt.

Inhalt:

- Ambubeutel mit Ventil und Masken für Erwachsene, Kinder, Säuglinge.
- Intubationsbesteck mit großem, mittlerem und Kinder-Spatel.
- 3 Tuben in verschiedenen Größen.
- Mandrin für Tubus.
- Je 3 Amp. Diazepam 10 mg, Suprarenin®, Lidocain® Braun; mit Pflaster verbunden (dadurch schneller griffbereit).
- 5 Spritzen 10 ml, 10 blaue Kanülen; mit Gummiband zusammengehalten.
- 6 Braunülen (2 blau, 2 rosa, 2 gelb).
- 2 Infusionbestecke, belüftet.
- 50 ml Glukose 40%, 2 × 250 ml Ringerlsg.
- Kleine Absaugpumpe (notfalls Blasenspritze) und -katheter.
- 10 unsterile Handschuhe in Plastiktüte.
- RR-Messgerät, Stethoskop, Staubinde.
- Lampe, Stift.
- Taschenflasche Desinfektionsspray.
- Klemmhalter mit Haken, um Infusionsflasche an Schrank, Fenstergriff etc. aufzuhängen.
- 1 Rolle Pflaster.

Tipps

- 2 Ampullensägen, die an einem Rundmagneten haften, der mit Doppelklebeband am Taschenscharnier befestigt ist.
- Eiserne Disziplin beim Einräumen nach jedem Besuch.
- Nach Gebrauch leere Ampullen etc. immer mitnehmen, → Arzthelferin kann Medikamente entsprechend ergänzen, Entsorgung ist sichergestellt.

- Tasche regelmäßig von Arzthelferin anhand einer Inhaltsliste überprüfen und die Medikamente auf ihre Haltbarkeit prüfen lassen.
- Hilfreich ist Reservetasche im Fahrzeug, die zusätzliche Medikamente und selten benutzte Materialien enthält.
- Tasche nicht ständig im Auto lassen: Temperaturschwankungen können Medikamenten schaden; Gefahr des Einbruchs und Diebstahls.

1.2 Zusammenarbeit mit anderen Organisationen

Martin Hermann

1.2.1 Rettungsdienst

Meist werden die örtlichen Rettungsdienste von einer kommunalen Rettungsleitstelle koordiniert, evtl. auch durch eine karitative Hilfsorganisation (z.B. DRK). Sie werden über eine zentrale Rufnummer alarmiert. Dazu gehören:

- Krankentransportdienst.
- Rettungswagen.
- Notarztwagen.
- Flugrettung.
- Feuerwehr.
- Technisches Hilfswerk.
- DLRG (Wasserunfälle).
- DGzRS (Küsten- und Hochseerettung).

! Telefonnummern vor Dienstantritt notieren (▶ hintere Umschlaginnenseite) und immer griffbereit haben!

1.2.2 Transport

Ehe man einen Transport anfordert, muss klar sein, wohin (z.B. in welche Klinik und welche Abteilung) der Pat. gebracht werden soll, und ob eine ärztliche Begleitung erforderlich ist. **Cave:** Im Zweifel für die ärztliche Begleitung entscheiden, da Tragweite von Erkr./Verletzungen bei der orientierenden Erstuntersuchung i. d. R. nicht sicher eingeschätzt werden kann.

! Transporte mit Taxi oder Privat-Pkw können aus haftungsrechtlichen Gründen nur bei leichten Verletzungen/Erkr. verantwortet werden, deren Verlauf mit Sicherheit unproblematisch ist.

Tab. 1.4 Transport-Indikationen

Kein Notarzt	Notarzt	
Rettungstransportwagen (mit Rettungssanitäter)	Hubschrauber*	Notarztwagen

Tab. 1.4 Transport-Indikationen *(Forts.)*

Kein Notarzt	Notarzt	
Keine schweren Verletzungen, stabiler Zustand	Transport von Schwerverletzten in Spezialklinik (z.B. Verbrennungen)	Erkr./Verletzung erfordert ärztliche Begleitung
Pat. ist nicht vital bedroht	Transport über größere Entfernungen	Indikation für Hubschraubertransport ist nicht gegeben
Krankheitsverlauf ist sicher einzuschätzen	Abtransport aus entlegenem/unwegsamem Gelände	
Beobachtung erforderlich	Notwendigkeit eines besonders raschen Transports	

* Für geeignete Landemöglichkeit sorgen (z.B. mit Hilfe der Polizei).

Transport agitierter/aggressiver Patienten Die Frage, ob ein agitierter und/oder aggressiver Pat. vor Transportbeginn sediert werden sollte, kann nur im Einzelfall entschieden werden.

- **Vorteil:** Transport ist für den Pat. u. das Begleitpersonal angenehmer, weil stressärmer.
- **Nachteil:** Symptomatik wird durch Medikation so verändert, dass das ärztliche Personal in der Klinik kein realistisches Bild mehr vom „Ausgangszustand" des Pat. erhält u. so zu anderen Schlussfolgerungen kommen kann als der Bereitschaftsdienst.

!

- Eine Sedierung gegen den Willen des Pat. sollte nicht ohne entsprechende richterliche Beschlüsse vorgenommen werden!
- Wird im Rahmen einer Zwangseinweisung (▶ 1.4.7) der Transport vom Pat. verweigert, ist es ratsam, dass der Bereitschaftsdienst über die Rettungsleitstelle (Einsatzzentrale des RTW/NAW) „Amtshilfe" durch die Polizei anfordert.

1.2.3 Krankenhäuser

Entscheidend für die Zuweisung sind Entfernung und Ausstattung der umliegenden Krankenhäuser. Insbes.

• Vorhandene Fachabteilungen	• Blut-, Serum- und Medikamentendepots
• Behandlungs- und Operationsmöglichkeiten	• Intensivbehandlungsplätze

Pat. beim zuständigen Klinikarzt anmelden und ihn informieren über vorgefundene Situation, Krankengeschichte, Medikation, eingeleitete Erstmaßnahmen.

1.2.4 Fachärzte

In einigen Bezirken gibt es Bereitschaftsdienste für einzelne Fachrichtungen z.B.

• Augenärztlicher Bereitschaftsdienst	• Unfallchirurgischer Bereitschaftsdienst
• Kinderärztlicher Bereitschaftsdienst	• HNO-ärztlicher Bereitschaftsdienst
• Zahnärztlicher Bereitschaftsdienst	

! Dienstpläne (KV) und Telefonnummern (örtliche Presse, Telefonbuch) notieren. Dadurch ist eine verzögerungsfreie Weiterleitung des Pat. oder auch ein telefonisches Konsil möglich.

1.2.5 Pflegedienste

Die meisten örtlichen Pflegedienste unterhalten an Sonn- und Feiertagen „Notbesetzungen". Bei entsprechender Qualifikation können diese übernehmen (genaue Anweisung auf Kassenformular notieren):

- Dringende Pflegeleistungen.
- Überwachung von Kreislauffunktion und Blutzucker.
- Injektionen (z.B. Heparin, Insulin, aber keine i.v. Injektionen).
- Verbandswechsel.
- Überwachung der Medikamenteneinnahme.
- Einläufe.
- Harnblasenkatheterisierung.

! Die Rufnummern der Pflegedienste stehen im örtlichen Telefonbuch. Funktelefonnummer des Bereitschaftspersonals dort erfragen (▶ hintere Umschlaginnenseite).

1.2.6 Alten- und Pflegeheime

Häufiges Ziel im Bereitschaftsdienst.

- **Vorteile:** Meist ausgebildete Altenpfleger als Ansprechpartner vorhanden, die angeordnete Medikation verabreichen oder Temperatur, Blutdruck und Blutzucker überwachen können. Auch Pflegehilfsmittel sind vorhanden.
- **Probleme:**
  - Personalüberlastung durch Kostendruck, pflegeintensive Pat. werden gern ins Krankenhaus geschickt.
  - Verordnete Medikamente können wegen Personalmangel nicht aus der Notapotheke geholt werden (evtl. durch Taxi besorgen lassen).
  - Oft schwerstkranke multimorbide oder demente Pat.

! Medikamente im Notfall von anderen Bewohnern „ausleihen", Vorräte auf geeignete Präparate durchsehen, Antibiotika allerdings meist nicht vorhanden.

1

1.2.7 Haftanstalten

- Bereitschaftsdienst wird nur gerufen, wenn der Anstaltsarzt bzw. Vertretung nicht greifbar ist.
- Pat. können evtl. aggravieren oder aktiv Krankheit vortäuschen/herbeiführen (Schlucken von Messern, Gabeln, Rasierklingen), um in ein Krankenhaus mit Ausbruchsmöglichkeit verlegt zu werden.
- Andererseits können durch die Verhaftung z.B. Magenulzera aufbrechen oder psychische Dekompensationen auftreten.
- Überdurchschnittlich viele Drogenabhängige, HIV-Positive.
- Sprachprobleme besonders bei Abschiebehäftlingen.
- Gefahr des juristischen Nachspiels bei Fehlern oder Misserfolgen.
- Abrechnung nur nach GOÄ zum Einfachsatz mit der Anstaltsleitung.

> ! Wenn sich Probleme abzeichnen, auch organisatorische, ist es besser den Pat. in ein Haftkrankenhaus zu verlegen.

1.2.8 Notapotheke

Auch die Apotheken eines Bezirks (meistens Stadt oder Landkreis) haben für die Nacht sowie für Sonn- und Feiertage einen Bereitschaftsdienst. Vor Dienstbeginn Anschrift und Telefonnummer der jeweiligen Apotheke (lokale Presse) notieren und dann den Pat. geben.
Evtl. telefonisch mit dem Apotheker klären, ob verordnetes Medikament vorrätig ist. Sollte das nicht der Fall sein, muss gemeinsam ein vorhandenes Ausweichpräparat gesucht werden.

1.3 Umgang mit besonderen Patientengruppen

Martin Hermann und Christine Wienstroth

1.3.1 Geriatrische Patienten im Bereitschaftsdienst

Martin Hermann

Die Geriatrie ist die Krankenbehandlung von Pat. im Stadium des körperlichen und geistigen Abbaus. Das bedeutet, dass bei Unfällen und Krankheiten meist keine Restitutio ad integrum, sondern eine Defektheilung mit Restbeschwerden oder ein Verlust noch vorhandener Fähigkeiten zurückbleibt. Es können Langzeitrisiken der Krankheiten oder Therapieformen nach Prüfung des Einzelfalls ggf. außer Acht gelassen werden.

Behandlungsziele in der Geriatrie (16)

- Erhaltung und Förderung der Selbstbestimmung und Selbstständigkeit durch Unabhängigkeit von fremder Hilfe.
- Ermöglichen der selbstständigen und selbstbestimmten Mobilität, Kommunikation, Pflege, ggf. auch mit Hilfsmitteln oder Mithilfe.

> ! Die Entlassung nach Hause ist das oft in monatelanger Bemühung erarbeitete Ziel geriatrischer Rehabilitation. Diese Bemühungen werden zunichte ge-

macht, wenn der Bereitschaftsdienst den Pat. aus Unsicherheit wieder einweist und dieser erneut immobilisiert wird.

1.3.2 Umgang mit Patienten fremder Kulturkreise

Martin Hermann

Allgemeine Hinweise

- Anders sein heißt nicht schlechter sein. Gegenseitige Achtung und Akzeptanz sind die wichtigsten Grundlagen einer therapeutischen Beziehung.
- Feste soziale Ordnung gibt Halt in der Fremde. Das führt manchmal zur Idealisierung traditioneller Werte bis hin zum Antimodernismus. Integration erscheint manchem als Identitätsverlust.
- Zum kulturellen kommt oft der soziale Unterschied. Zugewanderte der ersten Generation sind häufig ungelernte Landflüchtige, die auch in der Heimat sozial entwurzelt waren und gehören heute als ältere, multimorbide Patienten zu unseren Problemfällen.
- Kein „Pidgin-Deutsch", kein Du, sondern langsames akzentfreies Hochdeutsch.
- Gleiche Gesten(z.B. Kopfnicken, verschiedene Handgesten) haben in anderen Ländern oft gegensätzliche Bedeutungen. Vorsicht vor unangenehmen Überraschungen.

Wichtige Hintergrundinformationen

Übersetzung I.d.R. wird eine Person aus der Familie oder der Nachbarschaft übersetzen. Schwierig kann das z.B. bei Beschwerden im gynäkologischen oder psychischen Bereich werden (ausgeprägtes Schamgefühl, fehlendes Vertrauen in Übersetzer). Häufig wird sowieso erwartet, dass der Arzt die Diagnose ohne Unterstützung der Kranken stellen kann. Deutsche Ärzte erwarten eine exakte und differenzierte, lokalisierbare Beschreibung der Beschwerden, ihre ausländischen Pat. dagegen erwarten häufig eine aktive und intensive Beschwerdeerfragung.
Bei der Schilderung von Beschwerden, Krankheitsempfinden oder Krankheitsverständnis können Sprachschwierigkeiten auftreten, die auch ein Dolmetscher nicht lösen kann. Mit den Aussagen eines anatolischen Pat.: „Ich fühle mich ganz krank!" oder „alles kaputt, keine Kraft, keine Moral", „schwindelig, immer zittern", oder „Blut fließt nicht richtig, Blut ganz schlecht" kann der deutsche Arzt wenig anfangen, für den Pat. ist sie die konsequente Demonstration seines Missbefindens. Krankheiten werden ganzheitlich empfunden. Dass durch eine Verletzung oder Infektion nach westlicher Definition nur ein Teil des Körpers betroffen ist, ist beispielsweise für viele türkische Pat. irrelevant.

Symbolik einzelner Symptome Kopfschmerz bei Türkinnen, Kältegefühl bei Süditalienerinnen sind oft landestypischer Ausdruck der Depression, Magenschmerzen drücken oft Überforderung aus oder es werden Herzschmerzen benannt, eigentlich ist es jedoch der Magen, der die Schmerzen verursacht. Unsere anatomischen Organe werden in den Landessprachen oft nicht begrifflich unterschieden (Leber/Lunge auf türkisch oder persisch), das führt zu Verwechslungen. Nicht zu unterschätzen ist der Faktor Zuwendung, der durch Krankheit legitimiert wird.

1

Umgang mit Trauer **Die Trauerrituale** sind oft anders. Lautes und heftiges Klagen, es ist erlaubt, sich gehen zu lassen, und dieses Gehenlassen kann eine Erleichterung bedeuten.

Aufklärung Tumorpatienten werden oft bis zum Schluss nicht aufgeklärt, solche Informationen sind oft nur von den Angehörigen zu erhalten.

Übertragung Die Behandlung vietnamesischer oder südkoreanischer Patienten kann schwierig sein, da diese evtl. familiäre Frustrationen auf Personen außerhalb der eigenen Gruppe projizieren, das kann auch den herbeigerufenen Arzt oder die Ärztin treffen. Die unbedingte Verehrung der Eltern erlaubt nicht, dass Aggressionen gegen diese gerichtet werden.

Medikamenteneinnahme Detaillierte Fragen nach der Dosierung eingenommener Medikamente sind wichtig. Einnahmemodalitäten verschriebener Medikamente sollten genau und verständlich erklärt werden. Fragen nach weiteren Medikamenten, auch frei verkäuflichen, von der Nachbarschaft „geliehenen" oder preisgünstig im Heimatland beschafften Medikamenten nicht vergessen. Bei unbekannten ausländischen Medikamenten kann der Dienst habende Apotheker ggf. in der „Stoffliste" die Inhaltsstoffe nachschlagen. Vorsicht bei Medikamenten aus der Dritten Welt: Häufige Fehldeklarationen oder Fälschungen! In vielen ausländischen Familien gehören Medikamente zur täglichen Alltagsbewältigung. Man nimmt auch Tabletten, die anderen Familienangehörigen verschrieben wurden oder die Arbeitskollegen geholfen haben.

Ramadan Dieser muslimische Fastenmonat kann ein medizinischer Problemfall werden. Gläubige Muslime verzichten in dieser Zeit während der Tageslichtstunden auf Essen, Trinken und Sex, holen das Versäumte aber während der Nachtstunden reichlich nach. Im Bereitschaftsdienst können nächtlich diabetische Komata, tagsüber schwere Hypoglykämien, hypertensive Krisen, Exsikkosen, Infarkte, Apoplexe oder Magenulzera auftreten. Hier müssen alle Antidiabetika (Insulin, Glibenclamid etc.), Antihypertonika, ggf. Diuretika, Magensäureblocker angepasst werden. Obwohl der Koran den Kranken eindeutig von der Fastenpflicht ausnimmt, fasten dennoch viele chronisch kranke Patienten und lassen z. T. unkontrolliert auch die Medikamente weg.

Volksmedizin Gern wird eine Kombination westlicher ärztlicher Versorgung mit volksmedizinischen Heilverfahren betrieben. Verschiedene Zeichen könne darauf hinweisen: Z.B. das Muska, ein von Hoca (religiöser Lehrer im Islam) mit Koranversen beschriebenes, in Stoff eingewickeltes Papierstück, das um den Hals, am Rücken oder unter dem Arm getragen wird. Häufig sind auch Aderlässe, Blutegel, Fontanellen (künstlich gesetzte und offen gehaltene Wunden) z.B. unter der Zunge, die von traditionellen Heilern gesetzt werden. In vielen Kulturen wird Krankheit als Schicksalsschlag, als verdiente oder unverdiente Strafe angesehen.

Drogenprobleme Neben den körperlichen, psychischen und sozialen Folgen müssen ausländische Jugendliche, auch wenn sie in Deutschland geboren und aufgewachsen sind, mit der Ausweisung rechnen, wenn sie wegen eines Drogendelikts auffällig werden. Erst in Ansätzen gibt es Beratungs-/Vermittlungsstellen für diese Klientel: Z.B. in der Jugend- und Drogenberatungsstelle Sachsenhausen in Frankfurt M., stationäre Drogentherapieeinrichtungen sind für sie ebenfalls rar: Z.B. „Nokta" in Berlin für Suchtkranke aus der Türkei und dem arabischen Sprachraum oder die Therapie-Einrichtung „Dönüs" für türkische Migranten in Nürnberg.

Zirkumzision Auch die Beschneidung der Vorhaut von Jungen kann zum Notfall werden. Sie geschieht oft durch nichtärztliche Beschneider und unter unhygienischen Bedingungen, nicht selten mit ungeeigneten Betäubungsmitteln (z.B. Flunitrazepam-Tbl.). Notfälle sind Infektionen, Nachblutungen, Kollaps durch überdosiertes Flunitrazepam.

Behandlung von Folteropfern
Geflohene Frauen aus Krisengebieten, die Massenvergewaltigungen überlebt haben, ehemals politische Gefangene – Männer und Frauen –, deren Körper nicht nur durch Schläge, Elektroschockbehandlung und Verstümmelung gekennzeichnet sind, sondern deren psychosoziale Identität durch physische Isolation (verbundene Augen, verstopfte Ohren bzw. überreizte Hörnerven durch permanent verabreichten Lärm, erzwungene mehrtägige Schlafabstinenzen etc.), durch psychologische Manipulationen oder eine so genannte „Gehirnwäsche" geschädigt oder zerstört wurde, brauchen meistens speziell geschulte Hilfe (z.B. Psychosoziales Zentrum für ausländische Flüchtlinge, Hinter den Ulmen 15, 60433 Frankfurt a.M.; Behandlungszentrum für Folteropfer, Haus 6, Klinikum Westend, Spandauer Damm 160, 14050 Berlin; Ethno-medizinisches Zentrum, Egestorffstr. 2, 30449 Hannover).

1.3.3 Obdachlose und wohnungslose Patienten

Christine Wienstroth

„Personen, bei denen besondere Lebensverhältnissse mit sozialen Schwierigkeiten verbunden sind, ...", wie sie in § 67 Sozialgesetzbuch Zwölftes Buch – Sozialhilfe – beschrieben werden, Männer und Frauen, die obdach-/wohnungslos sind, bilden eine Randgruppe im Rahmen des kassenärztlichen Bereitschaftsdienstes.

Lebenssituation Wohnungslose Personen sind Teil der Armutsbevölkerung. Ihre Lebenssituation ist gekennzeichnet durch: Fehlen einer ausreichenden materiellen Existenzgrundlage, Langzeitarbeitslosigkeit, Fehlen tragfähiger sozialer Beziehungen, gesellschaftliche Ausgrenzung, physische Erkrankungen.
Wohnungslosigkeit ist Endpunkt einer biographischen Talfahrt, behaftet mit persönlichem Verletztsein, physischen und/oder psychischen Auffälligkeiten/Erkrankungen. Bei den Betroffenen können resignative, wie auch aggressionsgeladene Verhaltensweisen auftreten.
Personen unterschiedlicher gesellschaftlicher Herkunft und Schul-/Berufsausbildung können zum Wohnungsnotfall werden. Ursachen für den gesellschaftlichen Abstieg sind neben der Wohnungslosigkeit: Verschuldung, Verlust des Arbeitsplatzes, Existenzsorgen, Trennung/Scheidung, Tod des Partners, Suchtkrankheiten.

Erkrankungen bei Obdachlosen Kälte, Frost und Nässe, unregelmäßige Körperhygiene, sowie unregelmäßige und unausgewogene Mahlzeiten begünstigen die Entstehung und erschweren die Behandlung von Krankheiten. Außerdem wird dadurch auch das Ausheilen der Krankheit erschwert. Die Lebensumstände führen zu einem reduzierten Gesundheitsbewusstsein. Gesundheitliche Mängel werden als solche nicht wahrgenommen und daraus resultierende Erkrankungen unbehandelt akzeptiert.

Häufige Erkrankungen:
- Erkrankungen des Stütz- und Bewegungsapparats.
- Spätfolgen unzureichend behandelter Verletzungen, Ulcera cruris.
- Bronchitis, Lungenemphysem.
- Arterielle Verschlusskrankheit, Bluthochdruck, Herzinsuffizienz, Herzrhythmusstörungen, Hypertonie, koronare Herzkrankheit, Herzinfarkt, Gefäßerkr.
- Diab. mell., Schilddrüsenerkr., Fettstoffwechselstörungen.
- Erkrankungen des Magen-Darm-Trakts.
- Infektionen an Haut, Atemwegen, Urogenitalorganen.
- Parasitenbefall, z.B. Läuse, Krätzmilben, Flöhe.
- Schlechter Zahnstatus.
- Augenerkr.
- Psychische Störungen, neurologische Erkr., Anfallsleiden.
- Suchtmittelerkrankungen (Alkohol, Drogen) mit allen Folgeerscheinungen.

Wohnungslose Personen leiden meist unter Abwehrschwäche, die in Verbindung mit mangelnder Hygiene bei Abszessen, Infektionen und Frakturen zu einem schlechten Heilverlauf und zahlreichen Komplikationen führt.
Häufig liegen Mehrfacherkrankungen vor. Ein Leben auf der Straße bietet kaum Voraussetzungen Krankheiten auszukurieren. Die Krankheitsverläufe sind daher i. d. R. heftiger und langwieriger als bei Personen in geregelten Wohnverhältnissen.
In einigen Städten gibt es mittlerweile Projekte und Initiativen zur medizinischen und pflegerischen Versorgung Obdachloser/Wohnungsloser als ergänzendes Angebot zur Regelversorgung. Sollte ein solches in der Stadt bestehen, kann zur Weiterbehandlung dahin verwiesen werden (www.mags.nrw.de und www.bag-wohnungslosenhilfe.de).

Warum werden die etablierten medizinischen Angebote nicht genutzt? Wohnungslose stehen dem Gesundheitssystem skeptisch gegenüber, bis zu einer beiderseitigen Ablehnung. Bestehende Schwellenängste werden meist nicht überwunden. Die Realisierung des Krankenversicherungsschutzes stellt oft eine fast unüberwindbare Hürde dar. Von anderen werden ihnen durch Unkenntnis ihrer Lebensumstände Vorurteile entgegengebracht. Aufgrund mangelnder Versorgungsmöglichkeiten im hygienischen Bereich suchen die Betroffenen aus Scham den Arzt nicht auf.
Krankheiten bei Wohnungslosen gelten in den Klinikambulanzen und Praxen meist nur als medizinisch nicht lösbare Sozialprobleme. Die Behandlung ist oft zeitaufwändig. Es besteht die Befürchtung, dass andere Patienten durch das nicht übliche Erscheinungsbild und auffällige Verhalten abgeschreckt werden.
All dies bleibt den Wohnungslosen nicht verborgen und sie gehen mit ihren Krankheiten nicht mehr zum Arzt. Auch ist die Schwelle zur medizinischen Versorgung nach Inkrafttreten des Gesundheitsmodernisierungsgesetzes angehoben worden. Es gibt praktisch keine Leistungen mehr ohne Zuzahlung. Deshalb wird ärztliche Versorgung häufig aus persönlichen und finanziellen Überlegungen nur in Form akuter Kriseninterventionen in Anspruch genommen: Der „Hausbesuch" des Bereitschaftsdienstes in der Notunterkunft, auf der Platte oder im Asyl.

Wichtige Hinweise zur Behandlung Obdachloser
- Wohnungslose nicht weiterverweisen oder wieder einbestellen, sondern sofort und so umfassend wie möglich behandeln. Weitere Termine werden i. d. R. nicht wahrgenommen.

- Keine Berührungsängste zeigen. Es gibt Schlimmeres als Schmutz und unangenehmen Geruch.
- Wohnungslose sind durch erlebte Kränkungen oft sehr sensibel. Sie müssen als Person und mit ihren Krankheitsproblemen vor dem Hintergrund ihrer Lebenssituation ernst genommen werden (nicht abwerten, kein „du").
- Häufig Defizite in der psychosozialen Kompetenz → oft Fehlen üblicher Verhaltensweisen.
- Ihre besonderen Probleme müssen berücksichtigt werden: In den Übernachtungsasylen wird häufig gestohlen. Medikamente, Versichertenkarte, Ausweise müssen oft neu beschafft werden, Duschmöglichkeiten werden unregelmäßig genutzt.
- Das Leben auf der Straße setzt andere Prioritäten: Schlafplatz, Essen, Sicherheit und meist Alkohol. Erst danach wird an Krankheitsbehandlung gedacht.
- Der gesundheitliche Zustand ist nur ein Teil aus dem Problemkomplex der Lebenslage dieser Personengruppe.

Krankenversicherungsschutz Krankenversicherungsschutz genießen wohnungslose Personen, die Leistungen beziehen aus einer Rentenversicherung, nach den Sozialgesetzbüchern Zweites Buch (Grundsicherung für Arbeitsuchende), Drittes Buch (Arbeitsförderung), Zwölftes Buch (Sozialhilfe) oder aus Erwerbstätigkeit.

1.3.4 Illegale

Martin Hermann

Beispielsweise abgelehnte Asylbewerber ohne Duldung, ausländische Besucher und Familienangehörige, die über die erlaubte Frist bei ihren Gastgebern bleiben. Sie sind bei keiner Krankenkasse oder Sozialbehörde gemeldet und riskieren bei jeder Behandlung ihre Entdeckung. Oft „leihen" sie sich im Erkrankungsfall die Chipkarte eines Bekannten und begehen so einen Betrug an der Versichertengemeinschaft, um eine ärztliche Behandlung zu erlangen. Sich nicht zum Mittäter machen lassen! Andererseits ist der Bereitschaftsdienst selbstverständlich nach BGB und Berufsordnung zur Hilfeleistung in Notfällen verpflichtet. Auch hier gilt die Schweigepflicht.

1.3.5 Sterben und Tod

Martin Hermann

90% aller Menschen wollen zu Hause in der eigenen Wohnung sterben, aber nur 10% wird es ermöglicht. Voraussetzung ist die uneingeschränkte Unterstützung des Hausarztes und – in dessen Abwesenheit – des ärztlichen Bereitschaftsdienstes. Das ist nur möglich, wenn der Arzt neben der „Heilung" auch die Begleitung des Menschen durch Krankheit und Sterben als seine Aufgabe ansieht. Die eigene Auseinandersetzung mit dem Tod muss einer hilfreichen Sterbebegleitung vorausgehen.

Probleme und Konflikte seitens der Angehörigen

Es gibt keine Angehörigen, die die Versorgung übernehmen könnten. Hilfestellung: Akut keine Lösungsmöglichkeit; gemeinsam mit dem Pat. überlegen, wer z.B. auch gegen Bezahlung bei der Versorgung helfen könnte (z.B. Freunde, Nachbarn).

Angst, etwas falsch zu machen, Komplikationen zu verursachen. Hilfestellung: Erklären, dass ja immer der Hausarzt im Hintergrund erreichbar ist (nur wenn dessen Einverständnis klar ist); auf Pflegekurse der Pflegeversicherung hinweisen.

Angst bei Komplikationen allein gelassen zu werden. Hilfestellung: Über mögliche Unterstützung aufklären; Organisation muss allerdings Hausarzt oder Angehörigen überlassen werden, z.B. Pflegedienst, Haushaltshilfe, regelmäßige Besuche z.B. von Freunden, Seelsorger.

Angst über „Sterben und Tod" zu sprechen („Tabuthema"). Hilfestellung: Das Thema ansprechen; erklären, was voraussichtlich genau passieren wird; wie die Angehörigen Unterstützung bekommen können.

Angst mit dem Sterbenden über den Tod zu sprechen. Hilfestellung: Angst besteht meist auf beiden Seiten; gemeinsames Gespräch mit allen Beteiligten herbeiführen; z.B. beginnen mit „Wie stellen Sie sich den Ablauf der nächsten Tage/Woche vor? Wie wird die Krankheit weitergehen? Gibt es etwas, das Sie dringend regeln müssen?", evtl. auch ganz direkt „Macht Ihnen der Gedanke zu Sterben Angst?". Zur intensiven Trauer ermutigen, nicht davor zurückschrecken, sie ist eine „ritualisierte Verarbeitung" des Abschieds.

Psychische und körperliche Überlastung. Hilfestellung: Gespräch anbieten; Leistung würdigen; nach Entlastungsmöglichkeiten suchen; z.B. durch Freunde, weitere Angehörige, Sitzwache; oft hilft es schon, wenn jemand eine Nacht ungestört durchschlafen kann.

Kritik durch Angehörige, die sich nicht an Pflege beteiligen. Hilfestellung: Maßnahmen erklären; die Pflegenden „in Schutz" nehmen; „Kritiker" auffordern, einen Teil der Pflege zu übernehmen.

> Die Bücher von Elisabeth Kübler-Ross zu dem Thema Sterben und Tod (z.B. „Interviews mit Sterbenden") sind als Taschenbücher erhältlich und können für alle, die sich damit auseinandersetzen wollen, eine große Hilfe sein.

Probleme und Konflikte seitens des Pflegepersonals

Drängen auf intensivere Versorgung und Diagnostik (die nur in der Klinik möglich ist). Hilfestellung: Noch einmal allen Beteiligten erklären, dass es Ziel aller Bemühungen ist, dem Pat. ein „menschenwürdiges" Sterben (das zu dem Zeitpunkt i. d. R. bereits unausweichlich ist) zu Hause zu ermöglichen und, dass weitere Untersuchungen/Maßnamen nicht hilfreich sind. Pflegekraft darauf aufmerksam machen, dass Angehörige durch ihr Verhalten das Gefühl bekommen, den Pat. unzureichend/schlecht zu versorgen.

Indikationen zur Krankenhauseinweisung Sterbender

- Der Sterbende wird objektiv schlecht versorgt, ein Hospiz steht nicht zur Verfügung und in der Klinik könnte er seine letzten Tage menschenwürdiger verbringen als zu Hause. **Cave:** Dabei die Situation in der Klinik immer auch mit den

Augen des Pat. sehen: Mehrbettzimmer; fremde, unpersönliche Umgebung; Abhängigkeit von fremden, meist überlasteten Pflegepersonen, andere Ärzte etc.

- Der Sterbende möchte in die Klinik. **Cave:** Dieser Wunsch wird oft nur geäußert, um die Angehörigen zu entlasten → zunächst alle Möglichkeiten zur Verbesserung der häuslichen Pflegesituation ausschöpfen (▶ 17).
- Der Sterbende wird misshandelt. Wenn Pflegepersonen ihre Machtstellung missbrauchen und ihre eigenen Vorstellungen rücksichtslos gegen die Wünsche des Pat. durchsetzen (▶ 6.15.3), sollte auch an eine Einweisung in eine Klinik oder ein Hospiz gedacht werden.
- Komplikationen, die in der Klinik rasch überwunden werden können, sofern für den Pat. danach eine rasche Entlassung möglich ist. **Cave:** Oft finden Ärzte in Kliniken immer noch etwas Behandelbares, was die Entlassung immer wieder hinauszögert, bis der Pat. doch in der Klinik verstirbt; evtl. Wunsch des Pat. bereits auf der Einweisung vermerken.

1.4 Juristische Aspekte

Martin Hermann

1.4.1 Rechtliche Grundlagen des Bereitschaftsdienstes

Zur Teilnahme am kassenärztlichen Bereitschaftsdienst sind alle niedergelassenen Ärzte, insbes. aber kassenärztliche Vertragsärzte, verpflichtet.

Gesetzliche Grundlagen

- **§ 323c StGB (unterlassene Hilfeleistung):** Betrifft jeden Mitbürger, insbes. auch Ärzte, die in anderen Bereichen tätig oder im Ruhestand sind.
- **Berufsrechtliche Regelungen und Kammerrecht:** Verpflichten neben Vertragsärzten auch niedergelassene Privatärzte zur Teilnahme, sofern sie nicht an anderen Systemen des Bereitschaftsdienstes (z.B. Klinikbereitschaft) teilnehmen.
- **Sicherstellungsauftrag der kassenärztlichen Vereinigungen:** Sie haben sich verpflichtet, auch in den sprechstundenfreien Zeiten die ärztliche Versorgung der Bevölkerung zu sichern (durch bzw. mit ihren Vertragsärzten). Für die Ärzte ist die Teilnahme am Bereitschaftsdienst Bestandteil ihrer Verträge mit den kassenärztlichen Vereinigungen (d. h. auch ärztliche Psychotherapeuten, Labormediziner oder Pathologen sind verpflichtet).

Fortbildungsverpflichtung
Im Kammerrecht bzw. in den berufsrechtlichen Regelungen ist verankert, dass sich jeder niedergelassene Arzt für diese Bereitschaftsdienste entsprechend fortbilden muss.

Befreiung vom ärztlichen Bereitschaftsdienst Eine völlige, teilweise oder zeitweilige Befreiung vom ärztlichen Bereitschaftsdienst ist auf Antrag in seltenen Fällen möglich. Die Kriterien werden regional sehr unterschiedlich gehandhabt und müssen bei der jeweiligen Regional-KV/Ärztekammer erfragt werden.

Voraussetzungen

- Körperliche Behinderung oder Krankheit (Nachweis durch Gutachten eines unabhängigen Untersuchers).
- Besondere familiäre Belastungen (z.B. pflegebedürftige Angehörige).

- Teilnahme an einem klinischen Notfalldienst mit Notfallversorgung (betrifft Belegärzte).
- Höheres Lebensalter (Einzelfallprüfung).
- Ehrenamtliche berufspolitische Tätigkeit (bei erheblicher Inanspruchnahme).
- Bei Frauen drei Monate vor und sechs Monate nach der Niederkunft.

Vertretung Der niedergelassene Kassenarzt kann sich bei dem kassenärztlichen Bereitschaftsdienst kurzfristig oder dauernd vertreten lassen. Er ist verpflichtet, die Qualifikation des Vertretungsarztes zu prüfen. Dieser sollte nachweisen:

- Eine zweijährige klinische Ausbildung nach Approbation.
- Eine eigene Unfall- und Haftpflichtversicherung.
- Weitere Regelungen (z.B. Rettungsdienstkurse A–C) KV-spezifisch.

1.4.2 Behandlungsvertrag

Wenn ein Pat., auch über Dritte und per Telefon, um Rat oder Hilfe bittet und der Arzt Ratschläge oder Anweisungen erteilt, gilt ein Behandlungsvertrag als abgeschlossen und der Arzt ist verpflichtet zu gewissenhafter Untersuchung, sorgfältiger Behandlung und Dokumentation sowie ggf. Ausstellung von Bescheinigungen und Attesten.

Die Verantwortung des Bereitschaftsdienstarztes für den Verlauf einer Behandlung endet erst, wenn sich der Pat. zu seinem Hausarzt, einem Klinikarzt oder sonstigen Arzt in weitere Behandlung begibt.

1.4.3 Aufklärungspflicht

Jede ärztliche Handlung bedarf der vorherigen Zustimmung des Pat. Hierfür ist die gründliche Aufklärung über Chancen und Risiken der Behandlung, Behandlungsalternativen und Folgen einer Nichtbehandlung Voraussetzung. Treten später unerwünschte Krankheits- oder Behandlungsfolgen ein, so ist der Pat. oder sein Anwalt oft geneigt, dies einer mangelhaften Aufklärung und damit der unwirksamen Zustimmung zur Behandlung anzulasten. Hinzu kommt, dass Aufklärungsgespräche in Stresssituationen vom Pat. im Nachhinein oft nur unvollständig erinnert werden können. In solchen Fällen hilft nur gründliche Aufklärung und ausführliche Dokumentation darüber.

Je dringlicher eine Notfallbehandlung ist, desto kürzer darf die Aufklärung sein, sofern der Pat. zustimmt. Lehnt der Pat. die Behandlung jedoch ab, muss die Aufklärung umso ausführlicher sein, je dringlicher die Behandlung ist.

!
- Für die straf- und zivilrechtlichen Folgen (Schadensersatz, Schmerzensgeld) sind Aufklärungs- und Dokumentationsmängel oft entscheidender als Behandlungsfehler!
- Auch in der Notfallmedizin und bei gebotener Eile gilt die Sorgfaltspflicht wie bei jeder Behandlung.

1.4.4 Schweigepflicht

Die Schweigepflicht nach § 203 StGB gilt im Bereitschaftsdienst wie im Praxisalltag. Probleme können sich im Funkverkehr mit der Leitstelle ergeben, die deshalb keine krankheitsbezogenen Mitteilungen erhalten darf.

1.4.5 Patientenverfügung

Bei fortgeschrittener chronischer Erkr. und zunehmender Verschlechterung des Allgemeinzustands stellt sich für Arzt und Pat. immer häufiger die Frage, ob die zunehmenden Belastungen therapeutischer Eingriffe noch in vernünftigem Verhältnis zur Chance auf Besserung stehen. Letztlich ist dies eine Entscheidung des Pat., der als Betroffener über das Recht auf Selbstbestimmung verfügt. Andererseits ist die Entscheidungsfreiheit des Pat. oft durch Schmerz, Depression, Medikamentennebenwirkungen und Sedierung eingeschränkt.
Immer häufiger treffen Pat. in Form einer Vorausverfügung Vorkehrungen für den Fall, dass sie geschäftsunfähig werden. Ein solches Patiententestament ist für den Bereitschaftsdienst gültig und bindet ihn in seinen Entscheidungen. Wurde die Verfügung allerdings lange vor Eintritt der aktuellen Komplikation niedergeschrieben, muss der Arzt prüfen, ob der Pat. seinen Willen nicht geändert hat. Danach muss er mit den ihm zur Verfügung stehenden Mitteln feststellen, ob die in der Verfügung aufgeführten Voraussetzungen (z.B. irreversible Erkr., minimale Chance auf Wiederherstellung der Selbstbestimmungsfähigkeit etc.) vorliegen.

Entscheidungen des Bundesgerichtshofs
Entscheidend ist der mutmaßliche Wille des Pat. im Tatzeitpunkt, wie er sich nach sorgfältiger Abwägung aller Umstände darstellt. Hierbei sind frühere mündliche oder schriftliche Äußerungen des Pat. ebenso zu berücksichtigen wie seine religiöse Überzeugung, seine sonstigen persönlichen Wertvorstellungen, seine altersbedingte Lebenserwartung oder das Erleiden von Schmerzen. Objektive Kriterien haben keine eigenständige Bedeutung, sie können lediglich Anhaltspunkte für die Ermittlung des individuellen hypothetischen Willens sein (BGHSt, Bd. 40 (1995) S. 257, 260 ff.).
Die Ausschöpfung intensivmedizinischer Technologie ist, wenn sie dem wirklichen oder anzunehmenden Patientenwillen widerspricht, rechtswidrig (BGHSt, Bd. 37 (1991), S. 376 ff.).

1.4.6 Sterbehilfe

Die Tötung eines Pat. auf Verlangen ist dem Arzt bei Strafe (§ 216 StGb) verwehrt. Von der aktiven Sterbehilfe zu unterscheiden ist die indirekte Sterbehilfe, etwa bei der im Einzelfall indizierten Gabe von Schmerzmitteln in einer erforderlichen Dosis, die auch das Risiko einer Lebensverkürzung einschließt. Hierbei zielt die ärztliche Handlung auf die Schmerzlinderung, nicht auf die Lebensverkürzung ab, die jedoch als Möglichkeit in Kauf genommen wird.

1.4.7 Zwangseinweisung

Die Einweisung eines Pat. in eine Klinik gegen seinen erklärten Willen erfordert die Anordnung eines Richters nach Gutachten des Arztes. Sie ist nur möglich bei akuter Eigen- und/oder Fremdgefährdung.

Voraussetzungen

- Pat. lehnt eine notwendige Behandlungsmaßnahme oder die Klinikeinweisung ab oder kann die Zustimmung aus Gründen eingeschränkter Einsicht in

die Notwendigkeit nicht erteilen; Schwerverletzter, der ohne Einsichtsfähigkeit im Schock seine Zustimmung zur Behandlung verweigert oder
- Pat. ist mit der Behandlungsmaßnahme einverstanden, Einverständnis ist aber nicht mit einer erkennbaren Einsicht verbunden (z.B. Pat. mit bekannter, akut exazerbierter Psychose „bittet" um Einweisung in eine geschlossene psychiatrische Abteilung).

Vorgehen In den meisten Bundesländern erfolgt die Anordnung einer „Zwangseinweisung" durch einen Mitarbeiter des Ordnungsamts. Diese Anordnung ist innerhalb einer bestimmten Frist durch einen Amtsrichter zu überprüfen.
Dem Arzt obliegt die Aufgabe, durch ein Gutachten die Notwendigkeit einer solchen Maßnahme zu bescheinigen. Aus diesem Gutachten muss hervorgehen:
- An welcher Erkr. oder Störung der Pat. leidet.
- Dass akute Selbst- oder Fremdgefährdung vorliegt.
- Kurzer Befund bzw. Schilderung des Sachverhalts.
- Ob eine Verständigung mit dem Pat. möglich ist.
- Ob eine Anhörung der kranken Person möglich ist.
- Ob und ggf. wie und von wem der Pat. vorbehandelt wurde.

Der dieses Attest ausstellende (Not-)Arzt muss „in der Psychiatrie erfahren" sein. Was hierunter im Einzelfall verstanden wird, ist regional unterschiedlich und sollte vor Ort geklärt werden.

! Die Verabschiedung und Durchführung der Unterbringungsgesetze ist Ländersache und deshalb auch nicht bundeseinheitlich geregelt. Es kann jedem Arzt nur empfohlen werden, sich über das jeweilige Landesrecht vor dem Antritt eines Bereitschaftsdienstes Kenntnis zu verschaffen und die vorgeschriebenen Formulare bereitzuhalten.

1.4.8 Leichenschau

Die Landesgesetze bestimmen: Der nächste erreichbare Arzt muss unverzüglich die Leichenschau vornehmen. Er ist verpflichtet, den sicheren Tod festzustellen, nicht natürliche Todesursachen (z.B. Tötungsdelikte, Unfallfolgen, Behandlungsfehler/Komplikationen) aufzudecken, Daten für die offizielle Todesursachenstatistik zu erheben und die Todesursache für Versicherungen zu bestimmen. **Cave:** Es ist nicht möglich, unverzüglich den sicheren Tod festzustellen (evtl. späteren Re-Besuch vereinbaren). Eine sichere Aussage über die Todesursache lässt sich (ohne Obduktion) ebenfalls nicht treffen.

! Erst nach mehreren Stunden treten sichere Todeszeichen auf: Leichenflecken, Leichenstarre.

Problematik
- Der Bereitschaftsdienst kennt oft weder den Pat. noch seine Vorgeschichte → möglichst mit dem Hausarzt Kontakt aufnehmen.
- Die äußere Leichenschau gibt allenfalls Hinweise auf die Todesursache.
- „Vita minima", Scheintod: Z.B. bei Barbituratvergiftung, Hypothyreose oder Hypothermie.

- Die Angehörigen rufen meist nach Stillstand der Atmung an → bis zum Auftreten der sicheren Todeszeichen vergehen noch einige Stunden. So lange müsste theoretisch reanimiert werden, was aber das Auftreten von Leichenflecken weiter verhindern würde.
- Wenn die Todesursache unklar ist, aber keine Hinweise für Fremdverschulden erkennbar sind, drängt der ermittelnde Polizeibeamte oft darauf, einen natürlichen Tod zu bescheinigen, da das zu eröffnende Ermittlungsverfahren offensichtlich ergebnislos verlaufen wird. In solchen Fällen alle Umstände genau dokumentieren einschl. Name und Dienststelle des Beamten.
- Angaben von Angehörigen oder Nachbarn können irreführend sein, wenn Unfälle, Vernachlässigung oder Mutwillen eine Rolle spielen (▶ 6.15.1, ▶ 6.15.3).

Durchführung Leiche ganz entkleiden, in ausreichend beleuchtetem Raum untersuchen (nicht im Freien oder in der Öffentlichkeit), auch Körperöffnungen und behaarten Kopf auf Verletzungen untersuchen, Schädel, Extremitäten, HWS, Thorax auf Frakturen prüfen, Pflaster und Verbände entfernen. Genaue Dokumentation.

- Hinweise auf Tod durch Ersticken (z.B. Strangulationsfurchen am Hals, Würgemale, petechiale Blutungen der Lider und Binde- und Schleimhäute)?
- Hinweise auf Schädel-Hirn-Trauma (z.B. Hämatome am Schädel)?
- Hinweise auf Stichverletzungen (z.B. Nadelenden unter der Haut)?
- Hinweise auf Vergiftungen (z.B. Tablettenreste/Erbrochenes im Mund, leere Blisterstreifen oder Tablettenpackungen, Mundverätzungen)?
- Hinweise auf Stromtod: Strommarken an den Eintrittsstellen ähneln kleinen Verbrennungen.
- Hinweise auf postmortale Veränderungen an der Leiche: Totenflecken an den „falschen“ Stellen.

Todesfeststellung

Sichere Todeszeichen:

- **Totenflecken** (Livores): Zyanotische Flecken in den tief gelegenen Körperpartien außer an Aufliegestellen durch Blutextravasate, nicht wegdrückbar (bei hellen Flecken V.a. CO- oder Zyanatvergiftung). Fehlende Flecken bei Anämie oder innerlichem Verbluten (Cumarine, Rattengifte). Erste Totenflecken nach etwa ½ h, beim liegenden Pat. am Rücken und hinter den Ohren, noch wegdrückbar. Nicht wegdrückbare Totenflecken etwa nach 4–5 h, temperaturabhängig.
- **Totenstarre:** Beginnt nach 2–6 h an den Kiefergelenken und endet nach 48–96 h durch Fäulnis.
- Mit dem Leben nicht zu vereinbarende Körperzerstörung oder Fäulnis.
- Nulllinie im EKG über einen längeren Zeitraum oder nicht beantwortete Spikes bei Herzschrittmacherpat.

Unsichere Todeszeichen (→ Totenschein darf nicht ausgestellt werden):

- Pupillenstarre.
- Leichenkälte, Leichenblässe.
- Atemstillstand, Pulslosigkeit.
- Zyanotische Akren oder Extremitäten.

Scheintod/Vita minima: Unterkühlung, Zyanose, scheinbarer Atemstillstand, kein tastbarer Puls, Reflexlosigkeit können offenbar unter bestimmten Bedingungen über längere Zeit einen stabilen Zustand darstellen (Barbituratvergiftungen, Erfrieren) und bei der Untersuchung für Todeszeichen gehalten werden. Deshalb nur auf die sicheren Todeszeichen zur Todesfeststellung setzen! **Cave:** Insbesondere bei Ertrinkenden im kaltem Wasser können noch nach Stunden Reanimationsmaßnahmen indiziert sein.

!
- Suizid ist ein nicht natürlicher Tod. Ebenso z.B. eine Lungenembolie nach Hüft-Op. wegen Sturz (Unfall!).
- Bei nicht natürlichem oder ungeklärtem Tod unverzüglich die Polizei benachrichtigen. An der Leiche und im Raum bis zur Spurensicherung keine Veränderung mehr vornehmen.

1.5 Formulare

Martin Hermann

1.5.1 Die Chipkarte

Sie weist den Pat. als Mitglied einer Krankenkasse aus und kann bei Hausbesuchen mittels eines Chipkartenlesegeräts für die Tasche eingelesen werden. Ohne ihre Vorlage dürfen keine Rezepte, Einweisungen, Transportscheine zulasten der Kasse ausgestellt werden. Für Beamte, auch bei Post, Bahn, Polizei und Bundeswehr, sowie für Zivildienstleistende, durch das Sozialamt Versicherte, Kriegsopfer und einige Privatversicherte gibt es noch keine Chipkarten.

Die Chipkarte kann nicht eingelesen werden Unbedingt vollständige Angaben im Adressfeld auf dem Notfallschein (Muster 19; ▶ 1.5.2) einschl. Versicherungsnummer, Kassennummer eintragen. Pat. durch Unterschrift die Angaben zu Personalien und Kasse bestätigen lassen. **Cave:** Bei ungenauen Angaben kommt das

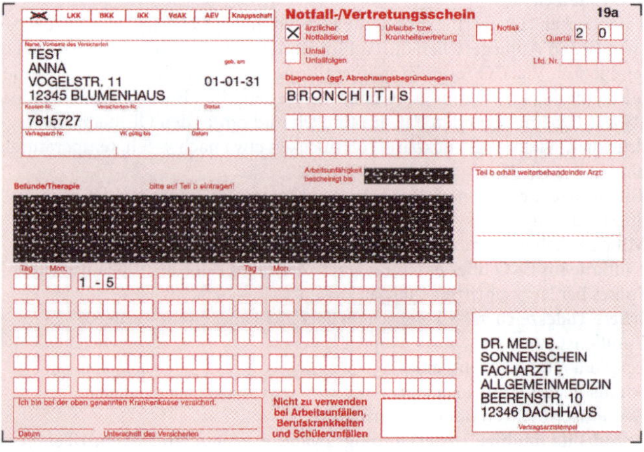

Abb. 1.1 Notfallschein

Formular nach der Abrechnung von der KV zurück. Der Arzt muss dann Nachforschungen anstellen, welche Krankenkasse gemeint ist (Großfirmen haben z.T. mehrere BKKen an diversen Standorten).

Fehlen der Chipkarte Privatrezepte mit dem Vermerk „mangels Versicherungsnachweis" ausstellen. Solche Rezepte müssen dann, in angemessener Frist, bei Vorlage der Karte oder eines sonstigen Versicherungsnachweises gegen Kassenrezepte ausgetauscht werden. In Notfällen: Als Kostenträger „unbekannt" eintragen. 1–5% der Privatpat. sind wegen unterbliebener Beitragszahlung nicht mehr versichert. Es kommt auch vor, dass sie Erstattungsleistungen nicht dazu verwenden, ihre Arztrechnung zu bezahlen. Z.T. (z.B. bei Konkurs, Ehescheidung, Sucht) ist dann auch von Inkassobüros oder ärztlichen Verrechnungsstellen nichts mehr zu holen. Im Zweifelsfall lieber sofort kassieren!

1.5.2 Notfallschein Muster 19 a–c

Immer ausfüllen! Wegen der regional unterschiedlichen Regelungen für das Wegegeld auch zur Abrechnung von Behandlungen eigener Pat. im Bereitschaftsdienst.

- Bei ortsfremden Besuchern sowohl Heimatanschrift als auch Einsatzort (derzeit bei …) eintragen.
- **Angabe von Personalien und Krankenkasse:** Erfolgt durch Einlesen der Chipkarte. Ist das nicht möglich bzw. fehlt die Karte, handschriftlich Daten eintragen ▸ 1.5.1. **Cave:** Wird vom Arzt irrtümlich oder fahrlässig eine nicht (mehr) zuständige Krankenkasse eingetragen, muss er selbst für die veranlassten Kosten (z.B. Krankenhausbehandlung) zahlen, sofern keine andere Kasse zur Zahlung verpflichtet ist.
- In der **Datumspalte** auch die Uhrzeit des Eintreffens (zur Begründung der Unzeitzuschläge) und ggf. der Abfahrt (zur Begründung für Verweilgebühren etc.) eintragen.
- Die **Angabe des Hausarztes** ist wichtig, z.B. bei Komplikationen bzw. für spätere Nachfragen der Klinikärzte.
- Das Feld **„Befunde/Therapie"** ist oft viel zu kurz für die erforderliche Dokumentation. Auf dem 2. und 3. Blatt einen Teil des dreispaltigen Raumes für die Abrechnungsziffern nützen oder Extrablatt verwenden.

Sonderfälle

Bundeswehrangehörige Bundeswehrangehörige müssen erst die nächst erreichbare Sanitätseinrichtung der Bundeswehr anrufen (auch auf Heimaturlaub). Der Truppenarzt entscheidet dann, ob er selbst behandeln will oder einen speziellen Überweisungsschein ausstellt. Trotzdem vorläufig Muster 19 ausstellen und dem Behandlungsschein beifügen; keine Überweisung möglich, eingeschränkter Anspruch auf Heil-/Hilfsmittel. Truppenarzt sendet auf Antrag einen Bundeswehr-Abrechnungsschein zu. „Ärztliche Bescheinigung zur Vorlage beim Truppenarzt" ausstellen (Muster ▸ www.elsevier.de).

Ausländische Besucher Bei Behandlung nach dem Auslandsabkommen Muster 80 zusätzlich zu Muster 19 ausstellen und dem Behandlungsschein beifügen; keine Überweisung möglich, eingeschränkter Anspruch auf Heil-/Hilfsmittel.

Sozialamtversicherte Bei Behandlungen außerhalb des Wohnorts muss vorher eine Genehmigung eingeholt werden, da sie i. d. R. nur an ihrem Wohnort versichert sind.

Arbeitsunfälle, Schul-/Kindergartenunfälle, Studentenunfälle, Unfälle bei Pflegepersonen nach der Pflegeversicherung, Wegeunfälle Kostenträger ist die zuständige Berufsgenossenschaft. Den meisten Pat. ist nicht bekannt, welcher Berufsgenossenschaft ihr Betrieb angehört → am nächsten Werktag beim Personalbüro des Arbeitgebers/Schulsekretariat nachfragen. **Cave:** Eigene Gebührenordnung BGNT mit den Ziffern der alten GOÄ für Berufsgenossenschaften und Eigenunfallversicherungen der Gebietskörperschaften (▶ 20).

1.5.3 Rezepte

BtM-Rezept ▶ 18.3.1.

Das Kassenrezept Für das handschriftlich ausgefüllte Rezept im Notfalldienst genügt Name, Vorname, Versicherungsnummer und genaue Kassenangabe sowie Datum im Adressfeld. Ist die Versicherungsnummer nicht bekannt, müssen Geburtsdatum und Adresse angegeben werden. Wenn eine falsche Kasse angegeben ist, werden die Kosten für die verordneten Medikamente als Regress vom ausstellenden Arzt zurückverlangt.
Bei Bundeswehrangehörigen: Dienstgrad, Name, Vorname, Personenkennziffer, Truppenteil, Standort.
Die Kästchen links vom Adressfeld dienen der Angabe der Medikamentenzuzahlungsbefreiung, der Befreiung vom Nacht- und Wochenendzuschlag der Apotheken (noctu) und der Bezeichnung von Unfallfolgen (bei Privatunfällen und Tätlichkeiten wird von der Kasse der Verursacher ermittelt und die Behandlungskosten von ihm zurückverlangt).
Bei Verordnungen wegen Arbeits-, Schul-, Kindergarten-, Studenten- oder Pflegeunfällen ist als Kostenträger die Landesunfallkasse bzw. BG einzutragen und auf dem unteren Rand Unfalltag und Unfallbetrieb/Schule/gepflegte Person anzugeben (▶ 20).
Seit 1.1.2004 sind alle Medikamente, die nicht verschreibungspflichtig sind, nur noch für Kinder und Jugendliche bis zum 12. Geburtstag zulasten der GKV verordnungsfähig. Einzelne Ausnahmen wurden von den zuständigen Gremien festgelegt. Alle anderen Medikamente (apothekenpflichtige und frei verkäufliche) nur noch auf Privatrezept!

Gebührenbefreit sind:
- Pat. unter 18 J.
- Pat. mit Befreiungsausweis ihrer Krankenkasse.
- Kriegsopfer (BEG-, LEG-, KOV-Behandlungsschein), Postbeamten A, Arbeits-, Schul- und Wegeunfälle, Berufskrankheiten.
- Zivildienstleistende, Polizisten, Bundesgrenzschutzbeamte, Bundeswehrangehörige.
- Sozialamtpatienten

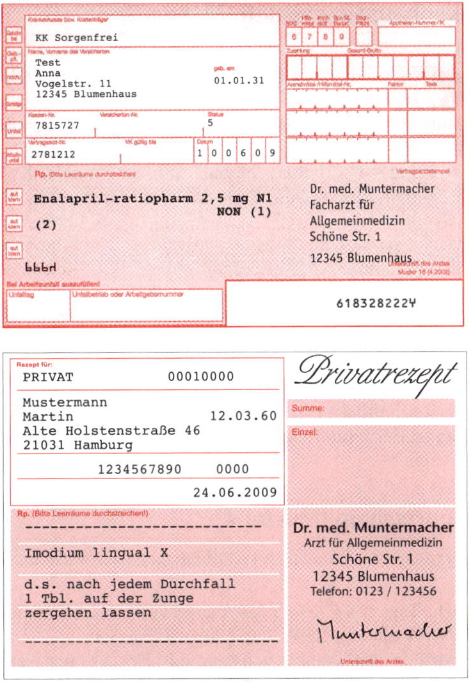

Abb. 1.2 Kassenrezept (oben): Ausschluss von „aut idem" durch Vermerk „NGN" (1) oder Durchstreichen von „aut idem" (2); Privatrezept (unten)

Privatrezept Für Privatversicherte, nicht versicherte, Beamte. Privatrezeptformulare sind derzeit sehr unterschiedlich. Das blaue Rezeptformular des Verbands der Privatversicherer ist dem roten Kassenrezept stark nachempfunden und vom Verband empfohlen, aber nicht Pflicht.

Privatrezept für Kassenpatienten

- Bei Kostenerstattungsregelung: Pat. lassen sich beim Arzt nach GOÄ wie Privatpat. behandeln.
- Bei fehlendem Kassennachweis (z.B. Chipkarte vergessen): Rezepte mit Hinweis „mangels Versicherungsnachweis" versehen.
- Für alle nicht verschreibungspflichtigen Medikamente bei Pat. ≥ 12 Jahren.
- Bei Wunschrezepten ohne medizinische Notwendigkeit (z.B. Schlafmittel, Mittel für Reiseapotheke etc.).

Polizeirezept Wichtig ist die Angabe der Personalnummer und der Dienststelle, im Notfall kann auch ein Kassenrezept mit diesen Angaben versehen werden.

1

1.5.4 Krankenhauseinweisung (Muster 2)

Auf der Krankenhauseinweisung die Untersuchungsergebnisse und therapeutische Maßnahmen vermerken, da der Klinikarzt den Notfallschein (Muster 19) nicht erhält. Zusätzlich zu den auf dem Formular geforderten Angaben den behandelnden Hausarzt angeben, damit der Klinikkollege evtl. dort Informationen einholen kann.
Ist auf der Einweisung das Kästchen „Notfall“ ankreuzt, hat der Krankenhausarzt weniger Möglichkeiten, die Aufnahme des Pat. abzulehnen.
Auch bei den Krankenhäusern gibt es Regelungen im Bereitschaftsdienst mit „Aufnahmetagen“ oder auf Stadtbezirke begrenzter Versorgungspflicht → vor Dienstbeginn den Plan notieren. Außerdem weiß auch die Rettungsleitstelle, welche Klinik „aufnimmt“. Die Dienstregelungen gelten meist nur für die internistische und chirurgische Abteilung, bei Einweisung in andere Abteilungen (z.B. Neurologie, Psychiatrie) ist vorherige telefonische Rücksprache mit dem Arzt vom Dienst anzuraten.
Wenn die Dienstregelungen der Krankenhäuser eine Auswahl ermöglichen, gilt auch hier das Wirtschaftlichkeitsgebot, d. h. ein Haus mit einem Pflegesatz von 200,00 € pro Tag ist der Uniklinik mit einem Pflegesatz von 400,00 € nach Möglichkeit vorzuziehen.

1.5.5 Transportschein (Muster 4)

Hier muss das Transportmittel, Start und Ziel angegeben werden.

Preisvergleich: Taxi 2–3 € je km, KTW etwa 70–150 € im Stadtgebiet, RTW 350–500 €, NAW einschl. RTW 500–1000 € je Einsatz.
Nur Transporte in das Krankenhaus zur stat. Behandlung werden von der Kasse übernommen. Andere Transporte nur in Ausnahmefällen (Pflegestufe 2/3, Merkzeichen „aG“, „H“).

Die Transportbegleitung durch den Arzt des ärztlichen Bereitschaftsdienstes kann im Einzelfall notwendig sein, ist aber immer problematisch:

- Der Arzt steht während des Transports für weitere Notfalleinsätze nicht zur Verfügung. Er darf beim Transport auch sein Einsatzgebiet nicht verlassen, wenn kein Vertreter greifbar ist.
- Der Arzt im Rettungsdienst ist meist mit den Möglichkeiten des RTW vertrauter.

1.5.6 Arbeitsunfähigkeitsbescheinigung (Muster 1)

„Arbeitsunfähigkeit liegt vor, wenn der Versicherte aufgrund von Krankheit seine ausgeübte Tätigkeit nicht mehr oder nur unter der Gefahr der Verschlimmerung seiner Erkr. ausführen kann.“
Besteht bei dem Pat. Arbeitsunfähigkeit, muss der Bereitschaftsdienst diese bis zum nächsten Werktag, an dem die hausärztliche Weiterbehandlung einsetzen soll, bescheinigen. Allerdings nur, wenn der Versicherte in dieser Zeit arbeiten müsste. Bei Privatversicherten erfolgt dies als Dienstunfähigkeitsbescheinigung auf Privatrezeptformular.

- Das Diagnosefeld mit ICD-10-Kürzel (▶ hintere Umschlagseite) ausfüllen, durch Ankreuzen Berufs- oder Privatunfälle für die Kasse kenntlich machen.
- Blatt 1 geht an die Krankenkasse, bei AOK und IKK durch den Arzt; bei BKK und Ersatzkassen durch den Pat.

! Bei den KVen sind dafür bereits freigemachte Umschläge erhältlich.

- Blatt 2 (halbes Format) gibt der Pat. unverzüglich bei seinem Arbeitgeber ab.
- Blatt 3 ist für die Unterlagen des Arztes.

Bei Erkr. eines Kinds sehen viele Tarifverträge die Möglichkeit eines 1- bis 2-wöchigen Sonderurlaubs pro Jahr vor; nicht jedoch bei Erkr. des Partners (hier jedoch Haushaltshilfe möglich; Formular Muster, ▶ Abb. 1.3).

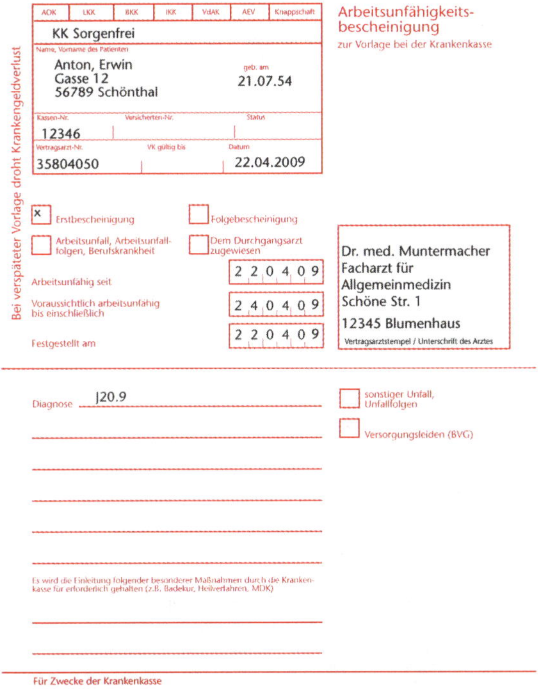
AOK | LKK | BKK | IKK | VdAK | AEV | Knappschaft
KK Sorgenfrei
Name, Vorname des Patienten
Anton, Erwin
Gasse 12
56789 Schönthal
geb. am 21.07.54
Kassen-Nr. 12346 | Versicherten-Nr. | Status
Vertragsarzt-Nr. 35804050 | VK gültig bis | Datum 22.04.2009

Arbeitsunfähigkeits-bescheinigung
zur Vorlage bei der Krankenkasse

Bei verspäteter Vorlage droht Krankengeldverlust

[x] Erstbescheinigung
[ ] Folgebescheinigung
[ ] Arbeitsunfall, Arbeitsunfall-folgen, Berufskrankheit
[ ] Dem Durchgangsarzt zugewiesen

Arbeitsunfähig seit 22 04 09
Voraussichtlich arbeitsunfähig bis einschließlich 24 04 09
Festgestellt am 22 04 09

Dr. med. Muntermacher
Facharzt für
Allgemeinmedizin
Schöne Str. 1
12345 Blumenhaus
Vertragsarztstempel / Unterschrift des Arztes

Diagnose J20.9

[ ] sonstiger Unfall, Unfallfolgen
[ ] Versorgungsleiden (BVG)

Es wird die Einleitung folgender besonderer Maßnahmen durch die Krankenkasse für erforderlich gehalten (z.B. Badekur, Heilverfahren, MDK)

Für Zwecke der Krankenkasse

Abb. 1.3 Arbeitsunfähigkeitsbescheinigung Muster 1

1.5.7 Ärztliche Unfallmeldung A13 an die Berufsgenossenschaften

Der Formularsatz A13 besteht aus der weißen Unfallmeldung, die nur gebraucht wird, wenn der Pat. nicht dem D-Arzt vorgestellt wird (▶ 20), sowie zwei grünen Durchschlägen, die auf der Rückseite noch ein Abrechnungsformular tragen. Das

1

Formular kann nach dem Dienst in der Praxis ausgefüllt werden, wenn im Dienst zusätzlich auf dem Notfallschein Folgendes notiert wurde:

- Zuständiger Unfallversicherungsträger.
- Bei Pflegeunfällen: Name des Pflegebedürftigen.
- Sonst: Unfallbetrieb (Firma mit Anschrift) oder Schule, Kindergarten etc.
- Unfallort.

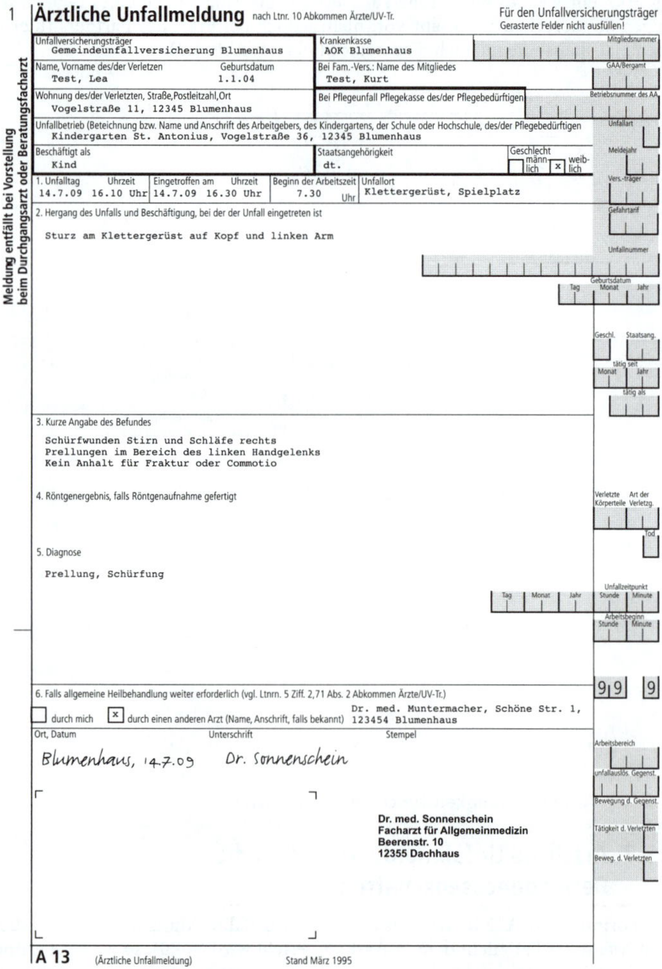
1 **Ärztliche Unfallmeldung** nach Ltnr. 10 Abkommen Ärzte/UV-Tr.

Für den Unfallversicherungsträger
Gerasterte Felder nicht ausfüllen!

Meldung entfällt bei Vorstellung beim Durchgangsarzt oder Beratungsfacharzt

Unfallversicherungsträger: Gemeindeunfallversicherung Blumenhaus
Krankenkasse: AOK Blumenhaus
Mitgliedsnummer

Name, Vorname des/der Verletzen: Test, Lea
Geburtsdatum: 1.1.04
Bei Fam.-Vers.: Name des Mitgliedes: Test, Kurt
GAA/Bergamt

Wohnung des/der Verletzten, Straße, Postleitzahl, Ort: Vogelstraße 11, 12345 Blumenhaus
Bei Pflegeunfall Pflegekasse des/der Pflegebedürftigen
Betriebsnummer des AA

Unfallbetrieb (Beteichnung bzw. Name und Anschrift des Arbeitgebers, des Kindergartens, der Schule oder Hochschule, des/der Pflegebedürftigen: Kindergarten St. Antonius, Vogelstraße 36, 12345 Blumenhaus
Unfallart

Beschäftigt als: Kind
Staatsangehörigkeit: dt.
Geschlecht: männlich [ ] weiblich [x]
Meldejahr

1. Unfalltag: 14.7.09 Uhrzeit: 16.10 Uhr
Eingetroffen am: 14.7.09 Uhrzeit: 16.30 Uhr
Beginn der Arbeitszeit: 7.30 Uhr
Unfallort: Klettergerüst, Spielplatz
Vers.-träger

2. Hergang des Unfalls und Beschäftigung, bei der der Unfall eingetreten ist

Sturz am Klettergerüst auf Kopf und linken Arm

Gefahrtarif
Unfallnummer
Geburtsdatum Tag Monat Jahr
Geschl. Staatsang.
tätig seit Monat Jahr
tätig als

3. Kurze Angabe des Befundes

Schürfwunden Stirn und Schläfe rechts
Prellungen im Bereich des linken Handgelenks
Kein Anhalt für Fraktur oder Commotio

4. Röntgenergebnis, falls Röntgenaufnahme gefertigt

Verletzte Körperteile Art der Verletzg.
Tod

5. Diagnose

Prellung, Schürfung

Tag Monat Jahr
Unfallzeitpunkt Stunde Minute
Arbeitsbeginn Stunde Minute
9 9 9

6. Falls allgemeine Heilbehandlung weiter erforderlich (vgl. Ltnrn. 5 Ziff. 2,71 Abs. 2 Abkommen Ärzte/UV-Tr.)
[ ] durch mich [x] durch einen anderen Arzt (Name, Anschrift, falls bekannt) Dr. med. Muntermacher, Schöne Str. 1, 123454 Blumenhaus

Ort, Datum: Blumenhaus, 14.7.09
Unterschrift: Dr. Sonnenschein
Stempel:
Dr. med. Sonnenschein
Facharzt für Allgemeinmedizin
Beerenstr. 10
12355 Dachhaus

Arbeitsbereich
unfallauslös. Gegenst.
Bewegung d. Gegenst.
Tätigkeit d. Verletzten
Beweg. d. Verletzten

A 13 (Ärztliche Unfallmeldung) Stand März 1995

Abb. 1.4 Formular A13 „Ärztliche Unfallmeldung"

- Beschäftigt als (z.B. Monteur, Schüler).
- Unfalltag und Uhrzeit.
- Beginn der Arbeitszeit.
- Zeitpunkt der Behandlung (auch Uhrzeit).
- Wenn nicht zum D-Arzt oder Krankenhaus überwiesen wird, außerdem noch Unfallhergang, Befund und Diagnose.

1.5.8 Bescheinigung der Haftfähigkeit

Für Pat. (häufig alkoholintoxikierte Personen), die in Polizeigewahrsam genommen werden sollen, muss von einem Arzt deren Haftfähigkeit bescheinigt werden.

Zweck

- Die Polizei muss sichergehen, dass während des Polizeigewahrsams durch unerkannte Verletzungen keine gefährlichen Komplikationen auftreten.
- Nicht selten sollen alkoholisierte und enthemmte aggressive Personen auch davon abgehalten werden, ihre Familie oder Hausgemeinschaft zu bedrohen und werden deshalb in die „Ausnüchterungszelle“ gebracht.

Risiken

- Die Polizisten sind zwar in Erster Hilfe ausgebildet, können aber eine ärztliche oder krankenpflegerische Beobachtung nicht ersetzen.
- Meist wehrt sich der Pat. gegen eine gründliche Untersuchung, die er als Teil der Verhaftung ansieht.
- Intrakranielle Blutungen als Folge z.B. von Kopfprellungen sind nie sicher auszuschließen. Sie werden z. T. erst nach Stunden symptomatisch und dann lebensbedrohlich. In solchen Fällen eine regelmäßige Beobachtung (alle ½–1 h) anordnen.
- Milzrupturen mit inneren Blutungen.
- Auch auf dem Weg in die Zelle könnten noch Verletzungen entstehen, die bei der Untersuchung noch nicht vorlagen (schwierige Beweislast!).
- Sonderfall alkoholintoxikierte Pat.:
  - Ein Alkoholrausch kann sich noch vertiefen, wenn der Pat. kurz zuvor noch Hochprozentiges getrunken hat.
  - Gleichzeitige Einnahme von Medikamenten.
  - Ersticken an Erbrochenem.
  - Alkoholentzugskrämpfe (z.B. bei langjähriger Alkoholabhängigkeit).

! Im Zweifelsfall auch an die Möglichkeit der Überstellung in ein Haftkrankenhaus denken!

1.5.9 Totenschein

Siehe auch ▶ 1.4.8.

- Formular ist bei der zuständigen KV zu beziehen; in einigen Bundesländern gibt es für Notärzte „vorläufige Todesbescheinigungen“.
- Durchschläge mit Arztstempel versehen oder Taschenstempel mitführen.
- Formulare in der Bereitschaftstasche deponieren.
- **Abrechnung:** Todesbescheinigung und Leichenschau sind keine Kassenleistung → Rechnungsformular bereithalten; Hausbesuch kann über Kasse abge-

rechnet werden, wenn Pat. bei Anruf noch nicht sicher verstorben war (▶ 20); evtl. ist es taktvoller, die Rechnung an den beauftragten Bestatter zu schicken.

- **Nicht natürlicher/ungeklärter Tod:** Unverzüglich Polizei benachrichtigen.
  - Natürlicher Tod: Nur Krankheit, Altersschwäche, angeborene Fehlbildung.
  - Nicht natürlicher Tod: Tötung, Selbstmord, Verletzungsfolgen, auch mittelbare oder Spätfolgen von Unfällen, Behandlungen oder anderen äußeren Einwirkungen.
- **Übertragbare Krankheiten:** Es müssen alle ansteckenden Erkr. angegeben werden, nicht nur die meldepflichtigen!

2 Untersuchungs- und Arbeitstechniken

Thomas Quellmann, Martin Hermann und C. Schleuss

2.1 Untersuchungstechniken

Martin Hermann

2.1.1 Allgemeinmedizinische Basisuntersuchung

2

Geht über die symptomorientierte Untersuchung und den Notfallcheck (▶ 3.3.1) bei einem hochakuten Notfall hinaus. Schafft einen Überblick über die Funktion aller wichtigen Organsysteme. Es hängt vom jeweiligen Notfall ab und liegt letztlich im Ermessen des Arztes, in welchem Umfang er die Untersuchung durchführt.

Indikation

- Fehlen vordergründig erkennbarer Symptome.
- Zusätzlicher Informationsbedarf: Vorhandene Symptome sind für Verdachtsdiagnose und Erstellung eines Behandlungskonzepts nicht ausreichend.
- Gefahr auf den ersten Blick nicht erkennbare Zweiterkr. zu übersehen (Pat. kann „Läuse **und** Flöhe" haben).
- Verlaufskontrolle: Insbes. um Verschlechterungen zu erkennen und darauf zu reagieren.
- Eigene Absicherung: Je lückenloser Untersuchung und Dokumentation, desto besser ist der Schutz vor gerechtfertigter und ungerechtfertigter Beschuldigung.

Erster Überblick

- Kurzanamnese: Was ist passiert? Weshalb wurde der Bereitschaftsdienst gerufen?
- Ggf. Gefahrenquellen ausschalten, Pat. bergen.
- Bewusstseinslage/Orientierung (▶ 3.3.2), neurologische Zusatzuntersuchung.
- Bedrohliche Verletzungen: Bei V.a. Wirbelsäulenverletzung Pat. nicht bewegen! Bei Perforationsverletzung Fremdkörper belassen!
- Ggf. Blutverlust abschätzen.
- Schockgefahr: Blutdruckabfall, Kollaps, kalter Schweiß, Blässe, Akrozyanose, schwacher, nicht tastbarer Puls, meist Tachypnoe, Bewusstseinstrübung. **Cave:** Schockindex ist unzuverlässiger Parameter.
- Erweiterte Anamnese, falls erforderlich: Aktueller Auslöser? Bereits früher ähnliches Ereignis? Grund- und Begleiterkr.? Medikamenteneinnahme, Drogenkonsum? Fremdanamnese?

Untersuchung

Kopf und Hals:

- Pupillen: Isokorie; Konvergenz; direkte und konsensuelle Lichtreaktion.
- Mundhöhle: Rötung/Entzündung, z.B. Zahnfleisch, Tonsillen? Zahnstatus (orientierend); Gaumensegeldeviation? Soor? Foetor?
- Kopf: Druck-, klopfschmerzhaft (auch NNH)? Verletzungen? Stufenbildung der Kalotte?
- Hals: Struma? Gestaute Halsvenen? LK-Schwellung?

Haut und Schleimhäute:
- Exsikkosezeichen: „Stehende" Hautfalten? Trockene, borkige Zunge? Weiche Bulbi?
- Zyanose?
- Ikterus? Gelbfärbung der Skleren ab einem Serum-Bili > 3 mg/dl.
- Juckreiz, z.B. bei Cholestase, Ekzemen?
- Anämie? Konjunktiven erscheinen ab einem Hb von etwa 8 g/dl blass. Zusammen mit einem Ikterus kann das z.B. Hinweis sein auf Hämolyse oder Malignom.
- Temperatur? Bei heißer Haut evtl. auch Fieber messen.
- Verletzungen/Wunden?
- Hauteffloreszenzen?
- Spider naevi als Hinweis auf Lebererkr.?

Herz/Kreislauf:
- **Puls:** Seitengleich? Frequenz, Rhythmus (regelmäßig/unregelmäßig)? Pulsus paradoxus: Pulsamplitude wird bei Inspiration kleiner, z.B. bei Asthma bronchiale. Bei fehlendem Radialispuls Femoralis-/Karotispuls palpieren.
- **Blutdruck:** Seitendifferenz (> 20 mmHg pathol.)? **Cave:** Nicht am gelähmten Arm messen; bei Dialysepat. nie am Shuntarm messen, bei mastektomierten Pat. nicht auf der operierten Seite.

Auskultation des Herzens:
- Rhythmus: Frequenz; Regelmäßigkeit; peripheres Pulsdefizit (Hinweis auf Vorhofflimmern).
- Herztöne:
  - 1. Herzton laut bei Fieber, Anämie, Gravidität; paukend bei Mitralstenose; gedämpft bei Kontraktilitätsverminderung, z.B. Myokarditis, Infarkt, Insuff., Perikarderguss; hörbar gespalten bei Schenkelblöcken und Extrasystolen.
  - 2. Herzton: Laut bei Aortensklerose, Hypertonus; gedämpft oder fehlend bei Aortenstenose.
- Herzgeräusche?

Thorax:
- Inspektion: Deformation? Einziehung/Vorwölbung? Atemexkursion symmetrisch? Offene Verletzung, Prellmarken? Hautemphysem („Schneeballknistern")?
- Palpation: Stufenbildung? Druck-/Kompressionsschmerz? Krepitation?
- Perkussion: Hypersonorer Klopfschall (z.B. Pneumothorax, Emphysem, Kavernen), Dämpfung (z.B. Hämatothorax, Pleuraerguss, Pneumonie).
- Auskultation der Lunge: Abgeschwächtes Atemgeräusch, z.B. Hämatothorax, Pleuraerguss, Atelektase, Pneumothorax? Pleuritische Reibegeräusche? Feuchte Rasselgeräusche, z.B. Lungenstauung? Trockene Rasselgeräusche bei Obstruktion, z.B. Asthma bronchiale, chronisch obstruktive Bronchitis? Darmgeräusche, z.B. Zwerchfellruptur, Hiatushernie?
- Auskultation des Herzens s. Herz/Kreislauf.

Abdomen:
- Inspektion: Prellmarken? Schürfungen? Hämatome? Narben? Verletzungen? Zeichen einer Lebererkrankung, z.B. Abdominalglatze, Caput medusae? Aufgetriebener Bauch (Faustregel zur **DD**: Fett, Foetus, Faeces, Flatus = Luft, Flüssigkeit und Tumor).

- Palpation: Abwehrspannung? Druck-/Loslassschmerz? Klopf- und Rüttelschmerz? Schmerzausstrahlung?.
- Perkussion: Tympanitischer Klopfschall, z.B. gasgefüllte Darmschlingen, freie Luft bei Perforation? Dämpfung des Klopfschalls, z.B. bei Aszites, bei Harnstau in der Blasenregion, bei Beckenringfraktur mit Hämatombildung?
- Auskultation: Hyperperistaltik, z.B. bei frischer Blutung in die freie Bauchhöhle, bei Gastroenteritis? Ohrnahe, klingende Darmgeräusche, z.B. bei Ileus? Spärliche oder keine Darmgeräusche, z.B. bei Darmparalyse, reflektorisch bei Perforation oder retroperitonealem Hämatom?
- Rektale Untersuchung: Blut am Fingerling? Schmerzen? Fissur? Tastbarer Tumor?
- Auch Genitalregion inspizieren!

Nieren und ableitende Harnwege:
- Nierenlager palpieren: Tumor? Klopfschmerz?
- Nierengefäßgeräusch periumbilikal?

Wirbelsäule: Stauch-, Klopfschmerz? Muskelverspannungen? Eingeschränkte Beweglichkeit? **Cave:** Bei V.a. WS-Verletzungen Pat. nicht bewegen.

Lymphknoten: Sind aurikulär, submandibulär, nuchal, zervikal, supra-/infraklavikulär, axillär, inguinal, kubital, popliteal vergrößerte LK tastbar? Lage, Form, Größe, Verschieblichkeit, Schmerzhaftigkeit, Abgrenzbarkeit?

Gelenke: Eingeschränkte aktive/passive Beweglichkeit? Deformationen? Verletzungen? Ödeme? Erguss? Entzündung? Empyem?

Extremitäten: (Nur bei entsprechender Anamnese untersuchen.) Kolorit im Seitenvergleich, z.B. livide marmoriert, blass, hochrot. Schwellung? Venenfüllung? Temperatur? Pulse? Verletzungen? Achsenfehlstellung? Phlebitis? Tiefer Kompressionsschmerz?

2.1.2 Neurologische Zusatzuntersuchung

Bei Polytrauma, SHT, Verletzungen von Wirbelsäule oder Extremitäten, Krampfanfall, Bewusstseinsstörungen, TIA, Paresen, Sensibilitätsstörungen, akut aufgetretenen Bewegungsstörungen, psychischen Auffälligkeiten, neurologischen/psychischen Erkr. in der Vorgeschichte.

> ! Für eine orientierende neurologische Untersuchung sind zumindest ein Reflexhammer und eine Untersuchungslampe erforderlich.

Anamnese Speziell nach neurologischen/psychiatrischen Erkr. (auch in der Familie), Medikamenten- und Drogenabusus fragen.

Bewusstseinslage/Orientierung

Einteilung der Bewusstseinsstörungen:
- Benommenheit: Geringfügige Verlangsamung des Denkens, etwas erschwerte Auffassung.
- Bewusstseinseintrübung (Somnolenz): Orientierung (für Raum, Zeit, Personen und Zusammenhänge) unscharf, verlangsamtes Denken, herabgesetzte Aufmerksamkeit, erschwerte Auffassung.
- Dämmerzustand (Sonderform der Somnolenz): Getrübte bzw. eingeengte Bewusstseinslage, erhaltene Handlungsfähigkeit, meist für die Dauer des Dämmerzustands retrograde Amnesie.

- Sopor (Form tiefster Somnolenz): Tiefschlafähnlicher Zustand, kurzzeitige Erweckbarkeit nur durch lautes Anrufen oder stärkste Schmerzreize (dabei auch gezielte Abwehrbewegungen), keine Spontanbewegung.
- Koma (tiefe Bewusstlosigkeit): Keine Reaktion auf Anruf, keine oder nur sehr schwache/ungezielte Reaktion auf Schmerzreize.
- Synkope (▶ 4.9): Kurz dauernde Bewusstlosigkeit.

Tab. 2.1 Glasgow-Coma-Scale (GCS)

Augen öffnen		Verbale Reaktion		Motorische Reaktion auf Schmerzreize	
4	Spontan	5	Orientiert	6	Befolgt Aufforderung
3	Öffnen auf Ansprechen	4	Verwirrt, desorientiert	5	Gezielte Schmerzabwehr
2	Öffnen auf Schmerzreiz	3	Unzusammenhängende Worte	4	Massenbewegungen
1	Keine Reaktion	2	Unverständliche Laute	3	Beugesynergien
		1	Keine verbale Reaktion	2	Strecksynergien
				1	Keine Reaktion

Die Summe ergibt den Coma-Score und ermöglicht eine standardisierte Einschätzung des Schweregrads: 14–15 P. = leicht, 9–13 P. = mittel, 3–8 P. = schwer

Tab. 2.2 Beurteilung des Komagrads

Coma-Score	Zustand des Patienten	Grad
6–8	Gezielte Abwehr auf Schmerz, Pupillomotorik intakt, okulozephaler Reflex positiv	I
5–6	Ungerichtete Abwehr auf Schmerz, Massenbewegungen, Bulbi divergent	II
4	Keine Abwehr, Streck- und Beugesynergismen, Muskeltonus erhöht, okulozephaler Reflex negativ, Pupillenreaktion abgeschwächt	III
3	Keine Schmerzreaktion, Muskeltonus schlaff, Ausfall der Hirnstammreflexe in kranio-kaudaler Richtung (Lichtreaktion der Pupillen – Kornealreflex – Würgreflex), Pupille weit und reaktionslos	IV

Herdsymptome Z.B. Dysarthrie, Aphasie, Agnosie, Apraxie, Hemiparese.

Pupillomotorik

- **Normal:** Pupillen sind rund, isokor, prompte direkte und konsensuelle Lichtreaktion.
- **Anisokorie** = einseitige Pupillenerweiterung mit träger Reaktion auf direkten oder konsensuellen Lichteinfall: V.a. intrakranielle Raumforderung, z.B. Blutung, Tumor. DD bei Anisokorie und Lichtstarre: Optikusschaden, Okulomotoriusläsion, Augenkontusion, Z.n. Augen-OP, Augenprothese, Horner-Sy., Migräne, Glaukomanfall, Z.n. Applikation atropinhaltiger Augentropfen.

- **Beidseitige Störung der Pupillomotorik:** Z.B. bei Hirnstammschädigung/Dezerebration, intrakranielle Drucksteigerung. **DD:** Z.n. zerebralem Krampfanfall, Medikamenten-NW, Intoxikation.

Okulomotorik Nach Doppelbildern fragen, Finger zählen lassen. Pat. mit den Augen Finger des Untersuchers folgen lassen: Unkoordinierte Bewegung der Augen? (Gesichtsfeldprüfung ▶ 11.1).

Motorik

Bei wachem, ansprechbarem Pat.:

- Willkürmotorik beobachten, grobe Kraft im Seitenvergleich prüfen, z.B. Händedruck; Arme/Hände/Beine/Füße gegen Widerstand des Untersuchers bewegen lassen.
- Arm-/Beinhalteversuch.
- Fazialisprüfung (▶ Abb. 2.1): Stirnrunzeln, Augenschluss, Zähne fletschen, Grimassieren, Backen aufblasen.

> **!** DD periphere und zentrale Fazialislähmung: Stirnast ist bei zentraler Lähmung nur minimal betroffen.

Bei Pat., der keiner Aufforderung folgt:

- Spontanbewegung beobachten: Wird z.B. eine Seite weniger bewegt?
- Reaktion auf seitengleiche Schmerzreize an den Innenseiten von Oberamen und Oberschenkeln: Reaktion symmetrisch? Fluchtbewegung? Gezielte Abwehrbewegung? Streckkrämpfe?

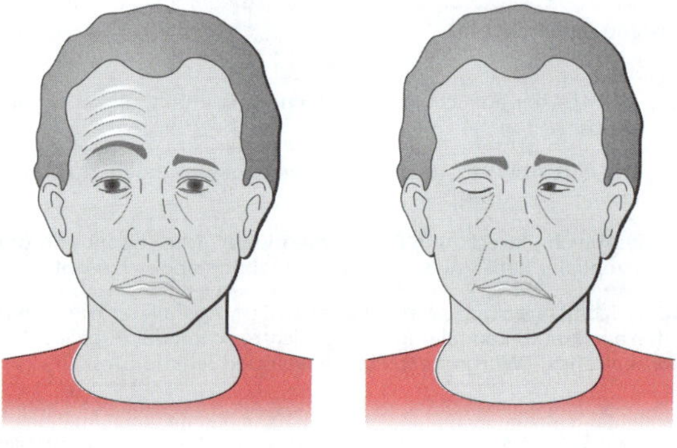

Abb. 2.1 Stirnrunzeln und Lidschluss bei Fazialisparese links [A300–106]

Koordination Finger-Nase-Versuch, Knie-Hacken-Versuch.

Reflexprüfung

- **Eigenreflexe:** Aufgehoben z.B. bei Tabes dorsales, Myelitis, Neuritis; gesteigert bei Rückenmarkerkr. oberhalb des Reflexbogens, z.B. Läsionen der Hirnrinde oder der Pyramidenbahnen.

- Arme: Brachioradialis-, Bizeps-, Trizepssehnenreflex.
- Beine: Achilles- und Patellarsehnenreflex.
- **Fremdreflexe:** Ziliarreflex; Bauchdecken- und Kremasterreflex (sind bei frischen Paresen abgeschwächt oder fehlen).
- **Pathologische Reflexe** (z.B. Babinski-, Gordon- und Oppenheimer-Reflex) sind Ausdruck einer Pyramidenbahnschädigung.

Sensibilitätsprüfung Orientierende Prüfung durch bestreichen der Haut, z.B. mit Wattestäbchen, Griff des Reflexhammers, evtl. auch mit bloßem Finger. Seitenvergleich!

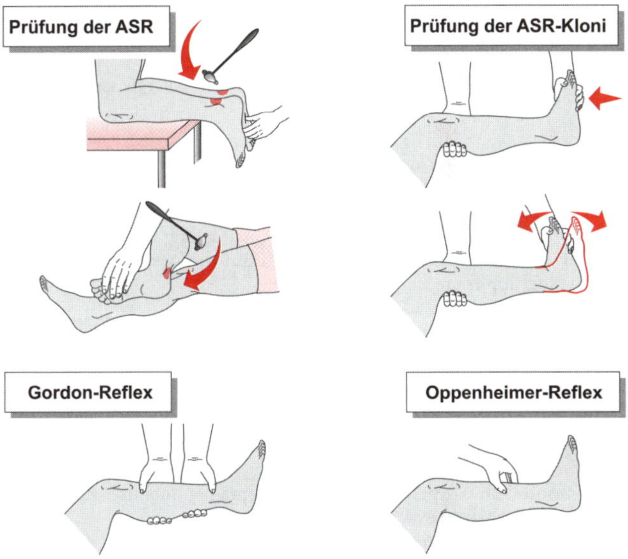

Abb. 2.2 Reflexprüfung [A300–106]

2.2 Injektionen

Martin Hermann

- Immer Haut desinfizieren, auch bei geringem Infektionsrisiko (s.c., i.c. oder i.v. Injektionen).
- Immer richtige Lage der Kanüle durch Aspiration prüfen, bei s.c. und i.m. Injektionen darf kein Blut aspiriert werden.

!
- Das Tragen von Einmalhandschuhen schützt nicht vor Stichverletzungen beim Hantieren mit Kanülen, deshalb nie versuchen, nach Gebrauch die Schutzhülle wieder auf die Kanüle zu stülpen – extra Behälter für Kanülen etc. mitführen.
- Je dünner die Kanüle ist, desto geringer ist das Risiko eines Spritzenabszesses (und der Schmerz): Nr. 14 (0,6 × 30) hellblau bevorzugen! Für adipöse Pat. auch länger (0,6 × 60).

2.2.1 Intrakutane Injektion

Indikationen Schmerztherapie, Quaddelung, z.B. bei HWS-Sy., BWS-Sy., allgemein bei muskuloskelettalen Schmerzen.

Kontraindikationen Entzündung im Einstichbereich, Allergie gegen Lokalanästhetikum.

Durchführung
- **Injektionsort:** Meist Rücken, auch Nacken, Schultern.
- **Material:** Spritze, feine Kanüle (25 G/0,5 braun, Dental-Kanülen).
- **Vorgehen:** Kanüle flach zur Hautoberfläche mit Öffnung nach unten einführen, Aspirationsversuch, dann vorsichtige Quaddelung mit Lokalanästhetikum, z.B. Lidocain (z.B. Lidocain Braun®) Haut wird weißlich, nur 0,1–0,2 ml pro Quaddel applizieren.

2.2.2 Subkutane Injektion

Indikationen Beispielsweise Heparin bei Thromboseprophylaxe, Insulin bei diab. Koma.

Kontraindikationen Beispielsweise lokale Hauterkr.

Durchführung
- **Injektionsort:** Alle Körperregionen mit ausgeprägter Subkutis, z.B. Oberschenkel, Unterbauch, evtl. Rücken.
- **Material:** Nadel 23 G/0,6 blau oder 25 G/0,5 braun.
- **Vorgehen:** Hautfalte leicht anheben und im Winkel von 45° einstechen.

2.2.3 Intramuskuläre Injektion

Indikation Parenterale Gabe von Medikamenten.

Kontraindikationen Schock (▶ 3.6), V.a. Herzinfarkt (▶ 4.7.2), Lungenembolie (▶ 4.6.7), Thrombose (▶ 7.7), wegen möglicher späterer Lysetherapie; Entzündungen, Hämatome und Ödeme im Injektionsgebiet, Koagulopathie, Vorbehandlung mit Antikoagulanzien.

Ventrogluteale Injektion nach von Hochstetter

Durchführung
- **Material:** Lange Kanüle, 23 G/0,6, bei schlanken Pat. mindestens 3 cm, beim Übergewichtigen 6 cm lang; max. 5 ml injizieren.

- **Vorgehen:** Desinfektion. Wegen vasovagaler Synkope Injektion im Stehen nach Möglichkeit vermeiden; wenn doch einmal nötig: Pat. gut abstützen lassen, Injektionsseite soll Spielbein sein. Injektion im Liegen:
  - Re: Zeigefinger auf Spina iliaca ant. sup., Mittelfinger auf Crista iliaca legen.
  - Li: Zeigefingerspitze auf den Unterrand der Crista iliaca, Mittelfinger auf Spina iliaca ant. sup. legen.
- In das so entstandene Dreieck (oberer äußerer Quadrant), in Höhe der Fingergrundglieder 2–3 cm tief senkrecht in den M. gluteus med. einstechen; vor Injektion aspirieren.

Komplikationen Von allen Injektionen höchstes Infektionsrisiko → evtl. Spritzenabszess, Gewebenekrosen bei Verletzung der Aa. glutealis superior oder inferior, Verletzung des N. gluteus sup. mit Lähmung des M. tensor fasciae latae. Die Gefahr der Verletzung des N. ischiadicus ist geringer als bei der Injektion in den M. gluteus max.!

Injektion in den Oberschenkelmuskel

Indikationen Alternative z.B. bei bettlägerigen unruhigen Pat., bei kachektischen Pat. (geringere Gefahr den Knochen zu treffen), bei Pat., die sehr häufig Spritzen bekommen.

Durchführung

- **Material:** Kanüle 16 G/0,4.
- **Vorgehen:** Oberschenkel im Hüftgelenk leicht gebeugt und innenrotiert. Injektion senkrecht auf den Femur in den lateralen Anteil des M. quadriceps femoris in der Mitte einer gedachten Linie zwischen Trochanter major und Patella (▶ Abb. 2.3). **Cave:** Infektionsrisiko höher als bei Injektion nach von Hochstetter.

Komplikation Gefäßverletzung.

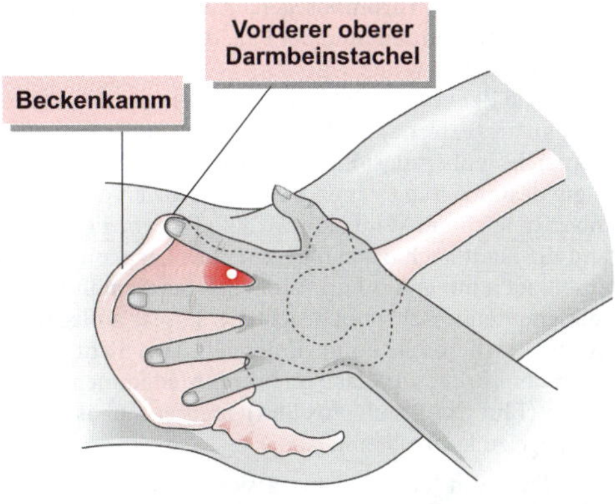

Abb. 2.3 I.m. Injektion nach von Hochstetter (ventrogluteal) [A300–157]

2

Ventrogluteale Injektion nach Sachtleben (Crista-Methode)

Indikation Bei Säuglingen und Kleinkindern.

Durchführung

- **Material:** Kanüle 23 G1, Spritze 2 ml.
- **Vorgehen:** Hilfsperson (Eltern, Begleitperson) ist immer erforderlich, hilfreich sind entspannte Atmosphäre und bei älteren Kindern Erklärung des Vorgehens. Position bei größeren Kindern: Seitenlage, Säuglinge und Kleinkinder in aufrechter Stellung auf den Arm nehmen lassen (Hände der Hilfsperson umfassen Oberschenkel und Rücken).
  Arzt umfasst die Taille des Kinds so, dass der Zeigefinger entlang der Crista iliaca liegt. Injektionspunkt liegt unterhalb des proximalen Drittels des Zeigefingers auf einer gedachten Linie zwischen Eminentia cristae und Trochanter major.
  - Bei Säuglingen einen Fingerbreit unterhalb der Crista iliaca.
  - Bei Kleinkindern zwei Fingerbreit unterhalb der Crista iliaca.
- Nach Hautdesinfektion senkrecht einstechen, aspirieren und langsam injizieren, danach Kanüle ruckartig entfernen, Injektionsstelle komprimieren und mit Pflaster abdecken.

> **!** Vor jeder i.m. Injektion bei unbekannten Pat. nach Antikoagulanzieneinnahme und Allergien fragen.

2.2.4 Intravenöse Injektion

Indikationen Nur, wenn ein schneller Wirkungseintritt einer Substanz erforderlich ist; vital bedrohliche Zustände; Schmerzen.

Durchführung

- **Material:** Kanüle blau oder kleiner, Spritze, Stauschlauch (RR-Manschette).
- **Injektionsort:** Ellenbeuge, Unterarm, Handrücken, V. jugularis externa. Ultima ratio: Fußrücken. **Cave:** Thrombosegefahr. Bei Dialysepat. oder solchen, die evtl. dialysepflichtig werden, und bei Pat., die einer Intensivbehandlung zugeführt werden, die Armvenen schonen!
- **Vorgehen:** Oberhalb der ausgewählten Punktionsstelle Stauschlauch anlegen (außer bei V. jugularis externa), nicht zu fest (Puls sollte tastbar sein → RR-Manschette vorsichtig über diastolischen Druck einstellen), Vene palpieren, Haut großzügig desinfizieren (Venen treten besser hervor), Kanüle mit Öffnung nach oben in leichtem Winkel (etwa 30°) führen, gleichzeitig mit der anderen Hand die Haut nach distal fixieren, nach Lagekontrolle durch Blutaspiration Stauschlauch öffnen und grundsätzlich **langsam** injizieren (auch spezifische Medikamentenvorschriften beachten). Tupfer auflegen, nach Herausziehen der Nadel Einstichstelle komprimieren – Arm nicht beugen lassen! Beim Wechseln der Spritze zur Gabe mehrerer Medikamente, Tupfer unter die Kanüle legen (Blut tropft sonst ins Bett). Stets erneut aspirieren, um stabile intravenöse Lage zu kontrollieren.

Komplikationen Hämatom (kann jedem passieren, Pat. evtl. vorbeugend darauf hinweisen), Nachblutung, Nervenverletzung, AV-Fistel (selten).

> **!** Tupfer einmal falten, über Einstichstelle legen, mit Pflasterstreifen unter Zug festkleben.

2.3 Venöse Zugänge

Martin Hermann

2.3.1 Venenverweilkanüle/Anlegen einer Infusion

Indikationen Wenn i.v. Gabe mehrerer Medikamente zu erwarten und/oder Volumenersatztherapie notwendig ist oder bei schlecht abschätzbarem Verlauf.

Material Verweilkanülen z.B. 17 G oder 18 G, Haut schonendes Pflaster, evtl. Mandrin zum Verschließen, Adapter.

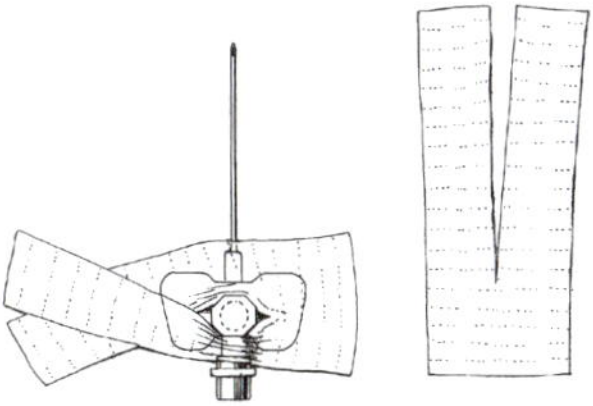

Abb. 2.4 Fixieren einer Venenverweilkanüle [A300–190]

Punktionsort Gut sichtbare und/oder tastbare Vene an den oberen Extremitäten, Auswahl am Handrücken beginnen, Unterarm, Ellenbeuge (wenn es nicht anders geht). Handrückenvenen sind gut geeignet, ideal: Ausgeprägte Y-Gabelung. **Cave:** Verweilkanüle so platzieren, dass Ansatzstück **auf** dem Handrücken liegt, nicht in der Luft hängt.

Vorgehen Vene punktieren, wenn Blut kommt, noch einige Millimeter vorschieben, dann Mandrin zurückziehen, Kanüle weiter vorschieben. Beim Spritzen immer wieder Lage durch Ansaugen kontrollieren. Kommt kein Blut trotz guter Lage, liegt die Kanüle der Venenwand an. Vorsichtig etwas bewegen. Beim Anlegen der Infusion, Daumen oberhalb der Kanüle auf die Vene legen und komprimieren, damit kein Blut heraustropft. Kanüle gut mit Pflasterstreifen sichern, Schleife mit Infusionsschlauch legen und mit Pflaster gegen Zug sichern. Evtl. Pflaster zur Hälfte längs einreißen und die beiden Enden teils vor, teils hinter Braunüle kleben (▶ Abb. 2.4). **Cave:** Möglichst keine Punktion am paretischen, verletzten oder sonst wie geschädigten Arm versuchen. Wenn die Punktion missglückt, Kanüle nicht ziehen (Hämatom/Blutung erschwert weitere Versuche), Stauung belassen, an anderer Vene neu versuchen.

> **!** Nur sehr versierte Einzelkämpfer schaffen das Anlegen einer Infusion ohne Blut- und Flüssigkeitsvergießen. Wenn vorhanden, vorher Zellstoff unterlegen oder Angehörige um ein altes Handtuch bitten – blutige Bettwäsche mag nebensächlich erscheinen, ist aber vor allem ein überflüssiges Ärgernis.

2.3.2 Implantierbare Port-Systeme

Voll implantierter Venenkatheter mit subkutaner Injektionskammer.

- **Vorteile:** Völlig von Haut bedeckt, daher problemlose Körperpflege, geringe Infektionsgefahr.
- **Nachteile:** Anstechen nur mit Spezialnadeln (Hubernadeln mit 90° gewinkelter Kanüle, z.B. Farmacia-Gripper®-Nadeln). Pat. muss „gepiekst“ werden; maximal zwei Kammern → mögliches Infusionsvolumen dadurch etwas limitiert.
- **Cave:** Auf keinen Fall normale Kanülen verwenden, da diese Stanzdefekte verursachen.

Hinweise für den Umgang

- Steril arbeiten!
- Während des Herausziehens der Nadel aus dem Port 2 ml heparinisierte NaCl-Lösung spritzen, sonst thrombosiert System!
- System darf nie unbenutzt bleiben, ohne Heparinblock Infusionen nicht einfach abstellen.
- Sog in herznahen Venen → Gefahr der Luftembolie; nie Nadel ohne aufgesetzte Spritze verwenden. Luftfreie Systeme!

2.4 Zugangswege bei Kindern

Wolfram Hartmann

Mögliche Zugangswege

- Venenverweilkanüle (▶ 2.4.1): Für Ungeübte bei kleinen Pat. nicht einfach. („Speckärmchen", zierliche Venen, unruhige Kinder). Bei vitaler Indikation nicht öfter als dreimal bzw. nicht länger als 1,5 Min. versuchen.
- Intraossärer Zugang (▶ 2.4.2): Wenn es schnell gehen muss, sichere Alternative zur Venenverweilkanüle.
- ZVK: Soll nicht von Ungeübten gelegt werden; ist außerdem nicht unbedingt von Vorteil.
- Endotrachealer Zugang: Notfallmedikamente können auch endotracheal verabreicht werden, wenn ein Tubus liegt.

2.4.1 Verweilkanülen, peripher-venöser Zugang

Am günstigsten sind immer Venenverweilkanülen. Prinzipiell gleicht das Vorgehen dem beim Erwachsenen; die kleineren anatomischen Verhältnisse und die oft unruhigen und unkooperativen Kinder erfordern besondere Sorgfalt.

Vorgehen Ruhig vorgehen, jeden Arbeitsgang gut vorbereiten. Pflasterstreifen vorbereiten (beim zappelnden Kind ist eine rasche Fixierung sehr empfehlenswert). Arm oder Bein des Kinds, an dem der Zugang gelegt werden soll, von Hilfsperson/Elternteil festhalten lassen. Nicht zu stark stauen, am besten von Hand (Hilfsperson).

Desinfektion, Haut über Vene straff mit der nicht dominanten Hand spannen, Vene mit Verweilkanüle im Winkel von 30° punktieren, sobald Blut im durchsichtigen Kanülenansatz erscheint, Plastikkanüle vorsichtig über die Punktionsnadel vorschieben. Die Punktionsnadel nicht vorher herausziehen, dabei wird auch leicht die Plastikkanüle disloziert. Im Schock läuft evtl. kein Blut zurück, das Durchstechen der Venenwand ist oft durch ein leichtes „Knacken" während des Stichs zu merken.

Bei korrekter Kanülenlage sofort die Infusion anschließen. Kind festhalten (lassen) bis die Kanüle endgültig fixiert ist.

! In der Kubitalregion kann man aus Versehen eine Arterie treffen.

Tab. 2.3 Venenverweilkanülen im Kindesalter	
Alter	**Kanülengröße [G]**
Säuglinge (bis 1 J.)	22 (hellblau) oder 24 (hellgelb)
Kleinkinder (1–6 J.)	22 (hellblau)
Schulkinder (ab 6 J.)	22 (hellblau) bis 14 (orange)

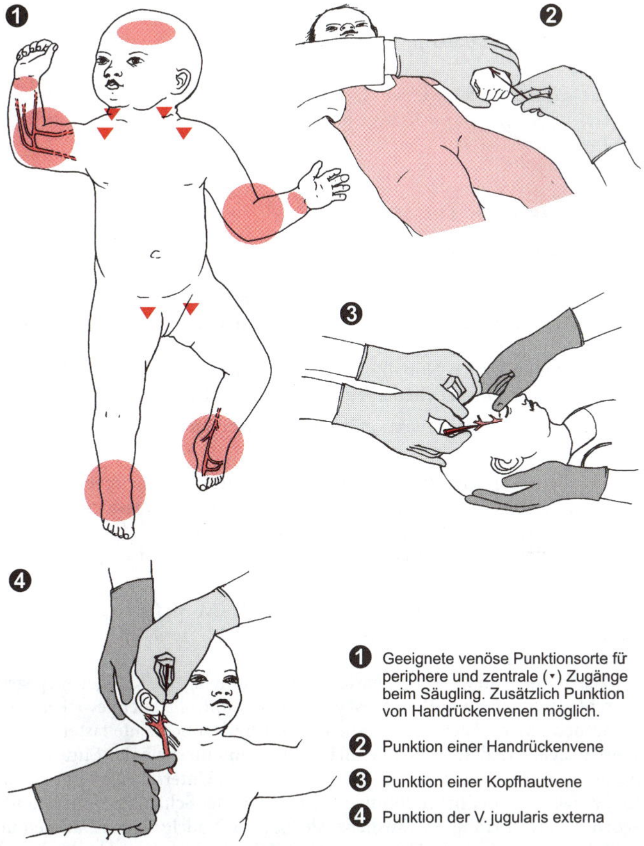

1 Geeignete venöse Punktionsorte für periphere und zentrale (▾) Zugänge beim Säugling. Zusätzlich Punktion von Handrückenvenen möglich.

2 Punktion einer Handrückenvene

3 Punktion einer Kopfhautvene

4 Punktion der V. jugularis externa

Abb. 2.5 Periphere Zugangswege beim Säugling [A300–215]

Punktion von Kopfhautvenen

Häufig einfacher als am Arm. Wirkt aber auf Eltern sehr brutal, daher die Eltern gut vorbereiten, und genau erklären was man macht und warum.

Vorgehen Säugling auf den Rücken legen und Kopf von Hilfsperson/Elternteil festhalten lassen. Falls Venen schlecht zu sehen sind, Kind notfalls zum Schreien bringen. Auch diese Maßnahme unbedingt erklären. Bei Bedarf rasieren, bis Vene gut sichtbar (Kanüle lässt sich dann auch besser mit Pflasterstreifen fixieren). Flussrichtung mittels Ausstreichen und Beobachten der erneuten Füllung feststellen. Punktionsort desinfizieren, Haut mit der nicht dominanten Hand straff spannen und Vene mit einem Finger stauen. Kanüle in Fließrichtung des venösen Bluts legen und gut festkleben.

> **!** Wird nach Durchspritzen der Nadel die umgebende Haut weiß, wurde eine Arterie punktiert. Dann Kanüle gleich entfernen, sonst Gefahr von Kopfhautnekrosen.

2.4.2 Intraossärer Zugang

Intraossäre Nadeln gehören i. d. R. nicht zur Standardausrüstung im Bereitschaftsdienst, befinden sich aber meist auf dem NAW; daher ist die intraossäre Infusion meist erst beim Eintreffen des NAW möglich. Bei Kindern unter 5 J. macht das Auffinden und Punktieren peripherer oder zentraler Venen unter Reanimationsbedingungen oft große Probleme → intraossärer Zugang ist dann eine Alternative. Im äußersten Notfall kann auch mit anderen Nadeln punktiert werden, z.B. den Punktionsnadeln der Venenverweilkanülen.

Kontraindikationen Hautinfektion im Punktionsbereich, offene Fraktur der Tibia.

Komplikationen Tibiafraktur, Kompartmentsyndrom, Osteomyelitis, Verletzungen der Epiphysenfugen mit nachfolgender Wachstumsstörung (deshalb Stichrichtung weg von der Epiphysenfuge), Gewebenekrosen, klinisch nicht relevante Knochenmark- und Fettembolien.

Durchführung (Punktion der Tibia)

- **Material:** Intraossärnadel C-DIN-16–3,0-T45-DKM-M, für Neugeborene und Säuglinge bis 3 Mon. C-DIN-18–3,0-T45-DKM-M. Sterile Handschuhe, Lochtuch, ggf. Lokalanästhesie.
- **Vorgehen:** Bein auf möglichst hartem Untergrund lagern, Kniegelenk gegen Durchfedern sichern (z.B. mit fest gewickelter Stoffrolle oder gewickeltem Handtuch unterpolstern). Schienbeinhöcker und -innenkante tasten.
  Einstichstelle: Mediale Schienbeinfläche, 1–3 cm unterhalb der Mitte der Tuberositas tibiae. Desinfektion, Sprühdesinfektion, Unterschenkel mit Daumen und Zeigefinger der nicht dominanten Hand an der Schienbeininnen- und -vorderkante in Höhe der Einstichstelle fixieren. Nadelgriff mit Daumen und Mittelfinger der anderen Hand umfassen, Zeigefinger auf der Haut neben der Nadelspitze abstützen. Mediale Schienbeinfläche in einem Winkel von 90° mit kräftigem Druck punktieren. Nach Erreichen des Knochens die Nadel mit einer gleichmäßigen Drehbewegung im Uhrzeigersinn und konstantem axialen Druck durch das Knochengewebe bohren, bis ein Widerstandsverlust

nach Durchdringen der Kortikalis spürbar ist. Stützplatte der Nadel festhalten und dann Trokar gegen den Uhrzeigersinn drehend aus dem Schaft entfernen. Aspirationstest (Blut, KM) durchführen.

Medikamentengabe Wirkeintritt, Wirkspiegel und Dosierung entsprechen der i.v. Gabe. Ist die Nadel verstopft (meist mit Knochenmark): Nadel entfernen und eine neue in die ursprüngliche Punktionsstelle einstechen. Für eine erfolgreiche rasche Volumensubstitution muss u.U. mit Druck infundiert werden: Per Hand oder mit Blutdruckmanschette (bis 300 mmHg aufpumpen). Mit verlängerter Wirksamkeit von Medikamenten durch Depotbildung im Knochenmark rechnen.

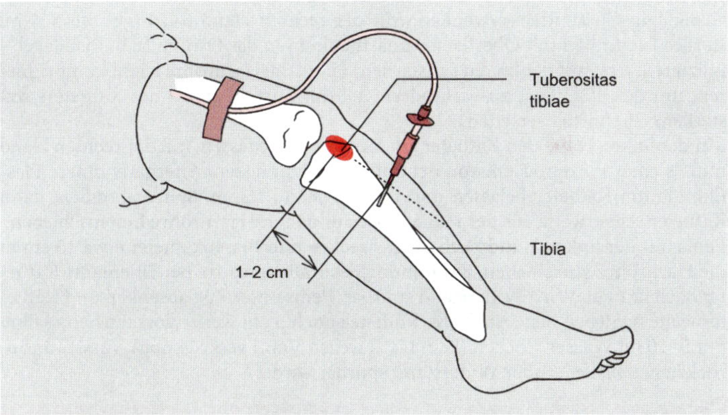

Abb. 2.6 Intraossäre Punktion beim Kleinkind [A300–157]

2.5 Blasenkatheter

Thomas Quellmann

2.5.1 Transurethraler Blasenkatheter

Indikationen Akuter Harnverhalt mit hoch stehender Blase und starken Schmerzen. Im ärztlichen Bereitschaftsdienst nur therapeutisch, nie diagnostisch!

Kontraindikationen Verletzungen der Harnröhre (erkennbar an Blutung – aber kurzfristige, geringe Blutbeimengung kann vorkommen).

Material Katheter (12, 14, 16 oder 18 Ch., immer eine Nummer kleiner als geschätzte Größe), möglichst steriles Katheterset mit Schale, Urinbeutel, Tupfer, sterilen Handschuhen, Unterlage und Lochtuch; Desinfektionsmittel, Oberflächenanästhetikum, Gleitmittel, Spritze mit Aqua dest. zur Blockade, weiteres steriles Tuch zum Bereitlegen.

> **!**
> - Strenge Asepsis!
> - Keine Gewaltanwendung, Widerstand nicht brechen, Katheter zurückziehen und drehen, danach erneut vorsichtig vorschieben.

Vorbereitung Vor Beginn Material bereitlegen, Katheter aus der Packung auf ein steriles Tuch in bequemer Griffnähe platzieren. Ohne Handschuhe Packung weit aufreißen, Katheter auf das sterile Tuch fallen lassen (sonst Handschuhwechsel).

Vorgehen bei Männern Rückenlage, Kissen unter das Becken, äußeres Genitale desinfizieren (ohne sterile Handschuhe), z.B. mit Iodlösung. Evtl. Lochtuch um den Penis platzieren. Rechtshänder fassen mit der linken Hand den Penis. **Cave:** Hand wird unsteril. Vorhaut zurückstreifen und Harnröhrenöffnung spreizen. Mit der rechten (sterilen) Hand Harnröhrenöffnung und Glans penis desinfizieren, mit 3–4 Tupfern und Desinfektionslösung (z.B. Betaisodona®).
Großzügig Gleitmittel verwenden: Mit der rechten Hand 5–10 (ggf. bis 15) ml steriles Gleitmittel mit Oberflächenanästhetikum in das Ostium (z.B. Instillagel®) injizieren, jetzt mit der linken (unsterilen) Hand die Harnröhre leicht komprimieren, um den Rückfluss zu verhindern; 1 Min. warten. Spitze des Katheters mit sterilem Gleitmittel versehen.
Mit der linken Hand den Katheter am hinteren Ende fassen, mit der rechten Hand mittels einer Pinzette 5 cm von der Spitze entfernt fassen. Alternativ innere Plastikhülle um Katheter belassen und mit der Hand fassen, Spitze abreißen, dann Katheter schrittweise aus der Hülle heraus und in die Harnröhre hineinschieben. Penis mit der linken Hand nach oben strecken und Blasenkatheter etwa 15 cm in die Harnröhre vorschieben. Krümmung der Katheterspitze bei Thiemann-Katheter nach kranial. Wird Widerstand spürbar, Penis unter Zug absenken und Katheter weiterschieben bis Urin fließt. Katheter noch 5 cm weiter vorschieben, Ballon mit 5–10 ml Wasser blocken (kein NaCl wegen Ventilverkrustung), vorsichtig zurückziehen bis federnder Widerstand spürbar wird.

> **!** Wegen Gefahr der Paraphimose Vorhaut reponieren.

Vorgehen bei Frauen Rückenlage, Fersen zusammenstellen, Knie nach außen. Lochtuch so platzieren, dass die Harnröhrenöffnung zu sehen ist. Vulva von ventral nach dorsal desinfizieren, dann mit der linken Hand (Rechtshänder) Labien spreizen (sterile Handschuhe), kleine Schamlippen dreimal desinfizieren. Zuletzt Harnröhrenöffnung desinfizieren. Der letzte Tupfer wird in den Vaginaleingang gelegt. Desinfektionstupfer mit der Pinzette halten, nur einmal verwenden.
Katheter in die Harnröhre einführen (nur wenige Zentimeter, beim Blocken auf evtl. Schmerzreaktion der Pat. achten!), Blockballon mit 5–10 ml Wasser füllen. Vorsichtig zurückziehen, bis man einen federnden Widerstand spürt. Tupfer aus dem Vaginaleingang entfernen.

Komplikationen Keimverschleppung, Harnröhrenverletzung.

> **!**
> - Kein Urin im Beutel: Katheter durchgängig? Anspülen – besteht Anurie?
> - Katheter tief genug gelegt?
> - Katheter entblockt? Defekt? Evtl. Katheter neu legen.
> - Urin trübe → V.a. Infektion? Wie lange liegt Katheter schon?
> - Blutspuren im Urin nach Selbstentfernungsversuch? Lage prüfen, evtl. entfernen → Indikation überprüfen.

- Katheter auf Verkrustungen überprüfen → mit Schleimhautdesinfektionsmittel (z.B. Braunol®) entfernen → Unterweisung der Angehörigen.
- Blauen Stöpsel vom Beutelschlauch entfernt?
- Beutel zu hoch gehängt? → Unterweisung der Angehörigen.

2.5.2 Suprapubische Blasenkatheter

Das Legen eines suprapubischen Blasenkatheters ist keine Methode des ärztlichen Bereitschaftsdienstes und sollte dem Urologen vorbehalten bleiben. Es kann aber ein liegender suprapubischer Katheter vorgefunden werden, der Probleme macht oder gewechselt werden muss.

Indikationen Harnröhrenstrikturen, länger dauernde Urinableitung (da Traumatisierung der Urethra mit Strikturenbildung vermieden wird).

Material Zystotomie-Set (z.B. Cystofix®), Malecot-Katheter 20 G oder 24 G, Verbandszeug (sterile Kompressen und Hautdesinfektionsmittel) meist beim Pat. vorhanden, da täglicher Verbandswechsel zur Katheterpflege gehört.

Komplikationen Bei via falsa evtl. Peritonitis (▶ 4.2.3).

!
- Wenn kein Urin fließt, Katheter vorsichtig anspülen. Katheteröffnung evtl. von Koagel u.Ä. verlegt.
- Urin getrübt? Hinweis auf Entzündung → Zystitis (▶ 12.1.1)?
- Katheterwechsel regelmäßig durchgeführt (mind. alle zwei Mon. vom Urologen)?
- Hinweise auf Verkrustungen?
- Katheterwechsel bei leerer Blase ohne bereitliegenden Ersatzkatheter: Kulissenverschiebung → kein Einführen möglich.

2.6 Ernährungssonden

Thomas Quellmann

Im ärztlichen Bereitschaftsdienst können Pat. mit liegenden Ernährungssonden angetroffen werden; meist Langzeitkranke, die z.B. für das Wochenende nach Hause dürfen oder Tumorpat. Ungeübte Angehörige rufen manchmal nach einem Arzt, weil sie sich damit (trotz Unterweisung seitens der Klinik) überfordert fühlen.

Typen von Ernährungssonden

- Magensonde: Wenn Zufuhr von Sondennahrung erforderlich ist, Kau- oder Schluckstörung, allgemeine Schwäche.
- Dünndarmsonde: Wenn längerfristig enterale Sondenernährung, (z.B. bei Colitis ulcerosa, Enteritis Crohn) nötig ist.
- Perkutane endoskopische Gastrostomie, PEG: Bei Alterskachexie, seniler Demenz, Schluckstörungen bei neurologischen Erkr., Tumoren im Oropharynx oder Ösophagus.

2

2.6.1 Magensonde

Indikationen Im ärztlichen Bereitschaftsdienst bei Pat., die parenteral ernährt werden müssen und sich die Magensonde herausgezogen haben.

Legen einer Magensonde Möglichst zuvor klärendes Gespräch mit Pat. und/oder mit Angehörigen, um die Akzeptanz in Zukunft zu erhöhen. Zahnprothesen entfernen, ggf. Anästhesie des Mund- bzw. Nasenraums mit Lidocainspray. Pat. sollte aufrecht sitzen, den Kopf leicht nach vorn geneigt.
Sonde wird durch vorheriges Anfeuchten gleitfähiger, durch Aufbewahrung im Kühlschrank steifer, und lässt sich beim 1. Versuch besser schieben (hat der Pat. Sonde zu Hause, Angehörige entsprechend instruieren). Sonde am sitzenden Pat. durch Mund oder Nase einführen; dabei soll Pat. tief durchatmen und vor allem während des Schiebens schlucken (evtl. Wasser trinken).
Kontrolle der Sondenlage durch Einblasen von Luft mit einer Magenspritze (wenn vorhanden, sonst 20-ml-Spritze) und Auskultation des Luftaustritts im epigastrischen Winkel. Bei Hustenreiz oder Luftnot, Sonde aus der Trachea zurückziehen! Sonde nicht mit Pflaster am Nasenflügel festkleben (Nekrosegefahr), sondern an Wangen- oder Oberlippenhaut.

Komplikationen

- Aspiration bei Motilitätsstörungen, Erbrechen (▶ 4.3.1, 4.3.2).
- Diarrhö (▶ 4.4.1, 4.4.2) durch zu schnelles Einlaufen, zu niedrige Temperatur, zu hohe Konzentration, Störung der Fettverdauung, Laktoseintoleranz, bakterielle Kontamination.
- Dehydratation (▶ 4.10.1), Hypernatriämie durch unzureichende Wasserzufuhr.
- Druckschäden durch zu langes Liegen der Sonden.
- Obstruktion der Sonden (v. a. Antazida und Peptide verklumpen).
- Abdominalschmerzen (Lagekorrektur).
- Untergewicht (regelmäßige Gewichtskontrolle?).

!

- Sondennahrung anwärmen.
- Vor jeder Bolusgabe: Aspiration.
- Oberkörperhochlagerung.
- Kontinuierliche Verabreichung über Pumpsysteme.
- Defäkationsfrequenz etwa 1 × in 5–6 Tagen normal, da keine Ballaststoffe in Sondennahrung. **Cave:** Nicht mit Obstipation verwechseln.
- Zum Offenhalten mit lauwarmer Flüssigkeit/Tee spülen.
- Nasenschleimhautpflege mit Panthenol-Salbe (z.B. Bepanthen®/Panthenol Lichtenstein®).

2.6.2 Perkutane endoskopische Gastrostomie (PEG)

Wird nicht im Bereitschaftsdienst gelegt, kann aber Konsultationsanlass aufgrund von Problemen sein.

Komplikationen Wundinfektion, dadurch evtl. Peritonitis (▶ 4.2.3). Schmerzen im Bereich des Punktionskanals (Schmerztherapie ▶ 18.1), lokale Blutung (→ lokale Wundbehandlung), Refluxösophagitis, Verstopfen der Sonde.

Pflege

- Offenhalten durch Gabe lauwarmer Flüssigkeit, z.B. Tee.
- Tgl. einmal zurückziehen und drehen. Sonde wächst sonst in der Magenschleimhaut ein.
- Spülen vor und nach jeder Nahrungs- und Medikamentengabe (in gelöster Form) mit je 50 ml Tee/Wasser.
- Bei kontinuierlicher Nahrungszufuhr alle 2 h spülen.

2.7 Pleurapunktion

2.7.1 Pleurapunktion bei Erguss

Thomas Quellmann

Ist nur ausnahmsweise zur Entlastung bei Karzinompat. und bei ausreichender Erfahrung mit der Methode im ärztlichen Bereitschaftsdienst durchzuführen. Das Punktionsset kann nicht Bestandteil der Standard-Bereitschafts-Ausrüstung sein. Entweder hat sich schon am Telefon die Notwendigkeit einer Pleurapunktion herauskristallisiert (vorausschauende AH, Wiederholungsfall) oder es muss, bei unaufschiebbarer Indikation, ein Zweitbesuch vereinbart werden. I.d.R. wird die Punktion vom HA oder von der Ambulanz der betreuenden Klinik vorgenommen.

Indikationen Im ärztlichen Bereitschaftsdienst nur bei sehr ausgedehnten Ergüssen infolge Malignom zur Entlastung des Pat.

Material Wenn vorhanden, Punktionsset mit Rotanda-Spritze oder 50-ml-Spritze mit 3-Wege-Hahn. Punktionskanülen (z.B. Abbocath, Braunüle) 16G/grau oder 17G/gelb, großes Gefäß, sterile Handschuhe, Desinfektionslösung, sterile Tupfer (oftmals genügen Punktionskanüle und Infusionsschlauch).

Durchführung

- **Punktionsstelle:** Punktion am Oberrand der Rippe, da Interkostalnerven/-gefäße am Unterrand verlaufen.
- **Vorgehen:** Pat. bequem sitzen lassen. Arme auf Stuhllehne, Kissen drunter. Nicht zu kalt? Erguss perkutieren und auskultieren. Punktionsstelle mit Fingernagel markieren, dorsolateral in der hinteren Axillar- oder Skapularlinie unterhalb des Ergussdämpfungsrands, großzügig desinfizieren. Zunächst mit 1%igem Lidocain Lokalanästhetikum-Depot am „Oberrand der Unterrippe" (gemeint ist die untere Rippe des Zwischenrippenraums) setzen, dann tiefer liegendes Gewebe bis auf die Pleura parietalis infiltrieren, dabei Probepunktion. Punktionskanüle senkrecht zur Haut am oberen Rippenrand einstechen. Unter ständiger Aspiration (im leichten Zick-Zack von oben nach unten) vorschieben. Sobald sich Pleuraflüssigkeit aspirieren lässt, Stahlnadel zurückziehen. Max. 1 l abziehen.

> ! Pleurapunktion bei starkem Hustenreiz und Unruhe des Pat. abbrechen.

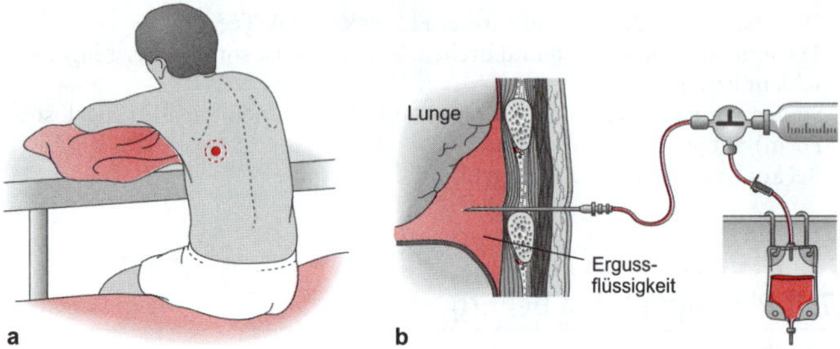

Abb. 2.7 Pleurapunktion. Haltung des Pat. und Punktionsstelle [A300–106]

2.7.2 Pleurapunktion bei Spannungspneumothorax

Martin Hermann

- **Pneumothorax:** Luftansammlung im Pleuraspalt (z.B. nach Trauma, Platzen einer Emphysemblase).
- **Spannungs(Ventil-)pneumothorax** (v. a. nach Trauma): Wenn bei der Inspiration Luft in den Pleuraraum gelangt und aufgrund eines Ventilmechanismus in der Exspiration nicht mehr entweichen kann. Es kommt zu Überdruck, Mediastinalverdrängung zur gesunden Seite → Lebensgefahr!

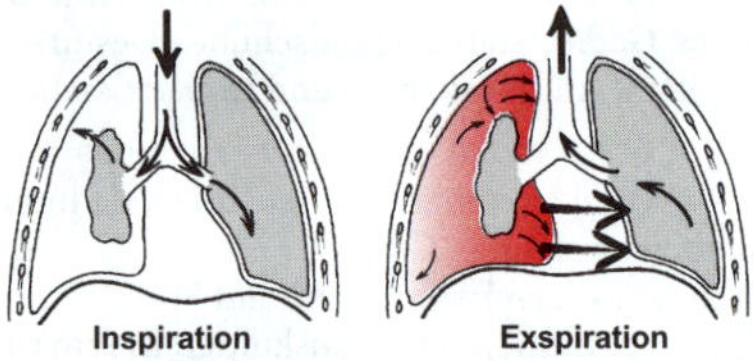

Abb. 2.8 Geschlossener Spannungspneumothorax [A300]

Material Großlumige Verweilkanüle, z.B. Größe 14 (orange) oder 16 G (grau).

Durchführung Entlastungspunktion im 2. oder 3. ICR ventral. Oberkörperhochlagerung, Hautdesinfektion, Identifikation des 2. bzw. 3. ICR. Infiltration der Einstichstelle (3. bzw. 4. Rippe in der MCL) sowie des Stichkanals mit 3–5 ml Lidocain (z.B. Xylocain®).

Hautpunktion mit Verweilkanüle, dann Vorschieben der Kanüle auf den Oberrand der 3. bzw. 4. Rippe. Nach Passieren der Rippe und Interkostalmuskulatur Metallkanüle um etwa 5 mm zurückziehen, sodass die scharfkantige Spitze nicht mehr aus der Plastikkanüle hervorragt. Dann Kanüle waagerecht weiterschieben, bis hörbar Luft entweicht → schlagartige Befundbesserung durch Entlastung des Überdrucks.

Metallkanüle herausziehen und Plastikkanüle mit steriler Kompresse abdecken. Das Anbringen eines eingeschnittenen Fingerlings (Tiegel-Kanüle) zur Verhinderung des Lufteinstroms in der Inspiration ist nicht erforderlich, da das primäre Ziel der Notfalltherapie die Druckentlastung und nicht die Lungenentfaltung ist. Bei weiterbestehender respiratorischer Insuffizienz Intubation (▶ 3.4.1).

2.8 Aszitespunktion

Martin Hermann

Indikation Im Bereitschaftsdienst nur bei ausgeprägter Atemnot durch bekannten karzinomatösen Erguss zur kurzfristigen (Aszites läuft nach) Entlastung!

Kontraindikation Z.B. Blutungsneigung, große Ovarialzysten.

Material Braunüle 18 G/grün, Infusionsbesteck, Auffanggefäß (z.B. Urinbeutel), sterile Kompressen, Pflaster, Lokalanästhetikum, Einmalskalpell, sterile Handschuhe, Desinfektionsmittel.

Vorgehen Blase entleeren lassen, Hautdesinfektion, Lokalanästhesie. Kleine Inzision mit Skalpell (5 mm), Trokar nach hinten, unten und lateral vorschieben, wobei Pat. die Bauchdecke anspannen soll (pressen). Nach Entfernung des Trokars fließt Aszites über Schlauch des Infusionsbestecks in Auffanggefäß.

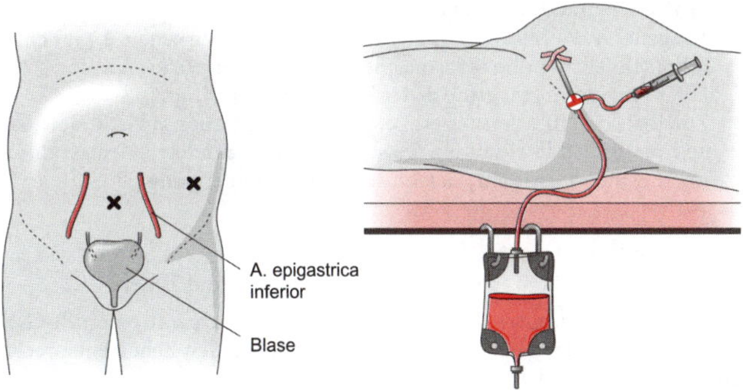

Abb. 2.9 Aszitespunktion [A300–106]

Komplikationen Darmverletzung mit konsekutiver lokaler/diffuser Peritonitis (▶ 4.2.3), Hämatom bei Verletzung der A. epigastrica, Ödembildung durch Eiweißverlust, Volumenmangelschock (▶ 3.6).

2.9 Wundversorgung

Martin Hermann

Vor einer genaueren Inspektion der Wundverhältnisse erst die Lokalanästhesie setzen. Auf Fremdkörper, Taschenbildung, Sehnen-, Knochen-, Bursabeteiligung und Gefäßverletzungen achten.

2.9.1 Lokalanästhesie

Infiltrationsanästhesie

Durchführung Niedrig konzentriertes Lokalanästhetikum wählen, das sich gut im Gewebe ausbreitet, z.B. Lidocain (z.B. L. Braun®) 0,5–1 %, Mepivacain (z.B. Scandicain®) 0,5–1 %. Sind große Volumina nötig, niedrigste Konzentration wählen. **Cave:** Kardiologische KO bei Überschreitung der Maximaldosis.
Nach chirurgischer Hautdesinfektion Nadel seitlich vom OP- bzw. Wundgebiet einstechen, vorschieben, nach Aspiration (intravasale Lage ausschließen) unter Spritzen bis zum Einstich zurückziehen. Dann die Nadelrichtung ändern, wieder vorschieben und analog unter fächerförmiger Nadelführung das OP-Gebiet um- und unterspritzen.

!
- Bei Wundversorgung wegen Gefahr der Keimverschleppung nie vom inneren Wundrand aus punktieren!
- Ausgedehnte Infiltration in gut durchbluteten Bezirken (z.B. Gesicht) führt schnell zu hohen Plasmaspiegeln und damit zur Gefahr toxischer NW → zulässige Höchstdosis vorher ausrechnen.
- Zur Inzision eines Abszesses i. d. R. keine Infiltrationsanästhesie: Lokalanästhetika sind bei saurem Gewebs-pH in entzündeten Gebieten nur unzureichend wirksam. Gefahr der Keimverschleppung.

Leitungsanästhesie nach Oberst

Indikation Für Versorgung von Wunden an Fingern und Zehen.

Durchführung Chirurgische Hautdesinfektion. Einstich mit einer 22-G-Nadel dorsalseitig an einer Fingerseite in Fingerbasishöhe (an den Zehen entsprechend). Setzen einer Hautquaddel.
Dann Nadel in Richtung Nerv (N. digitalis dorsalis) vorschieben und nach Aspiration Lokalanästhetikum-Depot (z.B. Lidocain 2 % **ohne** Adrenalin!) von 1–2 ml setzen. Nun Nadel zurückziehen, aber nicht aus der Haut herausziehen und dann volar zum N. digitalis palmaris profundus schieben und wieder nach Aspiration Lokalanästhetikum-Depot spritzen. Nadel entfernen und analog die andere Fingerseite betäuben. **Cave:** Nicht mehr als 2 Finger/Zehen gleichzeitig nach Oberst betäuben.

Komplikationen Intravasale Injektion, Nervenverletzung.

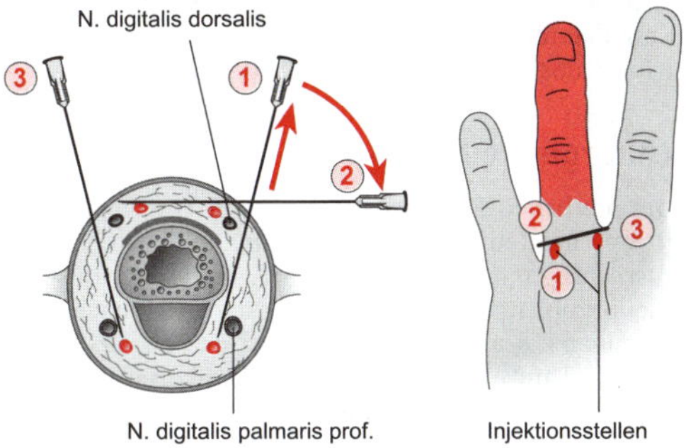

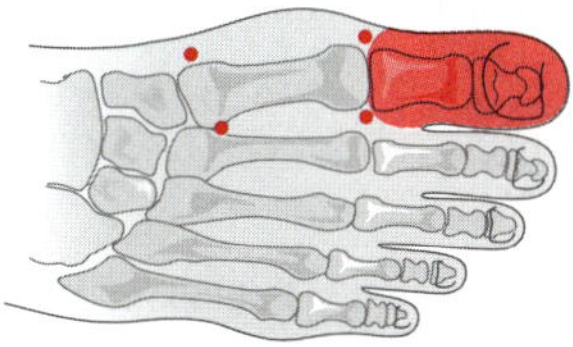

Abb. 2.10 Leitungsanästhesie nach Oberst [A300–106]

2.9.2 Primärversorgung

Desinfektion und Wundreinigung

- An behaarten Körperstellen zunächst einen etwa 1 cm breiten Saum rasieren. **Cave:** Augenbrauen nie rasieren, sie wachsen nicht mehr nach!
- Wunde und Haut dreimal mit z.B. Betaisodona® oder Kodan® reinigen; bei Allergie evtl. Sterilium®. Betaisodona® brennt kaum, deswegen bevorzugt in Wundnähe und an Schleimhäuten verwenden.
- Taschenreiche Wunden: Desinfizierendes Bad mit z.B. Betaisodona®-Lsg. oder Händewaschen mit Betaisodona und Seife.
- Entfernen von Fremdkörpern, Schmutzpartikeln z.B. mit Bürste.

Offene Wundversorgung

Blutstillung (evtl. mit Ligatur, wenn Chir. Set vorhanden) sonst durch Druckverband (▸ 2.11.2). Nach Wundreinigung Wundverband (▸ 2.11.1), Ruhigstellung. Substanzdefekte: Frühzeitig plastisch-chirurgische Behandlung einleiten → Klinikeinweisung.

- Oberflächliche Schürfwunden, Hautablederung: Sorgfältig reinigen und desinfizieren → Nebacetin® Sprühverband.
- Alte oder infizierte Wunden: Reinigen und desinfizieren; Wundverband mit lokalen Antiseptika (z.B. PVP-Jod-Salbe®) → Überweisung zum Chirurgen/Hausarzt.

- Tiefe Schürfungen, nicht deckbare Hautablederungen: Wundreinigung (Spülung mit Knopfkanüle), dann Verband mit Fettgaze (z.B. Oleotüll®) und Polyvidon-Iod-Salbe (z.B. PVP-Jod-Salbe®, Polysept®).

2.9.3 Die chirurgische Naht

2

Ob Wunden im ärztlichen Bereitschaftsdienst mit einer Naht versorgt werden können, hängt von Talent und praktischer Übung und auch davon ab, ob die entsprechende Ausrüstung (Gewicht!) mitgeführt wird. Im Großstadtbereich ist es für Ungeübte kein Problem, Wunden zur Versorgung der nächsten chirurgischen Ambulanz oder einem chirurgischen Bereitschaftsarzt zuzuleiten. Bei weiten Entfernungen (auf dem Land) muss zumindest bei unkomplizierten Wunden eine Wundnaht vorgenommen werden können.

Ausrüstung Steriles Instrumentenset mit:
- Tupferklemme (zum Desinfizieren der Haut).
- Gefäß für Desinfektionsmittel (z.B. Betaisodona®).
- Tupfer.
- Tuch und Lochtuch zum Abdecken.
- Chirurgische Pinzette.
- Nadelhalter.
- Gebogene Schere.
- Atraumatische Nadel-Faden-Kombination, z.B. Ethilon® 3–0, 4–0.
- Histoacryl-Kleber®.
- Steristrip®.
- Verbandsmaterial.
- Kompressen.
- Pflaster.
- Lokalanästhetikum (z.B. Lidocain®/Braun 2%®).
- Evtl. Knopfkanüle zur Spülung taschenreicher Wunden.
- Sterile Handschuhe.
- Sofra-Tüll®.

Durchführung primäre Wundnaht
- **Vorbereitung:** Vor der Durchführung einer Wundversorgung alles Notwendige in Griffweite bereitstellen. Darauf achten, dass der Pat. gut sitzt oder liegt (Versorgung im Liegen ist der Vorzug zu geben). Lokalanästhesie setzen (▶ 2.9.1). Steriles Tuch ausbreiten, das Wundversorgungsset auswickeln. Instrumente und Material auf das sterile Tuch fallen lassen. Dann Handschuhe anziehen und Material ordnen. Lochtuch über Op.-Bereich legen.
- **Naht:** Devitalisiertes Gewebe abtragen. Ggf. Friedrich-Wundexzision (▶ Abb. 2.12) mit Skalpell, um glatte, frische Wundränder zu bekommen; **Cave:** Nicht an Fingern und im Gesicht. Wunde mit 0,9 % NaCl spülen. Je nach bevorzugter Nahttechnik Wundverschluss mit Einzelknopfnaht, Rückstichnaht nach Donati oder nach Allgöwer (▶ Abb. 2.11).
  - Bei langen Wunden zur groben Adaption erste Naht in Wundmitte und verbleibende Wundabschnitte mehrfach durch weitere Nähte halbieren.
  - Bei bogenförmigen oder gezackten Wundrändern erst Wundscheitel bzw. -ecken durch Naht adaptieren.

- Ein- und Ausstrich auf gleicher Höhe in gleicher Entfernung vom Wundrand. Bei Spannung Wundrand mobilisieren oder Entlastungsschnitte führen. Nadel nicht in Armierungszone am Nadelende fassen (Schwachstelle), bei hartem Gewebe Nadel nahe der Spitze fassen.

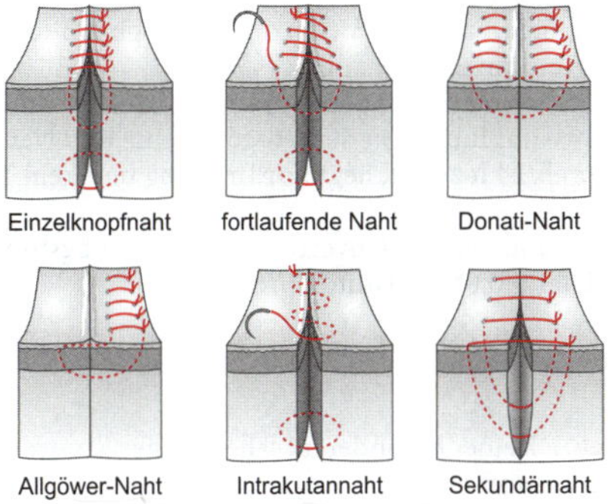

Abb. 2.11 Nahttechniken [A300–106]

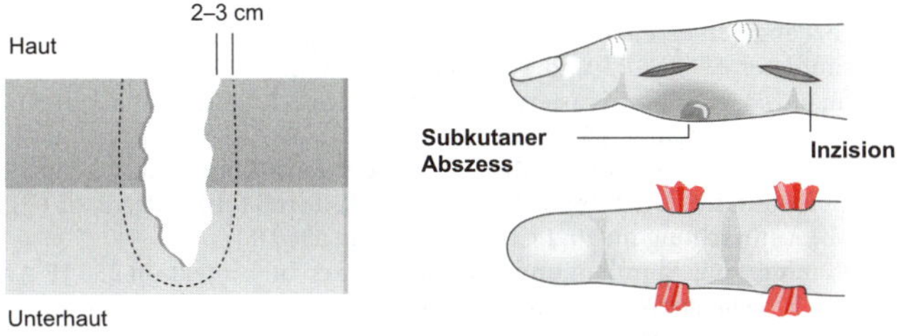

Abb. 2.12 Friedrich-Wundexzision [A300–157]

Kontraindikationen für die primäre Wundnaht Alte Wunden (6–8 h, maximal 12 h, Ausnahme evtl. Gesicht), Wunden mit Infektionszeichen, Bisswunden (▶ 6.2), Wunden von Fleischermessern oder ähnlich potenziell kontaminierten Instrumenten, stark verschmutzte, schlecht zu reinigende Wunden.

2.9.4 Tetanusimpfung

Schutz beginnt 1 Wo. nach 2. Impfung der Grundimmunisierung; Konversionsrate 99 %; Dauer mindestens 10 J.

Indikationen Bundesweit öffentlich empfohlene Standardimpfung aller Kinder und Erw. wegen permanenter Infektionsgefahr.

Bei Verletzungen:

- Bei nachgewiesener und glaubhafter kompletter Grundimmunisierung:

  - Letzte Impfung vor ≤ 5 J.: Keine Impfung.
  - Letzte Impfung vor 5–10 J.:
  - Bei sauberen geringfügigen Wunden keine Impfung.
  - Bei allen anderen Verletzungen 1 Impfung.
  - Letzte Impfung vor > 10 J.: 1 Impfung.
- Keine, fragliche oder unvollständige Grundimmunisierung:
  - Bei geringfügigen, sauberen Verletzungen: Beginn oder Vervollständigung der Grundimmunisierung.
  - Bei allen anderen Verletzungen: Impfung + Tetanus-Immunglobulin.
  - Bei 2 Tetanus-Impfungen in der Vorgeschichte und wenn die Verletzung nicht länger als 24 h zurückliegt nur Impfung und kein Tetanus-Immunglobulin.
- In Zweifelsfällen und bei V.a. Unverträglichkeit Titerbestimmung. Impfschutz, wenn Titer > 0,01 IE Antitoxin/ml.

> **!** Gehäuft Impfunverträglichkeiten, wenn Titer > 4 IE Antitoxin/ml.

Kontraindikationen Keine besonderen, allgemeine Kontraindikationen. Sehr gut verträglicher Impfstoff.

Durchführung

- **Impfstoff:** Totimpfstoff, Toxoid. Der Standardimpfstoff zur Grundimmunisierung und für den Verletzungsfall enthält 40 IE Tetanus-Toxoid. Impfstoffe mit 2 IE Tetanus-Toxoid (z.B. Tetamun SSW®) sind nur zur Auffrischimpfung bei abgeschlossener Grundimmunisierung geeignet. Auch als Kombinationsimpfstoffe DT, DPT und Td (nach dem 7. Lj.).
- **Impfmodus:** Grundimmunisierung ab vollendetem 2. Lebensmon. mit 3 Injektionen (z.B. Tetanol®) à 0,5 ml i.m.
- **Impfschema:** 0/4–8 Wo./7–12 Mon. Bei Kindern mit Kombinationsimpfstoff gegen Diphtherie (D), Tetanus (T), Haem. infl. Typ B (HiB), Pertussis (P), Hep. B. Auffrischung im 10. Lj., Wiederholung alle 10 J.
- **Simultanimpfung:** Simultan und kontralateral zur Impfinjektion 250 IE Antitoxin (z.B. Tetagam N® 1 Amp.). Bei schweren Blutverlusten, vernachlässigten Wunden oder ausgedehnten Verbrennungen 500 IE Antitoxin (z.B. Tetagam N® 2 Amp.), anschließend Grundimmunisierung vervollständigen. Im Zweifelsfall und bei V.a. Unverträglichkeit Titer bestimmen.
- **Wiederimpfung:** Im 10. Lj., dann alle 10 J. 1 Impfdosis (0,5 ml i.m.), vorzugsweise mit Td-Impfstoff (z.B. Td-Vaccinol®, „d“: Diphtherie).

> **!** Bei Antikoagulanzienther. kann das Antitoxin Tetagam N® auch s.c. angewendet werden.

Nebenwirkungen Stärkere Lokalreaktion, mitunter starke Induration mit Rötung, Schwellung und Überwärmung bei Hyperimmunisierung.

2.10 Kleine chirurgische Eingriffe

Martin Hermann

2.10.1 Abszesseröffnung

- **Abszess:** Eiteransammlung in einer nicht präformierten Höhle (z.B. Mamma-, Spritzen-, Schweißdrüsenabszess, Wundabszess). Häufigster Erreger: Staphylokokken.
- **Follikulitis:** Entzündung eines Haarfollikels.
- **Furunkel:** Infektion von Haarbalg und/oder Talgdrüse.
- **Karbunkel:** Mehrere dicht beieinander stehende und ineinander übergehende Furunkel, Einschmelzung mehrerer Follikulitis- oder Furunkelherde und Nekrosenbildung.

Differenzialdiagnosen Erysipel (▶ 8.4.4), Phlegmone (unscharf begrenzte Rötung).

Konservative Maßnahmen Konservativ bei nicht fluktuierenden Entzündungen mit lokalen, feuchten, desinfizierenden Umschlägen z.B. mit Rivanol® oder Betaisodona®.

Abszessspaltung Hautdesinfektion (▶ 2.9.2). Ggf. Leitungsanästhesie (▶ 2.9.1) oder Oberflächenanästhesie mit Chloräthyl-Spray (Infiltrationsanästhesie abszessnah kontrainidiziert)

- Abszessdurchmesser ≤ 1 cm: Stichinzision mit Skalpell (z.B. Klinge Nr. 11).
- Abszessdurchmesser ≥ 1 cm: Über maximaler Fluktuation kreuzförmig einschneiden.
- Abszess ausgedehnt oder länglich: Stichinzision am Abszessrand, Gegeninzision, Drain einlegen, z.B. Gummilasche, Stück vom sterilen Einmalhandschuh.

Abszesshöhle säubern, dazu mit Knopfkanüle und NaCl 0,9 % oder Iodlösung, z.B. Polysept® spülen. Überweisung zur Wundkontrolle beim Hausarzt.

Sonderfall: Abszesse im Gesichtsbereich

Es besteht immer die Gefahr einer Sinusvenenthrombose, daher:

- Antibiotikahaltige Salbe z.B. Chlor-Tetrazyklin-HCl, z.B. Aureomycinsalbe®.
- Systemische Gabe eines Staphylokokkenantibiotikums, z.B. Dicloxacillin-Na 4 × 0,5 g/d i.v. (z.B. Infectostaph®) oder Flucloxacillin-Na 3 × 1 g/d i.v. (z.B. Staphylex®) für 8 Tage; Flanamox 500® 3 × 500 mg/d p.o. oder Infectostaph®-Kps.
- Pat. soll sich ruhig verhalten, z.B. bei Nasenfurunkel flüssige Ernährung, Breikost, wenig reden.
- Bei V.a. Thrombophlebitis immer Klinikeinweisung.

2.10.2 Panaritium und Paronychie

Meist Sekundärinfektion nach Bagatellverletzung, z.B. Maniküre.

- **Paronychie:** Eitrige Entzündung des Nagelfalzes oder Nagelwalls.
- **Panaritium:** Eitrige Fingerentzündung unterschiedlicher Tiefe.

Konservative Maßnahmen Nur in eindeutig unkomplizierten Fällen (beginnendes Panaritium ohne tastbare Einschmelzung) Rivanol®-Umschläge, Handbäder (z.B. Betaisodona®, Kamille), Ruhigstellung mit Alufingerschiene, evtl. provisorisch mit Mundspatel.

Chirurgisch Leitungsanästhesie nach Oberst (▶ 2.9.1).

- **Paronychie:** Abschieben und Inzision des Nagelwalls, Hockeyschlägerschnitt (▶ Abb. 2.13), Einlage einer Gummilasche, ggf. partielle Nagelresektion.
- **Panaritium:** Distale Keilexzision, türflügelartige Inzision und Abheben des prox. Nagelwalls vom Nagel.

> ! Überweisung zum Chirurgen, in chirurgische Ambulanz bei wenig Erfahrung.

2.10.3 Analvenenthrombose

Thrombose und begleitendes Hämatom aus Venen des Plexus haemorrhoidalis inf. – häufig junge Pat., nach starkem Pressen beim Stuhlgang, nach längerem Radfahren.

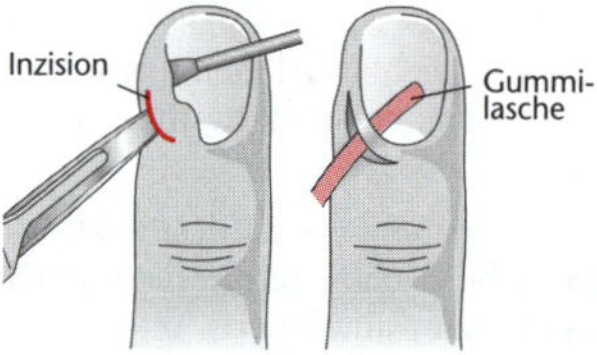

Abb. 2.13 Inzision des Nagelwalls bei Paronychie [A300–106]

Sofortdiagnostik Nach typischer Anamnese, Beschwerdebild. Inspektion der Analgegend: Bläulich livider Knoten am Analrand, gelegentlich mit zentraler Öffnung bei spontaner Perforation. **DD:** Abszess, Hämorrhoidalprolaps.

Maßnahmen Meist Beruhigung des Pat. über die relative Harmlosigkeit erforderlich. Allenfalls sehr vorsichtige digitale Austastung, da äußerst schmerzhaft.

- **Konservativ:** Anästhesierende Salben und Zäpfchen (z.B. Posterisan® akut Rektalsalbe), damit wird meist deutlicher Beschwerderückgang nach 2–3 d erreicht. Häufig bleibt eine Hautfalte (Mariske) zurück.
- **Chirurgisch:** Bei starken Beschwerden kann eine rasche Beschwerdefreiheit durch Inzision erreicht werden → dankbarer Pat. aber hohe Rezidivquote (50 % in 6–12 Mon., v. a. bei Thrombose ≥ 2 cm), bei Infektionszeichen oder Rezidiv Klinikeinweisung Chirurgie.
  - Vorgehen bei Inzision: Pat. mit angezogenen Beinen in Linksseitenlage. Desinfektion. Mit spitzem Skalpell Stichinzision der Haut über der Thrombose, Exprimierung des Thrombus, ggf. Entfernung mit Pinzette. Suche nach weiteren Thromben, diese auch exprimieren. Kein Wundverschluss, Iodsalbe, reichlich Mull.

2.10.4 Fissura ani

Kurzanamnese Harter Stuhlgang.

Symptome

- Heftigste Schmerzen beim Stuhlgang, einige Stunden anhaltend.
- Perianale Blutung, hellrotes Blut am Toilettenpapier.

Sofortdiagnostik Inspektion unter leichtem Spreizen der Gesäßfalten. Vorsichtige digitale Austastung: Hoher Sphinktertonus, Druckschmerz, indurierter Randwall.

Maßnahmen

- Salben und Zäpfchen mit anästhesierenden Wirkstoffen (z.B. Dolo-Posterine®, Faktu®, Anaesthesin®) oder mullstreifenarmierte Zäpfchen (z.B. Dolo-Posterine N Haemotamp®).
- Dehnungsbehandlung mit Finger oder Analdehner mit Faktu®-Salbe für 5 Min. (2 × tgl.), führt i. d. R. zum Abheilen der Fissur.

2.10.5 Entfernung kleiner kutaner Fremdkörper

Kaktusstacheln

Die sehr feinen Kaktusstacheln können an unbehaarter Haut entfernt werden, indem man Haushaltskleber z.B. Uhu® auf den befallenen Stellen dick antrocknen lässt und dann mit den eingeklebten Stacheln wieder entfernt. Alternativ Leukoplast® aufkleben und entgegen der Einstichrichtung wieder abziehen. Tetanusschutz prüfen.

Angelhaken

Widerhaken nicht aufsuchen oder zurückziehen, sondern drehend nach vorn weiterschieben. Hat der Haken die Haut zum 2. Mal durchstochen, Haken fassen und abkneifen und den Hakenrest herausziehen. Tetanusschutz prüfen.

Splitter unter dem Fingernagel

Schmerzarme Extraktion unter Erhaltung des Nagels. Dazu Lokalanästhetikum aufziehen, aufgesetzte Nadel oder Splitterpinzette in den Splitter einhaken und so weit es geht, herausziehen, mit dem Lokalanästhetikum spülen und weitere Splitteranteile anhaken und herausziehen oder herausspülen. Kontrolle auf komplette Entfernung des Splitters: Durchleuchtung der Fingerspitze mit kräftiger Lampe von der Fingerkuppe her.

Bei Misslingen oder bei Metall- bzw. Glassplittern Nagel distal keilförmig einschneiden, Keil entfernen, Fremdkörper entfernen, Nagelbett spülen.

Verband mit Fettgaze (z.B. Oleotüll®) und Polyvidon-Salbe (z.B. Freka-cid®). Tetanusschutz prüfen.

Zeckenentfernung

Entfernung der Zecke in toto: Alle „todsicheren" Tipps wie Beträufeln der Zecke mit Uhu, Olivenöl oder Benzin vergessen. Zecke mit der anatomischen Pinzette vorsichtig, möglichst hautnah fassen und mit einer leichten „Hebelbewegung" sehr langsam (> 30 s) herausziehen. Gegen Lichtquelle halten und auf Vollständigkeit überprüfen.

Desinfektion (▶ 2.9.2), Pflasterverband, mit Jodsalbe (z.B. Freka-cid®), Tetanusschutz (▶ 2.9.4) überprüfen. Aufklärung über FSME und Borelliose, bei beginnendem Erythema migrans Doxycyclin. FSME-Immunisierung nur in Endemiegebieten.

FSME-Impfung nach Exposition
Als Endemiegebiete gelten (einige Staaten machen keine Angaben): Teile Thüringens, Vorpommern, Bayrischer Wald, Schwarzwald, Donautal, Teile Österreichs, Schweiz, Tschechische Republik, Slowakei, Ungarn, Ex-Jugoslawien, Polen, Südschweden, Südfinnland. 10 % der Infizierten entwickeln eine Meningoenzephalitis. Die aktive Immunisierung ist umstritten (häufige Impfkomplikationen gegenüber geringem Infektionsrisiko). Bei Zeckenbiss in Endemiegebieten ist evtl. passive Immunisierung nach Exposition sinnvoll.
Durchführung passive Immunisierung: FSME-Immunglobulin 0,2 ml/kg i.m. (z.B. FSME-Bulin®), bis 96 h nach Zeckenbiss; da genauer Zeitpunkt des Bisses kaum zu ermitteln ist, immer so bald wie möglich nach Entdeckung impfen. **Cave:** Kinder < 14 J. dürfen nicht geimpft werden.

2.11 Verbandstechniken

Martin Hermann

2.11.1 Wundverbände

- **Geschlossene Wunden:** Mit saugfähiger, steriler Mullkompresse abdecken und mit elastischem Klebeverband oder Mullbinde fixieren.
- **Offene Wunden:** Mit Fettgaze (z.B. Sofratüll®) bedecken, darüber Verbandsplatte (muss die Wundränder um 1–2 cm überragen), mit Kompressionsbinde umwickeln.
- **Ulcus cruris:** Je nach Wundstadium und Exsudation z.B. Draco Algin Wundauflage®, Draco Focum®, Draco Hydrokolloid Wundverband®.

2.11.2 Druckverbände

Druckverband bei akuter Blutung

Durchführung Zunächst normalen Wundverband anlegen, dann Druckpolster (z.B. Verbandspäckchen) auf den Wundverband legen. Druckpolster mit Binde kräftig von distal nach proximal anwickeln, um venöse Stauung bzw. Schmerzen zu vermeiden. Wenn Blutung noch nicht steht, weitere Lage mit Druckpolster und Binde darüber wickeln. Blutende Finger oder Füße maximal hochhalten lassen. **Cave:** Thrombosegefahr bei venöser Stauung, deswegen: Gesamte Extremität distal des Druckverbands straff wickeln!

Venen-Kompressionsverband

Indikationen Thrombophlebitis, Ulcus cruris (im Bereitschaftsdienst selten), Varizenblutung.

Durchführung
- **Material:** Kurzzugbinden, Verbandsklammern.
- **Vorgehen:** Venösen Blutstau beseitigen, Extremität einige Zeit hochhalten, Fuß in 90°-Stellung bringen (Pat. stellt Fuß gegen den Oberschenkel des Verbindenden, unmittelbar über dem Knie. **Cave:** Haltung korrigieren, Pat. nei-

gen zur Spitzfußstellung), wenn möglich Mulden zwischen Knöchel und Achillessehnen polstern, Ferse mit einwickeln, Kompression von distal nach proximal gleichmäßig vermindern, Binde beim Anwickeln zu ¾ bis ganz dehnen, in natürlicher Laufrichtung abrollen, Binde mit Verbandsklammern schließen.

Komplikationen

- Blauverfärbung der Zehen: Verband mit geringerer Kompression erneuern.
- Störungen der Sensorik oder Motorik: Ggf. Polsterung verbessern, ggf. Verband mit geringerer Kompression anlegen.
- Anschwellen der Zehen: Überprüfen ob Einschnürungen vorhanden, Mobilisation verbessern, Kompression prüfen (wirklich von distal nach proximal abnehmend?).

> **!** Das Anlegen von Venenkompressionsverbänden im Bereitschaftsdienst ist die Ausnahme. Sind Pat. oder Angehörige nicht in der Lage, zu wickeln → lieber selber machen, dabei demonstrieren, wie es gemacht wird.

2.11.3 Wund- und Verbandskontrolle, Gipskontrolle

Im Bereitschaftsdienst kommen in der Woche versorgte Pat. zur Kontrolle von Wunden und/oder Verbänden.

Verbände

- Kontrolle auf starke bzw. weiterbestehende Blutung – evtl. Blutstillung, neuer Verband/Druckverband (▶ 2.11.2).
- Zustand des Verbands – nur in Ausnahmefällen (starke Verschmutzung, totale Lockerung) wechseln.
- Sitz des Verbands: Zu stramm? Zu locker? Distale Zirkulationsstörung? Schwellung? Thrombose?

Wunden

Hinweis auf Infektion (Rötung, Schwellung, pulsierende Schmerzen) → evtl. Wundrevision, Wunddrainage: Z. B. mit Stück von Gummihandschuh, lokale Antibiotikagabe (z.B. Leukase®), bei Hinweis auf Lymphangitis feuchter Verband, Penicillin (z.B. Megacillin oral 1.5® 3 × 1 Tbl.).

Gips

- Livide Verfärbung von Fingern oder Zehen? → Gipslockerung, so weit möglich Hochlagerung, sonst → Klinikeinweisung.
- Schmerzen, Taubheitsgefühl in Fingern oder Zehen? → Gipslockerung, Gipspolsterung, soweit möglich, sonst → Klinikeinweisung.
- Thromboseprophylaxe mit Heparin prüfen (▶ 16.2).
- Bei Heparinprophylaxe Blutbild, Thrombozyten kontrollieren.

2

2.12 Reposition von Hernien

Martin Hermann

Indikationen Hernien werden i. d. R. der Operation zugeführt. Bei Inkarzeration oder bei Pat. mit sehr hohem Operationsrisiko kann eine manuelle Reposition (Taxis) versucht werden.

Kontraindikationen Dauer der Einklemmung ≥ 4–6 h, peritoneale Reizerscheinungen, Zeichen der Bakteriämie/Septikämie, Zeichen des paralytischen Ileus (fehlende Darmgeräusche), enge Bruchpforte ohne Aussicht auf Repositionserfolg. **Cave:** Bruchband ist obsolet (Ausnahme: Inoperabilität).

Vorgehen Analgesie z.B. mit 100 mg Tramadol (z.B. Tramal®), evtl. zur Sedierung Diazepam 5–10 mg i.v. Für entspannte Bauchdecke sorgen (Beine anwinkeln lassen, warmes Bad oder Sedativa); Blase und Darm sollten entleert sein. Trichterförmiges Umfassen des Bruchs bis zum Bruchring mit der linken Hand und massierendes Ausstreichen des Bruchinhalts zur Bauchhöhle. Wenn nach 5 Min. keine Reposition möglich → Klinikeinweisung zur Op.
Nach geglückter Reposition Klinikeinweisung zur stationären Überwachung und chirurgischen Weiterbehandlung. Da evtl. psychologisch schwierig, den Pat. nach erfolgreicher Reposition von einer Krankenhauseinweisung zu überzeugen, alternativ engmaschige Kontrolle durch Re-Besuche (wenn zeitlich möglich).

Komplikationen Darmnekrosen, partielle Reposition oder En-bloc-Reposition.

2.13 Reposition eines Rektumprolapses

Martin Hermann

- **Analprolaps:** Ausstülpung der Analhaut bzw. der Analschleimhaut, Sphinkterapparat meist intakt, wenn auch mit vermindertem Tonus.
- **Rektumprolaps:** Vorfall aller Wandschichten des Rektums, Sphinkter inkontinent. Ein Rektumprolaps kann akut reponiert werden.

> **!** Beim Rektumprolaps verlaufen die Falten zirkulär („Rektum = rund“), beim Analprolaps verlaufen die Falten radiär.

Durchführung

- **Material:** Handschuhe, Vaseline oder Gleitgel.
- **Vorgehen:** Pat. beruhigen. Vorfall vorsichtig mit gut eingefetteten Handschuhen zurückdrücken. Ggf. Ödem vorsichtig ausdrücken. Der chirurgischen Versorgung zuführen.

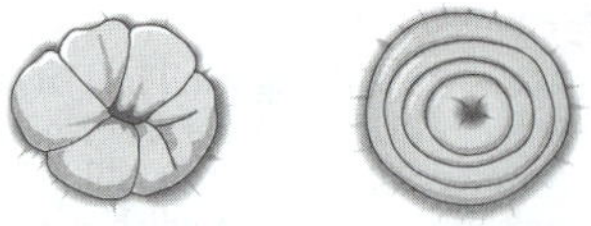

Abb. 2.14 Anal- und Rektumprolaps [A300–157]

2.14 Digitale Mastdarmausräumung

Martin Hermann

Diese ist, ebenso wie der Einlauf, eine Tätigkeit, die in aller Regel vom Pflegepersonal durchgeführt wird. Klagt der Pat. aber sehr und/oder ist keine Pflegekraft verfügbar, kann es geraten sein, die digitale Ausräumung selber durchzuführen.

Indikationen Koprostase mit Skybala-Bildung.

Durchführung

- **Material:** Handschuhe, Fingerling(e), Vaseline, Unterlage, ausreichende Mengen Zellstoff, etwa 5 g Selbstüberwindung.
- **Vorgehen:** Pat. wird in Linksseitenlage gebracht. Handschuhe zum Eigenschutz anziehen, Fingerling darüber, gründlich mit Vaseline einreiben, Gesäßbacken spreizen, Finger mit Fingerling und Vaseline vorsichtig einführen. Mit Fingerspitzengefühl Kotballen aus der Ampulle entfernen.

3 Notfallmanagement

Martin Hermann

3.1 Verhalten am Notfallort

Im Allgemeinen werden heute bei Verkehrs- oder Betriebsunfällen u.Ä. unverzüglich Polizei bzw. Feuerwehr und Notarztwagen alarmiert, dennoch kann auch der ärztliche Bereitschaftsdienst mit derartigen Situationen konfrontiert werden. Immer wenn die Notfallmeldung eine Reanimationssituation vermuten lässt (z.B. Pat. ist „blau"; Sturz aus großer Höhe) oder deren Eintreten wahrscheinlich macht (z.B. dringender Verdacht auf Herzinfarkt) sofort Rettungsdienst/Notarzt benachrichtigen bzw. alarmieren lassen; immer aber selbst ebenfalls losfahren (auch aus rechtlichen Gründen, ▶ 1.4.1).

Bis zum Eintreffen von NAW oder RTW ist der ärztliche Bereitschaftsdienst ein Einzelkämpfer. Er hat an Notfallausrüstung immer nur so viel bei sich, wie er tragen kann und ist bis auf wenige Ausnahmen (z.B. Arzthelferin fährt mit oder es sind Erste-Hilfe-kundige Laien am Unfallort) auf Ein-Helfer-Methoden angewiesen.

Vorgehen Das Management beginnt bei der Ankunft am Unfallort bzw. beim Betreten der Wohnung.

- Überblick verschaffen.
- Selbstschutz: Unfallstelle absperren, Verkehr umleiten, auf hängende Lasten achten, Gas-, Benzinaustritt, CO-Austritt, Abgase etc.
- Mit Blickdiagnose über die vitalen Funktionen des Pat. orientieren. Bei Einschränkung der Vitalfunktionen sofort telefonisch (häufig 112 oder 19 222) NAW alarmieren. Wenn zuverlässige Angehörige oder Helfer anwesend sind: Telefonieren lassen.
- Für Einweisung von Rettungsfahrzeugen sorgen. Wegbeschreibung, ggf. NAW oder Hubschrauberbesatzung abholen/bzw. abholen lassen. Angehörige oder andere anwesende Personen zur Mithilfe anleiten: Ist das Haus/die Hausnummer gut zu finden? Evtl. für Beleuchtung sorgen, Einweisung des Rettungswagens, Freiräumen des Rettungswegs (z.B. Treppenhaus, Flur). Evtl. Alarmierung weiterer spezieller Hilfe, z.B. Polizei, THW, Feuerwehr, DLRG.
- Platz schaffen (bzw. schaffen lassen). Pat. muss für eine Reanimation auf einer harten Unterlage gelagert werden. Das ist meistens der Fußboden, die Straße und nur im Ausnahmefall (z.B. Einsatzort Praxis) eine harte Liege; ggf. Herzbrett einsetzen.
- Sicherung/Aufrechterhaltung der Vitalfunktionen, ggf. Reanimationsmaßnahmen einleiten. Bei beatmungspflichtigen Pat. Beatmungsmaske, Beatmungshilfe oder Mund-zu-Mund-Beatmung (▶ 3.4) Zeit überbrücken. Für richtige Lagerung sorgen (z.B. Schocklagerung, stabile Seitenlage, ▶ 3.2.2).
- Beurteilung der Notfallsituation – z.B. bei Unfällen: Wer ist noch gefährdet? Wer kann Angaben zum Hergang machen? Besondere Umstände (die z.B. auf kriminelle Handlung hindeuten)? Erhebung von Fremdanamnese, Informationen von Helfern, Angehörigen, Zeugen.
- Pat. und Angehörige ggf. beruhigen.
- Befunde, eigenes Vorgehen dokumentieren, Personalien feststellen, evtl. auch die von Zeugen. Sicherstellen von z.B. Tablettenresten oder -schachteln bei Suizidhandlungen.
- Sind Angehörige oder Freunde zu benachrichtigen?

- Möglichst knappe und möglichst umfassende Information an NAW oder Hubschrauber-Kollegen über: (Fremd-)Anamnese, erhobene Befunde, bereits eingeleitete Maßnahmen.
- Ggf. weitere Mithilfe im Rettungsteam.

3.2 Retten und Lagern

Retten, also das direkte Befreien von Menschen aus Lebensgefahr, kommt im ärztlichen Bereitschaftsdienst eher selten vor. Meist ist NAW, Feuerwehr und Polizei vor Ort. Ist das nicht der Fall, muss man mit einigen grundsätzlichen Maßnahmen die Zeit bis zu deren Eintreffen überbrücken. Eigensicherung dabei nicht vernachlässigen: Z.B. einsturzgefährdete Gebäude nicht betreten.

- **Bei Verkehrsunfällen:** Unfallstelle absichern lassen, Personen unter Schock beruhigen, Personen aus Gefahrenzone bergen. Auslaufendes Benzin?
- **In Räumen:** Gasgeruch? Benzingeruch? Räume belüften. **Cave:** Bei V.a. auf Gasaustritt keine Lichtschalter oder Klingeln betätigen.

3.2.1 Rettungsgriff nach Rautek

Zur Rettung von liegenden oder sitzenden Pat. aus einer Gefahrenzone.

Durchführung

- **Liegender Patient:** Von hinten mit gespreizten Beinen neben den Kopf des Pat. treten, Nacken umfassen und Pat. in sitzende Stellung aufrichten, dabei Schultern abstützen. Von dorsal mit den Armen durch beide Achseln des Pat. greifen und einen (nicht verletzten) Unterarm mit dem Affengriff umfassen (Daumen nach oben). Mit Schwung Pat. auf die eigenen Oberschenkel ziehen und mit Rückwärtsschritten aus der Gefahrenzone bewegen.
- **Sitzender Patient (z.B. Rettung aus Kfz):** Überprüfen ob Extremitäten eingeklemmt sind, notfalls Beine aus den Autopedalen lösen. Beide Hüften umfassen und Pat. so drehen, dass sein Rücken zum Helfer zeigt. Weiteres Vorgehen wie nach Aufsetzen eines liegenden Pat. Beim Retten aus Kfz auf Glasscherben achten. Unbedingt 2. Helfer für die Beine in Bereitschaft halten. **Cave:** Beim Aufrichten des Pat. Schultern abstützen, sonst Gefahr des Vornüberfallens.

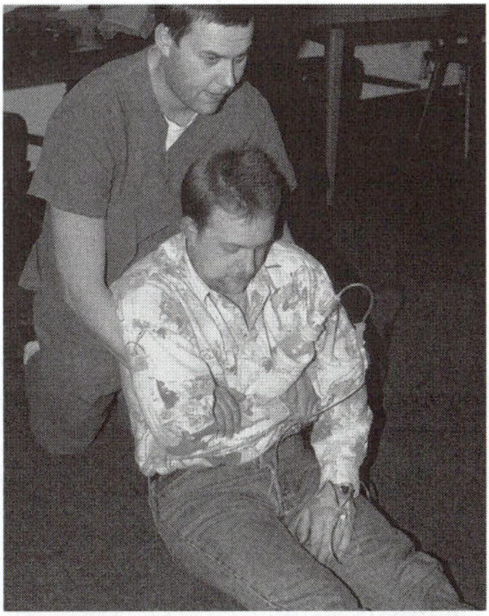

Abb. 3.1 Rettungsgriff nach Rautek [M115]

- V.a. WS-Verletzungen → stabilisieren, Pat. möglichst nicht bewegen.
- V.a. Thoraxverletzungen → besonders schonend vorgehen und Thoraxkompression vermeiden.
- V.a. Beinverletzungen → Beine durch Helfer vorsichtig anheben und halten lassen.

3.2.2 Prinzipien der Lagerung

Stabile Seitenlage

Indikationen Alle Pat., die bewusstlos oder bewusstseinsgetrübt sind, solange sie nicht intubiert sind.

3

Durchführung Seitlich an den Pat. herantreten, das Becken anheben und den gleichseitigen Arm des Pat. gestreckt unter das Gesäß schieben. Bein der gleichen Seite im Knie und Hüftgelenk abwinkeln und die Ferse dabei möglichst nahe an das Gesäß des Pat. stellen. Pat. an Schulter und Hüfte der Gegenseite fassen und mit leichtem Schwung zu sich herüberziehen. Kopf im Nacken überstrecken, Hand des vorne liegenden Arms zur Fixierung unter das Kinn schieben, anderen Arm im Ellenbogengelenk abwinkeln.
Bei V.a. HWS-Verletzung Stabilisierung mit Immobilisationskragen, wenn vorhanden, sonst Kissen o. Ä. Kopf in Seitenlage überstrecken, sonst Verlegung der Atemwege möglich. Bei Thoraxtrauma Lagerung auf die verletzte Seite. Kombination mit Kopf-Tieflage möglich.

Volumenmangelschock-Lagerung

Indikationen Alle Schockformen außer kardiogenem Schock.

Durchführung Beine etwa um 30° anheben und geeignete Gegenstände unterlegen. Kombination mit stabiler Seitenlage möglich.

Oberkörperhochlagerung

Indikationen Internistische Notfälle, z.B. hypertone Krise, kardiogener Schock, Dyspnoe, Thoraxtrauma, SHT, Glaukomanfall.

Durchführung Decken oder sonstige, geeignete Gegenstände unter den Rücken schieben; im Freien evtl. Laienhelfer beauftragen, geeignete Gegenstände (Autokissen o.a.) zu besorgen.

- Lungenödem: Sitzende Position (80°–90°), möglichst mit herabhängenden Beinen.
- SHT: 30° Oberkörperhochlagerung; dabei kein Abknicken der Achse Kopf-Hals-Thorax-Abdomen.

Wirbelsäulentrauma

Pat. wie vorgefunden liegen lassen. Umlagern nur mit ausreichend Helfern, möglichst auf Vakuummatratze → auf das Eintreffen von NAW/RTW warten. Ruhigstellung, um weitere Schäden zu vermeiden.

Extremitätentrauma

Ruhigstellung, evtl. Schocklagerung, Blutstillung, Schmerzlinderung. Vermeiden weiterer Schäden. Warten auf NAW oder Rettungswagen mit Vakuumschienen → Einrichten der Knochenbrüche (▶ 6.7) mit Vakuumschiene. Wenn NAW und RTW auf sich warten lassen:

- Erkennbare Deformierungen unter Längszug ausrichten.
- Provisorische Schienung mit dem SAM-SPLINT®.
- Kurzfristig kann auch auf unkonventionelle Art eine Schienung versucht werden, z.B. auf der Streckseite der Extremität eine stabile Zeitschrift mit elastischer Binde anwickeln.

3.2.3 Helmabnehmen bei Motorradfahrern

Indikationen Bei Straßenunfällen von Zweiradfahrern, wenn ein weiterer Helfer zur Stelle ist, bei Bewusstlosigkeit, Beeinträchtigung von Vitalfunktionen, Erbrechen (Aspirationsgefahr).

Durchführung Erster Helfer kniet hinter dem Kopf des Pat., zweiter Helfer kniet neben dem Pat. Visier des Helms öffnen, evtl. Brille abnehmen. Der erste Helfer fixiert Kopf des Pat., indem er Helmunterrand und Unterkiefer erfasst und Längszug ausübt. Der zweite Helfer öffnet den Helmverschluss und übernimmt die Fixierung des Kopfs, indem er mit den langen Fingern Hinterkopf und Nacken stützt, die Daumen auf den Unterkiefer auflegt und Längszug ausübt.

Nun entfernt der erste Helfer vorsichtig den Helm, indem er ihn erst im Nackenbereich bewegt und dann mit Kippbewegung über die Nase zieht. Anschließend übernimmt der erste Helfer den Kopf unter Längszug und der zweite Helfer legt einen Immobilisationskragen, z.B. Stifneck®, an oder anderes zur Stabilisierung geeignetes Material.

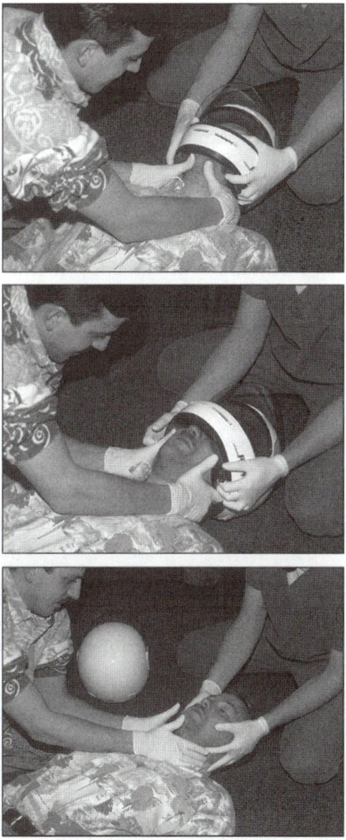

Abb. 3.2 Helmabnehmen

> **!** Es gibt viele unterschiedliche, komplizierte Helmverschlüsse → Kinnriemen durchschneiden.

3.3 Notfalluntersuchung

3.3.1 Notfallcheck

Ziel ist es, in kürzester Zeit abzuklären, ob der Pat. vital bedroht ist, und grundlegende Funktionsstörungen zu beurteilen.

Durchführung

- **Bewusstseinslage prüfen:** Pat. ansprechen, Namen rufen (Vorname oft wirkungsvoller), Weckreiz ausüben, z.B. in eine Hautfalte in der Orbitagegend oder in die Achselfalte kneifen oder mit spitzem Gegenstand auf Sternum oder Nagelfalz drücken → Antwort oder motorische Reaktion?
- **Vitalzeichen:** Bei Atemstillstand oder -insuffizienz Pat. umgehend beatmen (▶ 3.4). Puls tasten (Bradykardie, Tachykardie, Arrhythmie?). Bei Pulslosigkeit sofort mit Herzdruckmassage (▶ 3.4) beginnen. **Cave:** Missdeutung des eigenen Pulses als Puls des Pat. → mit der anderen Hand den eigenen Karotispuls zum Vergleich tasten.

Schockzeichen

- Veränderte Bewusstseinslage: Unruhe, Angst, Apathie, Somnolenz, Koma.
- Tachykardie (**cave:** Keine β-Blocker geben!), erniedrigte RR-Amplitude (pulsus celer et parvus).
- Erniedrigter systolischer RR (90 mmHg).
- Schockindex: Puls/$RR_{syst.}$ 1,0 (normal 0,5); unzuverlässiger Parameter!
- Zeichen der Zentralisation: Kalte, feuchte, blassgraue Extremitäten (Ausnahme: Septischer Schock in der Frühphase).
- Periphere Zyanose (**cave:** Bei CO-Vergiftung rosarote Haut!).
- Hyperventilation, Dyspnoe bei metabolischer Azidose.
- Oligurie.

Allgemeinbefund

- Foetor? Alkohol, Azeton (Diab. mell.)?
- Hinweis für Trauma oder Blutung: Auffindungssituation (Kann der Pat. gestürzt sein?), Hinweise auf innere Blutung (z.B. stumpfes Trauma)? Offene Verletzungen? Dislozierte Frakturen? Blut an Kleidung, auf dem Boden?
- Gestörte Pupillenreaktion als Zeichen für ein zerebrales Trauma? (Neurologische Zusatzuntersuchung bei Koma und Bewusstlosigkeit, ▶ 2.1.2).
- Temperatur: Auskühlung, Fieber?
- Dehydratation: Haut in Falten abhebbar, trockene Zunge?
- Orientierende Auskultation von Herz, Lunge
- Palpation des Abdomens.

3.3.2 Anamnese

! Bei vital bedrohlich em Zustand, z.B. Kreislaufstillstand, zunächst auf Anamnese verzichten. Sofort mit Reanimation und Therapie beginnen, gleichzeitig diagnostische Auswertung der Umgebung und ggf. Fremdanamnese.

Umgebungsanalyse
- **Bei Unfällen:** Hinweise auf den Unfallhergang und -mechanismus? Abschätzung nicht direkt erkennbarer Unfallfolgen, z.B. auf oder gegen welche Gegenstände könnte Pat. gestürzt sein? Ist z.B. bei einem Auffahrunfall der Fahrer auf das Armaturenbrett geprallt oder ist ein Radfahrer mit dem Kopf auf das Pflaster geprallt? Hinweise auf stumpfe Traumen mit inneren Verletzungen, z.B. Prellmarken?
- **In Wohnungen:** Lebt Pat. allein? Hinweise auf Sucht, z.B. leere Flaschen? Ist Pat. leblos aufgefunden worden? Anzeichen für Verwahrlosung? Kampf? Blut in der Umgebung des Pat.? Tablettenschachteln in der Umgebung? Suizidversuch? Auffälliger Geruch? Vergiftung?

Fremdanamnese Bei der Anamnese nicht ablenken lassen, gezielte Fragen stellen, Berichtenden aber nicht vor den Kopf stoßen, das verwirrt nur.
- Zeitlichen Ablauf des Notfallgeschehens erfragen: Z.B. Äußerungen von Schwindel, Übelkeit bereits **vor** Sturz, Unfall? Beschwerden/Zustand seit wann?
- Vorerkr., z.B. Diab. mell., Krampfanfälle? Medikamente? Psychische Probleme?
- Letzte Mahlzeit? Überhaupt regelmäßige Mahlzeiten?
- Drogen- oder Medikamentenmissbrauch bekannt?
- Bei Frauen: Letzte Periode?
- Regelmäßige ärztliche Betreuung? Evtl. Hausarzt kontaktieren (lassen).
- Ausweise zeigen lassen: Impf-, SM-, Allergie-, Marcumar-, Diabetiker-, Dialyse-, Epilepsieausweis, Mutterpass.

! Auf die Frage: „Wie ist das passiert?“ folgt garantiert eine Schilderung gespickt mit Unwichtigem und Nebensächlichkeiten. Nicht grob unterbrechen, lieber in den Erzählfluss einhaken: „Wann genau haben Sie den Pat. gefunden?“ Orientierungspunkte anbieten: „War es vor oder nach der Tagesschau?“

3.4 Kardiopulmonale Reanimation (CPR)

Eine erfolgreiche Reanimation wird umso unwahrscheinlicher, je länger der Kreislaufstillstand besteht. Die Hypoxietoleranz des Gehirns beträgt 3–5 Min., bei Kindern länger, ebenso bei Wasserunfällen, Lawinenunfällen, Erfrierungen u.Ä. Im Zweifelsfall immer sofort mit der Reanimation beginnen. Keine Zeit mit venösen Zugängen verschwenden, ggf. endobronchiale Medikamentengabe.
Es gibt einen einheitlichen Reanimationsstandard: Seit 2000 gelten die so genannten ILCOR-Richtlinien (International Liaison Commitee on Resuscitation).

Phone first

Bei bewusstlosen Erwachsenen zuerst den Rettungsdienst alarmieren (lassen) und danach mit Wiederbelebungsmaßnahmen beginnen. Ausnahme hiervon sind Kinder, Ertrinkungsopfer, Verletzte und Drogenpat., wo zunächst Hilfe geleistet wird (Beatmung und Herzdruckmassage) und dann schnellstmöglich der Notruf abgesetzt werden soll (phone fast). Der unmittelbare Einsatz eines automatischen externen Defibrillators (AED) hat die höchste Priorität.

Tab. 3.1 Zeitpunkt des Notrufs

„phone first"	„phone fast"
Patienten ≥ 8 Jahre	Patienten < 8 Jahre
Primär kardiales Ereignis – alle Altersstufen (auch Kinder)	Primär respiratorisches Versagen (z.B. Ertrinken, Trauma, Drogennotfall) – alle Altersstufen (auch Erwachsene)

Neue Beatmungsvolumina
- Ohne Sauerstoff 700–1000 ml (Klasse IIA).
- Mit Sauerstoff 400–600 ml (Klasse IIB).

Pulsprüfung, „Suche nach Lebenszeichen"

Die Überprüfung des Karotispulses wird für Laien nicht mehr empfohlen! Laien sollen vielmehr „nach Lebenszeichen suchen". Diese sind definiert als das Fehlen von normaler Atmung, Husten oder Bewegung.
Medizinisches Fachpersonal prüft weiterhin Atmung und Kreislauf, verwendet aber nicht mehr als 10 s für die Pulsprüfung. Dann wird die Pulsprüfung durch die Suche nach „Lebenszeichen" ergänzt.

Herzdruckmassage

Stellenwert Für die Initialphase eines „klassischen", kardial bedingten Herz-Kreislauf-Stillstands wird der Herzdruckmassage eine höhere Priorität eingeräumt als der Beatmung.
- Die Angst vor Infektion und eine Ekelbarriere hindern viele Ersthelfer an der Durchführung einer Mund-zu-Mund/Nase-Beatmung.
- Die Durchführung von Herzdruckmassage ohne Ventilation ist sinnvoller als überhaupt keine Reanimationsmaßnahmen.
- Bei vielen Patienten mag eine terminale Schnappatmung für kurze Zeit noch eine gewisse Oxygenierung aufrechterhalten.
- Bei beobachtetem Herz-Kreislauf-Stillstand besteht eine gewisse Sauerstoffreserve, sodass die Herzdruckmassage als höherwertig im Vergleich zur Ventilation angesehen werden kann.

Die Herzdruckmassage kann als einzige Maßnahme bis zum Eintreffen professioneller Hilfe angewandt werden („chest compression only is better than no CPR"). Für professionelle Helfer gilt diese Empfehlung bislang nicht – sie sollen sowohl eine konsequente Beatmung als auch die Herzdruckmassage durchführen. Unseres Erachtens lässt sich daraus aber für das Reanimationstraining des medizinischen Fachpersonals ableiten, dass dem „Kreislauf-Ersatz" die höhere Priorität zuzuschreiben ist in Situationen, in denen kurzfristig nicht beide Bestandteile der Basisreanimation perfekt umgesetzt werden können.

Frequenz Die Druckfrequenz beträgt 100/Min. (Klasse IIB), sodass effektiv (nach Abzug der Beatmungsphasen) etwa 70 Kompressionen/Min. geleistet werden können.

> ! Verhältnis Herzmassage: Beatmung = 30 : 2!

Das Verhältnis Herzdruckmassage zu Beatmung ist für alle Situationen (Laien, medizinisches Fachpersonal, Ein- und Zweihelfer-Methode) 30 : 2, solange der Patient nicht intubiert ist (Klasse IIB). Erst nach der 3. oder 4. Kompression wird ein relevanter Kreislauf aufgebaut. Die hämodynamische Situation ist für das Verhältnis 30 : 2 deutlich günstiger. Bei intubierten Patienten wird für die Beatmung die Herzdruckmassage nicht unterbrochen.

Defibrillation

Die Überlebenschance für Pat. mit Kammerflimmern sinkt mit jeder Minute bis zur Defibrillation um 10 %! Dies unterstreicht die Bedeutung der Verbreitung von automatischen externen Defibrillatoren (AED) sowie deren Anwendung durch Ersthelfer im weiteren Sinne („Public Access Defibrillation"; innerklinische AED-Anwendung: Klasse IIA; präklinische AED-Anwendung: Klasse IIB).

> Die Anschaffung von Defibrillatoren (AED) wird derzeit von der Björn-Steiger-Stiftung finanziell unterstützt (www.steiger-stiftung.de). Diese auch von Laien bedienbaren Geräte gehören zunehmend in jeden Betrieb, jeden KTW, jede Arztpraxis und an viele öffentliche Stellen.

3.4.1 Kardiopulmonale Reanimation bei Erwachsenen

Indikationen Bewusstloser Pat. mit teilweiser oder vollständiger Blockierung der Atemwege aufgrund der mit dem Unterkiefer zurückgesunkenen Zunge.

Freimachen der Atemwege

Am Hals beengende Kleidung öffnen. Mund des Pat. öffnen, inspizieren (Esmarch Handgriff, ▸ 3.3): Fremdkörper entfernen (auch Zahnprothese); mit dem Taschentuch oder Tupfer auswischen, Blut und Erbrochenes damit entfernen.
Beatmung ohne Hilfsmittel

Mund-zu-Mund-Beatmung Kopf überstreckt halten, mit einer Hand die Nase des Pat. verschließen. Mit der anderen Hand den Mund des Pat. durch Herabziehen des Kinns leicht öffnen, dann mit eigenem Mund fest umschließen. Beatmen mit normaler Atemstärke. **Cave:** Auf keinen Fall mit max. Atemstärke! Ausatmung erfolgt passiv.

Mund-zu-Nase-Beatmung Besser als Mund-zu-Mund-Beatmung. Kopf überstreckt halten, Mund des Pat. fest verschließen. Nase des Pat. mit dem Mund fest umschließen und Luft in die Nase einblasen.

Freihalten der Atemwege mit Hilfsmitteln

Guedel-Tubus Größe des Tubus abschätzen (erwachsene Männer Gr. 4 oder 5, Frauen Gr. 3). Länge entspricht dem Abstand zwischen Mundwinkel und Ohrläppchen des Pat. Tubus anfeuchten. Mund durch Daumendruck auf Kinn oder untere Schneidezähne öffnen. Mit pharyngealer Öffnung nach kranial (entgegen der Zungenwölbung) einführen. Tubus vorschieben und an der Rachenhinterwand um 180° drehen. **KO:** Reizung der Rachenhinterwand, Auslösen von Erbrechen, Verlegung der Atemwege bei falsch gewählter Tubusgröße.

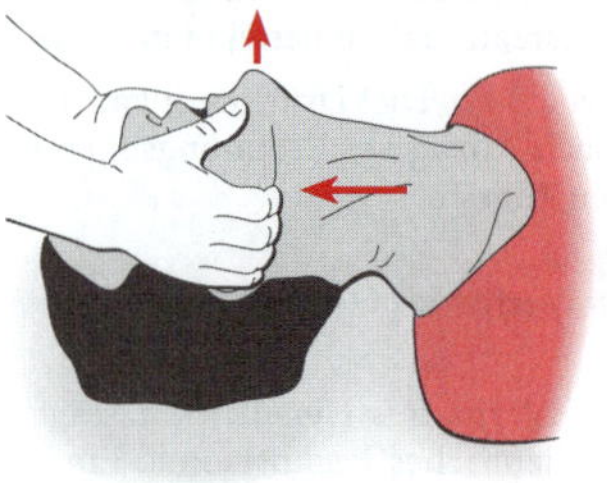

Abb. 3.3 Esmarch-Handgriff [A300–106]

> **!** Ein Pat. der den Guedel-Tubus toleriert, ist eigentlich intubationspflichtig. Bei mangelnder Übung jedoch auf endotracheale Intubation verzichten und die Zeit bis zum Eintreffen des NAW mit Tubus und Maske überbrücken.

Wendel-Tubus (Nasopharyngealtubus) Wendel-Tuben werden auch von Pat. mit erhaltenen Schutzreflexen toleriert. Im Vergleich zum Guedel-Tubus geringere Reizung der Rachenhinterwand. Tubus anfeuchten. Bei drehender Bewegung ohne Gewaltanwendung durch Nasenloch vorschieben. Bei starkem Widerstand oder Hindernis, durch anderes Nasenloch versuchen. **KO:** Verletzung der Nasenschleimhaut, Blutung. **Cave:** Kein Aspirationsschutz!

Beatmung mit Maske und Beutel

Auswahl der richtigen Maskengröße Maske muss mit ihrem Randwulst Nasenwurzel, beide Mundwinkel und den Unterkiefer zwischen Kinnspitze und Unterlippe umschließen. Maske möglichst fest auf den Ansatz des Beatmungsbeutels aufstecken (Masken- und Beutelachse stehen rechtwinklig zueinander). Wenn O_2-Reservoir vorhanden ist, dieses mit dem Beutel verbinden (10 l/Min.).

Durchführung Kopf durch Unterlegen einer etwa 10 cm dicken, festen Unterlage (z.B. zusammengelegtes Laken → Angehörige damit beauftragen) erhöht lagern. Vom Kopfende aus Kopf mittels Esmarch-Handgriff überstrecken und in dieser Stellung mit Fingern 3–5 der li. Hand fixieren (Mittelfinger hält Kinnspitze, kleiner Finger Kieferwinkel) → Luftwege sind max. weit und offen. Mit der re. Hand (Rechtshänder) Maske zuerst an der Nasenwurzel aufsetzen und dann nach unten auf das Gesicht klappen (bei korrekter Größenwahl sind Nase und Mund vollständig umschlossen). Mit Endgliedern von Daumen und Zeigefinger der li. Hand (Rechtshänder) Maske halten (C-Griff). Mit den Fingern 3–5 den Unterkiefer quasi der Maske entgegenhalten.
Mit der re. Hand Beatmungsbeutel rhythmisch komprimieren. Inspirationszeit 2 s, Exspirationszeit 2–4 s, Frequenz 10–12/Min.

> **!**
> - Haltung immer wieder korrigieren. Die Überstreckung lässt meist unbeabsichtigt nach!
> - Ein Leck wird meist gehört oder gefühlt → Maske umsetzen, neu positionieren. Evtl. falsche Maskengröße?
> - Bei Bartträgern, adipösen und zahnlosen Pat. ist die Beatmung schwierig. Ist ein Helfer da, der den Beutel betätigen kann, während die Maske beidhändig gehalten wird?
> - Maske nicht zu stark auf das Gesicht drücken → Hand verkrampft und ermüdet.
> - Bei Verletzungen im Gesichtsbereich oder kraniofazialen Fehlbildungen kann eine Beatmung unmöglich sein → Intubation versuchen, sofern Intubationsbesteck vorhanden ist.
> - Kompression des Beutels gegen ein Widerlager erleichtert die Insufflation eines adäquaten Atemzugvolumens → im Knien Beutel gegen den Oberschenkel, im Stehen gegen den Rumpf oder den auf die Trage angehobenen Oberschenkel ausdrücken.
> - Aspirationsgefahr, insbes. wenn der Ösophagusverschlussdruck aufgrund von Mageninsufflation erreicht wird. Bei hohem Beatmungsdruck Kopf besser überstrecken.

Intubation

Indikationen Ist die Maskenbeatmung unmöglich, **muss** intubiert werden.

Material Laryngoskop mit Macintosh-Spateln der Größen 3 (normal) und 4 (Übergröße), Endotrachealtuben (Typ Magill), Führungsstab, evtl. Absaugvorrichtung/Pumpe mit konnektiertem Absaugkatheter, Blockerspritze, Fixiermaterial, Beatmungsmaske und -beutel, Klemme zum Blocken.

Vorgehen

- **Check:** Tubuscuff (Blockmanschette) prüfen: Mit 10 ml Luft füllen, auf Dichtigkeit prüfen und Cuff wieder vollständig entlüften. Funktioniert die Lichtquelle des Laryngoskops? Ersatztuben in kleineren Größen bereitgelegt, ggf. Tubus mit Führungsstab (Spitze etwa 1 cm vor Tubusende) versehen?
- Kopf z.B. mithilfe eines Polsters erhöht lagern (etwa 8 cm). Atemwege frei machen, z.B. Zahnprothese entfernen. Bei Pat. mit erhaltenem Bewusstsein Analgosedierung. Pat. noch einige Atemzüge mit Maske geben. Kopf leicht reklinieren, Laryngoskopgriff mit der li. Hand fassen. Wenn Helfer vorhanden ist: Druck auf den Ringknorpel → Regurgitationsgefahr vermindern (Krikoiddruck: Verschluss des Ösophagus).
- Mit der re. Hand (Rechtshänder) mittels Kreuzgriff den Mund öffnen: Kuppe des gestreckten Daumens auf die unteren Schneidezähne und Kuppe des gebeugten Zeigefingers auf die oberen Schneidezähne aufsetzen. Finger gegeneinander spreizen. Notfalls Esmarch-Handgriff anwenden (▶ Abb. 3.3).
- Spatel in den re. Mundwinkel einführen. Zunge nach li. drängen und langsam über die Zunge in die Tiefe gleiten bis Epiglottis sichtbar wird. Dabei immer die Spatelspitze unter Sicht behalten. Spatelspitze in die epiglottische Spalte einführen und den Zungengrund durch Zug nach ventral und oben (d. h. also in Richtung auf den Laryngoskopgriff) vorsichtig ziehen (nicht hebeln!) → Epiglottis „richtet sich auf" und man kann Kehlkopf einsehen.

3

- Mit re. Hand (Rechtshänder) Tubus (ID: Männer 8,0–8,5; Frauen 7,0–7,5) unter Sicht zwischen Stimmbändern durchschieben, bis Cuff die Glottis passiert hat. Mit 5–10 ml Luft blocken, Klemme ansetzen. Tubus in einem Mundwinkel direkt oberhalb der Zahnreihe gut festhalten und Tubuslage kontrollieren (s. u.). Nach Bestätigung der korrekten Tubuslage mit der Beatmung beginnen und Tubus sorgfältig fixieren.
- Beißschutz einbringen, z.B. Guedel-Tubus oder – möglichst mit Pflaster umwickelte – Mullbinde in Originalverpackung. Bei feuchter Haut oder Bart ungenügende Pflasterhaftung → Tubus und Beißschutz mit max. 6 cm breiter Mullbinde mit einem Knoten gesichert fest verbinden. Binde um den Nacken bzw. Hinterkopfbereich führen und seitlich verknoten.

Kontrolle der Tubuslage Die korrekte Lage des Tubus (Tubusspitze im mittleren Drittel der Trachea) muss nach Intubation und nach jeder Umlagerung überprüft werden. Bei unsicherer Tubuslage den Tubus sofort wieder entfernen („In doubt take it out") und mit Maske weiterbeatmen.

- **Auskultation** bei kräftigen Beatmungshüben mit dem Beatmungsbeutel bereits beim 1. Hub Epigastrium auskultieren:
  - „Blubbern" → ösophageale Fehllage.
  - Kein „Blubbern" → beide Lungen möglichst hoch in der MCL auskultieren. Bei Seitendifferenz Tubustiefe überprüfen (cm-Markierung), evtl. zurückziehen. Wenn bei 20 cm (Erwachsene) Seitendifferenz fortbesteht, DD erwägen (z.B. Pneu).
  - ! Fehlerbehaftetes Verfahren, besonders in lauter Umgebung und bei vorheriger Mageninsufflation nach Maskenbeatmung, bei Adipositas oder Emphysem.
- **Inspektion:** Bei korrekter Intubation und Beatmung hebt und senkt sich oberer Thorax (infraklavikuläres Dreieck) seitengleich. **Cave:** Fehlerbehaftetes Verfahren. Wasserdampfkondensation (atemsynchroner Feuchtigkeitsniederschlag im Tubus): Fehlend → ösophageale Tubusfehllage; vorhanden → korrekte Tubuslage auch nicht sicher bewiesen.

> **!** Verschlechtert sich die Hautfarbe nach Intubation und bei Beatmung → immer auch an Tubusfehllage denken.

Komplikationen

- Verletzung der Zähne → iatrogene Verletzungen dokumentieren.
- Wegen Hypoxiegefahr Intubation verzögerungsfrei durchführen. Bei langwieriger Intubation immer wieder mit Maske zwischenbeatmen bzw. ganz auf Maskenbeatmung beschränken (Zeit wird leicht unterschätzt, evtl. Uhr mit Sekundenzeiger neben sich legen).
- Tubusfehllage → nur bei eindeutig dargestellter Stimmritze Tubus vorschieben, sofort nach Intubation Lagekontrolle (s.o.).
- Vagale Kreislaufreaktion.
- Erbrechen, Aspiration, Laryngo- oder Bronchospasmus.
- Tubusobstruktion (durch Abknickung, Sekret): Tubusverlauf kontrollieren.
- Einseitige Intubation eines Hauptbronchus (differierendes Atemgeräusch s. o.) → Tubus entblocken und zurückziehen auf 22–24 (Mann) bzw. 20–22 cm (Frau) ab Zahnreihe.

! Unerfahrene intubieren oft zu tief.

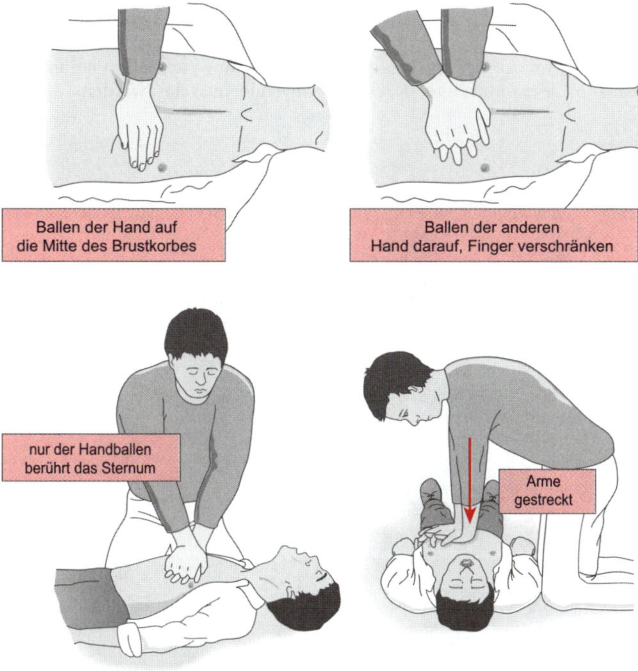

Abb. 3.4 Extrathorakale Herzdruckmassage [A300–106]

Extrathorakale Herzmassage

Flache Lagerung auf harter Unterlage ist entscheidend. Wichtig: Eigene Arme gestreckt halten. Druckphase und Entlastungsphase sind gleich lang! Bei Entlastung die Handballen nicht vom Druckpunkt nehmen

> **Druckpunkt**
> Erwachsene: Untere Hälfte des Sternums.

Automatische Defibrillation mit AED

Die Defibrillation mit einem AED gehört seit den neuen Richtlinien 2000 zu den Basismaßnahmen der Reanimation. Die ständig steigende Verfügbarkeit an öffentlichen Plätzen, im Rettungsdienst und in Arztpraxen erfordern die Einweisung in die Handhabung bei allen, die einen Reanimationskurs absolvieren.

Durchführung Automatische externe Defibrillatoren (AED) sind externe Defibrillatoren, die über ein Modul für die Herzrhythmusanalyse verfügen. Akustische oder visuelle Anweisungen führen den Benutzer durch die notwendigen Bedienungsschritte.

Die AED funktionieren als Entscheidungshilfen und verlangen weitere Bedienungsschritte wie das Drücken der Analyse-Taste für die Rhythmusanalyse und das Drücken der Schock- und/oder Entlade-Taste für die effektive Defibrillation. Nach der Rhythmusanalyse geben sie eine Empfehlung zur Defibrillation ab, die Defibrillation selbst muss aber durch den Anwender ausgelöst werden.

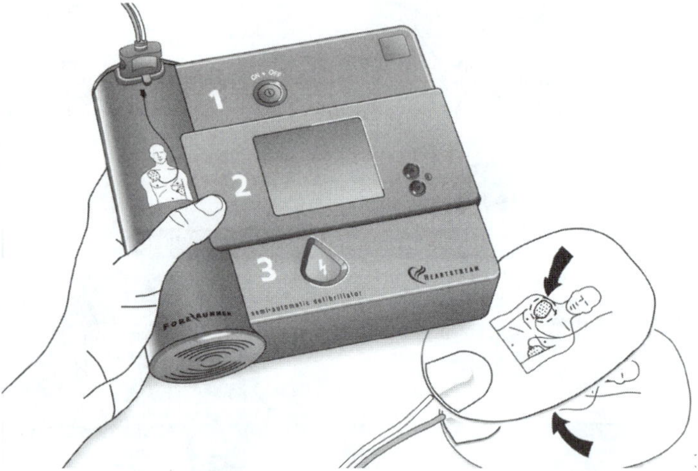

Abb. 3.5 Halbautomatische Defibrillation

Der präkordiale Faustschlag

Professionelle Helfer können, falls der Herz-Kreislauf-Stillstand beobachtet oder am Monitor erkannt wurde, vor Anwendung eines Defibrillators einen einzelnen präkordialen Faustschlag durchführen. Es ist allerdings unwahrscheinlich, später als 30 s nach einem Herzstillstand damit noch Erfolg zu haben.

- **KI:** Kleinkinder und Säuglinge; instabiler Thorax.
- **Durchführung:** Mit der Faust ausholen und kräftig auf die Mitte des Brustbeins schlagen.
- **KO:** Verletzungen von Brustbein, Rippen, Herz und Lungen.

3.4.2 Kardiopulmonale Reanimation bei Kindern

Prinzipiell erfolgt die Reanimation bei Kindern genauso wie bei Erwachsenen. Es gilt aber einige Besonderheiten zu beachten. Bei Kindern liegt einem Herz-Kreislauf-Stillstand meist eine Atemstörung mit Hypoxie zugrunde, ganz selten primär kardiales Problem.

Ursachen eines Kreislaufstillstands

- Unfälle, inkl. Ertrinken.
- Atemwegsobstruktion, z.B. Fremdkörperaspiration (▶ 4.6.12), Epiglottitis (▶ 14.6.6), Asthma (▶ 14.6.5).
- Sepsis (Infektion der Atemwege, der Harnwege, des ZNS).
- Akute intrakranielle Drucksteigerung (Hirnödem bei Infektion, Blutung).
- Sudden Infant Death Syndrome (SIDS, ▶ 14.8.7).

Evtl. lohnt sich die Einrichtung eines separaten Kinder-Koffers.

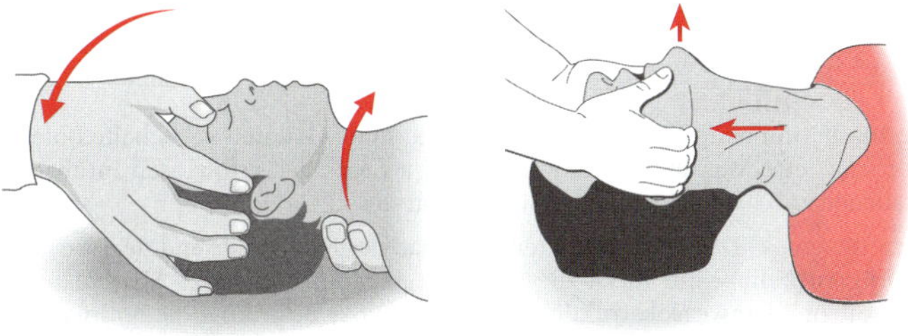

Abb. 3.6 Freimachen der Atemwege, Esmarch-Handgriff [A300–157]

Freihalten der Atemwege

- **Guedel-Tubus** (▶ 3.4.) ist beim bewusstlosen Kind selten hilfreich. Bei nicht tief bewusstlosen Kindern provoziert er Würgen und Brechreiz. Faustregel für die Größe: Abstand Lippen-Kieferwinkel.
- **Wendel-Tubus** (▶ 3.4.1) wird meistens besser toleriert. Der richtige Durchmesser: Tubus passt gerade gut durch das Nasenloch. Einführungslänge: Abstand von der Nasenspitze bis zum Tragus des Ohrs. **Cave:** Das Einführen des Tubus durch die Nase kann Blutungen aus dem Nasopharynxraum auslösen, die die Atemwegsobstruktion weiter verschlechtern. Ein dünner Tubus kann leicht mit Sekreten verstopfen.

Sauerstoffgabe

Wenn mitgeführt, soll unbedingt Sauerstoff gegeben werden. Wird einmal O_2 gegeben, während der gesamten Stabilisierungs- und Transportphase geben, sonst droht unvorhersehbare Verschlechterung. Durch die O_2-Gabe kann der Atemantrieb bei Kindern mit chronischer Lungenkrankheit und erhöhtem pCO_2 (z.B. bei zystischer Fibrose, bronchopulmonaler Dysplasie) vermindert werden.

- **Wache Kinder mit Atemnot** nehmen spontan die für sie optimale Körperhaltung ein. Kinder nie gegen ihren Willen zum Hinlegen zwingen. Abwehrreaktionen steigern den Sauerstoffbedarf weiter. Die Kinder sind oft am besten auf dem Schoß eines Elternteils aufgehoben, Sauerstoffschlauch (wenn vorhanden) lediglich vor Mund und Nase halten. Kind mit Atemnot nie sedieren.

- **Somnolente oder bewusstlose Kinder** haben oft obstruierte Atemwege aufgrund einer zurückgesunkenen Zunge, eines verlagerten weichen Gaumens oder durch Schleim, Blut o.Ä. im Rachenraum. Stabile Seitenlage nur, wenn kein Hinweis auf ein Wirbelsäulentrauma vorliegt. Wenn ein leichtes Überstrecken des Kopfs mit Vorziehen des Kinns (Esmarch-Handgriff, ▶ Abb. 3.6) und das Freimachen der Atemwege (ggf. Absaugen und O_2-Gabe) zu keiner adäquaten Atmung führen, sollte mit assistierender Beatmung begonnen werden.

Mund-zu-Mund-/-Nase-Beatmung

3

Bis zum 3. Lj. Mund-zu-Mund **und** -Nase. Darauf achten, dass sich Thorax ausreichend hebt (eher kommt zu wenig an, als zu viel). Bei größeren Kindern Mund-zu-Mund- oder Mund-zu-Nase-Beatmung.

Maskenbeatmung

Die Intubation beim Kind ist risikoreich, sie sollte Geübten vorbehalten bleiben. Eine suffizierte Maskenbeatmung ist besser als ein nach erfolglosen Intubationsversuchen zuschwellender und blutender Larynx.

Durchführung Der optimale Extensionsgrad des Kopfs während der Maskenbeatmung ist beim Kind meist die neutrale „Schnüffelposition". Hyperextension führt oft zu Atemwegsobstruktionen. Während der Beatmung die optimale Position in verschiedenen Extensionsgraden ausprobieren.
Die Maske mit einer Hand mit Daumen und Zeigefinger gut dicht halten, mit dem Mittelfinger Kinn nur an den Mandibulae leicht nach oben ziehen, dabei keinesfalls den Mundboden eindrücken. Sind mehrere Helfer anwesend, kann einer mit beiden Händen die Maske oft besser dichthalten und ein zweiter den Beutel drücken.

- **Ambubeutel:** Die Mindestgröße von 450 ml ohne Überdruckventil bzw. mit verschließbarem Ventil (Neugeborenen-Ambubeutel) 250 ml sind selbst für reife Neugeborene schon knapp bemessen, um ein ausreichendes Atemzugvolumen und eine längere Inspirationszeit zu erreichen. Oft werden deutlich höhere Beatmungsdrücke gebraucht, als die am Ventil einstellbare Grenze.
  Cave: Ein Überdruckventil kann während der Reanimation die Zufuhr eines ausreichenden Atemzugvolumens verhindern.
  Bei Verwendung eines Erwachsenen-Beutels darauf achten, nur so viel Kraft und Atemzugvolumen zu geben, dass sich der Thorax ausreichend hebt. Zur zusätzlichen Sauerstoffapplikation beim spontan atmenden Kind ist ein Ambubeutel mit einem Auslassventil nicht geeignet. Bei flacher Inspiration öffnet sich das Ventil nicht, das Kind erhält keinen Sauerstoff.
  - Flow für Kinder-Ambubeutel ohne Reservoir mindestens 10 l/Min.
  - Flow für Erwachsenen-Ambubeutel ohne Reservoir mindestens 15 l/Min.
- **Assistierende Maskenbeatmung:** Den Einatmungsimpuls unterstützt man synchron mit einem zunächst geringen, später höheren Hub aus dem Beatmungsbeutel, bis eine ausreichende Thoraxexkursion zu sehen ist.

!

- Wenn der Thorax sich nicht hebt, ist das Kind nicht ventiliert. Man muss die Atembewegungen des Kinds sehen können, d.h. evtl. Oberkörper frei machen. Den womöglich noch vorhandenen Einatmungsversuch des Kinds erkennt man an der Abdomenhebung, evtl. an interkostalen und sternalen Einziehungen.
- Zur Verringerung der Aspirationsgefahr durch das oft unvermeidbare Aufblasen des Magens beim bewusstlosen Kind ist eine längere Inspirationszeit und damit ein niedrigerer Beatmungsspitzendruck günstig.

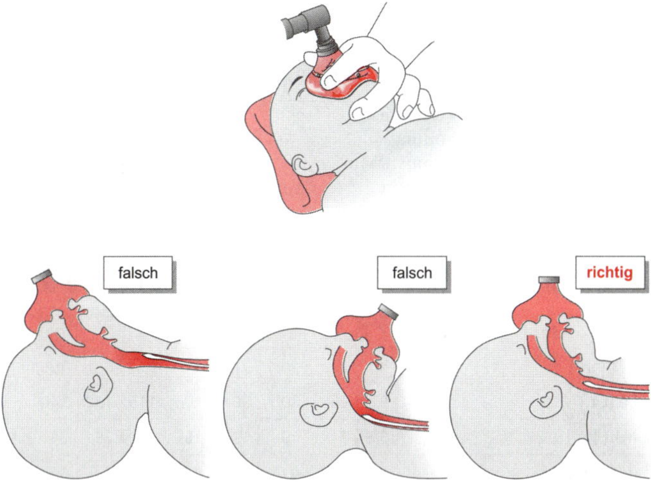

Abb. 3.7 Maskenbeatmung und Extension bei Maskenbeatmung [A300–106]

Tab. 3.2 Maskengrößen im Kindesalter	
Alter	**Maskengröße**
Neugeborenes	0 (Rendell Baker)
Säugling (bis 1 Jahr)	1 (Rendell Baker)
> 1 Jahr	2 (Rendell Baker)
> 4 Jahre	3 (Rendell Baker)
Größere Kinder	1 (Erwachsenen-Maske)

Herzdruckmassage

Indikationen Kein Puls über A. carotis, brachialis oder femoralis tastbar oder Bradykardie ≤ 60 Min., die sich nach Sauerstoffatmung nicht bessert.

Durchführung Lagerung auf harter Unterlage (Brett, Boden).

Druckpunkt

- Beim Säugling: Brustkorb mit beiden Händen umfassen, Daumen drückt auf die untere Brustbeinhälfte, Fingerspitzen bilden ein Widerlager unter dem Rücken. Etwa 2 cm tief eindrücken, den Brustkorb bis in die Ausgangsposition wieder entfalten lassen.
- Beim Kleinkind und Schulkind prinzipiell wie beim Erwachsenen: Mit dem Handballen etwa ⅓ der Thoraxdicke eindrücken mit einer Frequenz von 100/Min. Die Rippen von Kindern brechen nicht so leicht wie beim Erwachsenen.

Frequenz:

- Bei Maskenbeatmung Verhältnis Herzdruckmassage: Beatmung = 5 : 1, dabei 100 Kompressionen/Min.
- Bei Intubation: Kontinuierliche Herzdruckmassage, möglichst 100 Kompressionen/Min.

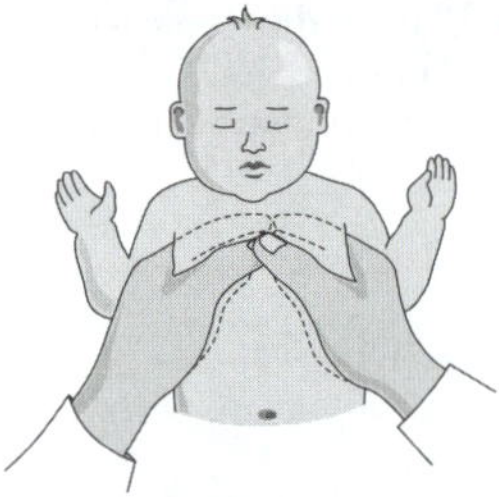

Abb. 3.8 Herzdruckmassage beim Säugling [A300–157]

Medikamentendosierungen bei der Reanimation von Kindern

Tab. 3.3 Kinder-Notfalltabelle

Alter [Jahre]	¼	½	1	2	4	6	8	10	12
Größe [cm]	62	66	80	90	105	115	130	140	150
Gewicht [kg]	5,5	7	10	12	16	20	25	34	40
Tubus ID [mm]	3,0	3,5	4,0	4,5	5,0	5,5	6,0	6,5	7,0
Intubationstiefe ab Zahnreihe [cm]	10	11	12	14	15	17	19	20	21
Adrenalin 1:10 000 [ml], 1 ml = 0,1 mg	0,5	0,75	1,0	1,25	1,5	2,0	2,5	3,0	4,0
Atropin [ml] (1 ml = 0,5 mg)	0,2	0,3	0,4	0,5	0,6	0,8	1,0	1,0	1,0
Defibrillation initial [J = Ws]	10	15	20	25	30	40	50	60	80
Flüssigkeitsbolus initial [ml]	50	75	100	125	150	200	250	300	400
Lidocain 2 % [ml] (1 ml = 20 mg)	0,3	0,4	0,5	0,6	0,8	1,0	1,3	1,5	2,0
Diazepam i.v. [ml] (1 ml = 5 mg)	0,1	0,2	0,25	0,3	0,4	0,5	0,6	0,75	1,0
Diazepam rektal [mg]	2,5	5	5	5	10	10	10	10	10
Glukose 20 oder 25 % [ml]	10	15	20	25	30	40	50	60	80

Alle Dosierungen für intravenöse und intraossäre Medikamente sind als Volumina [ml] angegeben, die rektale Applikation für Diazepam ist in mg angegeben.

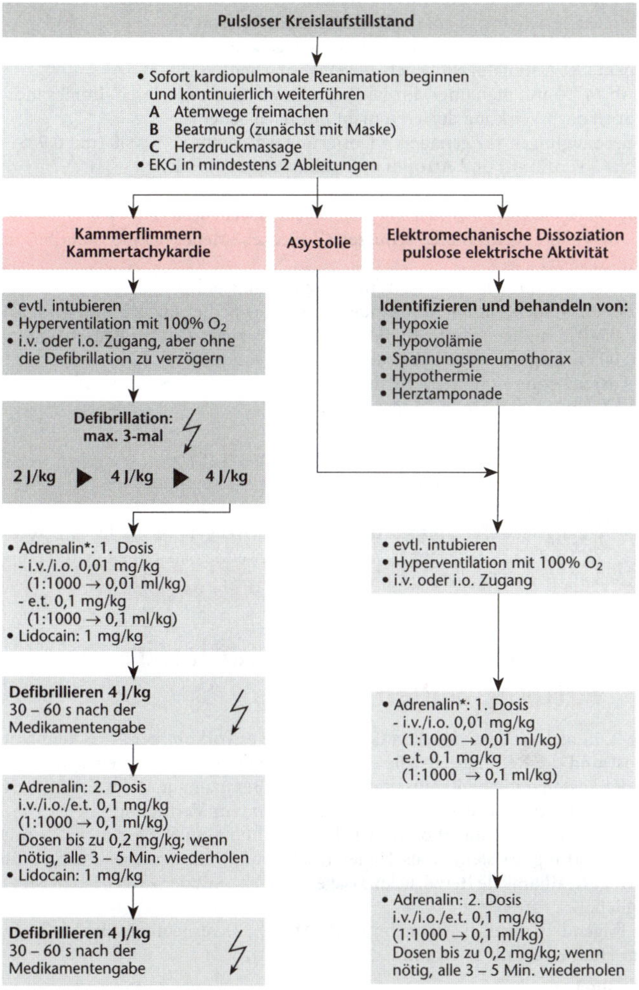

* Ggf. ist diese Lösung (1:1000) zu verdünnen: 1 Amp. auf 9 ml Kochsalz 0,9% = 1:10000 (Fertiglösung 1:10000 ist außer Handel)

Abb. 3.9 Reanimation des Kindes [A300]

3

- Die in Tabelle 3.3 angeführten Dosierungen für die kreislaufwirksamen Substanzen beziehen sich auf die Reanimationssituation.
- Zur endobronchialen Gabe sind die angegebenen i.v. Dosierungen zu verdoppeln, bei Adrenalin evtl. auch zu verzehnfachen.
- Ab 14 J. kann man ungefähr wie beim Erwachsenen dosieren. Immer individuell nach Wirkung dosieren nicht nur nach Schema.
- Bei Säuglingen zur genaueren Dosierung Adrenalin 1 : 10 000 (mit 0,9 % NaCl verdünnt) und Atropin in Insulinspritzen abfüllen.

Transport nach Stabilisierung der Vitalfunktionen

- Vor weiterem Auskühlen schützen (Zudecken, Metallinefolie, Standheizung, Inkubator).
- Beatmung mit 100 % O_2 fortführen, bzw. sicherstellen.
- Bei unruhigen, intubierten Kindern: (**Analgo**)-Sedierung, z.B. mit Midazolam 0,05–0,1 mg/kg i.v. initial (z.B. Dormicum®), zusätzlich bei Bedarf Fentanyl 0,005 mg/kg i.v. insbes. bei traumatisierten Kindern.
- Ausreichende Volumensubstituierung, kontinuierliches Kreislaufmonitoring EKG, Puls, kapilläre Füllungszeit.

!
- Vor Applikation von Notfallmedikamenten suffiziente Ventilation sicherstellen. Ausschluss von Tubusfehllage, Pneumothorax, Hypovolämie.
- Häufigster Fehler, insbes. bei Säuglingen/Neugeborenen: Es wird zu viel Zeit auf das Legen eines i.v. Zugangs verwendet, anstatt zügig mit einer suffizienten Beatmung zu beginnen.

3.5 Kardiopulmonale Reanimation im Rettungswagen

Insbes. in nicht großstädtischen Gebieten kann es vorkommen, dass kein Notarzt frei ist und die Rettungsleitstelle stattdessen einen Rettungswagen schickt. Dann hat der kassenärztliche Bereitschaftsdienst die Besatzung und das Equipment des Rettungswagens, darunter EKG und Defibrillator zur Verfügung.
Die Indikation zur **Intubation** (▸ 3.4) kann leichter gestellt werden, da sie mit geübtem Rettungsassistenten als Helfer rascher und reibungsloser durchzuführen ist. Die **extrathorakale Herzdruckmassage** (▸ 3.4) ist mit der Zwei-Helfer-Methode möglich.
Der folgende Universal-Algorithmus (▸ Abb. 3.12) verdeutlicht die Maßnahmen beim Herz-Kreislauf-Stillstand.

Maßnahmen

- Präkordialen Faustschlag ohne Zeitverzögerung durchführen.
- Bei Erfolglosigkeit unmittelbar danach max. 3 × defibrillieren (200, 200–300, 360 Joule).
- Bei Erfolglosigkeit der Defibrillationen Pat. ggf. intubieren und i.v. Zugang legen.

3.5.1 Defibrillation

Indikationen

- Kammerflimmern oder pulslose Kammertachykardie.
- Synchronisierte Defibrillation (Kardioversion): Tachykardie, hämodynamisch instabile Rhythmusstörungen ($RR_{syst.}$ ≤ 80 mmHg, Bewusstseinstrübung, Herzinfarkt, Lungenödem) nach erfolgloser medikamentöser Therapie.

! Um mit der Handhabung eines Defibrillators vertraut zu sein, in regelmäßigen Abständen **trocken** üben.

Durchführung

- **Vorbereitung:** Oberkörper des Pat. frei machen, Nitropflaster (falls vorhanden) entfernen. Inspektion: Hinweise auf Schrittmacher (▶ Abb. 3.11)? Narbe? Tastbares Aggregat?
- **Vorgehen:** Pat. flach und trocken lagern (im Freien Vorsicht bei Regen!), nicht mit leitenden Teilen in Berührung bringen. Reanimation für Defibrillation unterbrechen – so kurz wie möglich – auch der Beatmungsbeutel muss losgelassen werden.

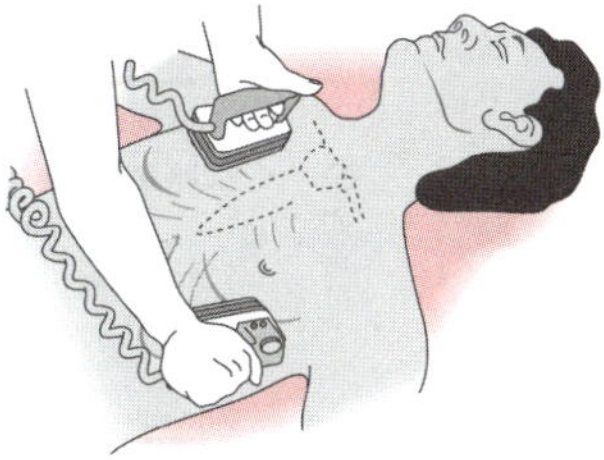

Abb. 3.10 Technik der Defibrillation [A300–106]

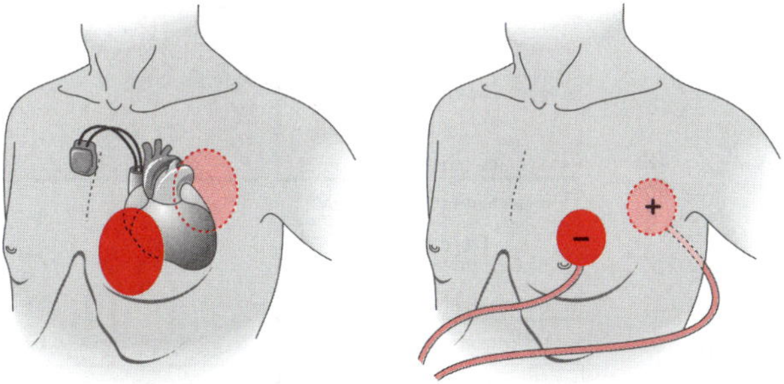

a b

Abb. 3.11 a) Elektrodenposition bei Defibrillation eines Schrittmacherpatienten b) Elektrodenposition bei transkutaner Schrittmacherstimulation [A300–106]

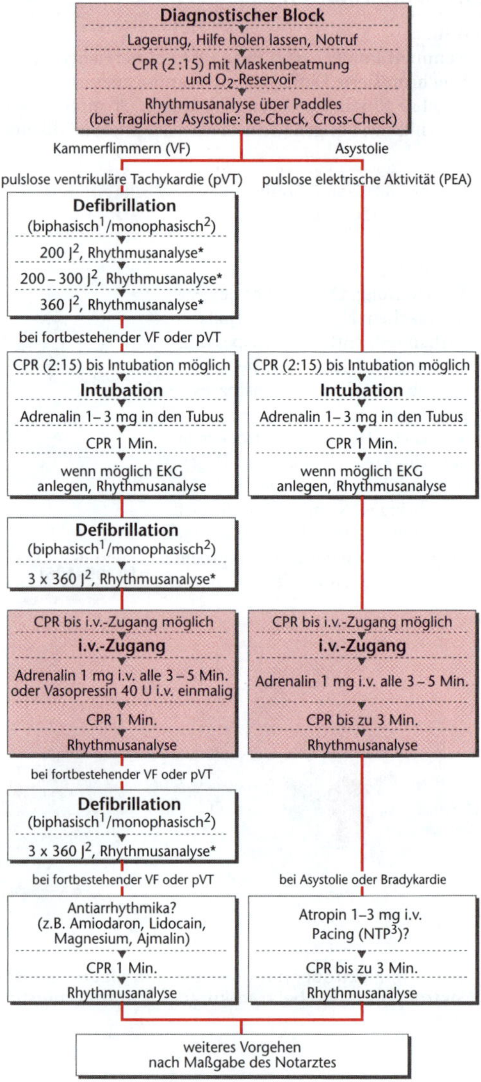
Diagnostischer Block
Lagerung, Hilfe holen lassen, Notruf
CPR (2 :15) mit Maskenbeatmung und O_2-Reservoir
Rhythmusanalyse über Paddles (bei fraglicher Asystolie: Re-Check, Cross-Check)
Kammerflimmern (VF)
pulslose ventrikuläre Tachykardie (pVT)
Asystolie
pulslose elektrische Aktivität (PEA)
Defibrillation (biphasisch[1]/monophasisch[2])
200 J[2], Rhythmusanalyse*
200 – 300 J[2], Rhythmusanalyse*
360 J[2], Rhythmusanalyse*
bei fortbestehender VF oder pVT
CPR (2:15) bis Intubation möglich
Intubation
Adrenalin 1– 3 mg in den Tubus
CPR 1 Min.
wenn möglich EKG anlegen, Rhythmusanalyse
CPR (2:15) bis Intubation möglich
Intubation
Adrenalin 1– 3 mg in den Tubus
CPR 1 Min.
wenn möglich EKG anlegen, Rhythmusanalyse
Defibrillation (biphasisch[1]/monophasisch[2])
3 x 360 J[2], Rhythmusanalyse*
CPR bis i.v.-Zugang möglich
i.v.-Zugang
Adrenalin 1 mg i.v. alle 3 – 5 Min. oder Vasopressin 40 U i.v. einmalig
CPR 1 Min.
Rhythmusanalyse
CPR bis i.v.-Zugang möglich
i.v.-Zugang
Adrenalin 1 mg i.v. alle 3 – 5 Min.
CPR bis zu 3 Min.
Rhythmusanalyse
bei fortbestehender VF oder pVT
Defibrillation (biphasisch[1]/monophasisch[2])
3 x 360 J[2], Rhythmusanalyse*
bei fortbestehender VF oder pVT
bei Asystolie oder Bradykardie
Antiarrhythmika? (z.B. Amiodaron, Lidocain, Magnesium, Ajmalin)
CPR 1 Min.
Rhythmusanalyse
Atropin 1–3 mg i.v.
Pacing (NTP[3])?
CPR bis zu 3 Min.
Rhythmusanalyse
weiteres Vorgehen nach Maßgabe des Notarztes

Abb. 3.12a (Seite gegenüber) Universal-Algorithmus bei Herz-Kreislauf-Stillstand
Modularer Aufbau: In sich abgeschlossene Trainingssequenzen, Abfolge der Modulblöcke gemäß der individuellen Situation am Notfallort.
1) Bei Verwendung einer biphasischen Schockform äquivalente Energiemenge, z.B. 130–200 Joule
2) Die in diesem Modul angegebenen Energiemengen beziehen sich auf die Verwendung monophasischer Schockformen.
3) NTP: Noninvasives transthorakales Pacing (Schrittmacher).
*) Bei jeder Rhythmusänderung: Pulskontrolle.

Elektrodenpaddel gut mit Elektrodengel bestreichen. Defibrillator einschalten, Energie vorwählen: Zu Beginn 200 Joule (bei Kardioversion mit 50 Joule beginnen). Ladetaste drücken (und bei manchen Geräten gedrückt halten), bis Signalton ertönt.
Elektroden korrekt in der Herzachse auf den Brustkorb aufsetzen, fest andrücken (▶ Abb. 3.11). Bei Schrittmacherpat. Abstand der Elektroden zum Aggregat ≥ 10 cm. Hilfspersonen laut und deutlich warnen: „Vorsicht Defibrillation! Abstand halten!“ Pat. und seine Auflage nicht berühren. Nach erfolgter Ladung defibrillieren. Bei maschineller Beatmung in der Exspirationsphase defibrillieren.

Differenzialdiagnostische „HITS“
Überlegungen über mögliche Ursachen und Therapie, z.B.:

H
- Hypoxie – Atemwegsmanagement, Beatmung
- Hyper-/Hypokaliämie – Elektrolytausgleich
- Hypovolämie – Volumensubstitution
- Herzbeuteltamponade – Punktion
- Hypothermie – Wiedererwärmung

I
- Intoxikation – u.U. Antidot, Eliminationsverfahren

T
- Thromboembolisches Ereignis (Lungenembolie, Herzinfarkt) – u.U. Thrombolyse, interventionelles Verfahren

S
- Säure-Basen-Störung (vorbestehende Azidose) – Pufferung
- Spannungspneumothorax – Thoraxdrainage

Abb. 3.12b Differenzialdiagnostische „HITS“ (www.erc.edu)

- Bei erfolgloser Defibrillation → CPR weiterführen, Defibrillation wiederholen.
- Bei erfolgloser Defibrillation von Pat. mit implantiertem Cardioverter-/Defibrillator-System, Elektrodenlokalisation variieren (z.B. anterior-lateral oder anterior-posterior) oder höhere Energiestufe wählen.
- Bei Kardioversion Ableitung mit max. R-Amplitude wählen und Synchronisationstaste drücken (R-Zacken-Triggerung).

!
- Die Betriebsart „synchron“ wird bei den meisten Defibrillatoren nach erfolgter Impulsabgabe automatisch wieder auf „asynchron“ umgeschaltet.
- **Nässebrücken** wie Schweiß oder Elektrodengel auf dem Thorax des Pat. erzeugen Kurzschlussströme → linke Thoraxhälfte vor der Defibrillation abtrocknen.

Defibrillation bei Kindern

Ind.: Ventrikuläre pulslose Rhythmusstörungen.

Durchführung: Für Kinder unter 10 kg (bis etwa 1 J.) die kleinen, für größere Kinder die normalen Erwachsenen Paddles verwenden. Die Paddles so platzieren, dass das Herz genau dazwischen liegt, üblicherweise eines auf der rechten Thoraxhälfte unterhalb der Klavikula, das andere lateral der linken Brustwarze.

- Initiale Dosis 2 Joule/kg, bei Erfolglosigkeit Herzdruckmassage und →
- Nächste Dosis: 4 Joule/kg, bei Erfolglosigkeit Herzdruckmassage und →
- Erneute Dosis: 4 Joule/kg, in rascher Abfolge.

Wenn noch kein Erfolg Herzdruckmassage (▸ Abb. 3.4).

3

3.6 Schock

Kreislaufversagen mit Zentralisation. Die Zentralisation ist die Notreaktion des Körpers bei plötzlichem Kreislaufversagen. Sie ist als – noch reversibler – Beginn des Sterbevorgangs anzusehen.

3.6.1 Differenzialdiagnostischer Überblick

- Kardiogener Schock: Pumpversagen durch Infarkt (▸ 4.7.2), Herzbeuteltamponade, Spontanpneu (▸ 4.6.11), ausgedehnte Lungenembolie (▸ 4.6.7) → gestaute Halsvenen.
- Anaphylaktischer Schock: Allergieanamnese, Allergenexposition, Juckreiz, Dyspnoe, Urtikaria.
- Volumenmangelschock: Durch innere oder äußere Blutungen; ab 20–30 % intravasalem Flüssigkeitsverlust.
- Septischer Schock: Fieber, Schüttelfrost, Haut initial warm und trocken, (▸ 4.1.3).
- Verbrennungsschock: Verbrühung oder Verbrennung II°–III° über 10 % der Körperoberfläche (▸ 6.13.1).
- Neurogener Schock: Lähmungen.
- Medikamentenintoxikation (▸ 19): Barbiturate, Drogen.

Besonderheiten bei Kindern

- Hypovolämischer Schock: Blutverlust, Dehydratation und Verbrennung führen bei Kindern rasch zum Schock.
- Septischer Schock: Z. B. primär bei Meningokokkensepsis, sekundär bei Meningitis, Pneumonie, Pyelonephritis.
- Kardiogener Schock: Bei Kindern selten; meist ist dann eine Herzerkr. oder ein Vitium bekannt.

! Arrhythmien sind bei Kindern fast immer Folge von Hypoxie, Azidose und Hypotension (Volumenmangel). Kammerflimmern fast nur bei Kindern mit angeborenen Herzerkr. oder nach Elektrounfällen.

3.6.2 Leitbefunde

- Als Alarmsignale sind zu werten: Blutdruckabfall, Kollaps, kalter Schweiß, Blässe, Akrozyanose, schwacher bis nicht tastbarer Puls, meist Tachykardie, Angst, Tachypnoe, Bewusstseinstrübung.
- Schockindex (Puls/$RR_{syst.}$ > 1,0) ist ein unzuverlässiger Parameter!
- Zusätzlich evtl. gestaute Halsvenen (kardiogener Schock), Dyspnoe, Fieber, Schüttelfrost.

Besonderheiten bei Kindern

- Blasses bis blaues Hautkolorit (bei Säuglingen grau).
- Kühle Extremitäten, marmorierte Haut.
- Angst, Unruhe als Zeichen der zerebralen Hypoperfusion.
- Tachypnoe, Azidoseatmung.
- Evtl. Ateminsuffizienz.
- Oligo- bis Anurie.
- Schwitzen (kardiogener Schock).
- Eingeschränkter Kreislauf (Spätzeichen): Tachykardie, kleine Pulsamplitude, leise Herztöne, Blutdruck normal bis erniedrigt, Apathie bis Bewusstseinstrübung, evtl. Koma.
- Eltern immer fragen nach: Fieber, Infekt der Atemwege oder des Gastrointestinaltrakts, Erbrechen und Durchfälle (Flüssigkeitsverlust), fehlende Flüssigkeitsaufnahme (Seit wann?), Allergien und entsprechende Exposition.

3.6.3 Sofortmaßnahmen bei Schock

Notfallmaßnahmen bei Schock

- Ggf. CPR (▶ 3.4).
- NAW und RTW alarmieren (lassen).
- Sauerstoffangebot optimieren, ggf. intubieren.
- I.v. Zugang legen (▶ 2.3).
- Volumenmangel behandeln; **Cave:** Bei kardiogenem Schock keine Volumengabe.
  - Initial 20 ml/kg Ringerlsg. als Infusion.
  - Neubeurteilung des Perfusionszustands: Kapilläre Füllungszeit?
  - Keine Besserung → erneut Bolus 10–20 ml/kg Ringerlsg., evtl. BZ-Kontrolle.
  - Weiterhin keine Besserung → kolloidale Lösung 10–20 ml/kg, z.B. HAES-steril® 6 % (min. 500 ml, max. 1500 ml; Kinder etwa 10 ml/kg).
- Pat. warm halten.

Hypovolämischer Schock

- Schocklage (▶ 3.2.2).
- Infusionstherapie (s. o.), ggf. über 2 periphere Zugänge.
- Kolloidale Lösungen: Initial 10–20 ml/kg, dann nach Wirkung. Maximale Tagesdos. HAES 2 g/kg, Dextran 1,5 g/kg. Vor der Gabe von Dextran soll Promit® 0,3 ml/kg gegeben werden.

Kardiogener Schock

- Oberkörper hoch, Beine tief lagern, keine Volumenzufuhr, vorsichtig Nitroglycerin s.l. (RR-Kontrolle), Erwachsene: Furosemid 20–40 mg i.v., Kinder 1–3 mg/kg. **Cave:** Nur bei ausreichendem RR.
- Wenn vorhanden O_2-Gabe.
- Tachykardie: Vagale Manöver, z.B. Eisauflage auf Stirn, einseitiger Karotisdruck; **cave:** Nicht mit Fieber oder Volumenmangel-Tachykardie verwechseln.

Anaphylaktischer Schock

- Weiteren Allergenkontakt vermeiden.
- Erwachsene: Clemastin (z.B. Tavegil®) oder Dimetinden (z.B. Fenistil®) 1–2 Amp. i.v. Kinder: Dimetinden 0,1 mg/kg.
- Bei Bronchospasmus, Kehlkopfödem: Adrenalin (z.B. Suprarenin®) 1 ml mit 9 ml NaCl 0,9 % verdünnen, davon fraktioniert jeweils 1–2 ml i.v. bei Erwachsenen sowie 0,03 ml/kg bei Kindern, alle 3–5 Min. bis Wirkung eintritt.
- Bei fehlendem i.v. Zugang: Adrenalin subkutan, z.B. Adrenalin Min Jet®. Alternativ Adrenalin unverdünnt (z.B. Suprarenin®) s.c. (0,01 ml/kg); max. Einzeldosis 0,5 mg (= 0,5 ml); bei liegendem endotrachealem Tubus: Adrenalin endobronchial in 1- bis 2-facher i.v. Dosis (Infectokrupp®-Spray).
- Glukokortikoide, z.B. Dexamethason bei Erwachsenen 1 mg/kg i.v. oder Prednisolon (z.B. Urbason solubile forte®) bei Erwachsenen 250–1000 mg, bei Kindern 2–5 mg/kg i.v.
- Ggf. Reanimation.
- Aggressive Volumentherapie (s.o.).

Septischer Schock

- Hohe Volumenzufuhr 20–40 ml/kg Ringerlsg. oder NaCl 0,9 % über 15–30 Min., ggf. repetitiv.
- Katecholamine bei volumenrefraktärem Schock; evtl. Adrenalin i.v., 1 : 10 verdünnt, fraktioniert nach Wirkung (in 1-ml-Schritten).

Besonderheiten bei Kindern

- Der Blutdruck kann bei Kindern aufgrund ihrer ausgeprägten Fähigkeit zur Vasokonstriktion noch im Normalbereich sein, obwohl das Herzminutenvolumen bereits deutlich eingeschränkt ist. Daher besser Perfusionszustand an Hand der kapillären Füllungszeit beobachten. Die Hypotension ist ein spätes und plötzliches Zeichen der Kreislaufdekompensation → Errechnung des Schockindex wie beim Erwachsenen ist nutzlos.
- Die passende Blutdruckmanschette soll ⅔ des Oberarms des Kinds bedecken. Häufig stehen jedoch genau passende Blutdruckmanschetten nicht zur Verfügung (falsch niedrige Werte bei zu breiter Manschette).
- Ein kräftiger Puls an der A. radialis, A. brachialis oder A. femoralis spricht für einen suffizienten Kreislauf.
- Gesunde Kinder haben warme Extremitäten und rosige Haut.

3.7 Polytrauma: Patientenbeurteilung und Sofortmaßnahmen

Bei der Beurteilung eines Traumapatienten muss in einem ersten Schritt zunächst geklärt werden, ob dieser eine lebensbedrohliche Verletzung erlitten hat. Dieser erste Schritt wird als „Primary Survey" = „Erster Überblick" bezeichnet.
Erst in einem zweiten Schritt wird versucht, sich ein Bild über alle weiteren, nicht lebensbedrohlichen Verletzungen des Patienten zu machen. Dieser zweite Schritt wird als „Secondary Survey" = „Zweiter Überblick" bezeichnet.

Erster Überblick Der Erste Überblick zielt darauf ab, alle lebensbedrohlichen Verletzungen und Funktionsstörungen des Pat. so rasch als möglich zu erkennen und zu behandeln. Die Behebung lebensbedrohlicher Verletzungen und Funktionsstörungen muss allen weiteren diagnostischen und therapeutischen Maßnahmen vorausgehen. Der Erkennung einer vitalen Störung folgt daher unmittelbar eine Therapiemaßnahme, in der Reihenfolge von:

- A Airway (Atemweg).
- B Breathing (Atemfunktion).
- C Circulation (Kreislauf).

Nach der Beurteilung des Bewusstseinszustands (Ansprechen, Schmerzreiz) geht man nach dem Raster in Abbildung 3.13 vor.
Es geht beim Ersten Überblick nicht in erster Linie um die Suche nach der Ursache der Funktionsstörung, sondern um die rasche Identifikation derselben und um das sofortige Einleiten meist unspezifischer lebensrettender Maßnahmen.
Durch eine erfolgreiche Behandlung lebensbedrohlicher Zustände wird der Pat. soweit stabilisiert, dass er die nächsten Minuten übersteht bzw. dass Zeit für weitere Maßnahmen (z.B. Rettung, weitere Diagnostik) gewonnen wird.

Zweiter Überblick Der Zweite Überblick verschafft dem Helfer eine Übersicht über alle weiteren, nicht-lebensbedrohlichen, hinsichtlich des Überlebens sekundären Verletzungen des Patienten. Dabei handelt es sich um eine rasche Erhebung weiterer schwerwiegender Verletzungen, die unter ständiger Überwachung der Vitalfunktionen erfolgt. Der Zweite Überblick erfolgt nach dem in ▸ Abb. 3.14 gezeigten Ablauf.
Die Anamnese kann nach folgendem Schema durchgeführt werden:

- Blickinspektion des Unfallortes: Sturz von der Leiter, aus dem Fenster?
- Art des Unfalls: Autounfall? Fahrradunfall?
- Wenn möglich, Pat. befragen: Wo hat er Schmerzen? Begleitsymptome: Z.B. Übelkeit, Schwindel, Sensibilitätsstörungen?
- Befragung von Unfallbeteiligten oder Zeugen zur Klärung des Unfallmechanismus.
- Bei Autounfällen: War der Verletzte angeschnallt? HWS-Schleudertrauma möglich?
- Bei Fahrradstürzen: Wurde ein Helm getragen? Schädelfraktur, Commotio cerebri (▸ 6.3.3)?
- Sturz aus großer Höhe (z.B. aus Fenster) → z.B. Becken-/Bein-/WS-Fraktur (▸ 6.7).
- Weitere Verletzte?
- Angehörigen befragen: Vorerkrankungen, Behinderungen, Medikamente, Allergien?

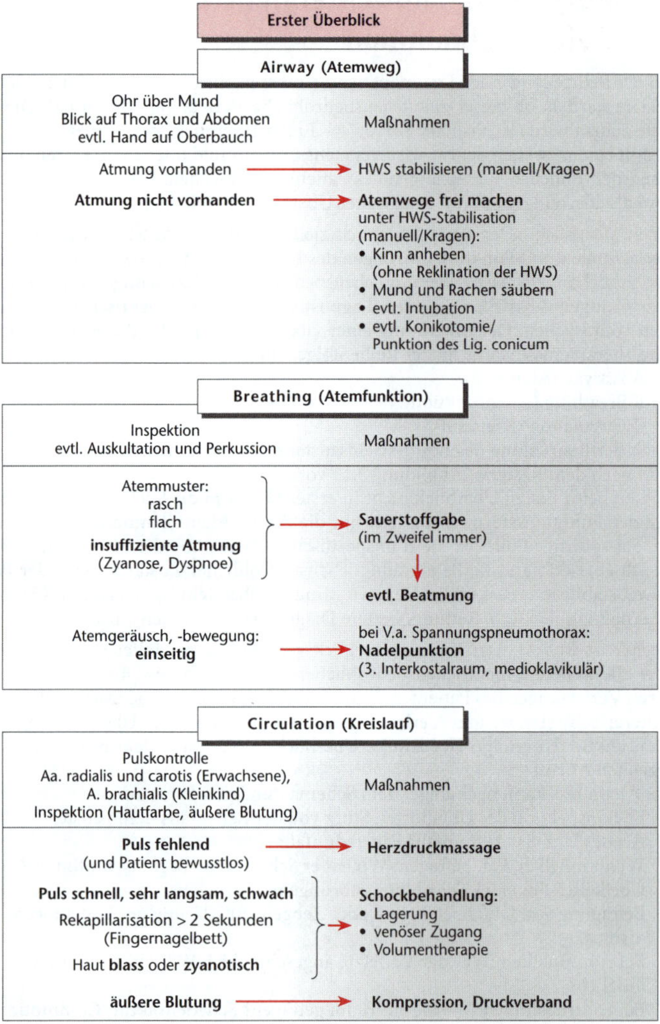

Abb. 3.13 Erster Überblick bei der Patientenbeurteilung [A300–106]

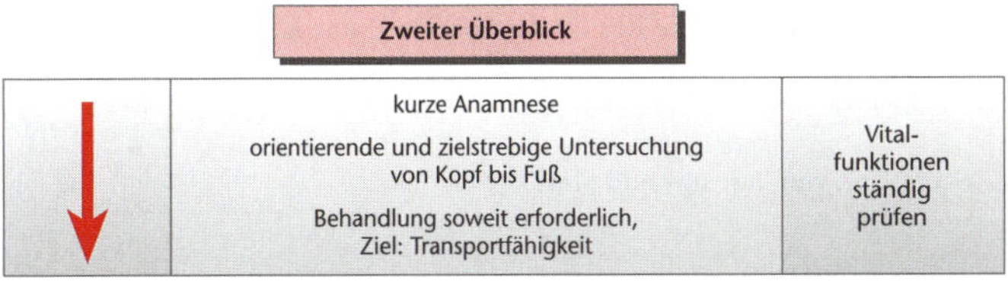

Abb. 3.14 Zweiter Überblick bei der Patientenbeurteilung [A300–106]

Besonderheiten bei Kindern

- Das Skelett ist sehr elastisch → auch bei schweren inneren Verletzungen oft geringe äußere Traumazeichen.
- Evtl. geringer Thoraxkompressionsschmerz trotz Lungenkontusion oder Pneumothorax.
- Auskultation und Perkussion des Thorax unter Notfallbedingungen oft sehr schwierig.
- Bei Problemen mit venösen Zugängen und vitaler Indikation: An intraossäre Nadel denken (▶ 2.4.2).
- Venöse Zugänge bei Kindern immer besonders gut sichern, da lebenswichtig und nicht leicht zu bekommen!
- Blutverluste, die unbedeutend aussehen, können dennoch für das kleine Kind relativ hoch sein.
- Gegenstände bei Stich- und Pfählungsverletzungen nicht entfernen, höchstens auf Transportmaß kürzen.

Untersuchung (▶ 2.1.1). Bei Extremitätenverletzungen wird eine **DMS-Kontrolle** durchgeführt, d. h. distal der Verletzung werden **D**urchblutung, **M**otorik und **S**ensibilität überprüft.
Erforderlich ist die Behandlung einer Verletzung dann, wenn die Transportfähigkeit des Patienten dadurch wesentlich verbessert wird. Dies kann beispielsweise die Stabilisierung einer Fraktur oder eine ausreichende Analgesie sein. Maßnahmen, die zur wesentlichen Verbesserung der Transportfähigkeit nichts beitragen, bedeuten im Rahmen einer Notfallsituation einen Zeitverlust und stellen letztendlich eine Gefährdung des Patienten dar.

Verhältnis von Erstem Überblick zu Zweitem Überblick Bei der Betreuung eines Traumapatienten ist es grundlegend wichtig, vor allem anderen eine Lebensbedrohung zu erkennen und zu beheben. Daraus ergibt sich die **Forderung,** dass ein Secondary Survey erst gemacht werden soll, wenn aufgrund des Primary Survey der Patient als stabil, d. h. als nicht mehr vital gefährdet, beurteilt wurde.
Wird der Patient am Ende eines Ersten Überblicks als nicht stabil beurteilt, so muss im Rahmen eines erneuten Ersten Überblicks versucht werden, eine Stabilisierung zu erreichen. Bleibt der Patient im Weiteren trotz aller ergriffenen, zur Verfügung stehenden Maßnahmen vital gefährdet (zunehmende Verschlechterung des Bewusstseins; nicht behebbare Atem- oder Kreislaufinsuffizienz), so muss man zum Schluss kommen, dass die eigenen Möglichkeiten, die Lebensbedrohung zu beheben, nicht ausreichen. In diesem Fall erhält der möglichst rasche

Transport des Patienten in eine Institution mit entsprechend besseren Möglichkeiten (im Allgemeinen eine Klinik) die höchste Priorität. Weitere Versuche, die Situation vor Ort zu verbessern, kosten Zeit und reduzieren die Überlebenschancen, sodass gilt:

> ! „Scoop and run, not stay and play!"

3.8 Der Notfall im Flugzeug

> **„Ist hier ein ARZT an Bord?"**
> Bei 40 Mio. Flugpassagieren jährlich ist mit ~4000 akuten Erkrankungen und ~40 Todesfällen im Flugzeug zu rechnen. Bei ⅔ aller Flüge ist ein Arzt an Bord, der nach deutschem Recht zur Hilfeleistung verpflichtet ist (international unterschiedlich). 65 % aller Ärzte haben bereits Notfälle an Bord erlebt.

Besondere Probleme Der Arzt kennt weder den Patienten, noch die vorhandene Ausrüstung, noch die med. Qualifikation der Flugbegleiter und ist u.U. nicht mit den besonderen Risiken der Situation vertraut. Hierzu gehören:

- Niedriger Luftdruck: Schmerzhafte Druckausgleichsprobleme bei Sinusitis, frischer Zahnfüllung, nach Tauchgängen (Maledivenflüge!); retinale Blutungen; hämolytische Krise bei Sichelzellanämie.
- Niedriger Sauerstoffpartialdruck: Höhenkrankheit mit hypobarer Hypoxämie bis zur Höhe von 2500 m (der eingestellte Kabinendruck entspricht meist max. dieser Höhe) nur bei Vorerkrankungen, wie Emphysem, Z.n. Lungenoperationen, mittleren und schweren Formen der Herzinsuffizienz, koronaren oder zerebralen Ischämien.
- Trockene Kabinenluft: Schleimhautreizung, Exsikkose, deshalb heftigere Wirkung alkoholischer Getränke. In Verbindung mit Polyglobulie zum Ausgleich des niedrigen O_2-Partialdrucks kommt es zu erhöhtem Hämatokrit und Embolien, Thrombosen einschl. Apoplex und Infarkt (Pille, Rauchen, andere Zusatzfaktoren).
- Langes Sitzen: Beinödeme, Thrombosen, Ischialgien, auch Platzangst.
- Zeitverschiebung: Ergibt mögliche Wirkungslücken bei Antidiabetika, Antiepileptika, Kontrazeptiva, Antihypertensiva etc., bei falsch geplanter Zwischendosierung auch evtl. Hypoglykämien.

> ! Häufige Ursachen unklarer Bewusstlosigkeit im Flugzeug: Hypoglykämie, Krampfanfall, kardiale Synkope, verschluckter Bolus.

Ausrüstung Ist in jeder Airline anders. Die großen Fluggesellschaften (z.B. Lufthansa) haben mit „Doctors Kit" und „Medical Kit" fast die Ausrüstung eines RTW mit Intubation, AED und Medikamenten. Immer vorhanden ist Sauerstoff, von dem reichlich Gebrauch gemacht werden sollte. Es besteht auch ggf. die Möglichkeit, den niedrigen Kabinendruck in Richtung Normaldruck anzuheben (kostet Treibstoff). Zwischenlandungen kann der Arzt dem Kapitän bei med. Notwendigkeit empfehlen – kosten aber bis zu 100 000,– € und einige Stunden Zeitverzug, die Airline ist dankbar, wenn der Arzt dies verhindern kann.

Kabinenpersonal Große Airlines lassen ihr Kabinenpersonal regelmäßig in Erster Hilfe und Reanimation schulen. Dennoch handelt es sich natürlich nicht um routinierte Rettungsassistenten, deshalb steht auch ihnen bei einer Reanimation der kalte Schweiß auf der Stirn. Die Crew-Mitglieder wissen aber in jedem Fall, wo der beste Platz zur Behandlung ist, wo die Ausrüstung liegt und wie man die blockierte Toilettentür von außen öffnet.

! In Zweifelsfällen ist immer eine Beratung über Funk mit flugmedizinisch erfahrenen Ärzten einer Flughafenklinik oder einer rund um die Uhr besetzten fliegerärztlichen Beratungsstelle möglich.

Versicherungsschutz und Haftpflicht Deutscher Arzt, englischer Patient, französisches Flugzeug, spanischer Luftraum resultieren in unklarer Rechtslage. Die großen Airlines haben deshalb eine spezielle Haftpflicht- und Rechtschutzversicherung für an Bord helfende Ärzte abgeschlossen, die (außer Vorsatz) alle Eventualitäten abdeckt.

4 Kardinalsymptome

Thomas Quellmann

4.1 Fieber

Fieber bei Kindern ▶ 14.4.1.
Eines der häufigsten Symptome im ärztlichen Bereitschaftsdienst; außerdem haben viele Pat. das Gefühl, dass Fieber sie „berechtigt", den Arzt zu rufen.

4.1.1 Differenzialdiagnostischer Überblick

Begleitsymptome

Fieber und Bauchschmerzen der „akute Bauch" ▶ 4.2.

Hohes Fieber und rasche Verschlechterung des AZ

- **Sepsis** (▶ 4.1.3): Hohes, intermittierendes Fieber, graublasser Pat., petechiale Hautblutungen infolge Bakterienembolien, evtl. Exantheme, Bewusstseinstrübung, Tachykardie, RR ↓, evtl. Hyperventilation.

Fieber und Husten, Auswurf, Dyspnoe

- **„Banaler" Infekt** (▶ 4.6.3): Schnupfen, Kopfschmerzen, Gliederschmerzen, evtl. Umgebungserkr.
- **Bronchitis** (▶ 4.6.4), **Pneumonie** (▶ 4.6.5): Verschlechterung einer „Erkältung".
- **Pleuritis** (▶ 4.7.6): Atemabhängige Thoraxschmerzen, oft trockener Husten.
- **Lungenembolien** (▶ 4.6.7): Evtl. blutig tingierter Auswurf, Dyspnoe, Zyanose.
- **Tbc** (▶ 4.6.9): Chron. Husten, Gewichtsabnahme, Nachtschweiß, evtl. Bluthusten; oft bei Pat. in schlechten Wohnverhältnissen; Pat. aus Drittweltländern; abwehrgeschwächten Pat., z.B. Alkoholiker, Obdachlose, HIV-Pat., Drogenabhängige.

Fieber und Diarrhö, Erbrechen

- **Gastroenteritis** (▶ 4.3): Z.B. Salmonellose; oft Umgebungserkr., Erkr. nach Nahrungsmittelgenuss (z.B. Fisch, Geflügel, Eier).
- **Schub einer Colitis ulcerosa oder Enteritis Crohn** (▶ 4.4.3): Diagnose meist bekannt, oft blutige, schleimige Stühle; Tenesmen.

Fieber und Kopfschmerzen

- **„Banaler" Infekt** (▶ 4.6.3): Husten, Schnupfen, Gliederschmerzen, evtl. Umgebungserkr.
- **Meningitis, Meningoenzephalitis, Enzephalitis** (▶ 4.5.7): Lichtscheu, Erbrechen, Nackensteifigkeit, schweres Krankheitsgefühl, evtl. Bewusstseinstrübung, evtl. neurologische Ausfälle.
- **Sinusitis** (▶ 9.4.2): Vorausgegangene Erkältung, Klopfschmerz über Nasennebenhöhlen, verstärkter Kopfschmerz beim Aufrichten aus dem Bücken.

Fieber und Ohrenschmerzen **Otitis media** (▶ 9.2.2): Bei Kindern immer in die Ohren sehen, auch wenn sie nicht über Ohrenschmerzen klagen!

Fieber und Hauterscheinungen

- **„Kinderkrankheiten"** (▶ 14.4): Auch im Erwachsenenalter möglich! Z.B. Diphtherie durch Impflücken, atypische Verläufe, z.B. Varizellen.
- **Andere Infektionskrankheiten:** Z.B. Mononukleose (▶ 9.7.4) mit zervikaler Lk-Schwellung, Splenomegalie; Coxsackie-Viren; Echoviren; Hepatitis mit Druck im Oberbauch, evtl. Übelkeit, Erbrechen, Ikterus (▶ 4.1.6); tropische

Erkr.; Varicella Zoster mit Bläschen entlang eines Dermatoms (▶ 8.4.3); Scharlach (▶ 14.4.3); Lyme-Borreliose (nach Zeckenbiss, ▶ 4.1.4).
- **Erysipel** (▶ 8.4.4): Scharf begrenzte Rötung, meist von kleiner Verletzung ausgehend, am häufigsten an Extremitäten.

Fieber und Lymphknotenschwellung
- **Infektionskrankheiten:** Z.B. Mononukleose (▶ 9.7.4); Röteln (▶ 14.4.3); Masern (▶ 14.4.3); Angina tonsillaris (▶ 9.5.3); Zytomegalie (▶ 16.3.1); Toxoplasmose (▶ 16.3.1); Bruzellose (▶ 16.3.1, Viehhaltung?); HIV (▶ 16.3, evtl. bekannt), Diagnose kann nicht im Bereitschaftsdienst gestellt werden; Lues II, eher nicht akut.
- **Hämatologische Erkrankungen:** Maligne Lymphome (v. a. abendliche Temperaturen, Gewichtsverlust, Nachtschweiß), Leukämien (Blutungsneigung, Gewichtsverlust, Nachtschweiß), autoimmunhämolytische Anämie (Blässe, Fieber in Schüben, Schwindel, Kopfschmerzen) → bei Verdacht Klinikeinweisung.
- **Sarkoidose:** Husten, Arthritis, Erythema nodosum **(im Bereitschaftsdienst eher selten**).

4

Fieber und Gelenkbeschwerden
- **„Banaler" Infekt** (▶ 4.6.3): Husten, Schnupfen, Kopfschmerzen, evtl. Übelkeit, Erbrechen, evtl. Umgebungserkr.
- **Infektionskrankheiten:** Z.B. Hepatitis (▶ 4.1.6), Röteln (▶ 14.4.3), Mumps (▶ 14.4.2).
- **Reaktive Arthritis** (▶ 7.3): Z.B. nach Salmonellen-, Shigellen-, Campylobakter-, Yersinien-, Chlamydieninfekt, Borrelien → Allgemeinmaßnahmen (▶ 4.1.2), Vorstellung beim HA am nächsten Werktag.
- **Gicht** (▶ 7.3): Hoch akute, schmerzhafte Monoarthritis (stark berührungsempfindlich), bevorzugt Großzehengrundgelenk.
- **Pseudogicht** (▶ 7.3): Chondrokalzinose; Symptome wie bei Gicht.
- **Rheumatoide Arthritis** (▶ 7.3, ▶ 7.4): Morgensteifigkeit, Weichteilschwellung von mind. 3 Gelenken, typische Deformitäten.

Fieber und thorakale Beschwerden, Palpitationen
- **Endokarditis/Myokarditis** (▶ 4.1.8, ▶ 4.1.9): Tachykardie, Schwäche, evtl. Herzgeräusch, Splenomegalie, Embolien (an den Akren sichtbar), Petechien.
- **Perikarditis** (▶ 4.7.5): Stechender, retrosternaler Schmerz, verstärkt im Liegen, bei tiefer Einatmung, Husten; systolisches bzw. systolisch diastolisches, schabendes, ohrnahes Herzgeräusch, evtl. Reibegeräusch.
- **Mediastinitis:** Meist plötzlich auftretendes Fieber, Angst, Schock, Tachykardie, Tachypnoe, Hautemphysem (Knistern bei leichtem Druck auf die Haut), v. a. am Schultergürtel/Hals; meist nach Ösophagoskopie, Mediastinoskopie → Klinikeinweisung bei Verdacht.

Fieber und Dysurie **Harnwegsinfekt** (▶ 12.1.1): Pollakisurie, evtl. Hämaturie.

Fieber nach Medikamenteneinnahme Z.B. durch Sulfonamide, jodhaltige Medikamente, Barbiturate, Laxanzien, Thiouracil.

Fieber nach Impfung Z.B. Diphtherie, Gelbfieber, Mumps, Pertussis, Pneumokokken, Röteln, Polio oral, Masern, Tollwut; Allgemeinmaßnahmen (▶ 4.1.2), bei schlechtem AZ bzw. AZ-Verschlechterung → Klinikeinweisung.

Fieber nach Auslandsaufenthalt

- **Malaria:** Starke Kopfschmerzen, Fieber (untypisch, nur selten wie im Lehrbuch), Bauchschmerz, Durchfall, Schüttelfrost, Ikterus, ab 2. Wo. Splenomegalie → Klinikeinweisung bei Verdacht.
- **Reisediarrhö** (▶ 4.1.5): 1–3 Tage lang > 3 flüssige bis wässrige Stühle ohne Blut, leichtes Fieber und Allgemeinreaktion (auch an Typhus denken).
- **Hepatitis** (▶ 4.1.6): Evtl. Ikterus, evtl. DS der Leber, Abgeschlagenheit, Appetitlosigkeit, Arthralgien.
- **Amöbiasis:** Krampfartige Leibschmerzen, blutig schleimige Durchfälle → Klinikeinweisung bei Verdacht.
- **Arboviren:** Z.B. FSME-Virus, Lassa-Fieber-Virus, Ebola-Virus, Marburg-Virus, außerdem:
  - **Gelbfieber:** Durch Moskitos übertragen, v. a. in Südamerika im Äquatorbereich, Westafrika zwischen Mauretanien und Angola, Tanzania. Initialstadium (3 d): Plötzlicher Beginn mit Fieber bis 40 °C, Schüttelfrost, starken Kopf- und Gliederschmerzen, Übelkeit, Erbrechen, evtl. Bradykardie. Remissionsstadium: Fieberabfall am 3. oder 4. Tag, evtl. Ausheilung. Bei schwerem Verlauf Hepatitis mit Ikterus und Erbrechen, Nephritis mit Proteinurie, hämorrhagische Diathese mit profusen Blutungen → Klinikeinweisung bei Verdacht.
  - **Dengue-Fieber:** Durch Moskitos übertragen; in tropischen und subtropischen Gebieten Asiens, Afrikas, Amerikas, auch in US-Südstaaten, Griechenland, Spanien. Symptome: Fieber, Schüttelfrost, retroorbitale Kopfschmerzen, sehr starke Knochen-, Gelenk- und Muskelschmerzen, evtl. bitterer, metallischer Geschmack, Injektion der Konjunktiven typisch, diffuses, stammbetontes Erythem am 2.–3. Tag, danach morbilliformes Exanthem mit zentripetaler Ausbreitung verbunden mit 2. Fieberschub. Evtl. petechiale Blutungen und Epistaxis, → Klinikeinweisung bei Verdacht.

Fieber ohne ersichtliche Ursache Nachmessen lassen; Allgemeinmaßnahmen (▶ 4.1.2), Vorstellung beim Bereitschaftsdienst bei AZ-Verschlechterung.

Leitfragen

- Wie lange besteht das Fieber? Konstant (z.B. atypische Pneumonie, Legionellose)? Undulierend (z.B. Brucellose, Tumorfieber, Autoimmunkrankheiten)? Intermittierend (septischer Herd, z.B. Endokarditis, ▶ 4.1.8, ▶ 4.1.9).
- Neu aufgetreten oder rezidivierend?
- Wo gemessen: Axillär, rektal?
- Begleitsymptome? Prodromi?
- Umgebungserkr. (z.B. „Kinderkrankheiten", Enteritiden)?
- Vorausgegangene Impfung?
- Drogenabhängigkeit?
- Haustiere? (Zoonose: Z.B. Brucellose, Schafe/Ziegen/Rinder; Ornithose, Vögel; Listeriose).
- Wann war die letzte Auslandsreise? Wohin? (Tropische Erkr.).
- Bekanntes Grundleiden (z.B. Tumor, Autoimmunerkr.)? Bluttransfusion vorausgegangen? Gewichtsverlust? Nachtschweiß?
- Medikamenteneinnahme?
- Hyperthyreosezeichen (▶ 4.10.10)?

> **!** Es ist keine Schande, eine Malaria nicht zu diagnostizieren, aber es darf nicht vorkommen, dass man überhaupt nicht an Malaria denkt.

Leitbefunde

- Schlechter AZ? Sepsis?
- Fieber nachmessen bzw. unter Anwesenheit nachmessen lassen.

Inspektion

- Haut: Z.B. Bläschen → z.B. Windpocken, Varicella Zoster; Petechien → **Cave:** Waterhouse-Friderichsen bei Meningokokkenmeningitis (▶ 4.5.7).
- Schleimhaut: Koplik-Flecken → Masern (▶ 14.4.3).
- Rachen: Halbseitige Gaumensegellähmung → Diphtherie (▶ 14.4.2).
- Ohren: Otoskopie: Gerötetes, vorgewölbtes Trommelfell → Otitis media (▶ 9.2.2).
- Gelenke: Schwellung, Rötung → z.B. Gicht, rheumatoide Arthritis, bakterielle Arthritis.

Palpation

- Lk-Schwellung: Röteln (▶ 14.4.3), Pfeiffer-Drüsenfieber (▶ 9.7.4).
- NNH: Z.B. Klopfschmerz → z.B. Sinusitis (▶ 9.4.2).
- Puls: Tachykardie (eigentlich immer bei Fieber – außer bei Ruhr).
- Abdomen: Abwehrspannung → „akuter Bauch" (▶ 4.2.1); Splenomegalie (vorsichtige Palpation, bei Mononukleose Gefahr der Milzruptur) → z.B. Mononukleose; Druckschmerz → z.B. Appendizitis (▶ 4.2.4), Adnexitis (▶ 4.2.14), Peritonitis (▶ 4.2.3); im re. Oberbauch → z.B. Cholezystitis (▶ 4.2.10).
- Hautemphysem → z.B. Mediastinitis.

Auskultation

- Herz: Herzgeräusch → z.B. Endo-/Myokarditis (▶ 4.1.8, ▶ 4.1.9), Perikardreiben → z.B. Perikarditis (▶ 4.7.5).
- Abdomen: Lebhafte DG → evtl. Gastroenteritis; hochgestellte Darmgeräusche → „akuter Bauch" (▶ 4.2.1).

4.1.2 Allgemeinmaßnahmen bei Fieber

Antipyrese

Antipyrese bei Kindern (▶ 14.4.1).

- **Physikalisch:** Nasskalte Wadenwickel (Beine dann nicht zudecken, damit Hitze auch entweichen kann), Eisbeutel in die Leiste legen (z.B. Wärmflasche mit zerhackten Eisstückchen aus dem Gefrierschrank gefüllt), kühle Getränke. Trinkmenge steigern.
- **Medikamentös:** Paracetamol (z.B. ben-u-ron®): Einzeldosis 0,5–1 g p.o. oder als Supp. Tageshöchstdosis 4 g. Bei Fieber, das auf andere Maßnahmen nicht anspricht bzw. Tumorfieber: Metamizol (z.B. Novalgin®); Einzeldosis 0,5–2,5 g p.o., 1–2,5 g langsam i.v., 1–2,5 g langsam i.m. oder als Supp. **Cave:** Kreislaufkollaps; **NW:** Agranulozytose (selten, aber gefährlich).
- Bei schweren Infektionen sollte eine Antibiotikatherapie eingeleitet werden.

Passive Immunisierung

Ist zu erwägen bei:

- **Hepatitis** (▶ 4.1.6): Mit Gammaglobulin (eher kein Problem des Bereitschaftsdienstes).
- **Masern:** Mit unspezifischem Gammaglobulin.
- **Röteln:** Bei seronegativen Schwangeren bis zur 16. SSW zur Unterdrückung einer Infektion. Z.B. Röteln-Immunglobulin Behring® vor und bis zum 5. Tag nach Exposition; 0,3 ml/kg i.m., mindestens 15 ml.
- **Tetanus** ▶ 2.9.4.
- **Tollwut:** Bei hinreichendem Verdacht, z.B. Tollwutglobulin Mérieux® S 20 IE/kg.
- **FSME:** Nach Zeckenbiss in Endemiegebiet, in den ersten 48 h p.i. FSME-Immunglobulin (z.B. FSME-Bulin®) 0,2 mg/kg i.m. (10 mg = 10 ml für Pat. mit etwa 50 kg). **Cave:** Derzeit keine Zulassung für Anwendung bei Kindern < 14 J. nach Zeckenbiss. > 96 h nach Zeckenbiss ist die Immunisierung kontraindiziert.
- **Diphtherie:** Bereits bei Verdacht passive Immunisierung mit Diphtherie-Antitoxin Behring®; 250–2000 IE/kg, je nach Schwere des Falls; ist Serum nicht über die Notapotheke beschaffbar, bei den Behring-Werken telefonisch (0800/1901190) nächste Klinik mit Serumdepot erfragen.
- **Varizellen:** Prävention bei seronegativen Schwangeren; Neugeborene bei Varizellenexposition; Pat. unter zytostatischer Therapie bei Varizellenexposition z.B. Varicellon® 0,2 mg/kg i.m. (je nach Präparat i.m. oder i.v.).

4

- **Klinikeinweisung:** Bei unkompliziertem fieberhaftem Infekt i.d.R. nicht erforderlich. Immer erforderlich bei:
  - Abdomineller Abwehrspannung (Hinweis auf „akutes Abdomen").
  - Meningismus.
  - Diphtherieverdacht.
  - Neurologischen Ausfällen, Somnolenz, Störungen der Motorik, Krampfanfällen → V.a. Meningitis, Enzephalitis.
  - Herzgeräusch, Palpitationen, Angina pectoris.
  - Stark reduziertem AZ (z.B. Bewusstseinstrübung, ausgeprägte Exsikkose → V.a. Sepsis.
  - Anamnestischen Hinweisen auf eine tropische Krankheit.
  - Risikopat.: Z.B. ältere Pat., abwehrgeschwächte Pat.
- **Vorstellung:** Während des Bereitschaftsdienstes bei hohem Fieber zur Kontrolle des Verlaufs (evtl. Telefonat ausreichend). Beim Hausarzt am nächsten Werktag zur diagnostischen Abklärung, bei V.a. Pneumonie zum Rö-Thorax, bei Diarrhö zur bakteriologischen Stuhluntersuchung.

4.1.3 Sepsis

Symptome Schwer kranker Pat., hohes Fieber, Schüttelfrost, Haut kalt, zyanotisch, graublass, sich rasch verschlechternder AZ, Somnolenz/Bewusstseinseintrübung, uncharakteristische Exantheme, Blutungen (petechial oder großflächig), evtl. Hepatosplenomegalie, Schock (▶ 3.6).

Anamnese
- Bestehende Infektion? Ausgangsherd: Z.B. Nasenfurunkel.
- Vorausgegangene Erkr.: Eitrige Angina? Harnwegsinfekt? Cholangitis, NNR-Abszess? Bakt. Pneumonie? Infizierte Thrombophlebitis?
- Prädisposition: Diab. mell., reduzierte Abwehrlage, konsumierende Erkr.?

Sofortdiagnostik Notfallcheck (▶ 3.3.1). Fortlaufende Kreislaufkontrolle.

Differenzialdiagnosen Virusinfektionen (CMV, EBV), Malaria, Typhus, Diarrhö, rheumatoide Arthritis, Intoxikationen (▶ 19), Malignome (Leukämie). **Cave:** Bei einem so schwer kranken Pat. ist es unwesentlich, eine Differenzialdiagnose zu stellen → keine Zeit damit verschwenden.

Maßnahmen Kreislaufstabilisierung (venöser Zugang, Ringer-Lsg., zunächst 500 ml), evtl. Schocklagerung, Schockbekämpfung (▶ 3.6).

> **Klinikeinweisung** immer sofort mit NAW oder RTW und Sonderrechten.

4.1.4 Lyme-Borreliose

Übertragung durch Zeckenbiss → bei unklarem Fieber dran denken.

Symptome Fieber, evtl. Erythema migrans (2 d bis 3 Wo. nach Zeckenbiss), Lk-Schwellung, Abgeschlagenheit, Fieberschübe, Nachtschweiß.
Nicht obligat: Meningopolyneuritis, periphere Neuritis, Hirnnervenschädigung, oft Fazialisparese (bei Kindern häufigste Ursache für Fazialisparese), Augenmuskelparesen.
Evtl. Myokarditis, Pankarditis, Arrhythmien. Flüchtige Arthritiden der großen Gelenke (häufig Kniegelenk).

Anamnese Zeckenbiss (nicht immer erinnerlich), Hauterscheinungen?

Sofortdiagnostik Notfallcheck (▶ 3.3.1), Kreislaufkontrolle, Lk tasten. Evtl. Bissstelle der Zecke auf kreisförmiges Erythem untersuchen.

Differenzialdiagnosen Die meisten Infektionskrankheiten, rheumatische Erkr., MS (Diagnose dann aber i. d. R. bekannt).

Maßnahmen
- Schon bei Verdacht: Therapie einleiten.
- **Frühstadium mit Erythem:** Doxycyclin 2 × 100 mg/d p.o. (z.B. Azudoxat®) mindestens 14 Tage lang, bis zur Abheilung des Erythems. Alternativ Roxithromycin 2 × 150 mg/d p.o. (z.B. Rulid®). Bei Kindern unter 9 J. Amoxicillin 4 × 10–15 mg/kg/d p.o.
- **Spätstadium:** Ambulante oder stationäre i.v. Therapie mit Ceftriaxon 1–2 g/d über 14 d (z.B. Rocephin®), bei Kindern bis 12 J. 20–80 mg/kg/d.

> **Klinikeinweisung:** Bei leichten Krankheitserscheinungen nicht erforderlich. Bei schwerem Krankheitsbild (schlechter AZ) immer → vermutlich Stadium 2 → i.v. Therapie erforderlich.

Abwendbar gefährlicher Verlauf
Rezidive, Lähmungen.

4.1.5 Reisediarrhö

Jeder zweite bis fünfte Reisende ist betroffen, zu 80 % bakteriell (fremde E.-coli-Stämme).

Symptome

- 1–3 Tage lang mehr als 3 flüssige bis wässrige Stühle ohne Blut, leichtes Fieber und Allgemeinreaktion.
- **Sonderfall Typhus:** Unbehandelt charakteristischer vierwöchiger Verlauf: 1. Wo. stufenweise ansteigendes Fieber, Leibschmerz, Kopfschmerz, Bradykardie, 2. Wo. Verstopfung, Husten, Splenomegalie, Roseolen am Oberbauch, 3. Wo. erbsbreiartige Durchfälle, Somnolenz, 4. Wo. evtl. Besserung.

Kurzanamnese Aufenthalt in Weltgegenden mit geringerem Hygienestandard.

Sofortdiagnostik Temperatur messen, Kreislaufkontrolle (RR > 100/60 mmHg, Puls < 100/Min.), Exsikkose (trockene Zunge, Hautfalten am Handrücken).

Differenzialdiagnosen Diarrhöen anderer Genese (▶ 4.4).

Maßnahmen

- **Unkomplizierte Reisediarrhö:** Salzreiche Nahrung und viel trinken (z.B. Elotrans® oder Oralpädon®); zur Fortsetzung der Reise z.B. Loperamid (z.B. Imodium lingual®) nach jedem Stuhlgang 1 Tbl./10 Tr./1 ml, max. 12 mg/d. Bei Kindern Apfelpectin (z.B. Diarhoesan®) und Elektrolytlösungen (z.B. Oralpädon®).
- **Komplizierte Reisediarrhö:** Ciprofloxacin 2 × 250–750 mg/d (z.B. Ciprobay®) für 3 Tage (Alternative bei Kindern Co-trimoxazol); zusätzlich Loperamid (z.B. Imodium®) 10 Tr. nach jedem Stuhlgang, max. 12 mg/d.

- **Klinikeinweisung** bei schlechtem AZ, bei V.a. Typhus.
- **Vorstellung** beim HA am nächsten Werktag zur Stuhluntersuchung.

Abwendbar gefährlicher Verlauf
Exsikkose (besonders bei Kleinkindern und Senioren).

!

- Bei Diabetikern: Antidiabetika absetzten, Insulin um mind. ⅔ reduzieren!
- Einnahme sonstiger Dauermedikation (Hochdruck, Parkinson etc.) mit Pat. besprechen!

4.1.6 Hepatitis

Vorkommen, Übertragungswege, Inkubationszeiten

- **Hepatitis A:** Ubiquitär bei mäßigen Hygienestandards, Übertragung: Fäkal-oral (ungewaschenes Obst, offene Getränke, Speiseeis), Inkubationszeit: 3 (2–6) Wo.
- **Hepatitis B:** Ubiquitär, besonders medizinisches Personal, Prostituierte, Drogenabhängige, Übertragung durch schmutzige Injektionsnadeln, (Zahn-) Operationen, Sexualkontakte, Inkubationszeit: 3 (1–6) Mon.
- **Hepatitis C:** Ubiquitär, besonders Drogenabhängige, Dialysepat., Prostituierte, Übertragung wie Hep. B., Inkubationszeit: 2 Wo. bis 3 Mon.
- **Hepatitis D:** Superinfektion zu Hep. B, weltweit sind 5 % der HbsAG-Positiven auch Hep.-D-infiziert, Risiko und Übertragung wie Hep. B, Inkubationszeit unbekannt.
- **Hepatitis E:** Endemisch in Afrika, Asien, Südamerika, Übertragung: Fäkal oral, Inkubationszeit: 2 Wo. bis 2 Mon.

Symptome

- **Prodromalstadium:** Abgeschlagenheit, Appetitlosigkeit, Übelkeit, subfebrile Temperaturen, evtl. Juckreiz, geringer Schmerz, evtl. DS im Leberbereich.
- **Ikterische Phase** (nicht obligat): Skleren-, Hautikterus, bierbrauner Urin, heller Stuhl, Beschwerdebesserung.
- **Asymptomatisch** bleiben bei Hepatitis A 50–90 %, bei Hepatitis B wenige, bei Hepatitis C viele.

4

Kurzanamnese Auch Partner befragen! Tropenreise? Sexualkontakte? Kontakt mit Prostituierten? Operationen? Zahnbehandlungen? Drogen?

Sofortdiagnostik Sklerenikterus? Druckschmerz der Leber? Urinfarbe?

Differenzialdiagnosen Gallensteinikterus (Koliken), Verschlussikterus bei Oberbauchtumor, Lebermetastasierung.

Klinikeinweisung immer bei Verdacht.

Abwendbar gefährlicher Verlauf
Fulminante, tödliche Verläufe bei Hepatitis B oder Hepatitis C und D; Hepatitis A: Bei älteren Reisenden ohne Immunität fulminante Verläufe (2,7 % Letalität) möglich.

4.1.7 Bilharziose

Durch im menschlichen Venensystem lebende Egel (Schistosomen) verursacht. In warmem Süßwasser werden von Wasserschnecken die Zerkarien (Infektionslarven) freigesetzt. Vorwiegend in Afrika, Nahost, Asien, Südamerika. Infektion perkutan beim Baden oder Waten durch Gewässer. Inkubationszeit bis 3 Mon.

Symptome Blutiger Urin (Blasenbilharziose; Vorkommen: Afrika, mittlerer Osten), ruhrähnliche Kolitis (Darmbilharziose; Vorkommen: Vor allem Afrika, aber auch Nahost, Südamerika oder Fernost).

Kurzanamnese Tropenreise, Kontakt mit Süßwassertümpeln?

Klinikeinweisung zur Diagnosesicherung.

Abwendbar gefährlicher Verlauf
Fisteln, Abszesse.

4.1.8 Infektiöse Endokarditis

Symptome Schwäche, Nachtschweiß, subfebrile Temperaturen oder Fieber, Mikroembolien (Haut, Schleimhaut, Retina, Nagelbett), Embolien, z.B. mit passageren Hemiparesen, Splenomegalie.

Kurzanamnese Fieber (subfebrile Temperaturen)? Schwächegefühl, Leistungsknick? Nachtschweiß? Muss Pat. z.B. in der Nacht Schlafanzug wechseln? Vorerkr. (insbes. des Herzens)? Z.n. Herzklappen-OP? Drogenabhängigkeit (Fixer)? Aktuelle Medikation.

Sofortdiagnostik
- Notfallcheck (▶ 3.3.1); ggf. allgemeinmedizinische Basisuntersuchung (▶ 2.1.1): Körpertemperatur erhöht?
- Blutdruck, Herzfrequenz, Herzrhythmus, Herzauskultation mit Fahndung nach pathologischen Geräuschen.
- Atemfrequenz, Atemtiefe. Suche nach Embolien und Mikroembolien (▶ „Symptome").

Differenzialdiagnosen Rheumatische Endokarditis (▶ 4.1.9), Libman-Sacks-Endokarditis, Endokardfibrosen (selten).

Maßnahmen Ambulante Weiterbehandlung nicht möglich, da notwendige diagnostische und therapeutische Maßnahmen Klinikaufenthalt erforderlich machen. Ggf. Soforttherapie von Begleitsymptomen (z.B. Rhythmusstörungen) vor Transportbeginn erforderlich.

Klinikeinweisung: Immer sofort bei Fieber und neu aufgetretenem Herzgeräusch. Stationäre Diagnostik (Blutkultur, EKG, Echokardiographie) zum Ausschluss einer bakteriellen Endokarditis → Therapie: i.v. Antibiose, evtl. herzchirurgische Intervention.

Abwendbar gefährlicher Verlauf
Herzklappeninsuffizienz, Herzrhythmusstörungen.

4.1.9 Rheumatische Endokarditis

Betroffen sind hauptsächlich Kinder und Jugendliche.

Symptome Fieber, „wandernde" Polyarthrose der großen Gelenke, selten Chorea minor (z.B. „plötzliche Ungeschicklichkeit" bei Kindern), Erythema anulare und/oder nodosum, subkutane Rheumaknötchen.

4

Kurzanamnese
- Infekt (mit β-hämolysierenden Streptokokken, z.B. Angina) in den letzten 8–14 d?
- Schwellungen und Schmerzen der großen Gelenke? Erythematöse Hautveränderungen und/oder subkutanen Knötchen?
- Andere Vorerkr., insbes. Herzerkr.? Verordnete Medikation?

Sofortdiagnostik
- Notfallcheck (▶ 3.3.1), ggf. allgemeinmedizinische Basisuntersuchung (▶ 2.1.1), insbes. Herzauskultation: Neu aufgetretenes Herzgeräusch?
- Labordiagnostik, EKG, Elektrokardiographie → Klinikeinweisung.

Differenzialdiagnosen Alle anderen Ursachen des Fiebers unklarer Genese (▶ 4.1.1).

Maßnahmen

Klinikeinweisung immer sofort.

Abwendbar gefährlicher Verlauf
Herzrythmusstörungen, plötzliche kardiale Dekompensation durch Klappenversagen.

4

4.1.10 Myokarditis

Unterschieden werden:
- Virusmyokarditis (meist nach Virusinfekt).
- Bakterielle Myokarditis.
- Postinfarkt- und Postkardiotomie-Sy. (nach Herz-OP oder Myokardinfarkt).
- Infektallergische, infekttoxische Myokarditis: Begleitend bei Infekt oder als Überempfindlichkeitsreaktion nach Gabe von Medikamenten (insbes. Antibiotika oder Chemotherapeutika) oder durch Toxine.

Symptome Schwäche, rasche Ermüdbarkeit, Dyspnoe, Fieber, Myalgien/Arthralgien, Hypotonie, Herzrhythmusstörungen, Herzinsuffizienz, Palpitationen.

Kurzanamnese
- Infekte in den letzten 8–14 d (z.B. Diphtherie)?
- Körperliche Schwäche? Muskel- und/oder Gliederschmerzen? Fieber?
- Unregelmäßigkeit des Herzrhythmus?
- Dyspnoe; Begleitsymptome: Z.B. Thoraxschmerzen? Angina pectoris → an Herzinfarkt denken.
- Andere Vorerkr. z.B. KHK?
- Aktuelle Medikation.

Sofortdiagnostik
- Notfallcheck (▶ 3.3.1), ggf. allgemeinmedizinische Basisuntersuchung (▶ 2.1.1).
- Auskultation zur DD: Keine pathologischen Herzgeräusche.
- RR, Puls (Rhythmusstörungen?).
- Inspektion: Zeichen einer Herzinsuffizienz? Ödeme, Halsvenenstauung.

Differenzialdiagnosen Hyperkinetisches Herzsyndrom, Kardiomyopathie, Myokardinfarkt (▶ 4.7.2), infektiöse oder rheumatische Endokarditis.

Maßnahmen Bettruhe, Behandlung der Grundkrankheit (z.B. antibiotische Behandlung einer bakteriellen Infektion). Therapie von Herzrhythmusstörungen (▶ 4.9.2), Herzinsuffizienzbehandlung (▶ 4.6.8), ggf. Antikoagulation einleiten. **Cave:** Ein Effekt von Glukokortikoiden ist nicht sicher nachgewiesen.

Klinikeinweisung immer sofort.

Abwendbar gefährlicher Verlauf
Kardiale Dekompensation.

4.2 Bauchschmerzen und der „akute Bauch"

Bauchschmerzen und der „akute Bauch" bei Kindern ▶ 14.5.3.

4.2.1 Differenzialdiagnostischer Überblick

Wichtigste Frage, wenn ein Pat. wegen Bauchbeschwerden den Bereitschaftsdienst ruft: Liegt ein so genannter „akuter Bauch" und damit evtl. eine Operationsbedürftigkeit vor? Deswegen gelten alle „Bauchschmerzen" bis zum „Beweis des Gegenteils" als „akuter Bauch"!

Der „akute Bauch" ist ein Sammelbegriff für Krankheitsbilder:
- **Kardinalsymptome:** Abdominalschmerz, Abwehrspannung, schlechter AZ, die eine lebensbedrohliche Entwicklung nehmen können und daher sofortige Intervention erfordern (meist chirurgisch, seltener gynäkologisch oder urologisch).
- **Symptome (fakultativ):**
  - Abdominaler Spontanschmerz, DS, reflektorische Abwehrspannung.
  - Erbrechen.
  - Oberflächliche, schmerzhafte Atemexkursionen, Dyspnoe, Schweißausbruch.
  - Angstgefühl, Lethargie, Bewusstseinstrübung.
  - Blässe, kalte Akren, Lippenzyanose.
  - Blässe um Mund und Nase (Facies hippocratica).

Klinikeinweisung: Sofort bei klinisch vorhandenem „akuten Bauch."

Plötzlicher, massiver Schmerz

Auch Beschwerden, die primär nicht dramatisch wirken, können lebensbedrohlich sein, z.B. kann eine Appendizitis bei alten Menschen oder Diabetikern symptomarm verlaufen.

- **Perforiertes Ulcus ventriculi/duodeni** (▶ 4.2.9): Messerstichartiger Schmerz, evtl. Übelkeit und Erbrechen, Peritonitiszeichen (▶ 4.2.3), Ulkusanamnese.
- **Hinterwandinfarkt** (▶ 4.7.2): Evtl. Oberbauchschmerzen einziges Symptom, evtl. Dyspnoe, thorakale Schmerzen, Übelkeit, Erbrechen, Schwitzen, Blässe.
- **Tubarruptur** (▶ 4.2.14): Bei Extrauteringravidität, akuter stärkster Schmerz meist einseitig, Schock, Regel meist ausgeblieben (5–8 Wo.).
- **Invagination** (▶ 14.5.1): Meist Kinder ≤ 2 J., heftigste Schmerzen, Erbrechen, Schreiattacken, rektaler Blutabgang (Spätzeichen).
- **Trauma** (▶ 6.11): Milz-, Nieren-, Leberruptur.
- **Mesenterialinfarkt** (▶ 4.2.6): Diskrepanz zwischen schlechtem AZ und relativ unauffälligem Abdominalbefund, evtl. blutiger Stuhl, evtl. Herzrhythmusstörungen, z.B. absolute Arrhythmie (Emboliequelle).
- **Rupturierendes Aortenaneurysma** (▶ 4.2.18): Plötzlich auftretender Abdominal- und/oder Rückenschmerz (Vernichtungsschmerz), fehlende Femoralispulse (zu 50 %), protrahierter Blutungsschock (▶ 3.6).

Kolikartige Schmerzen

4

- **Gallenkolik** (▶ 4.2.10): Im rechten Oberbauch; nach fettem Essen, gelegentlich Ikterus, evtl. Stuhl hell, Urin bierbraun.
- **Nierenkolik** (▶ 4.2.11): Sehr unruhiger Pat.; Flankenschmerz, mit Ausstrahlung in Unterbauch, Hoden oder Schamlippen.
- **Mechanischer Ileus** (▶ 4.2.5): Stuhlverhalt, klingende Darmgeräusche oder im Spätstadium „Totenstille".
- **Gastroenteritis** (▶ 4.3): Erbrechen, Durchfall, gelegentlich Fieber, evtl. Umgebungserkr.
- **Koprostase:** Letzter Stuhlgang? Skyballa tastbar → digitale Ausräumung.
- **Diabetische Ketoazidose** (▶ 16.1): „Pseudoperitonitis", Oberbauchkrämpfe, Erbrechen, Azetongeruch, zuvor evtl. Polydipsie, Polyurie.

Kontinuierlich zunehmende Schmerzen

- **Appendizitis** (▶ 4.2.4): Loslassschmerz über McBurney, Temperaturdifferenz rektal/axillär ≥ 0,5 °C.
- **Cholezystitis** (▶ 4.2.10): Schmerzen im re. Oberbauch; Fieber, evtl. Ikterus.
- **Pankreatitis** (▶ 4.2.13): Sehr heftige Schmerzen, gürtelförmig in den Rücken ausstrahlend, evtl. Übelkeit, Erbrechen, Diarrhö, Schock.
- **Peritonitis** (▶ 4.2.3): Bretthharter Bauch, Facies hippocratica.
- **Gastritis** (▶ 4.3.3): Epigastrischer Schmerz; Übelkeit, Erbrechen.
- **Meteorismus:** Verstärkte Darmgeräusche; blähende Kost z.B. „Körnerdiät", Zwiebeln? → Wärme z.B. Wärmflasche; evtl. entblähende Medikamente, z.B. Sab simplex®, 30–45 Tr. alle 4–6 h. DD: Stenosierender Prozess.
- **Adnexitis** (▶ 4.2.15): Meist einseitig im Unterbauch, Fieber, Fluor? IUP-Trägerin?
- **Basale Pleuropneumonie** (▶ 4.6.5): Dyspnoe, Husten, feinblasige, meist klingende RG.
- **Inkarzerierte Hernie** (▶ 4.2.8): Vorwölbung oder Schwellung, tastbare Bruchpforte.

Uncharakteristische Schmerzen

- **WS-Beschwerden** (▶ 7.2): Selten akut.
- **Akute Rechtsherzinsuffizienz** (▶ 4.6.8): Halsvenenstauung, periphere Ödeme, Dyspnoe, Zyanose.

- **Infektiöse Mononukleose** (▶ 9.7.4): Milzruptur (selten), Lk-Schwellung, Schluckbeschwerden.
- **HIV-Erkrankung** (▶ 16.3): Hinweise aus der Anamnese, Krankheit meist bekannt.
- **Intoxikationen** (▶ 19): Z.B. Blei, Medikamente (z.B. Theophyllin) → anamnestische Hinweise? Geruch: Bittermandel → Blausäure, Zyankali; Knoblauch → Phosphor.

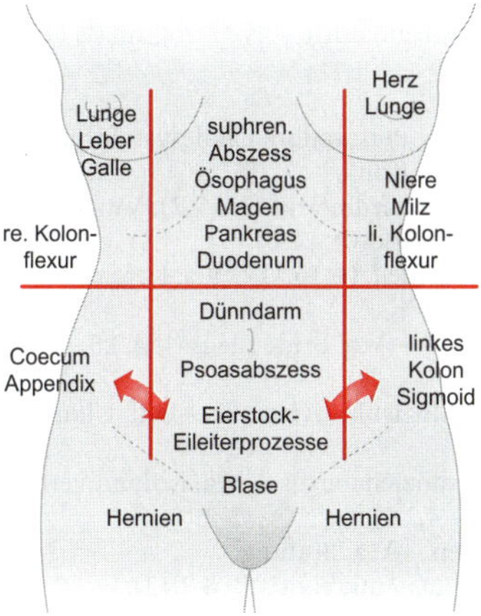

Abb. 4.1 Schmerzlokalisation zur DD des akuten Abdomens [A300–106]

4

Gynäkologische Ursachen

- **EU-Gravidität/Tubarruptur** (▶ 4.2.14): Plötzlicher, massiver Schmerz, meist einseitig; evtl. Schock; Regel meist ausgeblieben (5–8 Wo.).
- **Adnexitis** (▶ 4.2.15): Meist einseitiger Unterleibschmerz, Fieber, Fluor? IUP-Trägerin?
- **Endometriose** (▶ 4.2.16): Krampfartige Schmerzen, i. d. R. nicht akut, zeitlicher Zusammenhang zur Periodenblutung, kein Fieber.
- **Dysmenorrhö** (▶ 13.4.1): Zu Beginn der Menstruation krampfartige Schmerzen, vegetative Symptome (z.B. Kopfschmerz, Übelkeit).

Urologische Ursachen

- **Nierenkolik** (▶ 4.2.11): Unruhiger Pat.; Flankenschmerz, mit Ausstrahlung in Unterbauch, Hoden oder Schamlippen.
- **Harnverhalt** (▶ 4.2.12): Kontinuierlich zunehmender Schmerz, hoher Blasenstand, meist ältere Männer.

Seltene Erkrankungen

- **Rektushämatom, retroperitoneale Blutung:** Einseitige, schmerzhafte Bauchdeckenwellung, „Gefäß-Pat." mit Antikoagulanzientherapie → Klinikeinweisung bei Verdacht.

- **Akute intermittierende Porphyrie:** Abdominelle Koliken, gelegentlich Polyneuropathie; rötlicher, im Licht nachdunkelnder Urin (i. d. R. im Bereitschaftsdienst nicht feststellbar). → Klinikeinweisung bei Verdacht.

Leitfragen

- Schmerzanamnese:
  - Schmerzbeginn, Charakter, Lokalisation?
  - Veränderung des Schmerzes? Schmerz erst im Epigastrium, dann nach unten gewandert → V.a. Appendizitis (▶ 4.2.4).
  - Flankenschmerz, Hämaturie → Nephrolithiasis (▶ 4.2.11), Zystitis (▶ 12.1.1).
- Vorerkr.?
  - Ulkusleiden → V.a. Perforation; Cholezystolithiasis (▶ 4.2.10); Nephrolithiasis (▶ 4.2.11) → Kolik.
  - Kardial → V.a. Myokardinfarkt (▶ 4.7.2); Vitien, Rhythmusstörungen → V.a. Mesenterialinfarkt (▶ 4.2.6).
  - Systemisch: Diab. mell. (▶ 16.1) → V.a. Ketoazidose.
- Trauma?
- Z.n. abdominaler OP? → V.a. Bridenileus (▶ 4.2.5).
- Medikamente?
  - Kortison, Antiphlogistika, Antazida → evtl. Ulkusleiden (V.a. Perforation, ▶ 4.2.9).
  - Chronischer Laxanzienabusus → V.a. Kolondivertikel (Divertikulitis, ▶ 4.2.7), Ileus (▶ 4.2.5).
  - Antikoagulanzien → V.a. Blutung.
- Alkoholabusus? → V.a. Pankreatitis (▶ 4.2.13).
- Fieber? → V.a. Divertikulitis (▶ 4.2.7), Peritonitis (▶ 4.2.3), Cholezystitis (▶ 4.2.10), Pankreatitis (▶ 4.2.13).
- Bei Frauen: Regelanamnese (▶ 13.1) → evtl. Dysmenorrhö (▶ 13.4.1), Mittelschmerz. EU-Gravidität (▶ 4.2.14) möglich?
- Familienanamnese: Familiäres Mittelmeerfieber, Thalassämie, Sichelzellanämie, Porphyrie.
- Letzter Stuhlgang? Obstipation → evtl. Koprostase, Ileus (▶ 4.2.5); Diarrhö → Enteritis; Blutbeimengungen → Enteritis, Kolitis, Ca; Teerstuhl → Ca, Ulkusleiden.
- Letzte Miktion? → evtl. Harnverhalt (▶ 4.2.12), Oligo- bzw. Anurie bei septischem Schock (▶ 3.6).
- Intoxikation (▶ 19): Verdorbene Lebensmittel (Z.n. Reise in wärmere Region?), Schwermetalle, pflanzliche Gifte, Pflanzenschutzmittel (▶ 19.2), perorale Verätzung (▶ 6.13.3).

Leitbefunde

- Rektaldigitale Untersuchung: Blut am Fingerling → z.B. Kolitis, Ca.
- Ikterus → z.B. Cholelithiasis (▶ 4.2.10), Malaria (▶ 4.1.1), Hepatitis (▶ 4.1.6).
- Temperatur rektal und axillär (Differenz ≥ 0,5 °C bei Entzündungen des Darms.

Auskultation

- Herzrhythmusstörungen → z.B. Herzinfarkt (▶ 4.7.2), Mesenterialinfarkt (▶ 4.2.6).
- Lungenauskultation: RG → z.B. Pleuropneumonie (▶ 4.6.5, ▶ 4.7.6).
- Hyperperistaltik oder „Totenstille“ über dem Abdomen → z.B. Ileus (▶ 4.2.5).

Palpation Möglichst bei leerer Blase, flache Lagerung mit Kissen unter dem Kopf, Hände neben dem Bauch: Abwehrspannung, tastbare Kotwalze → z.B. „akuter Bauch“, Ileus (▶ 4.2.5). **Cave:** Mit warmen Händen die Untersuchung dort beginnen, wo der Schmerz **nicht** sitzt.

Perkussion Klopfschall tympanitisch? → V.a. Ileus (▶ 4.2.5).

Diaphanoskopie Aufsetzen einer Lichtquelle (Taschenlampe) auf den Hoden:

- Positiv: Rötliche Transparenz (z.B. Hydrozele, Spermatozele).
- Negativ: Keine Transparenz (bei soliden Prozessen).

4.2.2 Maßnahmen bei „akutem Bauch" und Bauchschmerzen

4

Bei akutem Bauch

- Kreislauf stabilisieren: i.v. Zugang legen, Infusion mit Ringer-Lsg.
- Nahrungskarenz anordnen bzw. beibehalten.
- Keine Medikamentengabe per os.
- Auch keine Flüssigkeitsgabe per os.

Klinikeinweisung:

- Sofort mit RTW bzw. Sonderrechten, bei Bauchschmerzen, die die Bedingungen des „akuten Bauchs“ erfüllen.
- Bei schlechtem AZ, starken Schmerzen, schlechter Kreislaufsituation, unklarer Diagnose.

Bei gutem AZ und mäßigen Bauchschmerzen

Pat. bequem lagern, mit angewinkelten Beinen; Wärmflasche/Heizkissen auf den Bauch legen (zumeist Besserung bei Koliken, Verschlechterung bei Entzündungen).

Erneute Vorstellung beim Bereitschaftsdienst bei Schmerzzunahme und/oder Verschlechterung des AZ.

Schmerzbehandlung

Zurückhaltend mit Analgetikagabe bevor die Diagnose gesichert ist! Bei eindeutigen klinischen Bildern, v. a. bei Gallen- und Ureterkoliken, spasmolytische und analgetische Therapie sofort einleiten.

- N-Butylscopolamin 20 mg (z.B. Buscopan BS ratio® 1–2 Amp.) und Pentazocin 30 mg (z.B. Fortral®) oder Pethidin 50 mg (z.B. Dolantin®) als Supp. oder i.m./i.v.
- Evtl. zusätzlich Nifedipin oder Nitrat 5–20 mg als Zerbeißkapsel oder Nitroglycerin (z.B. Nitrolingual-Spray®) 2 Hübe; **NW:** RR-Abfall.
- Metamizol (z.B. Novaminsulfon ratio®, Novalgin®) 5,0 ml **sehr** langsam i.v.

4.2.3 Peritonitis

Lokale oder generalisierte Entzündung des Bauchfells; Ursache z.B. Kolonperforation, Appendixperforation, akute Cholezystitis.

Symptome Schonhaltung (liegend mit angezogenen Beinen), Fieber, Übelkeit, Erbrechen, Exsikkose (stehende Hautfalten). Später hypovolämischer/septischer Schock möglich. Facies hippocratica: Blasses Nasen-Mund-Dreieck.

Kurzanamnese
- Seit wann Beschwerden? Vorübergehende Besserung, dann Verschlechterung?
- Charakter der Schmerzen (dumpf, stechend, kolikartig)? Veränderung des Schmerzcharakters? Wandernde Schmerzlokalisation (z.B. bei Appendizitis, ▶ 4.2.4)?
- Vorerkr.: Gallensteine? Tumorleiden? Magengeschwür/Gastritis? Frühere Operationen?

Sofortdiagnostik
- Notfallcheck (▶ 3.3.1); ggf. allgemeinmedizinische Basisuntersuchung (▶ 2.1.1).
- Kreislaufkontrolle (RR ↓, Puls ↑, bereits bestehender oder beginnender Schock?!).
- Palpation: Abwehrspannung, lokal oder diffus (brettharter Bauch).
- Perkussion: Tympanitischer Klopfschall.
- Auskultation: Klingende, hochgestellte Darmgeräusche/„Totenstille" → mechanischer/paralytischer Ileus.
- Rektale Untersuchung (nie vergessen!), i. d. R. kein Blut am Fingerling.

Differenzialdiagnosen Paralytischer oder mechanischer Ileus, Ulkusperforation, perforierte Cholezystitis/Appendizitis/Divertikulitis, Pankreatitis.

Maßnahmen Kreislaufstabilisierung: I.v. Zugang legen und Infusion mit z.B. Ringer-Lsg., zunächst 500 ml.

Klinikeinweisung sofort mit NAW.

Abwendbar gefährlicher Verlauf
Sepsis.

4.2.4 Appendizitis

Symptome („klassisch", aber nicht obligat)
- Initial Übelkeit, Erbrechen. Bei Kindern evtl. Durchfall.
- Zunächst epigastrische Schmerzen, dann Verlagerung des Schmerzes in den re. Unterbauch. Schmerzen beim Gehen.
- Fieber meist nicht ≥ 39 °C.

Kurzanamnese
- Kurze Vorgeschichte, max. 2–3 d.
- Verlagerung des Schmerzes.

- Gynäkologische Anamnese (▶ 13.1) erheben: Zyklusanamnese, letzte Regel (EU möglich?), Endometriose (▶ 4.2.16) bekannt?

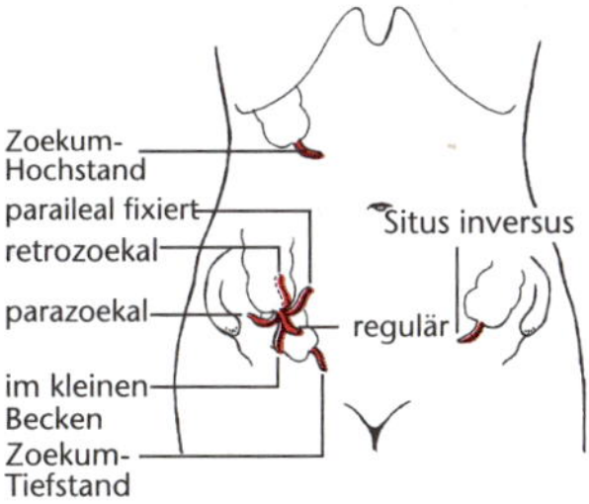

Abb. 4.2 Lageanomalien der Appendix [A300–157]

Sofortdiagnostik Temperatur messen, rektal und axillär (bei Appendizitis Differenz ≥ 0,5 °C).

- **Palpation des Abdomens:** Druck- und Klopfschmerz im re. Unterbauch.
  - McBurney: Loslassschmerz in der Mitte zwischen Spina iliaca ant. sup. und Nabel.
  - Lanz: Übergang re. zum mittleren Drittel zwischen der beiden Spinae iliacae ant. sup.
  - Blumberg (kontralateraler Loslassschmerz): Eindrücken der Bauchdecke auf der Gegenseite und plötzliches Loslassen erzeugt peritonealen Dehnungsschmerz auf der re. Seite (nicht obligat positiv).
  - Rovsing: Retrogrades Ausstreichen des Kolonrahmens führt zu Dehnungsschmerz im Zökalbereich (selten).
  - Psoasdehnungsschmerz: Streckung gegen Widerstand im zuvor gebeugten re. Hüftgelenk erzeugt Schmerz durch Dehnung des über dem M. psoas liegenden entzündlich gereizten Peritoneums.
  - Lokale bzw. diffuse heftige Abwehrspannung bei gedeckter bzw. freier Perforation und bei perityphlitischem Infiltrat.
- **Rektale Untersuchung** (obligate Untersuchung): Druckschmerz nach rechts, bei Douglasabszess fluktuierende Vorwölbung.
- **Auskultation:** Zunächst vermehrte Darmgeräusche, später abgeschwächt.

Differenzialdiagnosen Praktisch alle Ursachen des „akuten Abdomens" (▶ 4.2.1).

- **Klinikeinweisung** bei hinreichendem Verdacht immer stationär zur Beobachtung.
- Vorstellung bei subakuter Appendizitis (lange Anamnese von Mon. oder J.); öfter bei Kindern; schubweise Bauchschmerzen stets im re. Unterbauch; häufig Obstipation; beim Bereitschaftsdienst oder beim Hausarzt nach einigen Stunden zur Verlaufskontrolle, Bauch kontrollieren; außerdem Bettruhe, Nahrungskarenz.

Abwendbar gefährlicher Verlauf

Appendizitis wegen abnormer Lage (rektale Untersuchung unterlassen) oder Symptomarmut (v. a. bei älteren Pat.) übersehen → Durchbruch mit Peritonitis.

4.2.5 Ileus

Symptome

Mechanischer Ileus:

- Kolikartige Schmerzen, Wind- und Stuhlverhalt, Erbrechen, evtl. Koterbrechen (Miserere).
- Zunächst hochgestellte, klingende Darmgeräusche, mit zunehmender Dauer Übergang in paralytischen Ileus → „Totenstille".

Paralytischer Ileus:

- Ggf. hypovolämischer Schock mit Elektrolytstörungen.
- Metabolische Azidose → Kussmaul-Atmung.
- Sepsis infolge einer Durchwanderungsperitonitis, hohes Fieber, Schüttelfrost, schlechter AZ.

Kurzanamnese

- Zurückliegende Bauch-OP?
- Vorerkr.: Gallensteine? M. Crohn?
- Stumpfes Bauchtrauma vorausgegangen?

Sofortdiagnostik Notfallcheck (▶ 3.3.1), ggf. allgemeinmedizinische Basisuntersuchung (▶ 2.1.1); Kreislaufsituation.

- Auskultation:
  - Mechanischer Ileus: Klingende „hochgestellte" Darmgeräusche.
  - Paralytischer Ileus: „Totenstille".
  - Bei Dickdarmverschluss massiv geblähtes, zunächst wenig druckschmerzhaftes Abdomen.
- Palpation des Abdomens:
  - Mechanischer Ileus: Manchmal äußerlich erkennbare Darmsteifungen.
  - Paralytischer Ileus: Stark aufgetriebener, druckempfindlicher Leib, Erbrechen, häufig Singultus, Dehydratation.

Differenzialdiagnosen

- Mechanischer Ileus: Verschluss z.B. durch Gallenstein, Karzinom, Adenom, narbige Strikturen.
- Paralytischer Ileus: Z.B. bei Peritonitis, Kolik, Thrombose/Embolie, Darmatonie in der Schwangerschaft.

Maßnahmen Kreislaufstabilisierung: i.v. Zugang und Infusion mit z.B. Ringer-Lsg., zunächst 500 ml. Nahrungs- und Flüssigkeitskarenz.

Klinikeinweisung sofort mit NAW.

Abwendbar gefährlicher Verlauf
Darmnekrose, Sepsis (▶ 4.1.3).

4.2.6 Mesenterialinfarkt

Symptome Zunächst heftige Schmerzen, dann relative Ruhe („fauler Friede"), schlechter AZ, Meteorismus, evtl. hämorrhagische Diarrhö. Evtl. nur geringe Abwehrspannung (!).

Kurzanamnese Höheres Lebensalter (ältere Pat. sind besonders häufig betroffen), kardiovaskuläre Erkr. oder Risikofaktoren (z.B. Adipositas, Nikotinabusus, Hypertonie)? Herzrhythmusstörungen bekannt? Z.n. Myokardinfarkt?

Sofortdiagnostik
- Notfallcheck (▶ 3.3.1), ggf. allgemeinmedizinische Basisuntersuchung (▶ 2.1.1).
- Kreislaufkontrolle: Absolute Arrhythmie? (Ursache für Embolie).
- Palpation des Abdomens: Evtl. nur geringe Abwehrspannung.
- Auskultation: Evtl. unauffällige Darmgeräusche.
- Rektale Untersuchung: Evtl. Blut am Fingerling.

Maßnahmen Kreislaufstabilisierung: I.v. Zugang, Infusion mit z.B. Ringer-Lsg., zunächst 500 ml.

Klinikeinweisung sofort mit NAW.

Abwendbar gefährlicher Verlauf
Der Mesenterialinfarkt hat mit oder ohne Behandlung eine hohe Letalität, wenn aber zu lange mit der Einweisung gewartet wurde, führt das nicht selten zu Vorwürfen der Angehörigen, weil „die Krankheit viel zu spät erkannt worden ist".

4.2.7 Akute Divertikulitis

Symptome
- Schmerzen im li. Unterbauch („Linksappendizitis"), häufig suprapubisch.
- Fieber, Völlegefühl, Meteorismus, Schleimbeimengungen im Stuhl, selten auch Blut.

Kurzanamnese
- Alter des Pat. (Mehrzahl der Pat. ≥ 70 J. hat Divertikel)?
- Schmerzcharakter? Divertikulose bekannt? Früher schon Stuhlunregelmäßigkeiten?
- Miktionsbeschwerden (Mitbeteiligung der Blase durch Nachbarschaft zum Sigma, Fistelbildung, Luftblasen im Urin)?

Sofortdiagnostik
- Notfallcheck (▶ 3.3.1), ggf. allgemeinmedizinische Basisuntersuchung (▶ 2.1.1).
- Kreislaufkontrolle (RR, Puls).
- Palpation: Evtl. walzenförmige, druckschmerzhafte Resistenz im li. Unterbauch palpabel, lokale Abwehrspannung.
- Rektale Untersuchung: I.d.R kein Blut am Fingerling.

Differenzialdiagnosen Kolon- und Rektum-Ca.

Maßnahmen
- Bettruhe, evtl. Eisauflage, Nahrungskarenz.
- Abhängig von der Schwere des Krankheitsbilds evtl. Antibiose einleiten, z.B. Ciprofloxacin 2 × 500 mg/d (z.B. Ciprobay®) kombiniert mit Metronidazol 2 × 400 mg/d (z.B. Clont®).

- Ggf. Kreislaufstabilisierung: I.v. Zugang, Infusion mit z.B. Ringer-Lsg. 500 ml.
- Spasmolytikagabe.

- **Klinikeinweisung** bei akuter Divertikulitis mit V.a. Perforation bzw. peritonitischen Zeichen.
- **Vorstellung beim Hausarzt** am nächsten Werktag auch bei geringeren Beschwerden.

Abwendbar gefährlicher Verlauf
Fisteln in Blase, Scheide, Dünndarm; Ileus.

4.2.8 Inkarzerierte Hernie

Symptome Schwellung oder Vorwölbung in der Leiste, Übelkeit, Erbrechen, in die Leiste ziehende Schmerzen, evtl. aber auch nur diffuse Bauchbeschwerden.

Kurzanamnese
- Hernie bekannt? Vorher reponibel?
- Alte irreponible Hernie? **Cave:** Entzündliche Prozesse im Abdomen (z.B. Appendizitis) können Inkarzeration vortäuschen.

Sofortdiagnostik
- Notfallcheck (▶ 3.3.1), ggf. allgemeinmedizinische Basisuntersuchung (▶ 2.1.1).
- Kreislaufkontrolle (RR, Puls).
- Auskultation: Darmgeräusche? V.a. Ileus?
- Palpation der Bruchpforten, Bruchsack im Leistenkanal?

Maßnahmen
- Ggf. Kreislaufstabilisierung: I.v. Zugang, Infusion (Ringer-Lsg.).
- Ein **Repositionsversuch** (▶ 2.12) kann gemacht werden, insbes. bei Pat. mit hohem OP-Risiko (oder Verweigerung der OP). **KI:** Dauer der Einklemmung ≥ 4–6 h. **Cave:** Nach geglückter Taxis (manuelle Reposition) Klinikeinweisung, um frühzeitig evtl. entstandene Darmnekrosen, eine partielle Reposition oder En-bloc-Reposition zu erkennen.

Klinikeinweisung immer. Letztlich ist Op. die Therapie der Wahl.

Abwendbar gefährlicher Verlauf
Scheinreposition (En-bloc-Reposition), Bruchsack mit Inhalt wird nur präperitoneal reponiert → Inkarzeration besteht fort.

4.2.9 Perforiertes Ulkus

Symptome Heftigste, messerstichartige Bauchschmerzen, Peritonitis (▶ 4.2.3), Erbrechen, evtl. Schock (▶ 3.6). **Cave:** Nach Perforation evtl. Schmerzpause durch Entlastung.

Kurzanamnese Ulkusleiden bekannt? Medikamente (NSAID, Kortikoide)? Alkohol?

Sofortdiagnostik
- Notfallcheck (▶ 3.3.1), ggf. allgemeinmedizinische Basisuntersuchung (▶ 2.1.1).
- Kreislaufkontrolle (RR, Puls).
- Palpation, Auskultation des Abdomens: Abwehrspannung, anfänglich meist lokalisiert.

Maßnahmen
- Ggf. Kreislaufstabilisierung: I.v. Zugang, Infusion mit z.B. Ringer-Lsg. (zunächst 500 ml).
- Analgesie mit Tramadol 100 mg i.v. (z.B. Tramal®) oder 10 mg Morphin i.v.

Klinikeinweisung sofort mit NAW zur chirurgischen Versorgung.

Abwendbar gefährlicher Verlauf
Peritonitis, Schock → von der „Schmerzpause" nicht täuschen lassen und als einfache Gastritis behandeln.

4.2.10 Gallenkolik, Cholezystitis

Symptome
- Wellenartiger Schmerz, bereits nach wenigen Min. Schmerzmaximum und rasches Abklingen, evtl. in re. Schulterblatt ausstrahlend.
- Gelegentlich flüchtiger Ikterus (Skleren ansehen).
- Übelkeit, Erbrechen.
- Bei Cholezystitis: Temperaturerhöhung ≥ 38,5 °C.

Kurzanamnese Fettes Essen zuvor? Vorausgegangene Koliken? Farbe des Stuhls (bei Cholestase hell) und des Urins (bei Cholestase dunkel).

Sofortdiagnostik
- Notfallcheck (▶ 3.3.1), ggf. allgemeinmedizinische Basisuntersuchung (▶ 2.1.1).
- Kreislaufkontrolle (RR, Puls).
- Palpation des Abdomens: Druck- und Klopfschmerz über der Gallenblase. **Cave:** Gallenblasenhydrops.

Differenzialdiagnosen Akute Hepatitis (▶ 4.1.6), Pyelonephritis (▶ 12.1.1), Leberabszess, subdiaphragmatischer Abszess, Cholangitis, Magenulzera.

Maßnahmen
- Analgesie und Spasmolyse z.B. mit N-Butylscopolamin 20–40 mg i.v. (z.B. Buscopan®) oder Nitro-Spray 2 Hübe.
- Antibiose einleiten: Z.B. Ampicillin 3 × 1000 mg/d p.o. (z.B. Ampicillin Stada®), bei V.a. Anaerobier zusätzlich Metronidazol 3 × 500 mg/d p.o. über 7–10 Tage (z.B. Clont®).

Klinikeinweisung immer, insbes. bei Koliken mit Ikterus und/oder Fieber ≥ 38,5 °C.
Vorstellung beim HA am Folgetag bei gering ausgeprägten Schmerzen, gesicherter Diagnose (Vorgeschichte: Wiederholte Koliken) und zuverlässigen Pat.; ambulante Behandlung unter engmaschiger Kontrolle vertretbar.

Abwendbar gefährlicher Verlauf
Gallenblasenperforation mit galliger Peritonitis.

4.2.11 Nieren-/Harnleiterkolik

Symptome

- Plötzlich einsetzende, schwerste Kolikschmerzen in Flanke und Rücken. Ausstrahlung in Skrotum bzw. Labien, evtl. Schmerzen an der Penisspitze. Unruhe, Umherlaufen.
- Erbrechen, Meteorismus, reflektorisch Darmatonie, Harndrang.
- Bei länger bestehender Obstruktion der ableitenden Harnwege entwickelt sich evtl. langsam ein dumpfer Dauerschmerz.

4

Kurzanamnese Frühere Schmerzattacken (evtl. als „Rückenschmerzen" fehlgedeutet)? Steine bereits bekannt? Medikamente (z.B. alkalisierende Substanzen, Vitamin-D-Präparate)? Erhöhte Flüssigkeitsverluste oder Exsikkose?

Sofortdiagnostik

- Notfallcheck (▶ 3.3.1); ggf. allgemeinmedizinische Basisuntersuchung (▶ 2.1.1).
- Kreislaufkontrolle (RR, Puls).
- Palpation: Nierenlagerklopfschmerz (Harnstauung, Entzündung), abdominelle Abwehrspannung, Bruchpforten unauffällig?
- Die Schmerzausstrahlung ist häufig ein Hinweis auf die Lokalisation eines Konkrements:
  - Schmerzmaximum in der Nierengegend → Konkrement im Nierenkelch oder -becken.
  - Schmerzmaximum vom Rücken in Mittel- und Unterbauch ausstrahlend → hoher oder mittlerer Harnleiterstein.
  - Schmerzmaximum vom Mittel- oder Unterbauch in Blase, Labien oder Hoden ausstrahlend → tiefer Ureterstein.

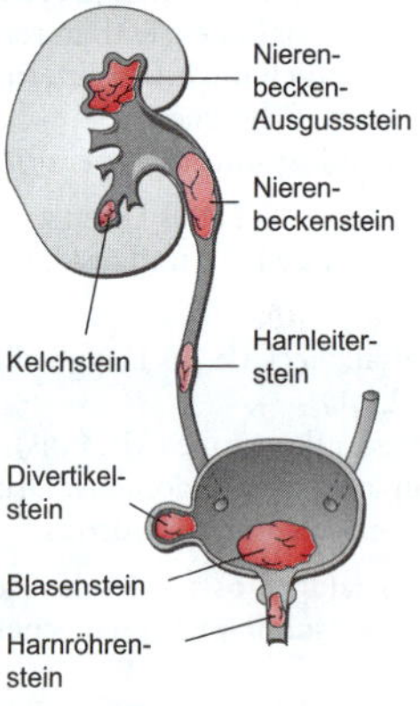

Abb. 4.3 Steinlokalisation bei Urolithiasis [A300–106]

- Auskultation des Abdomens: Reflektorische Darmatonie (kaum oder keine Darmgeräusche)?
- Urin-Stix: Erythrozyten positiv, meist Nitrit negativ.

Differenzialdiagnosen „Akuter Bauch" (▶ 4.2.1).

Maßnahmen

- **Analgesie:** Akut Tramadol 100 mg i.v. (z.B. Tramal®) oder Metamizol 1–2,5 g i.v. (z.B. Novalgin®, Novaminsulfon ratio®), Tageshöchstdosis von 2 × 2,5 g nicht überschreiten; anschließend Diclofenac 3 × 50 mg/d p.o. (z.B. Voltaren® dispers).
- **Spasmolytikum:** N-Butylscopolamin 20–40 mg i.v. (z.B. Buscopan®, BS-ratio®).
- Bei hochsitzendem Ureterstein (vorwiegend Flankenschmerz) Versuch mit Nitroglycerin (z.B. 2 Hub Nitrolingual®-Spray). **Cave:** RR-Abfall.
- Evtl. Sedierung: Diazepam 10 mg. i.v. (z.B. Valium®).
- 2 l Wasser oder Tee trinken lassen, ggf. i.v. Zugang mit Infusion (z.B. Ringer-Lsg.).

Klinikeinweisung in urologische Abteilung.
Vorstellung am nächsten Werktag beim HA/Urologen bei leichteren Fällen.

Abwendbar gefährlicher Verlauf
Pyelonephritis, Stauungsniere mit Funktionsverlust.

! Opiate und Opioide erhöhen den Tonus der glatten Sphinktermuskulatur! Ausnahme: Pethidin (z.B. Dolantin®). Daher nur in Verbindung mit N-Butylscopolamin (z.B. Buscopan®) geben.

4.2.12 Harnverhalt

Symptome

- Unruhiger Pat., häufig älterer Mann, mit quälendem Harndrang und stärksten Unterbauchschmerzen.
- Kaltschweißigkeit, Blässe, Tachykardie.
- Evtl. Übelkeit und Erbrechen.
- Evtl. Harnträufeln (Versagen der Schließmuskulatur bei max. Blasendehnung).

Kurzanamnese

- Subjektiv plötzliches Unvermögen die volle Harnblase zu entleeren (Transportstörung), z.B. nach ein paar kalten Bieren im Schützenfest-Zelt.
- Medikamente (Anticholinergika, Neuroleptika, MCP)?
- Evtl. schon öfter Blasenentleerungsstörungen aufgetreten (Nachträufeln, Urinflecken in der Unterwäsche)? Harnwegsinfekte?
- Bekannte Vorerkr.:
  - Infravesikal: Prostatadenom/-karzinom, Prostatitis/Prostataabszess (junge Erwachsene!), Harnröhrenstrikturen/-trauma, Fremdkörper (z.B. Steineinklemmung), Veränderung der Miktion, frühere Katheterisierungen.
  - Neurogen: Diskusprolaps (L1–L5), Conus-Cauda-Sy., Polyradikulitis, Tumor.

4

Sofortdiagnostik
- Notfallcheck (▶ 3.3.1); ggf. allgemeinmedizinische Basisuntersuchung (▶ 2.1.1).
- Kreislaufkontrolle (RR, Puls).
- Inspektion: Evtl. bis zum Nabel hoch stehender Blasenfundus („Tumor" im Unterbauch).
- Palpation: Abwehrspannung des Abdomens, Resistenzen?
- Perkussion: Typische Dämpfung im Unterbauch (Blase).
- Auskultation: Paralytischer Ileus?

Differenzialdiagnosen Blasentamponade: Instrumenteller Eingriff vorausgegangen? Blasenstein, gestielter Blasentumor, akuter Harnwegsinfekt (▶ 12.1.1).

Maßnahmen
- Ggf. Kreislaufstabilisierung: 5–10 Tr. Etilefrin (z.B. Effortil®).
- **Harnblasenkatheter** (▶ 2.5.1). Bei Urinmengen > 600 ml fraktioniertes Ablassen, sonst droht Blutung ex vacuo. Notfalls (nur im äußersten Notfall, wenn Katheterisierung absolut und auch mit 12 Ch nicht möglich) suprapubische perkutane Blasenpunktion mit 1er-Nadel (gelb).
- **Analgesie:** Metamizol 1–2,5 g i.v. (z.B. Novalgin®) **und** Tramadol 100 mg i.v. (z.B. Tramal®, Tramgit®). **Cave:** RR-Abfall.
- **Sedierung:** Diazepam 10 mg i.v. (z.B. Valium®).

4

Klinikeinweisung immer bei Verletzung der Urethra, bei kreislaufinstabilem Pat. oder Hinweis auf Urosepsis.
Vorstellung beim Urologen kann bei erstmaligem Auftreten nach erfolgreicher Katheterisierung genügen.

Abwendbar gefährlicher Verlauf
Blasenruptur.

4.2.13 Pankreatitis

Symptome (fakultativ)
- Akut einsetzende, heftige Oberbauchschmerzen, gürtelförmig in den Rücken (evtl. auch in re. Schulterblatt) ausstrahlend. Übelkeit und Erbrechen, evtl. Gesichtsrötung (Flush).
- Bei biliärer Pankreatitis auch Ikterus.
- Evtl. Schock und Sepsiszeichen (▶ 4.1.3): Hohes Fieber, Schüttelfrost; graublasse, marmorierte Haut.

Kurzanamnese Frühere Attacken? Alkohol? Fettreiche Mahlzeiten? Gallensteine? Medikamente? Infekt? Ulkusleiden? Plötzlicher Beginn?

Sofortdiagnostik
- Notfallcheck (▶ 3.3.1); ggf. allgemeinmedizinische Basisuntersuchung (▶ 2.1.1).
- Kreislaufkontrolle (RR, Puls).
- Palpation: Gespanntes, pralles, druckschmerzhaftes Abdomen („Gummibauch").

- Auskultation: Spärliche Darmgeräusche (Subileus).
- Marmorierte Haut? Flush?

Differenzialdiagnosen Wie akutes Abdomen (▶ 4.2.1), Herzinfarkt (▶ 4.7.2), Lungenembolie (▶ 4.6.7).

Maßnahmen

- Bei V.a. Schock Kreislaufstabilisierung: I.v. Zugang legen und Infusion mit z.B. Ringer-Lsg., zunächst 500 ml.
- Bettruhe, Nulldiät, auch keine Medikamente p.o. geben oder einnehmen lassen!
- Schmerzbekämpfung: Z.B. N-Butylscopolamin 20 mg i.v. (= 1 Amp. Buscopan®), Tramadol 100 mg i.v. (z.B. Tramagit®) und evtl. Nifedipin 5–20 mg als Zerbeißkapsel oder Nitroglycerin (z.B. Nitrolingual® Spray 2 Hübe). **Cave:** RR-Abfall.

Klinikeinweisung sofort (Ausnahme: Leichte Begleitpankreatitis z.B. bei Mumps). Bei schlechtem AZ oder bei langer Anfahrt → für NAW entscheiden.

Abwendbar gefährlicher Verlauf
Schock (▶ 3.6), Sepsis (▶ 4.1.3), Begleitperitonitis (▶ 4.2.3), paralytischer Ileus (▶ 4.2.5), akutes Nierenversagen.

4.2.14 Extrauteringravidität

Nidation einer befruchteten Eizelle außerhalb des Cavum uteri. Lokalisation fast immer in der Tube. Risikofaktoren für EU sind: Endometriose (▶ 4.2.16), Entzündungen der Tube, Spirale, frühere EU oder Aborte, Sterilitätsbehandlung.

- **Tubarruptur:** Einriss der Tubenwand, meist schwere intraabdominelle Blutung.
- **Tubarabort:** Ablösung der Frucht von der Tubenwand und wehenartiges Ausstoßen in den Bauchraum.

Symptome Einseitige, wehenartige Unterbauchschmerzen, leichte vaginale Blutung, evtl. Schockzeichen.

- **Tubarabort (90 %):** Eher später auftretend (ab 7.–9. SSW post menstruationem), zunehmende Beschwerden (krampfartige, meist einseitige Unterbauchschmerzen), rezidivierende Blutungen.
- **Tubarruptur (10 %):** Eher früher auftretend (5.–6. SSW post menstruationem) plötzlicher Beginn, stärkster einseitiger Unterbauchschmerz, vaginale Blutung kann fehlen.

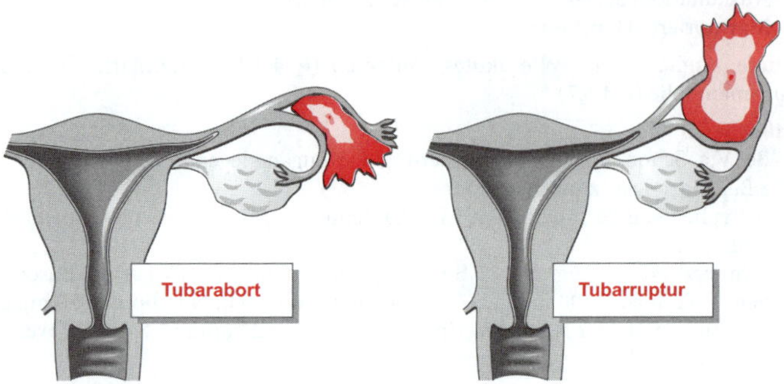

Abb. 4.4 Tubarabort und Tubarruptur [A300–106]

4

Kurzanamnese/Regelanamnese

- Schmerzdauer (seit längerem rezidivierend oder plötzlich?), Stärke, Art (Krämpfe) und Lokalisation (einseitig im Unterbauch)?
- Dauer und Menge des äußeren Blutverlusts?
- Schwangerschaft bekannt? Mutterpass bereits vorhanden? Letzte Menstruationsblutung vor 5–9 Wo.?
- Subjektive Schwangerschaftszeichen: Übelkeit, Erbrechen, Pollakisurie, Spannungsgefühl in der Brust?
- Risikofaktoren: Früher bereits EU-Schwangerschaften? Eileiterentzündungen? Schmerzhafte Menstruationsblutungen (Hinweis auf Endometriose)? Früher oder derzeit intrauterine Spirale? Z.n. Sterilitätsbehandlung?

Sofortdiagnostik

- Notfallcheck (▶ 3.3.1), ggf. allgemeinmedizinische Basisuntersuchung (▶ 2.1.1), Schockzeichen (▶ 3.6).
- Kreislaufkontrolle (Puls, RR).
- Vorsichtige abdominale Palpation (Punctum maximum der Schmerzen), akutes Abdomen?
- Inspektion der Vulva (Blutung?).

Maßnahmen

- Ggf. Schocklagerung.
- I.v. Zugang mit Infusion (z.B. Ringer-Lsg., ggf. HAES).
- Ggf. Analgesie mit Opiaten, z.B. Tramadol 1–2 mg/kg langsam i.v. (z.B. Tramal®), Spasmolyse mit N-Butylscopolamin 20–40 mg i.v. (z.B. Buscopan®) oder Metamizol 1 g i.v. (z.B. Novalgin®).
- Ggf. Sedierung mit Diazepam 5–10 mg i.v. (z.B. Valium®).

Klinikeinweisung sofort in gynäkologische Abteilung.

Abwendbar gefährlicher Verlauf
Volumenmangelschock.

4.2.15 Pelvic inflammatory disease (PID)

Begriff fasst Gruppe von entzündlichen Krankheitsbildern zusammen, die sich allein durch die Symptomatik nicht unterscheiden lassen: Endomyometritis und Parametritis (insbes. im Anschluss an eine Schwangerschaft), Adnexitis, Tuboovarialabszess, (Pelveo-)Peritonitis, septischer Abort.

Symptome Schmerzen im Unterbauch, Fieber, fötider Ausfluss, Übelkeit und Erbrechen bei Begleitperitonitis.

Kurzanamnese/Regelanamnese

- Temperatur? Schmerzen im Unterbauch in Anschluss an Menses, Abort, Abrasio oder bei liegender Spirale: V.a. Pelvic inflammatory disease.
- Letzte Periode:
  - Noch bestehend? → V.a. Toxic-shock-Syndrom.
  - Kurz zuvor → V.a. Pelvic inflammatory disease? Toxic-shock-Syndrom?
  - Vor etwa 14 Tagen → V.a. Mittelschmerz.
- Fötider Ausfluss → Septischer Abort? Pelvic inflammatory disease?
- Subjektive Schwangerschaftszeichen bzw. positiver Schwangerschaftstest → V.a. EU oder septischer Abort.

Sofortdiagnostik

- Notfallcheck (▶ 3.3.1), ggf. allgemeinmedizinische Basisuntersuchung (▶ 2.1.1). Schockzeichen? Tampon in der Vulva? Scharlachartiges Exanthem (V.a. Toxic-shock-Syndrom)? Erhöhte Temperatur?
- Kreislaufkontrolle (Puls, RR).
- Abdominale Auskultation und Palpation.

Wichtige Differenzialdiagnose

- **Toxic-shock-Syndrom:** Durch hochsaugfähige Tampons ausgelöst, kommt es zur Anreicherung von Staphylococcus aureus und Übertritt des Toxins in die Blutbahn. **Cave:** Keine Schmerzen! Plötzlich auftretender Schock und generalisiertes, scharlachartiges Exanthem mit Neigung zur Erythrodermie, palmoplantarem Erythem, Schleimhautentzündung, Eintrübung, Myalgien. Seltenes Krankheitsbild! → Tampon sofort entfernen und zur bakt. Untersuchung durch Aufnahmeklinik asservieren; möglichst in steriler Tüte (z.B. Verpackung von Spritze, Infusionsbesteck o.Ä.) → sofort Klinikeinweisung.
- **Bartholinitis:** Meist durch Anaerobier, Gonokokken, Kolibakterien oder Staphylokokken hervorgerufene Entzündungen der Bartholini-Drüse oder deren Ausführungsgänge; äußert sich in Schwellung, Rötung und starkem Schmerz (beim Sitzen und Gehen).

Maßnahmen

- Ggf. Schocklage. Evtl. i.v. Zugang mit Infusion (z.B. Ringer-Lsg., ggf. HAES).
- Bei Bedarf N-Butylscopolamin 20–40 mg langsam i.v. (z.B. Buscopan®). **Cave:** Wegen der Gefahr, die Symptome zu verschleiern, zentral wirksame Analgetika zurückhaltend einsetzen.

Klinikeinweisung bei Verdacht.

Abwendbar gefährlicher Verlauf
Paralytischer Ileus, intravasale Gerinnungsstörungen, septischer Schock, Sterilität.

4.2.16 Endometriose

Nester von Gebärmutterschleimhaut außerhalb des Uterus, in Tuben, Ovarien, Perineum, Douglas-Raum, aber auch im gesamten Bauchraum, selten extraperitoneal (Nabel, Leistenkanal, Lunge, Gehirn). Diese reagieren auf die zyklische Hormonausschüttung, können aber nicht abbluten.

Symptome Krampfartige Schmerzen im Unterbauch, Menorrhagie (Blutung > 6 d).

Kurzanamnese
- Zeitlicher Zusammenhang zur Periodenblutung?
- Anamnestisch schon länger Unterbauchschmerzen prä- und perimenstruell?
- Schmerz bei Geschlechtsverkehr (insbes. bei Douglasendometriose).

Sofortdiagnostik
- Notfallcheck (▶ 3.3.1), Kreislaufkontrolle (RR, Puls).
- Abdominale Auskultation/Palpation zum Ausschluss von Darmkoliken, Appendizitis (▶ 4.2.4) oder Divertikulitis (▶ 4.2.7).
- Perkussion der Nierenlager z.A. Nierenkolik (▶ 4.2.11).
- Temperatur: Normal.

! Die Diagnose kann nur nach sorgfältigem Ausschluss anderer Erkr. (genaue Anamnese) als Verdachtsdiagnose gestellt werden.

Differenzialdiagnosen Siehe „akuter Bauch" (▶ 4.2.1).

Maßnahmen Entspannte Lagerung. Spasmolytikum und Schmerzmittel (z.B. Buscopan plus®) bis zu 6 Tbl. oder 4 Supp. täglich. Evtl. nur Spasmolytikum Butylscopolamin 20–40 mg langsam i.v. (z.B. Buscopan®).

- **Klinikeinweisung** nicht erforderlich, wenn Diagnose bereits gesichert ist.
- **Vorstellung** beim Gynäkologen zur Diagnostik bei Verdacht (Laparoskopie).

4.2.17 Stielgedrehte(r) Ovarialzyste/-tumor

Bei Ovarialtumoren/-zysten kann es bei heftigen Bewegungen (z.B. Sport, Disco) zur Stieldrehung mit Abschnürung der Gefäßversorgung des Ovars kommen.

Symptome Plötzlich einsetzender, einseitiger Unterbauchschmerz. Evtl. Schock.

Kurzanamnese Kurzanamnese/Regelanamnese. Heftige Bewegungen vorausgegangen, z.B. Sport, Tanzen in der Disco? Fieber? → eher V.a. Adnexitis, PID.

Sofortdiagnostik Notfallcheck (▶ 3.3.1). Schockzeichen: Blässe, Akrozyanose, kalter Schweiß, schwacher bis nicht tastbarer Puls, Angst, Tachypnoe, Bewusstseinstrübung. Kreislaufkontrolle (RR, Puls).

Maßnahmen
- Ggf. Schocklage, entspannte Lagerung mit angewinkelten Beinen.
- I.v. Zugang mit Infusion (Ringer-Lsg., HAES).
- Spasmolyse mit N-Butylscopolamin 20–40 mg i.v. (z.B. Buscopan®) oder Metamizol 1 g langsam i.v. (z.B. Novalgin®), oder zentral wirksamem Analgetikum, z.B. Tramodol 1–2 mg/kg langsam i.v. (z.B. Tramal®).

Klinikeinweisung sofort in gynäkologische Klinik.

Abwendbar gefährlicher Verlauf
Nekrose des Ovars durch Ischämie; Peritonitis.

4.2.18 Rupturierendes Bauchaortenaneurysma

Symptome Schmerzen im Mittelbauch mit Ausstrahlung in den Rücken und/oder Schultern, Beine, Leisten. Schock (▶ 3.6).

Kurzanamnese Trauma, schweres Heben oder Bauchpresse vorausgegangen? Arteriosklerotische Vorerkr.? **Cave:** Manchmal kommt auch eine Spontanruptur ohne Vorboten oder Auslöser vor.

Sofortdiagnostik
- Notfallcheck (▶ 3.3.1); ggf. allgemeinmedizinische Basisuntersuchung (▶ 2.1.1).
- Kreislaufkontrolle (RR, Puls) → RR-Differenz zwischen oberer und unterer Extremität.
- Palpation: Fehlende oder abgeschwächte Leistenpulse.
- Palpation des Abdomens: Evtl. pulsierender Tumor zu tasten. **Cave:** Bei V.a. auf Aortenruptur Abdomen nur sehr vorsichtig palpieren, da Gefahr der sekundär freien Ruptur einer bis dahin gedeckten Ruptur.

Maßnahmen Mehrere großlumige Zugänge mit Ringer-Lsg. und HAES.

Klinikeinweisung sofort mit NAW, evtl. mit Hubschrauber, Voranmeldung in Maximalversorgungsklinik. Eine Überlebenschance besteht nur bei gedeckter Ruptur oder einer unvollständigen Wandruptur (Dissektion).

4.3 Erbrechen

Erbrechen bei Kindern ▶ 14.5.1.
Vieldeutiges Symptom. Häufiger Konsultationsanlass. Diagnose der Grunderkr. nicht immer möglich.

! Säuglinge, Kleinkinder und alte Menschen sind bei massivem Erbrechen durch Wasser- und Elektrolytverlust akut gefährdet.

4.3.1 Differenzialdiagnostischer Überblick

Begleitsymptome

Erbrechen und massive Bauchschmerzen der „akute Bauch" ▶ 4.2.1.

Erbrechen und Durchfall

- **Gastroenteritis:** Fieber, Übelkeit, krampfartige Bauchschmerzen → Allgemeinmaßnahmen (▶ 4.3.2). Plötzlicher Beginn (etwa 6 h nach dem Essen), plötzliches Ende.
- **Lebensmittelvergiftung** (▶ 19): Umgebungserkr.?
- **Gastritis** (▶ 4.3.3): Oberbauchschmerzen, Übelkeit, Erbrechen, belegte Zunge.

Erbrechen und Kopfschmerzen/Schwindel (▶ 4.5.1)

- **Migräne** (▶ 4.5.3): Anamnestisch bekannt, evtl. neurologische Ausfallerscheinungen, z.B. Sprachstörungen, Sehstörungen, Aura.
- **Meningitis** (▶ 4.5.7): Fieber, Meningismus.
- **Menière-Krankheit** (▶ 4.8.4): Hörminderung, Tinnitus, Drehschwindel.
- **Hypertensive Krise** (▶ 4.7.4): RR ↑↑.
- **Glaukomanfall** (▶ 11.3.2): Nebelsehen, farbige Ringe? Bulbus hart und schmerzhaft.
- **Erhöhter Hirndruck:** Z.B. Hirnblutung (▶ 4.10.4), Hirntumor/-metastase (▶ 4.10.8).
- **Commotio cerebri** (▶ 6.3.3): Unfall/Trauma in der Anamnese.

4

Erbrechen und thorakale Schmerzen

- **Herzinfarkt** (▶ 4.7.2): Erbrechen kann einziges Symptom sein.
- **Angina pectoris** (▶ 4.7.3): Kardiovaskuläre Erkr., Risikofaktoren?
- **Herzinsuffizienz** (▶ 4.6.8): Periphere Ödeme, Dyspnoe.
- **Roemheld-Syndrom:** Auftreten pektanginöser Beschwerden nach opulenter Mahlzeit; Ätiologie: Meteorismus; Ther.: Häufige kleine Mahlzeiten.

Morgendliches Erbrechen

- **Frühschwangerschaft** (▶ 13.5.4): Zyklusanamnese.
- Chron. Alkoholabusus.

Erbrechen als Medikamentennebenwirkung Praktisch bei allen Medikamenten möglich, besonders bei Digitalis, nicht steroidalen Antiphlogistika, Antibiotika, Opiaten, Zytostatika.

Erbrechen bei Intoxikation ▶ 19 Hinweise in der Umgebung? Geruch? Perorale Verfärbungen? Nahrungsmittelallergie?

Hämatemesis (▶ 5.4).

- **Peptische Ulzera:** Meist Duodenum. Ulkusanamnese? Antiphlogistika- oder Glukokortikoideinnahme vorausgegangen?
- **Erosive Gastritis:** Starker Alkoholgenuss? Antiphlogistika-Einnahme? Trauma?
- **Mallory-Weiss-Blutung:** Zumeist bei Alkoholabhängigen; Einrisse der Magenschleimhaut durch massives Erbrechen.
- **Ösophagusvarizenblutung:** Oft schwallartige Blutung mit plötzlichem Beginn. Evtl. Leberhautzeichen, Caput medusae, Hepatomegalie als Zeichen der portalen Hypertension.

Leitfragen

- Zeitpunkt und Häufigkeit des Erbrechens?
  - Im 12- bis 48-h-Rhythmus: Bei Magenausgangsstenose oder Syndrom der zuführenden Schlinge.
  - Morgens: Schwangerschaft oder Alkoholismus.
  - Nachts: Ulcus duodeni.
  - Sofort nach dem Essen: Akute Gastroenteritis, Hepatitis, psychogen.
- Beschaffenheit? Beimengungen von Blut, Galle, Kot, Eiter oder Parasiten?
- Personen in der Umgebung ebenfalls betroffen? Z.B. (Lebensmittel-)Vergiftungen, Salmonellen.
- Allgemeinbefinden? Kopfschmerzen z.B. Migräne (▶ 4.5.3); Sehstörungen z.B. Glaukomanfall (▶ 11.3.2).
- Medikamenteneinnahme (z.B. Digitalis, NSAID, Opiate)?
- Alkoholkonsum?
- Vorerkr./Begleiterkr. z.B. Ulkus (▶ 4.2.9), Cholezystitis (▶ 4.2.10), Cholezystolithiasis (▶ 4.2.10), Hypertonie (▶ 4.7.4)?
- Auslandsaufenthalte?

Leitbefunde

- Notfallcheck (▶ 3.3.1).
- Neurologische Untersuchung (▶ 2.1.2), insbes. Meningismus prüfen, wenn möglich Augenhintergrund spiegeln (Stauungspapille?).
- Kreislaufkontrolle (RR, Puls).
- Dehydratation: Stehende Hautfalten?
- Temperaturmessung, fieberhafter Infekt?
- BZ-Stix: Hypoglykämie?
- Palpation/Auskultation des Abdomens: Hinweise auf ein akutes Abdomen (▶ 4.2)?

4.3.2 Allgemeinmaßnahmen bei Erbrechen

- Wenn eindeutige Diagnose möglich: Therapie der Grunderkr.
- Flüssigkeitssubstitution: Kamillen- oder Fencheltee, Mineralwasser ohne Kohlensäure, evtl. mit Traubenzucker süßen.
- Nahrungskarenz, anschließend langsamer Kostaufbau: Empfehlung von Haferschleim o.Ä., Zwieback, kein Fett oder Eiweiß, auf ausreichende Kochsalzzufuhr achten.
- Antiemetika z.B. Metoclopramid 3 × 20 Tr. (z.B. Paspertin®, MCP-ratiopharm®, ggf. auch als Supp.). Bei Brechreiz alle 3 Min. 5 Tr. Metoclopramid auf die Zunge geben bis die gewünschte Dosis erreicht ist.

Abwendbar gefährlicher Verlauf

- Dehydrierung bei Säuglingen und Kleinkindern → hohe Letalität.
- Erbrechen kann das einzige Symptom eines Herzinfarkts sein – Blutdruck gemessen, Puls gezählt? Nach kardialen Symptomen gefragt? KHK in der Anamnese?
- Hinweise auf Hirndruckzeichen (▶ 4.10) übersehen?
- Akuter Glaukomanfall (▶ 11.3.2) ausgeschlossen?

4.3.3 Akute Gastritis

Symptome

- Schmerz/Druckgefühl im Oberbauch.
- Erbrechen, vorwiegend bei infektiöser Gastritis.
- Evtl. Hämatemesis (▶ 5.4), z.B. bei erosiver Gastritis.

Kurzanamnese

- Akutes Auftreten (infektiöse Gastritis).
- Schon früher Gastritis-Anfälle? Ulkus? Akute Exazerbation einer chronischen Gastritis?

Sofortdiagnostik

- Notfallcheck (▶ 3.3.1); ggf. allgemeinmedizinische Basisuntersuchung (▶ 2.1.1).
- Kreislaufkontrolle (RR, Puls auch bei banalen Erkr. nicht vegessen).
- Palpation: Druckschmerz im Epigastrium.

Differenzialdiagnosen Siehe „akuter Bauch"(▶ 4.2.1).

Maßnahmen

- In leichten Fällen Nahrungskarenz. Kaffee-, Alkohol- und Nikotinverzicht, entbehrliche Medikamente absetzen.
- Antazida 4–6 × tgl. (z.B. Maalox 70®, Magmed®) ggf. H_2-Blocker (z.B. Sostril®, Ranitic®) 1 × 300 mg abends.

> - **Klinikeinweisung** bei unkomplizierter Gastritis nicht erforderlich.
> - **Vorstellung beim HA** am nächsten Werktag bei Fortbestehen der Beschwerden.

> **Abwendbar gefährlicher Verlauf**
> Gastritis als Verlegenheitsdiagnose angenommen, dadurch z.B. Ulkus oder Appendizitis übersehen.

4.4 Diarrhö

Unspezifisches, aber häufiges Symptom.

> ! Eine Diarrhö ist nur dann eine banale Erkrankung, wenn alle nicht banalen Erkrankungen ausgeschlossen sind.

4.4.1 Differenzialdiagnostischer Überblick

Begleitsymptome

Diarrhö und Fieber

- **Bakterien:** E. coli, Salmonellen, Shigellen (Ruhr), Campylobacter jejuni, Yersinien, Clostridium difficile, Vibrio cholerae → Allgemeinmaßnahmen (▶ 4.4.2).

- **Viren:** Rota-Viren (v. a. bei Kleinkindern), Parvoviren, auch Corona-, Norwalk- und Adenoviren → Allgemeinmaßnahmen (▶ 4.4.2).
- **Parasiten:** Entamoeba histolytica, Gardia lamblia → Allgemeinmaßnahmen (▶ 4.4.2).

- **Klinikeinweisung** bei AZ ↓ ↓.
- **Vorstellung beim HA** am nächsten Werktag.

Diarrhö mit Blutbeimengungen

- **Infektiös:** Campylobacter jejuni; Shigellen (**cave:** Shigellen-Ruhr ist meldepflichtig!), Salmonellen; Yersinien (Beschwerdebild wie bei Appendizitis); enteroinvasive E. coli, EHEC; Clostridium difficile (pseudomembranöse Kolitis); Amöben (blutig schleimige Durchfälle) und Schistosomen (Tropenanamnese); Tbc → Klinikeinweisung.
- **Weitere Ursachen:** Divertikulitis (▶ 4.2.7), ischämische Kolitis, Colitis ulcerosa, Enteritis Crohn (selten, ▶ 4.4.3), inkomplett stenosierende Karzinome, Polypen, Mesenterialinfarkt (▶ 4.2.6), Invagination, Volvulus, Endometriose, Intestinalblutung.

Diarrhö und Schmerzen Schmerzen periumbilikal: Eher Dünndarmerkr.; li.-seitige oder sakrale Schmerzen: Eher Dickdarmerkr.

„Reisediarrhö“ ▶ 4.1.5. Anamnese hinweisend; meist leichter Verlauf über wenige Tage (häufig Enterotoxin bildende E. coli, seltener Viren).

Antibiotika-assoziierte Kolitis Wässrige Durchfälle, evtl. Fieber; während, aber auch bis zu 4 Wo. nach einer Antibiotikatherapie z.B. mit Clindamycin, Cephalosporinen oder Ampicillin → Klinikeinweisung.

Lebensmittelvergiftung Einsetzen der Durchfälle wenige Stunden nach dem Genuss von Nahrungsmitteln (z.B. Tiefkühlkost, Fleisch, Geflügel, Eier, Milchprodukte, Speiseeis!) durch Enterotoxine → Allgemeinmaßnahmen (▶ 4.4.2).
Zeitpunkt des Krankheitsbeginns:

- Staphylococcus aureus: (früh) nach 1–2 h p.i.
- Clostridium perfringens: 8–20 h p.i.
- Salmonellen: 12–36 h p.i.
- Clostridium botulinum 4–48 h p.i. (Doppelbilder).
- E. coli: (spät) 24–48 h p.i.

- **Klinikeinweisung** bei V.a. Clostridium-botulinum-Infektion.
- **Vorstellung beim HA** bei anhaltenden Beschwerden am nächsten Werktag.

Sonstige Diarrhö

- **Medikamentös:** Mg-haltige Antazida, Digoxin, Anticholinergika, Laxanzien, Antibiotika, Zytostatika → Klinikeinweisung bei V.a. Intoxikation, bei Zytostatika-NW, bei V.a. pseudomembranöse Kolitis.
- **Toxisch:** Pilze, Arsen, Quecksilber, Bakterientoxine → Klinikeinweisung.
- **Nahrungsmittel:** Z.B. Erdbeeren; Laktasemangel mit Unverträglichkeit von Milch und Milchprodukten (relativ häufig, etwa 10 %), hohe Dosen von Zuckerersatzstoffen, wie Sorbitol, Sprue. → Allgemeinmaßnahmen (▶ 4.4.2).

4

Vorstellung beim HA am nächsten Werktag.

- **Vegetativ:** Angst, Stress → Allgemeinmaßnahmen (▶ 4.4.2).
- **Seltenere Ursachen:** AIDS-Enteropathie → Klinikeinweisung. Hyperthyreose → Vorstellung beim HA nächsten Werktag.

! Cholera, Shigellen-Ruhr, E. coli und Salmonellose sind meldepflichtig!

Leitfragen

- Dauer, Häufigkeit und Farbe der Stühle?
- Abhängigkeit von Nahrungsmitteln?
- Zeitlicher Zusammenhang zur letzten Nahrungsaufnahme (Lebensmittelvergiftung)?
- Welche Nahrungsmittel? Eis, Mayonnaise (Salmonellose)?
- Umgebungserkr.?
- Medikamenteneinahme?
- Auslandsaufenthalte („Reisediarrhö“, aber auch an Malaria oder Cholera denken)?
- HIV-Risiko? (Ausbruch einer bisher unbekannten Infektion?).
- Bestrahlung?

Leitbefunde

- Hautsymptome: Salmonellen.
- Gelenkbeschwerden: Enteritis Crohn, Salmonellen, Shigellen.
- Kopfschmerzen und Roseolen: Salmonella typhi.
- Stuhlbeschaffenheit: Wässrig, blutig (Ruhr, Amöbenenteritis, EHEC)?

4.4.2 Allgemeinmaßnahmen bei Diarrhö

- Bei Diab. mell. (▶ 16.1) muss nach BZ-Wert über Therapie entschieden werden.
- Teefasten, z.B. Schwarztee, grüner Tee.
- Ernährungshinweise: Leichte Aufbaukost, kein Fett!
- Salzreiche Nahrung, zum Flüssigkeits- und Elektrolyt-Ersatz (Maggi®-Brühe), ggf. Verordnung von z.B. Oralpädon®.
- Bei Bedarf Infusionstherapie: I.v. Zugang, NaCl-Lsg.
- Motilitätshemmer, z.B. Loperamid (z.B. Imodium®) bis zu 6 × 2 mg bei Erwachsenen. Nur bei leichten Verläufen, nicht bei Kindern ≤ 2 J.
- Bei Dysenterie: Trimethoprim-Sulfamethoxazol (z.B. Cotrim Forte®) 2 × 1 Tbl. tgl., oder Gyrasehemmer, z.B. Ciprofloxacin 1 × 500 mg/d (z.B. Ciprobay®).

!
- Keine „blinde“ Antibiotikatherapie (bei EHEC evtl. lebensgefährlich)!
- Pat. darauf hinweisen, dass bei Diarrhö der Konzeptionsschutz von Ovulationshemmern als aufgehoben zu betrachten ist.

- **Klinikeinweisung:** Kinder und Säuglinge, alte Menschen bei Exsikkose, bei V.a. Sepsis, schlechtem AZ und/oder schwerwiegenden Begleiterkr., z.B. Immunschwäche/HIV.
- **Vorstellung nicht erforderlich** bei Erwachsenen mit gutem AZ, ohne blutige Stühle, keiner oder nur geringer Temperatur, ohne Hinweise auf Intoxikation oder Epidemie. Symptomatische Therapie ohne weitere Diagnostik ist vertretbar.

4.4.3 Morbus Crohn und Colitis ulcerosa

Im Bereitschaftsdienst ist die Diagnose des Morbus Crohn oder der Colitis ulcerosa eher unwahrscheinlich, zumeist ist die Erkr. bekannt.

Therapie des Morbus Crohn im akuten Schub
- Prednisolon 60 mg/d p.o., Reduktion über 6 Wo. auf 10 mg/d (auf Magenschutz achten!).
- Bei Pat. mit Fisteln: Zusätzlich Metronidazol (z.B. Clont®). **Cave:** Für Anwendungen ≥ 10 Tage nicht zugelassen.

Therapie der Colitis ulcerosa im akuten Schub
- 5-Aminosalicylsäure 4 × 1 g/d p.o. (z.B. Salofalk®) oder Olsalazin (z.B. Dipentum®) oder Sufasalazin 3 × 1 g/d p.o. (z.B. Azufildine®).
- Bei schwerem Schub zusätzlich Glukokortikoide (z.B. Prednisolon 50 ratio®) initial 60–100 mg. **Cave:** Stufenweise Reduktion, auf Magenschutz achten.

4.5 Kopfschmerzen

Kopfschmerz bei Kindern ▶ 14.8.6.
Kopfschmerzen sind ein häufiger Beratungsanlass im ärztlichen Bereitschaftsdienst als Symptom einer Erkrankung (z.B. fieberhafter Infekt, SAB) oder eigenes Krankheitsbild (z.B. Migräne, Spannungskopfschmerz).

4.5.1 Differenzialdiagnostischer Überblick

Primäre Kopfschmerzen (90 % aller Kopfschmerzen)

Chronisch funktionelle Kopfschmerzen. Migräne ohne/mit Aura (▶ 4.5.3), Spannungskopfschmerz (▶ 4.5.2), Cluster-Kopfschmerz (▶ 4.5.4).

Tab. 4.1 Differenzialdiagnose der chronisch funktionellen Kopfschmerzen

Form	Spannungskopfschmerz	Migräne	Cluster-Kopfschmerz
Merkmale	Diffus, dumpf, bohrend, beidseitig, oft von okzipital nach frontal ausstrahlend	Anfallsartig, oft halbseitig mit Photo- und Phonophobie, Brechreiz und Aura	Intensiv, meist einseitig periorbital, oft Tränen- und Nasenfluss, Augenrötung; oft nachts. **Cave:** Suizidalität
Dauer	Stunden bis Tage	Stunden bis Tage	1–2 h, auch protrahiert

Tab. 4.1 Differenzialdiagnose der chronisch funktionellen Kopfschmerzen *(Forts.)*

Form	Spannungskopfschmerz	Migräne	Cluster-Kopfschmerz
Maximum	Untypisch	Nach 1–2 h	Nach 20 Min.
Häufigkeit	Mehrmals pro Wo. oder Mon.	Mehrmals pro Wo. oder Mon., auch sporadisch	1–3 × tägl. bis Wochenrhythmus
Prävalenz	Etwa 10 %; F : M = 3 : 1	Etwa 3 %; F : M = 3 : 1	Etwa 0,1 %; F : M = 1 : 5

Sekundär bedingte Kopfschmerzen

- **Organische Ursachen:** Subarachnoidalblutung (▶ 4.5.8), Arteriitis temporalis (▶ 4.5.5), Apoplex (▶ 4.10.3, ▶ 4.10.4).
- **Intrakranielle Druckerhöhung:** Hirntumor (▶ 4.10.8), Hämatom (▶ 4.10.4), Sinusvenenthrombose (▶ 4.5.10), Liquorzirkulationsstörung (Hydrozephalus, post punctionem), Abszess.
- **Infektionskrankheiten:** Meningitis (▶ 4.5.7), Enzephalitis (▶ 4.5.7).
- **Verletzungen:** Schädel-Hirn-Trauma (▶ 6.3.1), HWS-Distorsion (▶ 7.1.2).
- **Erkrankungen anderer Organe:** Hypertonie (▶ 4.7.4), Glaukom (▶ 11.3.2), otogene Affektionen (▶ 9.2.2, ▶ 9.2.3), Sinusitis (▶ 9.4.2), Zahnerkrankungen (▶ 10.3), zervikogener Kopfschmerz (▶ 4.5.11), Neuralgien (▶ 4.5.9).
- **Toxisch oder medikamentös induzierter Kopfschmerz** (z.B. Nitrate), Medikamente (▶ 15.15.3), Alkohol „Kater" (▶ 15.15.1), Kohlenmonoxid (▶ 19.2).

Leitfragen

- Seit wann sind Kopfschmerzen in der Anamnese bekannt?
- Häufigkeit (häufig, gelegentlich, selten, noch nie)?
- Beginn des jetzigen Schmerzes (explosionsartig, rasch, allmählich, mit Kopfschmerzen aufgewacht)?
- Schmerzcharakter, -entwicklung, -lokalisation und Schmerzverlauf?
- Was hat gegen diese Kopfschmerzen früher geholfen?
- Begleitsymptome: Fieber, Erbrechen, Bewusstseinsstörung? Sehstörungen, Aphasie, Agnosie, Hemiplegie ?
- Kontakt (inhalativ?) zu toxischen Substanzen?
- Grund- und Begleiterkrankungen: Z.B. Hypertonie, Migräne bekannt, Erythem erinnerlich?
- Kopfschmerzen prä- und postmenstruell?

Leitbefunde

- Bei Kopfschmerzen ist die neurologische Zusatzuntersuchung (▶ 2.1.2) obligat, insbes.
  - Bewusstseinslage, psychische Auffälligkeiten.
  - Fokale neurologische Defizite.
  - Meningismusprüfung.
  - Pupillengröße, -reaktion, Seitenunterschiede.
  - Nach Möglichkeit Augenspiegelung (Stauungspapille?).
- Ggf. allgemeinmedizinische Basisuntersuchung (▶ 2.1.1).

4.5.2 Allgemeinmaßnahmen bei Kopfschmerzen

- Vitalzeichen laufend kontrollieren, ggf. Reanimation (▶ 3.4.1, ▶ 3.4.2).
- Therapie der Grunderkr.
- Behandlung eines Begleitkopfschmerzes (z.B. bei fieberhaftem Infekt) mit Paracetamol bis zu 4 × 500–1000 mg/d p.o. (z.B. ben-u-ron®, Fensum 500®) oder ASS bis zu 4 × 500–1000 mg/d p.o. (z.B. Aspirin®, ASS 500 Hexal®, Delgesic® 1000 mg Pulver).
- Pat. sollte durch erwachsene Person beaufsichtigt werden, die sich im selben Haushalt aufhält.

- **Klinikeinweisung** bei schlechtem AZ, insbes. bei Somnolenz, Bewusstlosigkeit, neurologischen Ausfällen, nicht beherrschbaren Schmerzzuständen. Bei der Auswahl des Transportmittels bedenken, dass sich bei V.a. zerebrale Blutung/Ischämie der Zustand plötzlich verschlechtern kann.
- **Wiedervorstellung** beim Bereitschaftsdienst, wenn zusätzliche Symptome auftreten oder die Kopfschmerzen sich nicht bessern bzw. stärker werden.

4.5.3 Migräne

Symptome Kopfschmerz oft halbseitig, Erbrechen, Übelkeit, Lichtscheu, evtl. neurologische Begeitsymptome (z.B. Sensibilitätsstörungen, Sehstörungen). Rezidive sind die Regel.

Kurzanamnese Siehe auch Leitfragen (▶ 4.5.1).
- Migräne bekannt? Neigung zu Kopfschmerzen?
- Trauma vorausgegangen? Infekt?
- Medikamentenanamnese?

Sofortdiagnostik Neurologische Zusatzuntersuchung (▶ 2.1.2), speziell Meningismus prüfen, Pupillomotorik, Reflexe, grobe Kraft, Sensibilität. Evtl. allgemeinmedizinische Basisuntersuchung (▶ 2.1.1).

Maßnahmen
- Dunkle Räume, möglichst wenig visuelle und/oder akustische Reize. Kein Alkohol und/oder Nikotin.
- Kälte (z.B. kühler Waschlappen) auf der Stirn wird oft als angenehm empfunden (manchmal aber auch Wärme).
- Metoclopramid 5–10 mg p.o. oder 10–20 mg als Supp. (z.B. Paspertin®) bei gleichzeitig bestehender Übelkeit oder als Prokinetikum zur Verbesserung der Resorption bei oraler Analgetikagabe.
- Analgetika:
  - Paracetamol 3–4 × 500–1000 mg/d p.o. (z.B. ben-u-ron®, Fensum®) **oder:**
  - Acetylsalicylsäure 0,5 g i.v. (z.B. Aspisol®) oder bis zu 3 × 500–1000 mg/d p.o. (z.B. Aspirin®, ASS 500 Hexal®) **oder:**
  - Novaminsulfon 1,0–2,5 g langsam (!) i.v. oder 500 mg p.o. (z.B. 1 Tbl. oder 20 Tropfen oder 1 Supp. Novalgin®, **cave:** Vorher nach Allergie fragen) **oder:**
  - Triptane, wie Rizatriptan 10 mg Schmelztbl. (Maxalt®) oder Sumatriptan 20 mg als Nasenspray (Imigran®) oder Zolmitriptan 2,5 mg Schmelztbl.

(AscoTop®) oder Fovatriptan 2,5 mg p.o. (Allegro®) bei lange anhaltenden Attacken. **Cave:** Nicht bei KHK- oder TIA-Anamnese sowie bei hemiplegischer, ophthalmoplegischer und Basilaris-Migräne. Bei Einsatz von Triptanen über NW informieren!
  - Bei prä- und perimenstrueller Migräne hat sich Naproxen 3 × 250 mg/d (z.B. Naproxen Hexal®) bewährt.
- Entspannungsübungen (z.B. progressive Muskelentspannung) empfehlen und Stressmanagement anraten.

!
- Triptane nicht mit Ergotamin kombinieren!
- Frei verkäufliches Triptan (Naratriptan 2,5, Formigran®).

- **Klinikeinweisung** i.d.R. nicht erforderlich.
- **Vorstellung** nur bei erstmaligem Auftreten am nächsten Werktag beim HA; bzw. noch während des Bereitschaftsdienstes bei AZ-Verschlechterung.

Abwendbar gefährlicher Verlauf
Bewusstseinsstörung, Kreislaufstörungen.

4.5.4 Cluster-Kopfschmerz

Symptome
- Sehr intensiver, einschießender Schmerz, stechend, immer einseitig in der Schläfen-Augenregion, ggf. mit Ptosis, Miosis, Lakrimation, Rhinorrhö.
- Übelkeit, Lichtscheu (beides selten).
- Anfallsartiges Auftreten innerhalb von etwa 20 Min., häufig nachts, klingt nach 1–3 h ab.

Kurzanamnese Bereits früher ähnliche Schmerzen (evtl. auch vor Jahren)? Psychische Belastungen? Trauma? Infekt?

Sofortdiagnostik Neurologische Zusatzuntersuchung (▶ 2.1.2), speziell Hirnnervenprüfung, Reflexstatus, Meningismus, Motorik/Sensibilität. Evtl. allgemeinmedizinische Basisuntersuchung (▶ 2.1.1).

Maßnahmen
- O_2-Gabe über Maske (7 l/Min.).
- Sumatriptan (Imigran®) mit 100 mg p.o. (Tageshöchstdosis: 300 mg) oder 6 mg s.c. Rizatriptan 10 mg (Maxalt®) Schmelztbl. **Cave:** Nicht bei KHK- oder TIA-Anamnese; nicht mit Ergotamin kombinieren!

- **Klinikeinweisung** bei geringstem V.a. Ischämie/Blutung, bei neurologischen Ausfällen, nicht beherrschbaren Schmerzen.
- **Vorstellung** noch während des Bereitschaftsdienstes bei Verschlechterung, ansonsten beim Neurologen zur weiteren Diagnostik.

4.5.5 Arteriitis temporalis

Oft kombiniert mit Polymyalgia rheumatica, i.d.R. ältere Pat.

Symptome Lang anhaltender temporaler Kopfschmerz, Schmerzen beim Kauen, ggf. Fieber.

Kurzanamnese Leitfragen (▶ 4.5.1). Muskelschmerzen? Fieber? Leistungsminderung?

Sofortdiagnostik

- Inspektion: Typisch gerötete und geschlängelte Temporalarterie.
- Neurologische Zusatzuntersuchung (▶ 2.1.2), speziell Motorik, Sensibilität, Meninigismusprüfung.
- Evt. allgemeinmedizinische Basisuntersuchung (▶ 2.1.1).

Maßnahmen

- Wegen der Gefahr der Erblindung sofort mit Glukokortikoidther. beginnen: Prednisolon 80 mg/d p.o. (z.B. Decortin®, Prednisolon ratio 50 mg®); sofortiges Ansprechen „bestätigt" die Diagnose.
- Arterienbiopsie veranlassen (mit Kortisongabe aber sofort beginnen!).
- Zusätzlich symptomatisch: Paracetamol bis zu 4 × 500–1000 mg/d als Supp. (z.B. ben-u-ron®, Fensum®) oder ASS bis zu 4 × 500–1000 mg/d p.o. (z.B. Aspirin®, ASS 500 Hexal®).

Abwendbar gefährlicher Verlauf
Erblindung.

4

4.5.6 Zerebrovaskuläre Durchblutungsstörungen

Symptome Kopfschmerzen, Schwindel, Übelkeit, Sehstörungen, Verwirrtheit. Bewusstseinsstörungen/Lähmungen (bei schweren Durchblutungsstörungen → apoplektischer Insult, PRIND, TIA ▶ 4.10.3).

Kurzanamnese Siehe auch Leitfragen (▶ 4.5.1).

- Bereits vorher kurzzeitige neurologische Ausfälle? Drop attacks?
- Kardiovaskuläre Erkr.? Risikofaktoren (z.B. Hypertonie, Nikotinabusus, Adipositas)?

Sofortdiagnostik

- RR-Kontrolle (hypertensive Krise?).
- Neurologische Zusatzuntersuchung (▶ 2.1.2), speziell Motorik, Sensibilität, Hirnnervenprüfung.
- Evtl. allgemeinmedizinische Basisuntersuchung (▶ 2.1.1).

- **Klinikeinweisung** zur Abklärung in internistische (wenn Herz-Kreislauf-Ursache vermutet wird) oder neurologische Fachabteilung.
- **Ausnahmen:** Z.B. geriatrische Pat. oder Tumorpat., die zu Hause sterben möchten → Acetylsalicylsäure 100 mg/d p.o. (z.B. Aspirin®100, ASS 100 von CT®) oder Ticlopidin 2 × 250 mg/d p.o. (z.B. Tiklyd®).

! Diskrete (Anfangs-)Symptome, wie Kopfschmerzen, können innerhalb weniger Stunden oder Min. weitere neurologische Ausfälle nach sich ziehen; TIA oder PRIND können sich zu einem manifesten apoplektischen Insult entwickeln.

4.5.7 Meningitis und Enzephalitis

Symptome

- **Meningitis:** Ansteigendes Fieber, Kopfschmerzen, allgemeine Reizüberempfindlichkeit (Licht-, Schmerzreize), Übelkeit, Erbrechen, Bewusstseinsstörung, evtl. Hirnnervenausfälle, symptomatische Psychosen, Sensibilitätsstörungen, gelegentlich fokale oder generalisierte epileptische Anfälle. **Cave:** Bei älteren und resistenzgeschwächten Pat., aber auch bei Kindern, können Meningismus und Fieber fehlen.
- **Enzephalitis:** Lichtscheu, Somnolenz, Hirnnervenausfälle, evtl. Krampfanfälle. **Cave:** Eine Enzephalitis geht nur bei Beteiligung der Meningen mit einem Meningismus einher (Meningoenzephalitis).

Kurzanamnese

- Siehe auch Leitfragen (▶ 4.5.1).
- **Meningitis:** Akut innerhalb einer Stunde aufgetretenes Krankheitsbild.
- **Enzephalitis:** Infekt vorausgegangen, Zeckenbiss?

Sofortdiagnostik

- Bei dringendem Verdacht und raschem Handlungsbedarf nur Notfallcheck (▶ 3.3.1).
- Neurologische Zusatzuntersuchung (▶ 2.1.2), speziell Meningismusprüfung. Nackensteifigkeit mit Brudzinski- und Kernig-Zeichen.
- Evtl. allgemeinmedizinische Basisuntersuchung (▶ 2.1.1): Herzauskultation (Vitien?), Lungenauskultation (Pneumonien?), Ohr-Naseninspektion: Liquorrhö? BZ-Stick bei Bewusstseinsstörung.

Differenzialdiagnosen Enzephalitis, Subarachnoidalblutung (▶ 4.5.8), meningitische Reizung (z.B. bei Hyperthermie, ▶ 4.10.9; Urämie, Meningeosis carcinomatosa).

Maßnahmen

- Pat. liegend lagern, bei Erbrechen stabile Seitenlage. Überwachung und Stabilisierung von Atmung und Kreislauf.
- I.v. Zugang (unbedingt Handschuhe tragen!). Flüssigkeitsersatz (500 ml physiologische Kochsalz-Lsg./Ringer-Lsg.).
- Bei Übelkeit oder Erbrechen Gabe von Dimenhydrinat 62 mg langsam i.v. (1 Amp. à 10 ml Vomex A®).
- Analgesie mit Tramadol 100 mg i.v. (z.B. Tramal®) oder Metamizol 1 g langsam i.v. (z.B. Novalgin®, Novaminsulfon ratio®).
- Bei Bedarf Sedierung mit Diazepam 5–10 mg langsam i.v. (z.B. Valium®, D. ratio®).
- RR zwischen 130 und 160 mmHg halten (Gefahr des Hirnödems). **Cave:** Sedierung!

Klinikeinweisung sofort unverzüglich mit NAW, u. a. zwecks LP und Blutkultur.

Abwendbar gefährlicher Verlauf
Aspiration, Krampfanfall mit Sekundärverletzungen, bleibender Hirnschäden.

Wichtige Sonderformen

Herpes-simplex-Enzephalitis Biphasischer Verlauf, uncharakteristisch fieberhaft katarrhalischer Infekt; nach wenigen Tagen zweiter Fieberanstieg mit rasch progredienten psychotischen Symptomen. Geruchs- und Geschmackshalluzinationen; epileptische, oft psychomotorische Anfälle; Augen- und Blickparesen; Halbseitenparese.

Frühsommer-Meningoenzephalitis Durch Zeckenbiss (Ixodes rizinus) auf den Menschen übertragen. Endemisch in Teilen von Süddeutschland und Österreich, der Tschechischen Republik, der Slowakei, Ungarns, Ex-Jugoslawiens, der Schweiz, Polens, Südschwedens und -finnlands.
Nach Inkubationszeit von 3 Tagen bis 3 Wo. biphasischer Verlauf. Prodromi: Uncharakteristische Kopf-, Rücken-, Gliederschmerzen, Fieber, bei gleichzeitiger Borrelieninfektion Erythema migrans der Bissstelle mit Anschwellen der örtlichen Lk. Später hohes Fieber, Kopfschmerzen, Schwindel, Bewusstseinsstörung, delirante Psychosen, zerebrale Herdsymptome. **DD:** Lyme-Borreliose.

4.5.8 Subarachnoidalblutung (SAB)

Symptome Heftigste, „vernichtende" Kopfschmerzen, „wie nie zuvor", mit schlagartigem Beginn. Meningismus, Übelkeit, Erbrechen, oft Somnolenz, evtl. Koma.

Kurzanamnese Siehe auch Leitfragen (▶ 4.5.1).
- Typisch ist das plötzliche Auftreten, häufig nach Anstrengung, z.B. nach schwerem Heben, nach Defäkation, Miktion.
- Hypertonieanamnese?
- Begleiterkr. mit erhöhtem Blutungsrisiko, z.B. hämatologische Erkr., Hirnmetastasen, hämorrhagische Diathese; zerebrales Aneurysma bekannt?

Differenzialdiagnosen HWS-Distorsion (▶ 7.1.2), Meningitis (▶ 4.5.7), Migräne (▶ 4.5.3), akutes subdurales Hämatom (▶ 4.10.4).

Sofortdiagnostik
- Bei dringendem Verdacht und raschem Handlungsbedarf nur Notfallcheck (▶ 3.3.1).
- Neurologische Zusatzuntersuchung (▶ 2.1.2) → Meningismus, pos. Lasègue, Herdsymptome: Halbseitenzeichen, Hirnstammsymptome, Reflexdifferenzen.
- Ggf. allgemeinmedizinische Basisuntersuchung (▶ 2.1.1): BZ-Stix, Blutdruckerhöhung (kann sekundär durch intrakranielle Druckerhöhung auftreten).

4

Maßnahmen

- Pat. liegend lagern, bei Erbrechen stabile Seitenlage, bei V.a. Hirndruck Kopf und Oberkörper etwa 30° angehoben.
- Atemwege frei halten. I.v. Zugang.
- RR-Regulation: Bei Hypertonie auf systolische Werte zwischen 160 und 180 mmHg, z.B. mit Nifedipin (z.B. Adalat®) in 10-mg-Schritten p.o. Bei Hypotonie auf > 100 mmHg z.B. mit Ringer-Lsg., NaCl 0,9 % i.v.
- Antiemetika, z.B. Dimenhydrinat 62 mg langsam i.v. (1 Amp. Vomex A®).
- Sedierung mit Diazepam 5–10 mg langsam i.v. (z.B. Valium®), wenn ausreichende Klarheit über klinische Situation besteht!
- Analgesie mit Morphin 10–20 mg i.v.

! Keine Thrombozytenaggregationshemmer (z.B. ASS).

Klinikeinweisung sofort mit NAW, ggf. mit Hubschrauber in Klinik mit Neurochirurgie.

Abwendbar gefährlicher Verlauf
Aspiration, Koma.

4.5.9 Trigeminusneuralgie

Symptome

- Blitzartig einschießende, einseitige, stärkste Schmerzen infraorbital (V_2) oder perioral (V_3) von wenigen Sekunden Dauer, häufig mit tonischen oder klonischen Krämpfen der mimischen Muskulatur. Nach den Attacken oft Rötung der Hautbezirke und Sekretion von Tränen-, Nasen- und Speicheldrüsen.
- Auslöser: Kauen, Sprechen. Grimassieren, Berührung, Kältereiz.
- Keine neurologischen Ausfälle.
- Evtl. Hyperpathie: Unangenehmer, oft brennender Schmerz bei leichten Berührungen, Einsetzen des Schmerzes mit Latenz, Ausbreitung auf benachbarte Areale, oft kombiniert mit Hypästhesie.

Kurzanamnese

- Häufiger vergleichbare Schmerzepisoden? Multiple Sklerose bekannt?
- Nach typischer, o.g. Symptomatik fragen.
- Hinweise auf Entzündungen oder Tumoren nasopharyngeal oder im Schädelbasisbereich?

Sofortdiagnostik

- Neurologische Zusatzuntersuchung (▶ 2.1.2), insbes. Motorik, Sensibilität, Hirnnervenprüfung.
- Allgemeinmedizinische Basisuntersuchung (▶ 2.1.1) meist nicht erforderlich.

Differenzialdiagnosen Cluster-Kopfschmerz (▶ 4.5.4), Migräne (▶ 4.5.3), Sinusitis (▶ 9.4.2), otogene Affektionen (▶ 9.2.2).

Maßnahmen

- Carbamazepin bis zu 1200 mg/d p.o. (z.B. Tegretal®, Carba 200 von ct®) oder

- Phenytoin 300 mg/d p.o. (z.B. Phenhydan®) oder
- Neuraltherapie (wenn sie beherrscht wird!).

- **Klinikeinweisung** nicht erforderlich.
- **Vorstellung beim HA/Neurologen** zur weiteren Abklärung, Medikamenteneinstellung. OP nur bei Versagen der medikamentösen Therapie.

4.5.10 Sinusvenenthrombose

Symptome

- **Blande Sinusvenenthrombose:** Kopfschmerzen, Übelkeit, Erbrechen; langsam beginnend; häufig als Migräne verkannt, oft fokale oder generalisierte Anfälle. Evtl. bilaterale Herdsymptome, psychische Verlangsamung/Agitiertheit, Verwirrtheit, Vigilanzsstörungen.
- **Septische Sinusvenenthrombose:** Fieber, Kopfschmerzen, Rötung und Schwellung der Haut über dem betroffenen Sinus, Chemosis und Exophthalmus, multiple Hirnnervenausfälle.

Kurzanamnese

- **Akute Begleiterkr.:** Z.B. Entzündungen der Nasennebenhöhlen/des Mittelohres, Nasenfurunkel (insbes. bei Diab. mell.)? → V.a. septische Sinusvenenthrombose.
- **Chron. Begleiterkr.:** Z.B. Kachexie bei Infektions- und Tumorerkr., SHT, Hirntumor, Kollagenosen, Polyglobulie, Thrombophilie? → V.a. blande Sinusvenenthrombose.
- **Weitere Risikofaktoren** (blande Sinusvenenthrombose): Schwangerschaft, Ovulationshemmer, Exsikkose, Z.n. Op.

Sofortdiagnostik

- Notfallcheck (▶ 3.3.1).
- Neurologische Zusatzuntersuchung (▶ 2.1.2), insbes. Hirnnervenprüfung.
- Inspektion: Evtl. Chemosis und Exophthalmus; Rötung und Schwellung über dem betroffenen Sinus.
- Palpation: Evtl. Klopfschmerz über den Nasennebenhöhlen.

Differenzialdiagnosen Migraine accompagnée (▶ 4.5.3), Herpes-Meningoenzephalitis (▶ 4.5.7), zerebrale Ischämie/Blutung (▶ 4.10.3, ▶ 4.10.4).

Maßnahmen

- Bei Bewusstlosigkeit ▶ 4.10.2.
- Bei Krämpfen symptomatische Therapie (▶ 4.12): Diazepam 5–10 mg i.v., evtl. rektal (z.B. Valium®, Diazepam Desitin 5/10 rectal Tube®).
- I.v. Zugang, Flüssigkeitssubstitution mit z.B. 500 ml NaCl.

Klinikeinweisung immer sofort zur Diagnostik (Labor, EEG, LP, CCT, evtl. MRT) und Therapie (i.v. Antibiose und operative Herdsanierung bei septischer S., Intensivtherapie, Vollheparinisierung, evtl. Fibrinolyse bei blander S.).

Abwendbar gefährlicher Verlauf
Koma, bleibende neurologische Ausfälle.

4.5.11 Zervikogener Kopfschmerz

Symptome

- Beginn der Schmerzen in der Hals- und Okzipitalregion, uni- oder bilateral, stundenlang anhaltend mit Ausstrahlung in andere Bereiche (bis frontal) des Kopfs oder des Nackens möglich.
- Der Schmerz muss sich durch reproduzierbare aktive oder passive Manöver im HWS-Bereich provozieren lassen.
- Häufig kranio-zervikale Dystonien.

Kurzanamnese

- Durch bestimmte Halsbewegung ausgelöster okzipitaler und/oder nuchaler Schmerz. Häufig bekanntes Provokationsmuster.
- Konstanter Schmerzcharakter, oft mit überlagernden Attacken.

4

Sofortdiagnostik Beweglichkeit der HWS? Abnorme Kopfhaltung? Hinweis auf kranio-zervikale Dystonie?

Differenzialdiagnose HWS-Bandscheibenprolaps.

Maßnahmen

- Bei starken Schmerzen Diclofenac 3 × 50 mg/d (z.B. Diclofenac dispers®) oder Ibuprofen 3 × 400–800 mg/d p.o. (z.B. Aktren®) oder Indometacin retard 2 × 1 mg/d. **Cave:** Asthma bronchiale, Ulkusanamnese.
- Wärmeanwendung symptomatisch.
- Bei kranio-zervikaler Dystonie kurzfristige Vorstellung in Spezialsprechstunde, dort ggf. Botulinumtoxin.

4.6 Dyspnoe, Husten, Auswurf

! Bei Angabe von Dyspnoe ist es obligat, den Patienten persönlich zu untersuchen!

4.6.1 Differenzialdiagnostischer Überblick

Dyspnoe

Plötzliche massive Ruhedyspnoe: Pat. ringt nach Luft, Todesangst

- **Asthma bronchiale** (▶ 4.6.6): Angst, Hustenreiz, Giemen, Brummen, Pfeifen, exspiratorischer Stridor, Tachykardie, Dyspnoe, Zyanose.
- **Lungenödem** (▶ 4.6.8): Husten, feuchte RG über beiden Lungenseiten, bei Herzinfarkt oft mit Schmerzen verbunden, Erstickungsangst (bei Lungenödem kann sich die Dyspnoe auch langsamer entwickeln).
- **Herzinfarkt** (▶ 4.7.2): Retrosternale und/oder linksthorakale Schmerzen, manchmal auch anhaltendes Druck- und Engegefühl, evtl. Schmerzausstrahlung in den li. oder beide Arme, Schultern, Unterkiefer, Oberbauch, Rücken; Todesangst;

Dyspnoe; Kaltschweißigkeit; Übelkeit; Erbrechen; evtl. Linksherzinsuffizienz; Herzrhythmusstörungen; Schock; Persistenz der Beschwerden nach Nitro-Gabe.
- **Lungenembolie** (▶ 4.6.7): Thoraxschmerz, Husten, Todesangst, Tachypnoe, Hämoptoe, Tachykardie, Kaltschweißigkeit.
- **Massive Aspiration** (▶ 4.6.12): Blutungen der oberen Luftwege, Husten, Stridor, Giemen, Brummen, ggf. artifizielle Atemgeräusche, evtl. einseitig aufgehobenes Atemgeräusch und Zyanose, Angst.
- **Pneumothorax** (▶ 4.6.11): Hustenreiz, einseitig stechender Thoraxschmerz, einseitig abgeschwächtes Atemgeräusch mit hypersonorem Klopfschall, oft mit starkem Angstgefühl verbunden.
- **Hyperventilation** (▶ 4.6.10): Tachypnoe, Kribbelparästhesien perioral und im Bereich der Extremitäten, Tetanie, Angst, Unruhe, subjektiv Dyspnoe.
- **Epiglottitis (Kind)** (▶ 14.6.6): Stark beeinträchtigter AZ, Schluckstörung, Speichelfluss, Fieber, wenig Husten, inspiratorischer Stridor, Halsschwellung.

Langsam zunehmende Belastungsdyspnoe I.d.R. in Ruhe suffiziente Atmung, keine Todesangst.
- **Obstruktive Bronchitis** (▶ 4.6.6): Husten, Auswurf, Giemen, Brummen.
- **Herzinsuffizienz mit Lungenstauung (kein Lungenödem)** (▶ 4.6.8): Husten, feuchte RG über beiden Lungenseiten.
- **Pneumonie** (▶ 4.6.5): Husten mit Auswurf, Fieber, klingende RG über dem betroffenen Lungenabschnitt.
- **Pleuraerguss** (▶ 4.7.6): Perkutorische Dämpfung, kein Schmerz, kein Pleurareiben.
- **Anämie:** Rasche Ermüdbarkeit, Kopfschmerzen, Schwindel, Schlaflosigkeit, Kälteempfindlichkeit, Angina pectoris, Tachykardie, Blässe. Vorstellung beim HA am nächsten Werktag bei Verdacht.
- **Lungentumor** (▶ 4.7.6): Husten, Hämoptoe, pulmonale Infekte, Gewichtsverlust, obere Einflussstauung, Hals-Lk-Schwellung.
- **Pleuratumor** (▶ 4.7.6): Thoraxschmerz, Pleuraerguss, Husten, Gewichtsabnahme, Fieber.
- **Niereninsuffizienz** (▶ 20.1): Schwäche, Gewichtsverlust, Hypertonie, Perikarditis/Perikarderguss, Lungenödem/Pleuritis (ggf. mit Dyspnoe), Übelkeit/Erbrechen, Diarrhö, Konzentrationsschwäche, Wesensveränderung, Verwirrtheit, Krampfanfälle, Bewusstlosigkeit, Pruritus, Knochenschmerzen.
- **ZNS** (▶ 4.10): Neben Dyspnoe je nach genauer Ursache (z.B. Hirntumor, Enzephalitis, ischämischer Insult) verschiedene neurologische/psychiatrische Symptome, wie Kopfschmerzen, Schwindel, epileptische Anfälle, Wesensveränderungen, Verlangsamung, Konzentrationsschwäche, Apathie.
- **Intoxikation** (▶ 19): Je nach toxisch wirkender Substanz verschiedenartige Symptomkonstellation (z.B. Opiate, Atropin, Scopolamin, Barbiturate, Lokalanästhetika, Äther, Chloroform).
- **Neuromuskulär** (▶ 4.11): Je nach Grunderkr. (z.B. Myasthenia gravis, Guillain-Barré-Syndrom, Poliomyelitis, amyotrophe Lateralsklerose, Phrenikusparese) oder Intoxikation (z.B. mit Strychnin, Curare, Anticholinesterase, Tetanus, Botulismus) verschiedenartige Symptome, wie Schwäche und Ermüdbarkeit der Willkürmuskulatur, Paresen, Symptome myokardialer Beteiligung, Doppelbilder, Dysarthrie, Schluckstörungen, Ateminsuffizienz/Dyspnoe.
- **Andere mögliche Ursachen von Dyspnoe:** Metabolische Azidose, Laryngospasmus, Krupp, Pseudo-Krupp (bei Kindern häufiger!), Quincke-Ödem, Tracheomalazie, Roemheld-Syndrom (bei Adipositas), diabetisches Koma.

- **SARS (schweres akutes respiratorisches Syndrom):** Hohes Fieber, trockener Husten, starke Dyspnoe. Epidemiologisch Corona-Viren-Infektion, 2–7 Tage Inkubationszeit. Anamnese: Fernostreise? → Isolation bei Verdacht.
- **Schweinegrippe, Mexico-Grippe:** Hohes Fieber, starker Gliederschmerz, trockener Husten, Schwäche, farbiger Auswurf erst nach bakt. Superinfektion, rasche Ausbreitung, Inkubation 1–4 Tage, hohe Letalität meist bei Multimorbiden, anamn.: Mexico-, USA-Reise, Kontakt zu Rückkehrern, Meldung ans Gesundheitsamt, Pat. isolieren, evtl. Tamiflu® auf Priv.-Rp.

Husten und Auswurf

Tritt häufig begleitend bei Dyspnoe auf.

- **Banaler Infekt** (▶ 4.6.3): AZ ↓, Fieber, Kopf- und Gliederschmerzen, Husten, evtl. Auswurf.
- **Sinubronchiales Syndrom:** Husten, Schnupfen, Kopfschmerzen, Fieber, Appetitlosigkeit, Erbrechen, Abgeschlagenheit, Bauchschmerzen → Maßnahmen ▶ 4.6.3.
- **Bronchitis** (▶ 4.6.4): Husten, Fieber, eitriger Auswurf, trockene RG.
- **Grippetracheitis:** Husten, brennende retrosternale Schmerzen, evtl. Auswurf → Inhalation (Kamillendampf, Emser®Sole etc.), Schleimlöser (z.B. Mucosolvan®), Nasentropfen (z.B. Olynth® 0,1 %).
- **Pneumonie** (▶ 4.6.5): Husten mit Auswurf, Fieber, klingende RG über dem betroffenen Lungenabschnitt.
- **„Raucherhusten":** Husten mit Auswurf (oft morgens besonders ausgeprägt), Belastungsdyspnoe → Schleimlöser (z.B. Ambroxol), Nikotinkarenz.
- **Chronische Bronchitis:** Husten, Auswurf, Giemen, Brummen → Schleimlöser (Gelomyrtol®), Theophyllin (z.B. Theophyllin Stada® retard).
- **Reizung des Bronchialsystems nach Bronchitis:** Meist Hustenattacken ohne Auswurf → kurzfristig Codein (z.B. Codipront ret. mono Tr.®).
- **Herzinsuffizienz/Lungenödem** (▶ 4.6.8): Husten, feuchte RG über beiden Lungenseiten, bei Herzinfarkt oft mit Schmerzen verbunden, Erstickungsangst (bei Lungenödem kann sich die Dyspnoe auch langsamer entwickeln).
- **Medikamentennebenwirkung:** Z.B. ACE-Hemmer, ASS, Barbiturate, Cromoglicinsäure (inhalative Anwendung).
- **Keuchhusten** (▶ 14.4.2): Husten (Hustenkaskaden), Schnupfen, Fieber, Auswurf, Erbrechen, apnoische Phasen (bei Säuglingen), Petechien, Nasenbluten, lautes Inspirium, Zyanose, periorbitale Ödeme.
- **Tumoren:** V.a. Lungentumor (▶ 4.7.6), Husten, Hämoptoe, Dyspnoe, pulmonale Infekte, Gewichtsverlust, obere Einflussstauung, Hals-Lk-Schwellung; V.a. Pleuratumor (▶ 4.7.6), Thoraxschmerz, Pleuraerguss, Dyspnoe, Husten, Gewichtsabnahme, Fieber.
- **Bronchiektasen:** Husten, Auswurf (evtl. blutig), Fieber → sorgfältige Lagerungsdrainage (Knie-Ellenbogen-Lage); bei AZ ↓ Klinikeinweisung (Antibiogramm vor Antibiose!).
- **Pneumothorax** (▶ 4.6.11): Hustenreiz, Dyspnoe, einseitig stechender Thoraxschmerz, einseitig abgeschwächtes Atemgeräusch mit hypersonorem Klopfschall, oft mit starkem Angstgefühl verbunden.
- **Psychogene Ursachen:** Z.B. „Tic", Adoleszentenkrise, häufig bei neurotischen Störungen → Vorstellung beim HA; evtl. dann Psychotherapie.
- **Lungenembolie** (▶ 4.6.7): Thoraxschmerz, Husten, Todesangst, Dyspnoe Tachypnoe, Hämoptoe, Tachykardie, Kaltschweißigkeit.

- **Aspiration (massiv)** (▶ 4.6.12): Blutungen der oberen Luftwege, Husten, Stridor, Giemen, Brummen, ggf. artifizielle Atemgeräusche, evtl. einseitig aufgehobenes Atemgeräusch und Zyanose, Dyspnoe, Angst.
- **Pleuritis** (▶ 4.7.6): Starke atemabhängige Schmerzen (bei Erguss Schmerz ↓), ggf. Fieber, Husten.
- **Refluxkrankheit** (durch Aspiration von Mageninhalt): Sodbrennen, epigastrischer/retrosternaler Schmerz, saures Aufstoßen, Schluckbeschwerden, Erbrechen, Schmerzen beim Essen, chronischer Husten (durch wiederholte Aspiration) → akut Lansoprazol 30 mg/d p.o. (z.B. Agopton®); schlafen mit erhöhtem Oberkörper, kleine Mahlzeiten; Vorstellung beim HA.
- **Lungentuberkulose** (▶ 4.6.9): „Grippale“ Symptome, Leistungsknick, subfebrile Temperaturen, Nachtschweiß, Husten, Auswurf, Hämoptysen, Pleuraerguss, Erythema nodosum.
- **Sarkoidose:** AZ ↓, Husten, Belastungsdyspnoe, ggf. Fieber.
- **Reizgasinhalation, Rauch-/Staubinhalation:** Trockener Reizhusten, subjektive Luftnot, keine RG → Pulmicort® Dosieraerosol.

Leitfragen

- Beginn (akut, allmählich)?
- Auslöser (z.B. körperliche Anstrengung, Stress, erstmalige Einnahme eines Medikaments, Gas-Inhalation, Trauma)?
- Subjektive Beschwerden?
- Vor- und/oder Begleiterkr.: Z.B. Allergie, Diab. mell., Niereninsuffizienz, Herzerkr., Anämie, neuromuskuläre Erkr., ZNS-Erkr.?
- Medikation:
  - Atemdepression: Z.B. Opiate, Atropin, Scopolamin, Barbiturate, Lokalanästhetika, β-Blocker (auch Augentropfen!).
  - Reizhusten: Z.B. ACE-Hemmer, ASS, Barbiturate, Cromoglicinsäure als inhalative Anwendung?
- Gifteinnahme möglich z.B. Strychnin, Curare, Anticholinesterase-Gifte, Möglichkeit des Tetanus- oder Botulismus-Kontakts?
- Bei Auswurf: Farbe und Menge des Sputums, Blutbeimengung?
- Inhalation (z.B. Reizgas)?
- Fremdkörperaspiration möglich?

Leitbefunde

- **Blutdruck:** Hypertonus ist meist Ausdruck der sympathoadrenergen Reaktion/Angst, Normotonie schließt eine kardiale Ursache nicht aus, Hypotonie insbes. bei Lungenembolie und kardiogenem Schock.
- **Bewusstseinslage:** Agitiertheit z.B. bei Hyperventilationssy.; Somnolenz oder Verlangsamung sind Zeichen einer schweren Störung, bei zunehmender Hypoxie und CO_2-Retention; Koma, z.B. bei kardiogenem Schock.
- **Inspektion:**
  - Mundhöhle: Z.B. Fremdkörper, Schleim, Foetor (uraemicus oder hepaticus).
  - Beinödeme (symmetrisch) bei Rechts- oder biventrikulärer Herzinsuffizienz.
  - Halsvenen: Obere Einflussstauung bei akuter Rechtsherzbelastung.

- Zyanose: Z.B. periphere Zyanose bei Linksherzinsuffizienz, zentrale Zyanose bei Atemwegsobstruktion mit zentraler Atemantriebsstörung und bei Polyglobulie.
- Stridor: Z.B. bei Glottisödem/Epiglottitis, Pseudo-Krupp.

- **Lungenauskultation:** Möglich sind Normalbefund; Giemen, Brummen und Pfeifen, gelegentlich auch „silent lung" (bei ausgeprägtem Asthma bronchiale); feuchte RG (z.B. bei Lungenödem, Pneumonie), abgeschwächtes oder aufgehobenes Atemgeräusch (z.B. bei Pneumothorax), hypersonorer Klopfschall (z.B. bei Lungenemphysem), perkutorisch tief stehende und wenig verschiebliche Lungengrenzen (z.B. Lungenemphysem); paradoxe Atmung bei instabilem Thorax nach Trauma.
- **Sekret** der Atemwegsschleimhäute und der Nasennebenhöhlen.
- **Sputum**
  - Weißlich bei viralen Infekten.
  - Gelb-grünlich bei bakterieller Bronchitis, Bronchiektasen, Mukoviszidose, Tbc.
  - Eitrig bei Bronchitis, Pneumonie, Bronchiektasen.
  - Blutig bei akuter und chron. Bronchitis, Tbc, Bronchial-Ca, Lungenembolie. **Cave:** Blutbeimengungen im Sputum können auch aus Nase, NNH oder vom Zahnfleisch stammen. Sie sind aber immer alarmierend und bedürfen bei Persistenz der Abklärung!
  - Hellgelb im Lösungsstadium einer Pneumonie.
  - Bräunlich bei starken Rauchern, Kohlearbeitern.
  - Fötide riechend bei Lungenabszess, einschmelzenden Tumoren.
- **Hämoptysen** (Aushusten von hellrotem, schaumigem Blut aus Rachen, Tracheo-Bronchialbaum oder Alveolarraum), Hämoptoe (massive Hämoptyse). **Cave:** Hämoptysen sind unbedingt von der Hämatemesis (▶ 5.4) abzugrenzen, die sich durch Erbrechen von dunkelrotem, klumpigem Blut auszeichnet und ihre Blutungsquelle in Magen oder Ösophagus hat!
  - Pulmonale Ursachen: Z.B. Bronchitis, Pneumonie, Tbc, Bronchiektasen, Lungenabszess, Bronchusadenom, Bronchial-Ca, Lungeninfarkt, restriktive Lungenerkr. mit schrumpfungsbedingten Parenchymrissen.
  - Kardiale Ursachen: Z.B. Mitralstenose, Lungenödem.
  - Gefäßerkr.: Arterio-venöse Fistel, Osler-Krankheit.
  - Hämorrhagische Diathese (oder durch therapeutische Antikoagulation!).
  - Zustand nach therapeutischen Eingriffen z.B. Bronchoskopie.
  - Systemerkr.: Z.B. Goodpasture-Syndrom, Panarteriitis nodosa, Wegener-Granulomatose, idiopathische Lungenhämosiderose.
  - Thoraxtrauma.
- **Begleitsymptome:** Z.B. Fieber, Dyspnoe, Schmerzen, Ergussbildung, Lk-Schwellung, AZ ↓, Nachtschweiß.

4.6.2 Allgemeinmaßnahmen bei schwerer Dyspnoe

! Die Prinzipien der Weiterbehandlung richten sich nach der gestellten (Verdachts-)Diagnose.

- Pat. (und sich selber) beruhigen.
- Oberkörperhochlagerung (wenn keine KI vorliegen und Pat. nicht bewusstlos ist).
- 2–4 l/Min. O_2, falls vorhanden (bei bewusstlosem Pat. Intubation, wenn sie beherrscht wird, sonst Maskenbeatmung).
- Venöser Zugang (je nach Schwere der Erkr.).
- Ggf. Sedierung mit Diazepam 2,5–5 mg langsam i.v. (z.B. Valium®). **Cave:** Atemdepression.
- Analgesie bei Bedarf mit Tramadol 50–100 mg langsam i.v. (z.B. Tramal®).

Klinikeinweisung sofort bei schwerer Dyspnoe; plötzlichem Auftreten der Symptomatik; Begleitsymptomatik wie Thoraxschmerz, Zyanose, Halsvenenstauung; schlechtem Ansprechen auf eingeleitete Therapie vor Ort; schlechter Versorgung des Pat. zu Hause; parallel NAW anfordern.

! Eintreffen des NAW abwarten und Patienten persönlich übergeben.

4.6.3 Banaler Infekt

Symptome AZ ↓ , Schnupfen, Husten. Evtl. Auswurf, Fieber, Kopf- und Gliederschmerzen.

Kurzanamnese
- Umgebungserkr.?
- Wie lange bestehen die Symptome schon? Wie begann die Erkr.?
- Abwehrschwäche bekannt (z.B. AIDS, immunsuppressive Therapie)?

Sofortdiagnostik
- Racheninspektion, Lungenauskultation, Otoskopie.
- Bei starken Kopfschmerzen Meningismus prüfen.
- Bei Unklarheit allgemeinmedizinische Basisuntersuchung (▶ 2.1.1).

Maßnahmen
- Körperliche Schonung, bei Fieber Bettruhe, frische Luft, 2–3 l trinken.
- Inhalation 2 × tgl. mit Kamille-Lsg., NaCl-Lsg. oder Ambroxol-Lsg. (z.B. Mucosolvan®).
- Brusteinreibungen (z.B. mit Bronchoforton® N Salbe).
- Mukolytika wie Ambroxol 3 × 30 mg/d p.o. (z.B. Mucosolvan®) oder Acetylcystein 3 × 200 mg/d p.o.
- Abschwellende Nasentropfen (z.B. Olynth®) bei beginnender Sinusitis oder Tubenkatarrh mit Paukenerguss.
- Antipyretika nur auf Wunsch des Pat. oder bei schweren Vorerkr., insbes. des Herz-Kreislauf-Systems mit Paracetamol 3–4 × 500–1000 mg/d p.o. (z.B. ben-u-ron®) oder Acetylsalicylsäure 2–3 × 500–1000 mg/d p.o. (z.B. Aspirin®, ASS 500 Hexal®).

Vorstellung beim HA bei Fortbestehen der Beschwerden am nächsten Werktag; bei Verschlechterung noch während desselben Bereitschaftsdienstes. Bei immungeschwächten Pat. oder bei Pat. mit schweren Grunderkr. engmaschige Kontrollen!

Abwendbar gefährlicher Verlauf
Bakterielle Superinfektionen (z.B. Pneumonie, Sinusitis, Otitis media).

4.6.4 Akute Bronchitis

Symptome Husten, Fieber, eitriger Auswurf, trockene RG.

Kurzanamnese
- Infekte in der Umgebung?
- Häufiger Bronchitiden? Allergie bekannt? Nikotinabusus?
- Abwehrschwäche bekannt, z.B. AIDS, immunsuppressive Therapie?

4

Sofortdiagnostik
- Racheninspektion, bei Kindern Otoskopie.
- Lungenauskultation: Trockene RG, z.B. Giemen, Brummen.
- Bei Unklarheit allgemeinmedizinische Basisuntersuchung (▶ 2.1.1).

Maßnahmen
- Körperliche Schonung, bei Fieber Bettruhe, frische Luft, 2–3 l trinken.
- Inhalation 2 × tgl. mit Kamille-Lsg., NaCl-Lsg. oder Ambroxol-Lsg. (z.B. Mucosolvan®).
- Brusteinreibungen (z.B. mit Bronchoforton® N Salbe).
- Mukolytika wie Ambroxol 3 × 30 mg/d p.o. (z.B. Mucosolvan®) oder Acetylcystein 3 × 200 mg/d p.o.
- Antitussiva, besonders zur Nacht bei erheblichem Hustenreiz mit Noscapin (z.B. Capval® 30 Tr. für Erwachsene) oder Codein (z.B. Codipront® ret. mono Tr. 60 mg für Erwachsene).
- Antipyretika bei Fieber ≥ 38,5 °C, bei starkem Begleitschmerz mit Paracetamol 3–4 × 500–1000 mg/d p.o. (z.B. ben-u-ron®) oder Acetylsalicylsäure 2–3 × 500–1000 mg/d p.o. (z.B. Aspirin®, ASS 500 Hexal®).

Antibiotika bei akuter Bronchitis
- Indikationen:
  - Kleinkinder bis zum Ende des 1. Lebensjahrs ▶ 14.6.3.
  - Kinder mit Vorerkr. (Lunge, Herz, Abwehrschwäche).
  - Akuter Schub einer chronischen Bronchitis.
  - Ältere Pat.
  - Pat. mit schweren kardialen, respiratorischen oder nephrologischen Grunderkr. oder Leberzirrhose.
  - Pat. mit zusätzlichen bakteriellen Grunderkr. im HNO-Bereich.
  - Pat. mit Immunschwäche oder unter immunsuppressiver Therapie.

- Substanzen:
  - Amoxicillin 2–3 × 1 g/d bei Erwachsenen (z.B. Amoxypen®, amoxi 1000 von ct®).
  - Co-trimoxazol 2 × 1 Tbl. tgl. für Erwachsene (z.B. Cotrim forte ratio®).
  - Doxycyclin 1 × 100 mg/d p.o. für Erwachsene (z.B. Doxy Hexal 100®).
  - Cefaclor 3 × 500 mg tgl. für Erwachsene (z.B. Cefaclor AL®).
  - Reservemittel: Augmentan® 2–3 × 1 Tbl. tgl. für Erwachsene.

Vorstellung beim HA am nächsten Werktag.

Abwendbar gefährlicher Verlauf
Übergang in Bronchopneumonie oder chronische Bronchitis. Komplizierter Verlauf bei Pat. mit Lungenemphysem, Herzinsuffizienz, Bronchiektasen, restriktiven oder obstruktiven Lungenerkr. (Erkr. dauert oft länger und verläuft durch Sekretstau und verminderter lokaler Schutz-/Abwehrfunktion meist schwerer).

4

4.6.5 Pneumonie

Symptome

- AZ ↓, Fieber, evtl. Schüttelfrost.
- Husten mit Auswurf (bei atypischen Pneumonien evtl. nur Reizhusten), evtl. Hämoptysen. Dyspnoe, Thoraxschmerz bei Begleitpleuritis.

Kurzanamnese

- Beschwerden seit wann? Zunehmend?
- Infekte in der Umgebung?
- Häufiger Infekte? Nikotinabusus?
- Abwehrschwäche bekannt (z.B. AIDS, immunsuppressive Therapie)?
- Andere Begleiterkr. (z.B. Allergie, COLD, Diab. mell.)?

Sofortdiagnostik

- Notfallcheck (▶ 3.3.1).
- Lungenauskultation: Bei Inspiration ohrnahe klingende RG, Knistern, evtl. Giemen/Brummen, selten fein- bis mittelblasige Rasselgeräusche. **Cave:** Bei atypischer Pneumonie auch normaler Lungenbefund möglich!
- Perkussion/Palpation: Klopfschalldämpfung, verstärkter Stimmfremitus.
- Puls: Atmung < 4 : 1!

Maßnahmen

- Bettruhe in gut belüftetem Zimmer, 2–3 l tgl. trinken.
- Mukolytika wie Ambroxol 3 × 30 mg/d p.o. (z.B. Mucosolvan®) oder Acetylcystein 3 × 200 mg/d p.o. (z.B. ACC®).
- Antipyretika bei Fieber ≥ 38,5 °C, bei starkem Begleitschmerz mit Paracetamol 3–4 × 500–1000 mg/d p.o. (z.B. ben-u-ron®) oder Acetylsalicylsäure 2–3 × 500–1000 mg/d p.o. (z.B. Aspirin®, ASS 500 Hexal®).

- Antitussiva, besonders zur Nacht bei erheblichem Hustenreiz mit Noscapin (z.B. Capval® 30 Tr. für Erwachsene) oder Codein (z.B. Codipront® 60 mg für Erwachsene).
- Bei älteren und/oder länger bettlägerigen Pat. Thromboseprophylaxe erwägen (z.B. Fraxiparin 0,3® 1 × tgl. s.c.).

Antibiotikatherapie:
- Moxifloxacin 1 × 400 mg/d p.o. (z.B. Avalox® 400) für Erwachsene.
- Cefaclor 3 × 500 mg/d p.o. für Erwachsene (z.B. Cefaclor AL®).
- Augmentan® 2 × 1 Tbl. tgl. bei klinisch unklarem Bild und schwer krankem Pat. **Cave:** Allergie.

- **Klinikeinweisung** falls:
  - Rö-Lunge und/oder Erregernachweis angestrebt wird (z.B. bei AZ ↓, Abwehrschwäche, schwerem Verlauf, Risikopat., Rezidivpneumonie).
  - Unter Antibiose nach 4 Tagen keine Entfieberung stattfindet.
  - Bei immunsuppressiver Therapie (z.B. Tumorpat. mit Chemotherapie) oder abwehrgeschwächten Pat. (z.B. bei AIDS-Kranken).
- **Vorstellung:**
  - Am nächsten Werktag beim HA zur Kontrolle.
  - Beim Bereitschaftsdienst bei Verschlechterung.

4

Abwendbar gefährlicher Verlauf

Komplizierter Verlauf bei Lungenemphysem, Herzinsuffizienz, Bronchiektasen, Restriktiven oder obstruktiven Lungenerkr. (Erkr. dauert oft länger und verläuft durch Sekretstau u. verminderter lokaler Schutz-/Abwehrfunktion meist schwerer). Bei älteren oder abwehrgeschwächten Pat. und bei immunsuppressiver Therapie rechtzeitig an Klinikeinweisung denken. An atypische Pneumonien denken (z.B. Pneumocystis jiroveci).

4.6.6 Asthma bronchiale und obstruktive Bronchitis

Symptome

- **Asthma bronchiale:** Angst, Hustenreiz (ggf. Auswurf von zähem Schleim), Giemen, Brummen, Pfeifen, exspiratorischer Stridor, Tachykardie, Dyspnoe, Zyanose.
- **Obstruktive Bronchitis:** Husten, Auswurf, Giemen, Brummen, Dyspnoe.

Kurzanamnese

- Wann begann Symptomatik? Zunehmende Tendenz?
- Asthma bronchiale oder Obstruktionsneigung bekannt? Rezidivierende Infekte?
- Infekte in der Umgebung?
- Nikotinabusus?
- Abwehrschwäche bekannt (z.B. AIDS, immunsuppressive Therapie)?
- Andere Begleiterkr. (z.B. Herzerkr., Diab. mell.)?
- Allergien bekannt? Allergenkontakt?

Sofortdiagnostik

- Bewusstseinslage.
- Lungenauskultation/Thoraxperkussion:
  - Obstruktive Bronchitis: Giemen, Brummen, grobblasige Rasselgeräusche; bei Chronizität auch hypersonorer Klopfschall, verkleinerte Herzdämpfung, leise Herztöne, geringe Atemverschieblichkeit der Lungengrenzen.
  - Asthma bronchiale: Verlängertes Exspirium, Giemen, Brummen; hypersonorer Klopfschall, Zwerchfelltiefstand, verminderte Atemverschieblichkeit der Lungengrenzen.
- Herzfrequenz, RR, Pulsqualität (Bradykardie: Alarmzeichen!).
- Allgemeinmedizinische Basisuntersuchung (▶ 2.1.1), wenn die klinische Situation es erlaubt (i.d.R. ist die Therapie vorrangig).

> **!** Ein vermindertes Atemgeräusch ist ein Alarmzeichen.

Maßnahmen

- Pat. (und sich selber) beruhigen.
- Oberkörperhochlagerung (wenn keine KI bestehen und Pat. nicht bewusstlos ist), beengende Kleidung öffnen.
- 2–4 l/Min. O_2, falls mitgeführt (bei bewusstlosem Pat. oder Atemstillstand Intubation (▶ 3.4.1), wenn sie beherrscht wird, sonst Maskenbeatmung).
- I.v. Zugang und großzügige Flüssigkeitssubstitution mit Ringer-Lsg.
- Gabe von β_2-Sympathomimetika als Aerosol (z.B. 2–3 Hub Berotec®) und/oder s.c. (z.B. Bricanyl® 0,5 mg, bei i.v. Gabe nur sehr stark verdünnt anwenden!). **Cave:** Pat. hat Spray meist schon exzessiv benutzt!
- Gabe von Glukokortikoiden, wie Prednisolon 250–1000 mg i.v. (z.B. Solu-Decortin H®).
- Gabe von Theophyllin 0,24–0,48 mg langsam (5–10 Min.!) i.v. (z.B. Euphyllin®).
- Ggf. Sedierung (**cave:** Atemdepression!) mit Diazepam 2,5–5 mg i.v. (z.B. Valium®).

Die Weiterbehandlung richtet sich nach dem klinischen Verlauf.

> **Klinikeinweisung** bei mangelnder Besserung der Symptomatik oder wenn Pat. ohne Betreuung durch einen weiteren Erwachsenen ist, immer mit NAW.

Weitere ambulante Behandlung: Weitere Überwachung des Pat., ggf. Wiederholung o.g. Medikamentengabe. Behandlung möglicher Begleitinfekte mit:

- Mukolytika wie Ambroxol 3 × 30 mg/d p.o. (z.B. Mucosolvan®) oder Acetylcystein 3 × 200 mg/d p.o. (z.B. ACC®), Gelomyrtol® forte 3 × 1 Tbl. tgl.
- Antibiotika: Doxycyclin 1 × 200 mg/d p.o. (z.B. Doxy Wolff® 200) für Erwachsene oder Clarithromycin 2 × 250–500 mg/d p.o. (z.B. Klacid®) für Erwachsene oder Cefaclor 3 × 500 mg/d (z.B. Cefaclor AL®) für Erwachsene; Augmentan® 3 × 1 Tbl. tgl. bei klinisch unklarem Bild und schwer krankem Pat.

Abwendbar gefährlicher Verlauf
- Ateminsuffizienz, Koma.
- Komplizierter Verlauf bei Herzinsuffizienz, bei älteren oder abwehrgeschwächten Pat. und bei immunsuppressiver Therapie → rechtzeitig Klinikeinweisung.
- Bestehende Infekte unbedingt mitbehandeln (Antibiotika und Mukolytika!).

4.6.7 Lungenembolie, Cor pulmonale

Eine Lungenembolie entsteht durch eine plötzliche Verlegung von Anteilen der Lungenstrombahn durch Thromben, überwiegend aus dem Einzugsgebiet der V. cava inferior (z.B. bei Varikosis), seltener durch Luft, Fett, Fremdkörper, Fruchtwasser, Gewebe- oder Tumorzellen oder als septische Embolien. Sie ist die häufigste Ursache eines akuten Cor pulmonale.

Symptome Todesangst, Kaltschweißigkeit, Thoraxschmerz, Husten, Dyspnoe (plötzlich einsetzend), Tachypnoe, Hämoptoe, Tachykardie.

Kurzanamnese
- Auslöser der Symptomatik (z.B. plötzliche körperliche Anstrengung, Druckerhöhung bei Defäkation)?
- Erkr. des Venensystems der Beine (z.B. Varikosis, Phlebothrombose)?
- Immobilität (z.B. Bettlägerigkeit, längere Reisen in Bus/Flugzeug, ruhig gestellte Frakturen)?
- Chronische Herzinsuffizienz (Medikation zeigen lassen!)?
- Veränderung der Blutgerinnung (z.B. durch Schwangerschaft, postpartal, hormonelle Kontrazeption in Verbindung mit Nikotinabusus)?
- Rezidivierende Lungenembolien?

Sofortdiagnostik
- Bewusstseinslage prüfen (▶ 2.1.2).
- Kreislaufkontrolle: Herzfrequenz ↑, RR ↓.
- Inspektion: Zyanose? Gestaute Halsvenen? Atemfrequenz: Tachypnoe (≥ 20 Atemzüge/Min.)?

Auskultation:
  - Lunge: Entfaltungsknistern, seltener lokalisiertes Giemen, Pleurareiben, basale Dämpfung; oft auch normaler Auskultationsbefund.
  - Herz: Evtl. gespaltener 2. Herzton, Galopprhythmus.
- Fieber?
- Allgemeinmedizinische Basisuntersuchung (▶ 2.1.1), wenn die klinische Situation es erlaubt (i. d. R. steht die Therapie im Vordergrund).

Maßnahmen
- Pat. (und sich selber) beruhigen.
- Oberkörperhochlagerung (wenn keine KI bestehen und Pat. nicht bewusstlos ist), strikte Immobilisierung.
- O_2-Gabe, 2–4 l/Min. (bei bewusstlosem Pat. oder Atemstillstand Intubation, wenn sie beherrscht wird, sonst Maskenbeatmung), wenn O_2 mitgeführt wird.
- I.v. Zugang.

- Acetylsalicylsäure 0,5 g i.v. (Aspisol®) und Nadroparin (z.B. Fraxiparin®) 0,1 ml/10 kg i.v. (off lable use).
- Nitroglycerin 2–6 Hub sublingual und Furosemid 40 mg i.v. (z.B. Lasix®) zur Besserung der Lungenstauung.
- Ggf. Sedierung (**cave:** Atemdepression!) mit Diazepam 2,5–5 mg i.v. (z.B. Valium®).
- Ggf. Analgesie mit fraktionierten Gaben von Morphin 2 mg i.v.

Klinikeinweisung sofort mit NAW!

4.6.8 Herzinsuffizienz, Lungenödem

Herzinsuffizienz

Die anamnestisch bekannte und ausreichend behandelte Herzinsuffizienz an sich beschäftigt den ärztlichen Bereitschaftsdienst sehr selten.
Ursachen für die Dekompensation einer bekannten, ausreichend behandelten Herzinsuffizienz:

- Ungewohnte körperliche Anstrengung.
- Aufregung in seelischen Belastungssituationen.
- Weglassen der verordneten Medikamente.
- Plötzlich auftretende Begleiterkr. (z.B. Myokardinfarkt, hypertone Krise, Herzrhythmusstörungen, Myokarditis, fieberhafte Infekte).

! Oft führt das Weglassen der verordneten Medikation zur Dekompensation einer chronischen und bereits ausreichend behandelten Herzinsuffizienz!

Maßnahmen

- Ursachensuche, Behandlung spezifischer Begleiterkr.
- Medikamentöse Therapie wie bei Lungenödem (s. u.).

Lungenödem

Die Frage nach der Ursache einer plötzlichen Dekompensation der Herzleistung (z.B. ein Myokardinfarkt) ist für die Therapieentscheidungen von Bedeutung.

! Ein Lungenödem muss nicht zwingend eine kardiale Ursache haben! Nicht kardiale Ursachen sind Überwässerung, Toxine (z.B. Reizgasinhalation), Kapillarleck (z.B. bei Heroinlunge, nephrotischem Sy.).

Symptome

- Dyspnoe, Tachypnoe, Orthopnoe, Husten, evtl. mit schaumig rotem Auswurf.
- Unruhe, Kaltschweißigkeit.
- Zyanose, Blässe.
- Tachykardie, Ödeme, Schwächegefühl.
- Evtl. Verwirrtheit (v. a. ältere Menschen), Bewusstseinsstörungen bis hin zur Bewusstlosigkeit.

Kurzanamnese

- Beginn (wann und wie?).
- Auslöser: Z.B. körperliche Anstrengung, Aufregung? Medikamente weggelassen? Reizgasinhalation? Akute zusätzliche Erkr., z.B. Infekt?
- Subjektive Beschwerden? Auch nach Nykturie, Reizhusten und Auswurf fragen!
- Vorerkr., insbes. Herzerkr. (KHK, Klappenvitien, Rhythmusstörungen), Lungenerkr. (zur DD-Klärung), Bluthochdruck, Nierenerkr., vorausgegangene OP, Varizen, Thrombose (zur DD-Klärung)?
- Medikation: Welche Medikamente? Seit wann? Seit wann möglicherweise abgesetzt und warum?

Sofortdiagnostik

- Notfallcheck (▶ 3.3.1), ggf. allgemeinmedizinische Basisuntersuchung (▶ 2.1.1).
- Herzfrequenz, Herzrhythmus, Blutdruck.
- Atemfrequenz, Atemtiefe.
- Bewusstseinslage (▶ 2.1.1).
- Inspektion: Halsvenenstauung? Zyanose, Blässe? Ödeme?
- Auskultation:
  - Lunge: Basale Dämpfung (bei Ergussbildung), feuchte RG (bis hin zur „kochenden Lunge"), ggf. Giemen („Asthma cardiale"), verlängertes Exspirium.
  - Herz: Vitientypischen Geräusche?

4

Differenzialdiagnosen Herzinfarkt (▶ 4.7.2), Lungenembolie (▶ 4.6.7), Pneumonie (▶ 4.6.5), siehe auch „Differenzialdiagnostischer Überblick" Dyspnoe (▶ 4.6.1), Thoraxschmerz (▶ 4.7.1).

Maßnahmen

- Ruhe bewahren, beruhigend auf Pat. einwirken.
- Oberkörper hoch, Beine tief lagern.
- 2–6 l/Min. O_2, falls mitgeführt.
- I.v. Zugang, Ringer-Lsg. zum Offenhalten (langsame Tropfgeschwindigkeit). **Cave:** Nur minimale Flüssigkeitsmengen infundieren, sonst Verschlechterung der klinischen Situation!
- Nitrolingual®-Spray 2–3 Hübe s.l., sofern $RR_{syst} \geq 100$ mmHg.
- Furosemid 20–40 mg i.v. (z.B. Lasix®, Furorese®).
- Sedierung mit Diazepam 5–10 mg langsam i.v. (z.B. Valium®).
- Ggf. Analgesie mit Morphin 5–10 mg i.v. (z.B. Morphin Merck®) in 2-mg-Boli. Morphin besitzt neben der analgetischen auch eine vorlastsenkende Eigenschaft! **Cave:** Additive Wirkung und Nebenwirkung mehrerer vorlastsenkender Medikamente wie Furosemid, Nitrolingual® und Morphin beachten!
- Bei ausgeprägter Bronchospastik Fenoterol 2 Hübe (z.B. Berotec®) oder Theophyllin 200 mg langsam i.v. (z.B. Bronchoparat®).
- Ggf. Behandlung von Herzrhythmusstörungen (▶ 4.9.2).

Indikation für Intubation und Beatmung:

- Respiratorische Insuffizienz (Beurteilung ohne Möglichkeit der Blutgasanalyse nur nach subjektivem Eindruck, sonst $SaO_2 \leq 75$ %).
- Bradypnoe (meist nach vorhergehender Tachypnoe).
- Massives Lungenödem (maßgebend sind der Auskultationsbefund und der klinische Zustand).

Klinikeinweisung immer sofort; i.d.R. mit NAW; auch nach Besserung der Symptomatik zur Kontrolle; bei Weigerung des Pat., sich das schriftlich bestätigen lassen → vom Pat. abgesetzte Medikamente unbedingt wieder ansetzen, Kontrollbesuch.

Abwendbar gefährlicher Verlauf
Ateminsuffizienz, Koma.

4.6.9 Tuberkulose

Diese Diagnose ist nur durch mikroskopischen und kulturellen Erregernachweis und damit nicht vom ärztlichen Bereitschaftsdienst zu stellen. Dennoch sollte der Dienst habende Arzt, insbes. bei Pat. aus Risikogruppen (Abwehrgeschwächte, z.B. durch Immunsuppression, AIDS; Alkoholiker; Ausländer aus Ländern mit hoher Tbc-Durchseuchung) wegen der zu treffenden Maßnahmen (z.B. Behandlung, Isolierung) an diese DD denken.

Symptome
- Grippeähnlicher Verlauf.
- Leistungsknick, Appetitlosigkeit, Gewichtsabnahme, Thoraxbeschwerden.
- Bei schwerem Verlauf zusätzlich: Nachtschweiß, Husten, „Bluthusten", Auswurf, Hämoptysen, Pleuraerguss, Erythema nodosum.

Kurzanamnese
- Erkr. mit entsprechenden Symptomen oder „nasse Rippenfellentzündung" in der sozialen Umgebung?
- Begleiterkr., z.B. Immunsuppression, AIDS, Alkoholabusus?
- Herkunft des Pat., z.B. Ausländer aus Land mit hoher Tbc-Durchseuchung.

Differenzialdiagnosen Pneumonie anderer Genese (▶ 4.6.5), konsumierende Erkr. (z.B. maligne Lymphome), Bronchiektasen, Sarkoidose, HIV.

Sofortdiagnostik Allgemeinmedizinische Basisuntersuchung (▶ 2.1.1) mit Schwerpunkt auf:
- Lungenperkussion: Tympanitischer Klopfschall oder Metallklang bei Kavernen.
- Lungenauskultation: Klingende RG; evtl. „Kavernenjuchzen".
- Suche nach Lk-Schwellungen.

Klinikeinweisung bei Verdacht, möglichst in Klinik mit pulmonologischer Abteilung.

4.6.10 Hyperventilationssyndrom

Durch Steigerung des Atemminutenvolumens entsteht eine respiratorische Alkalose mit Abnahme des ionisierten Kalziums (relative Hypokalzämie).

Symptome
- Tachypnoe, subjektiv Dyspnoe, Tachykardie.
- Kribbelparästhesien perioral und im Bereich der Akren, Tetanie, „Pfötchenstellung" der Hände.
- Angst, Unruhe, Blässe, Schwitzen, Brustschmerz, Synkope (selten).

Kurzanamnese
- Pat. eher jünger.
- Auslöser (z.B. „psychische Stresssituation“)?
- Symptomatik schon früher aufgetreten?
- Besserung durch Anstrengung oder Ablenkung?

Sofortdiagnostik Allgemeinmedizinische Basisuntersuchung (▶ 2.1.1) → i. d. R. unauffällig.

Maßnahmen Pat. beruhigen und zum bewussten, langsamen Atmen auffordern. Falls dies nicht ausreicht, Diazepam 5–10 mg langsam i.v. (z.B. Valium®). **Cave:** Die immer wieder empfohlene alternierende Rückatmung (Plastiktüte/Raumluft) erfordert sehr viel Geduld und Zeitaufwand und gelingt selten!

Vorstellung beim HA zur weiteren Betreuung und evtl. Einleitung einer Psychotherapie (fast immer psychogene Ursache).

Abwendbar gefährlicher Verlauf
Fixierung des Pat. auf diese „gefährliche Erkr.“ → regelmäßige Alarmierung des Notarztes und Verlangen der „notwendigen Spritze“.

4

4.6.11 Pneumothorax

Einteilung
- **Idiopathischer Spontanpneumothorax:** Meist schlanke Männer zwischen 20 und 40 J.
- **Symptomatischer Spontanpneumothorax:** Pat. zwischen 55 und 65 J. mit Vorerkr. wie Asthma, Tbc, Bronchial-Ca, Emphysem, Mukoviszidose, Lungenabszess, Lungenfibrose.
- **Traumatischer Pneumothorax:** Unfallanamnese.

Symptome Hustenreiz, Dyspnoe, einseitig stechender Thoraxschmerz, einseitig abgeschwächtes Atemgeräusch mit hypersonorem Klopfschall. Oft starkes Angstgefühl.

Kurzanamnese
- Plötzlicher Beginn!
- Auslöser: Z.B. Trauma, körperliche Anstrengung wie schwere Arbeit, Husten, Niesen, Pressen, Defäkation.
- Vorerkr.: Z.B. Asthma, Tbc, Bronchial-Ca, Mukoviszidose, Lungenabszess, Lungenfibrose.

Sofortdiagnostik Meist ist die Zeit für allgemeinmedizinische Basisuntersuchung (▶ 2.1.1) nicht vorhanden, da Therapie im Vordergrund steht.
- Herzfrequenz, RR (bei Spannungspneumothorax Puls ↑, RR ↓).
- Obere Einflussstauung bei Spannungspneumothorax meist vorhanden.
- Zyanose? Fieber?

Lungenuntersuchung:
- Inspektion des Thorax: Verletzungszeichen, asymmetrische Thoraxexkursion mit „Nachhinken“ der betroffenen Seite?

- Perkussion des Thorax: Hypersonorer oder tympanitischer Klopfschall auf der betroffenen Seite.
- Auskultation der Lunge: Abgeschwächtes oder völlig fehlendes Atemgeräusch auf der betroffenen Seite.

Maßnahmen

- Pat. beruhigen, Oberkörperhochlagerung.
- O_2-Gabe, falls O_2 mitgeführt wird.
- I.v. Zugang und Infusion (Ringer-Lsg.).
- Ggf. Sedierung (**cave:** Atemdepression!) mit Diazepam 2,5–5 mg i.v. (z.B. Valium®).
- Ggf. Analgesie mit Tramadol 50–100 mg i.v. (z.B. Tramal®).
- **Traumatischer Pneumothorax:** Behandlung der Begleitverletzungen, bei instabilem Thorax ggf. Intubation und Beatmung.
- **Spannungspneumothorax:** Entlastungspunktion (▶ 2.7.2).

Klinikeinweisung sofort mit RTW, bei schlechtem AZ mit NAW.

Abwendbar gefährlicher Verlauf
Ateminsuffizienz; bei Spannungspneu Gefahr kardialer Komplikationen durch Verlagerung des Mediastinums.

4

4.6.12 Aspiration

Ätiologie Insbes. Fremdkörperaspiration bei Pat. mit fehlenden Schutzreflexen bei Intoxikation, SHT, Koma, ösophagotrachealer Fistel. Aspiriert werden Fremdkörper (z.B. Zahnprothesen), Speisen (Nüsse, Erbsen, Fischgräten), Magensaft.

Symptome

- Dyspnoe, Angst, Zyanose. Husten, evtl. Blutungen der oberen Luftwege, Stridor, Giemen, Brummen, ggf. artifizielle Atemgeräusche, evtl. einseitig aufgehobenes Atemgeräusch. Selten Atemstillstand.
- Evtl. verlaufen Aspirationen klinisch stumm und machen sich erst später durch Symptome wie Dyspnoe und Hustenreiz oder Folgeerkr. wie eine Pneumonie bemerkbar!

Kurzanamnese Aspirationen kommen am häufigsten bei Kindern zwischen dem 2. und 3. Lj., Säuglingen (wenn sie von älteren Geschwistern gefüttert werden), alten Menschen oder solchen mit entsprechenden schweren Behinderungen (z.B. Schluckstörungen) vor.

- Liegt eine der beschriebenen Konstellationen vor?
- Besteht die Möglichkeit, dass der Pat. z.B. Fischgräten, Erbsen, Erdnüsse, Apfelstücke, Bonbons, kleine Bausteine, Knöpfe „verschluckt“ hat? Auch an die Möglichkeit der Magensaftaspiration denken!
- Zeitlicher Zusammenhang mit möglichem Auslöser und Beginn der Symptomatik (es gibt auch stumme Verläufe)?

Sofortdiagnostik Notfallcheck (▶ 3.3.1), Bewusstseinslage, Puls, RR.

Lungenuntersuchung:

- Inspektion des Thorax: Asymmetrische, evtl. „gegenläufige Atemexkursion“.
- Perkussion des Thorax: Auf der Seite der Aspiration hypersonorer Klopfschall.
- Auskultation der Lunge: Seitendifferenz bei einseitiger Bronchusverlegung, lokalisierter Stridor/lokalisiertes Giemen; evtl. Ventilgeräusch, in- und exspiratorisch wechselndes Giemen.

Maßnahmen

! Patienten über die Gefahr einer Aspirationspneumonie aufklären.

- I.v. Zugang, Ringer-Lsg. zum Offenhalten.
- Sedierung wenn erforderlich mit Diazepam 5–10 mg langsam i.v. (z.B. Valium®).
- Digitale Ausräumung, ggf. Absaugen unter laryngoskopischer Sicht.
- **Heimlich-Handgriff** (nur bei vitaler Bedrohung ▶ Abb. 4.5): Arzt umfasst den Pat. von hinten, die Hände liegen im Epigastrium → mehrere kräftige Stöße in Richtung Zwerchfell. Beim auf dem Rücken liegenden Pat. kniet der Arzt mit gespreizten Beinen neben ihm und setzt die übereinander gelegten Hände im Epigastrium auf.

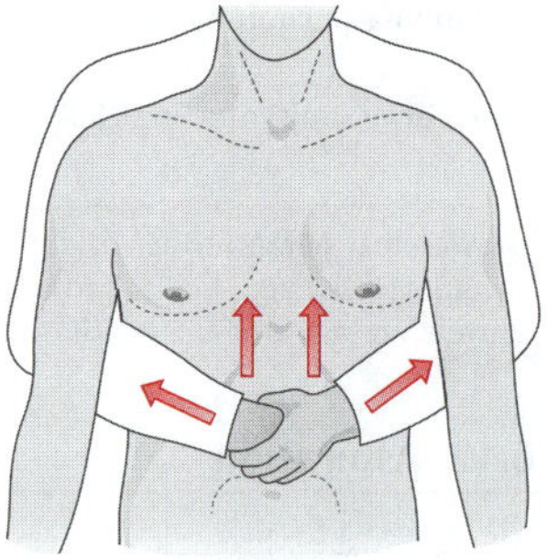

Abb. 4.5 Heimlich-Handgriff [A300–157]

- Wenn die bisher beschriebenen Maßnahmen erfolglos verlaufen und Erstickungsgefahr besteht: Intubation dabei Fremdkörper ggf. in einen der beiden Hauptbronchien schieben und Pat. beatmen; Koniotomie (als Ultima Ratio).

Vorgehen bei Koniotomie

- Kopf des Pat. leicht überstreckt festhalten lassen.
- Mit einer 12 (dunkelblau) oder 14 G (orange) Venenverweilkanüle und aufgesetzter 10 ml Spritze die Membrana cricothyreoidea (zwischen Schild- und Ringknorpel des Kehlkopfs) im Winkel von 45° von kranial nach kaudal punktieren bis Luft zu aspirieren ist.
- Die Nadel entfernen, dabei die Kanüle in die Trachea vorschieben.
- Das Ansatzstück eines 3 mm (ID) Tubus auf die Kanüle aufsetzen und Beatmungsbeutel aufsetzen.

Klinikeinweisung zur Bronchoskopie, wenn sich der Fremdkörper nicht rasch entfernen lässt.

Abwendbar gefährlicher Verlauf
Aspirationspneumonie, Herz-Kreislauf-Stillstand (→ Reanimation, ▶ 3.4.1, ▶ 3.4.2), Magen-, Leber-, Pankreas-, Aortenruptur, Regurgitation bei Heimlich-Handgriff.

Entfernung aspirierter Fremdkörper bei Kindern

! Heimlich-Manöver bei Säugling wegen der Gefahr einer Leberruptur unterlassen.

- **Säuglinge:** In Bauch- und Kopftieflage auf den Unterarm legen mit den Fingern den Mund aufhalten und 5–10 Schläge mit der flachen Hand auf den Rücken geben. Bei Erfolglosigkeit Säugling in Rücken- und Kopftieflage 5 Kompressionen (Druckpunkt wie zur Herzdruckmassage, ▶ 3.4.2) auf das untere Drittel des Sternums geben.
- **Kleinkinder:** In Rückenlage auf einer festen Unterlage 5–10 Stöße in das obere Abdomen geben.
- **Schulkinder:** Wenn Entfernungs-Manöver nicht erfolgreich waren:
  - Mit Maske beatmen.
  - Laryngoskopie und erneuter Versuch der Entfernung mit Magill-Zange.
  - Als Ultima Ratio Intubation und Fremdkörper in einen Hauptbronchus vorschieben, Beatmung nach Zurückziehen des Tubus über den verbleibenden „offenen“ Bronchus.
  - Bei Lage des nicht entfernbaren Fremdkörpers oberhalb des Krikoids: Koniotomie als Ultima Ratio mit großlumiger Verweilkanüle.

4

4.7 Thoraxschmerz

Häufiger Grund für die Alarmierung des ärztlichen Bereitschaftsdienstes. Die große Bandbreite der möglichen Ursachen, von einer harmlosen Interkostalneuralgie bis hin zum Myokardinfarkt, macht eine sorgfältige Diagnostik erforderlich.

! Jede Angabe von Thoraxschmerz macht eine unverzügliche und persönliche Untersuchung des Pat. erforderlich!

4.7.1 Differenzialdiagnostischer Überblick

Häufige Ursachen

- **Myokardinfarkt, akutes Koronarsyndrom** (▶ 4.7.2): Retrosternale und/oder linksthorakale Schmerzen, manchmal auch anhaltendes Druck- und Engegefühl; evtl. Schmerzausstrahlung in den li. oder in beide Arme, Schultern, Unterkiefer, Oberbauch, Rücken; Todesangst, Dyspnoe, Kaltschweißigkeit, Übelkeit, Erbrechen, evtl. Linksherzinsuffizienz, Herzrhythmusstörungen, Schock, Persistenz der Beschwerden nach Nitro-Gabe.

- **Angina pectoris** (▶ 4.7.3): Wie bei Myokardinfarkt, jedoch kaum Übelkeit und Erbrechen, selten Rhythmusstörungen, evtl. RR ↑, sonst wenig Kreislaufbeeinträchtigung, keine Schockzustände, meist schnelle Besserung nach Nitro-Gabe.
- **Hypertensive Krise** (▶ 4.7.4): RR ↑↑, Kopfschmerzen, Verschwommensehen, Verwirrtheit, evtl. Bewusstseinseintrübung, retrosternale Schmerzen, evtl. Linksherzdekompensation, Übelkeit.
- **Pneumonie** (▶ 4.6.5): Dyspnoe, Husten, Fieber, Auswurf, Thoraxschmerz.
- **Aneurysma dissecans der thorakalen Aorta** (▶ 4.7.10): Plötzlicher Thoraxschmerz, der sich entsprechend der Dissektion verlagert, Husten, Dyspnoe, Dysphagie, Hemiparese, Extremitätenischämie, akutes Abdomen, akutes Nierenversagen, evtl. Verwirrtheit, Schock.
- **Lungenembolie** (▶ 4.6.7): Akute Dyspnoe/Tachypnoe, Zyanose, Thoraxschmerz, besonders bei Inspiration, Hustenreiz/Hämoptoe, Tachykardie, Thrombosehinweise, Schweißausbruch, ggf. RR ↓, Schock. Anamnestisch in letzter Zeit wenig Bewegung.
- **Pneumothorax** (▶ 4.6.11): Husten, Dyspnoe, Zyanose, Thoraxschmerz, vegetative Unruhe, Tachykardie; evtl. Trauma in der Anamnese.
- **Pleuritis** (▶ 4.7.6): Atemabhängiger umschriebener Thoraxschmerz, meist sekundär bei Pneumonie, Tbc, Bronchial-Ca oder Lungeninfarkt, Z.n. Bronchitis.
- **Refluxkrankheit/Ösophagitis, Hiatushernie:** Retrosternale Schmerzen mit Ausstrahlung in den Rücken, Sodbrennen, Dysphagie, Ösophagusspasmen (Besserung durch Antazida-Gabe oder Speisen/schluckwarmes Wasser oder Provokation von Aufstoßen bei Hernie) → Vorstellung beim HA am nächsten Werktag.
- **Gastritis** (▶ 4.3.3): Dumpfe oder brennende Schmerzen im Oberbauch oder retrosternal, Völlegefühl, Übelkeit/Erbrechen, Nahrungsmittelunverträglichkeit.
- **Gastroduodenalulzera** (▶ 4.2.9): Oberbauchschmerzen, lokale Resistenz, bei Perforation Ausstrahlung in Rücken und Thorax möglich, Erbrechen/Hämatemesis, ggf. Schock.
- **Gallenkolik** (▶ 4.2.10): Kolikartiger Schmerzen im rechten Mittel-/Oberbauch, evtl. mit Ausstrahlung in die re. Schulter, Übelkeit, Völlegefühl, ggf. Ikterus.
- **Pankreatitis** (▶ 4.2.13): Gürtelförmige Oberbauchschmerzen mit Ausstrahlung in Rücken und Thorax, Übelkeit, Erbrechen, Meteorismus, Flush, Schweißausbruch, bei schwerem Verlauf Schock.
- **Aortenstenose** (▶ 4.7.8): Angina pectoris, rasche Ermüdbarkeit, Belastungsdyspnoe, RR ↓, Schwindel, Synkopen, Linksherzinsuffizienz.
- **Akute Aorteninsuffizienz** (▶ 4.7.9): Schwindel, Kollaps, rasche Ermüdbarkeit, Angina pectoris, pulssynchrone Kopfbewegungen, hoher, schneller Puls, Herzinsuffizienz, Dyspnoe, Schock.
- **Akutes BWS-Syndrom** (▶ 7.1.7): Schmerzpunkte paravertebral, Schmerz segmental, oft halbseitig, Schmerzverstärkung durch Bewegung, starre Schonhaltung.
- **Interkostalneuralgie** (▶ 7.2.3): Thoraxschmerz bei Erschütterung, Bewegung der Arme und beim Atmen; lokaler interkostaler Druckschmerz und/oder im Bereich der BWS, evtl. Hyper- oder Hypästhesie im entsprechenden Segment.

- **Herpes zoster** (▸ 8.4.2): Heftiger segmentaler Spontan- und Berührungsschmerz mit Verstärkung bei Bewegung, fast immer streng einseitig, Schmerz häufig vor typischer Bläschenbildung.
- **Herzneurose, somatisierte Depression** (▸ 4.7.11): Schmerzen meist umschrieben präkordial, Unruhe, Tachykardie, Pat. ängstlich und besorgt, Schmerzen treten meist ohne Belastung auf.
- **Perikarditis** (▸ 4.7.5): Schweres Krankheitsgefühl, Schwäche, Dyspnoe, präkordialer atemabhängiger Schmerz, Tachykardie, Fieber, Myalgien, Arthralgien, evtl. Herzinsuffizienz.
- **Mediastinitis:** AZ ↓↓, retrosternaler Schmerz, Schluckbeschwerden, Fieber; meist nach Durchbruch eines Ösophagus-Ca oder durch Übergreifen von Infektionen aus Lunge/Pleura oder Halsbereich → Klinikeinweisung bei Verdacht.
- **Mitralklappenprolaps** (▸ 4.7.7): Min. bis Stunden anhaltende, belastungsabhängige linksthorakale Schmerzen (sprechen nicht auf Nitro an!), Leistungsminderung, Schwindel, Synkopen, Dyspnoe, Hypotension, Rhythmusstörungen.

4

Seltene Ursachen

Tachykarde Herzrhythmusstörung (▸ 4.9.2), hypertrophe Kardiomyopathie, senile Osteoporose, Osteomalazie, Rippenfraktur und die Kallusbildung im Anschluss, Thoraxprellung, Periostitis der Rippen, Tietze-Syndrom, Bechterew-Krankheit, Bronchialkarzinom, Pleuramesotheliom, Pancoast-Tumor, Pleurodynie-Bornholm, Boerhaave-Syndrom, Rückenmarkstumor, Neurofibromatose Recklinghausen, Tabes dorsalis, Roemheld-Syndrom.

Leitfragen

- Art und Auftreten der Thoraxschmerzen:
  - Schmerzen atemabhängig → eher pulmonale oder orthopädische Ursachen.
  - Schmerzen nicht atemabhängig → eher kardiale Ursachen oder Ösophagitis.
  - Oft auch nur Druck- und/oder Engegefühl im Brustkorb.
- Beginn (wann und wie?). Vorher bereits diese Schmerzen gehabt?
- **Auslöser:** Körperliche Anstrengung, Sport; Aufregung, Stress; voller Magen; Kälte (oft bei kardialen Ursachen).
- Trauma? Instabiler Thorax (auch Spontanfraktur bei Metastasen möglich)?
- Nach schmerzauslösenden Bewegungen der Wirbelsäule oder der Schultergelenke fahnden.
- Vorerkr., insbes. Herzerkr., Lungenerkr., Bluthochdruck, Erkr. der Oberbauchorgane: Z.B. Pankreatitis, Cholelithiasis, Magen- oder Duodenalulzera; Bluterkr., z.B. Anämie, auch durch Blutverlust; Leukämie (CML); orthopädische Erkr., z.B. Diskopathie, Brachialgia nocturna, Polymyalgia rheumatica.
- Vorausgegangene OP?
- Varizen, Thrombose?
- Tumoren (Prostata, Mamma, Ovar)?
- Neigung zu Depression mit körperlichen Beschwerden?
- Medikation: Welche Medikamente? Seit wann?

Leitbefunde

- Dyspnoe: Häufiges Begleitsymptom unterschiedlicher Erkr.
- Schmerzausstrahlung:
  - Hals und Unterkiefer → oft bei kardialer Genese.
  - Schulter → kardiale und orthopädische Ursache möglich (in die re. Schulter hinten auch bei Cholelithiasis).
  - Linker Arm → neurogene, orthopädische und kardiale Ursache möglich.
  - Oberbauch → oft bei Hinterwandinfarkt.
  - Rücken → unspezifisch.
- Schweißausbruch, Unruhe, Angst.
- Husten, z.B. bei pulmonalen, pleuralen und kardialen Ursachen.
- Zyanose: Z.B. bei pulmonalen, pleuralen und kardialen Ursachen; zusätzlich z.B. bei Polycythaemia vera, Methämoglobinämie, durch bestimmte Medikamente (z.B. Phenacetin, Sulfonamide) oder Silofuttergase.
- Übelkeit, Erbrechen: Z.B. bei kardialer oder zerebraler Genese, Pankreatitis.
- Herzinsuffizienzzeichen (z.B. gestaute Halsvenen, Beinödeme), evtl. auch bei Hypertonie.
- Bewusstseinslage: Kollaps bis Schock (▶ 3.6); bedrohliches Symptom verschiedener Erkr., wie Myokardinfarkt, Trauma, allergische Reaktion, Sepsis, Intoxikation, Stoffwechselstörungen, Lungenembolie.
- Herzfrequenz, Herzrhythmus.
- Blutdruck, Verlaufskontrolle → RR-Messung in regelmäßigen Abständen wiederholen.
- Atemfrequenz, Atemtiefe.
- Inspektion, Palpation und Funktionsprüfung der (Brust-)Wirbelsäule.
- Bläschen im Bereich des Thorax → Herpes zoster.
- Auskultation des Herzens: Vitientypische Geräusche?
- Auskultation der Lungen:
  - Abgeschwächtes oder aufgehobenes Atemgeräusch → z.B. Pleuraerguss.
  - Giemen und Brummen → z.B. Asthma bronchiale, evtl. auch beim Lungenödem.
  - Feuchte RG → z.B. Lungenstauung.
  - Trockene RG (Reiben und Knarren) → pleurale Genese.
- Perkussion der Lungen: Dämpfung? Bestimmung der Lungengrenzen, z.B. basale Dämpfung und nach kranial verschobene Lungengrenzen → Hinweis für Lungenstauung/-ödem.
- Bei V.a. kardiale Genese: Bei $RR_{syst.}$ ≥ 100 mmHg können 2 Hub Nitrolingual aus der Sprayflasche oder 1 Zerbeißkapsel gegeben werden → bei Angina pectoris meist Besserung in Sek. bis Min.; bei Myokardinfarkt i. d. R. keine Besserung (**cave:** Kein sicheres Diagnosekriterium!).
- EKG, wenn vorhanden. Bei V.a. eine kardiale Genese ist das Anfertigen eines EKGs unter ambulanten Bedingungen nur für die Überwachung des Herzrhythmus sinnvoll.

! Untersuchung des Abdomens nicht vergessen! Fast alle Ursachen eines akuten Abdomens (▶ 4.2.1) können sich in einer überwiegend thorakalen Symptomatik äußern und umgekehrt!

4

4.7.2 Myokardinfarkt, akutes Koronarsyndrom

Das akute Koronarsyndrom ist eine lebensbedrohliche, rasch progrediente Form der KHK. Subsumiert werden der akute Myokardinfarkt mit und ohne ST-Hebung sowie die instabile Angina pectoris.

Symptome

> ! „Stummer" Myokardinfarkt bei Langzeitdiabetikern und im Alter möglich.

- Retrosternale und/oder linksthorakale Schmerzen (manchmal auch anhaltendes Druck- und Engegefühl) mit Schmerzausstrahlung in den li. oder in beide Arme, Schultern, Unterkiefer, Oberbauch, Rücken.
- Todesangst, Dyspnoe, Kaltschweißigkeit, Übelkeit, Erbrechen.
- Evtl. Linksherzinsuffizienz, Herzrhythmusstörungen, Schock (▶ 3.6).
- Persistenz der Beschwerden nach Nitro-Gabe. **Cave:** Kein sicheres Diagnosekriterium!

Kurzanamnese

- Art und Auftreten der Thoraxschmerzen?
  - Schmerzen atemabhängig → eher pulmonale oder orthopädische Ursache.
  - Schmerzen nicht atemabhängig → eher kardiale Ursache.
  - Oft auch nur Druck- und/oder Engegefühl im Brustkorb.
- Beginn (wann und wie?)?
- Angina pectoris bekannt? Kardiovaskuläre Erkr.? Kardiovaskuläre Risikofaktoren (z.B. Hypertonie, Adipositas, Nikotinabusus, Diabetes mellitus)?
- Auslöser: Z.B. Anstrengung, Sport; Aufregung Stress; voller Magen; Kälte. Trauma vorausgegangen?
- Vorerkr., insbes. Herzerkr.; Lungenerkr.; Bluthochdruck, Erkr. der Oberbauchorgane: z.B. Pankreatitis, Cholelithiasis, Magen-/Duodenalulzera.
- Neigung zu Depression mit körperlichen Beschwerden?
- Medikamentenanamnese.

Sofortdiagnostik

- Notfallcheck (▶ 3.3.1), Bewusstseinslage prüfen (▶ 2.1.2), Kreislaufkontrolle, in regelmäßigen Abständen wiederholen.
- Inspektion: Ödeme? Gestaute Halsvenen? Zyanose?
- Auskultation:
  - Herz: Rhythmusstörungen? Herzgeräusch?
  - Lungen: Hinweis auf Lungenstauung?
- EKG, wenn vorhanden, lediglich zur Überwachung des Herzrhythmus geeignet.
- Bei $RR_{syst.} \geq 100$ mmHg 2 Hub Nitro-Spray oder 1 Zerbeißkps.: Bei Myokardinfarkt i.d.R. keine Besserung (**cave:** Kein sicheres Diagnosekriterium!).

> ! Untersuchung des Abdomens nicht vergessen! Fast alle Ursachen eines akuten Abdomens (▶ 4.2) können sich in einer überwiegend thorakalen Symptomatik äußern und umgekehrt!

Maßnahmen

> **!** Keine i.m. Injektion bei V.a. Myokardinfarkt wegen evtl. Lysetherapie. Heparingabe und Lysetherapie nur durch Notarzt bzw. in der Klinik.

- Beruhigender Zuspruch, Oberkörper hoch lagern.
- 2 Hub Nitrolingualspray oder 1 Nitrolingualkps., sofern RR $_{syst.}$ ≥ 100 mmHg; je nach Symptomatik und RR wiederholen. Vorsicht mit Nitro bei HWI!
- 2–4 l/Min. O_2, sofern vorhanden. Bei Bewusstlosigkeit Intubation oder Maskenbeatmung (▶ 3.4.1).
- I.v. Zugang und Infusion (z.B. Ringer-Lsg.).
- Analgesie mit Morphin 5 mg i.v. (ggf. Nachinjektion von 2-mg-Boli bis zur Schmerzfreiheit. **Cave:** Atemdepression, RR-Abfall!).
- Ggf. Sedierung mit Diazepam 5–10 mg i.v. (z.B. Valium®).
- ASS 300–500 mg i.v. (Aspisol®), wenn keine KI besteht.
- Heparin 5000 IE i.v. (z.B. Liquemin®) oder Enoxaparin-Na 80 mg i.v. (Clexane®).
- Bei Bradykardie Atropin 0,5–1 mg i.v., bei fehlender Wirkung Orciprenalin 0,1–0,5 mg i.v. (z.B. Alupent®).
- Bei VES Lidocain 100 mg i.v. (z.B. Xylocain®, Lidocain Braun® 2 %).
- Bei Kammerflimmern Defibrillation (▶ 3.5.1, falls vorhanden), sonst Reanimation (▶ 3.4.1).
- Bei Zeichen der Linksherzinsuffizienz Furosemid 20 mg i.v. (z.B. Lasix®).
- Bei Lungenödem ▶ 4.6.8.
- Ggf. Schocktherapie ▶ 3.6.
- Bei Hypertonie weitere Nitrolingualgaben erforderlich.

> **Klinikeinweisung** sofort mit NAW.

4.7.3 Angina pectoris

> **Kriterien für eine ambulante Behandlung**
> - KHK ist bereits bekannt.
> - Ausreichende Diagnostik ist erfolgt.
> - Thoraxschmerz verschwindet nach Nitro-Gabe rasch.
> - Erwachsene Aufsichtsperson bleibt in der Nähe des Pat.
> - Kriterien für eine stationäre Behandlung.
> - Angina pectoris bei leichtester Belastung = instabil = Form des akuten Koronarsyndroms.

Symptome

- Wie bei Myokardinfarkt, jedoch kaum Übelkeit und Erbrechen, selten Rhythmusstörungen.
- Evtl. RR ↑, sonst wenig Kreislaufbeeinträchtigung, keine Schockzustände.
- Meist schnelle Besserung nach Nitro-Gabe; **cave:** Kein sicheres Diagnosekriterium.

4

Kurzanamnese

- Art und Auftreten der Thoraxschmerzen:
  - Schmerzen atemabhängig → eher pulmonale oder orthopädische Ursache.
  - Schmerzen nicht atemabhängig → eher kardiale Ursache.
  - Oft auch nur Druck- und/oder Engegefühl im Brustkorb.
- Beginn (wann und wie?)?
- Angina pectoris bekannt? Kardiovaskuläre Erkr.? Risikofaktoren? Diabetes mellitus?
- Auslöser: Z.B. Anstrengung, Sport; Aufregung Stress; voller Magen; Kälte. Trauma vorausgegangen?
- Vorerkr., insbes. Herzerkr.; Lungenerkr.; Bluthochdruck, Erkr. der Oberbauchorgane: Z.B. Pankreatitis, Cholelithiasis, Magen- oder Duodenalulzera.
- Neigung zu Depression mit körperlichen Beschwerden?
- Medikamentenanamnese. Medikamente vergessen?

Sofortdiagnostik

- Notfallcheck (▸ 3.3.1). Kreislaufkontrolle, in regelmäßigen Abständen wiederholen.
- Inspektion: Ödeme? Gestaute Halsvenen? Zyanose?
- Auskultation:
  - Herz: Rhythmusstörungen? Herzgeräusch?
  - Lungen: Hinweis auf Lungenstauung?
- EKG, wenn vorhanden, lediglich zur Überwachung des Herzrhythmus geeignet.
- Bei $RR_{syst.}$ ≥ 100 mmHg 2 Hub Nitro-Spray oder 1 Zerbeißkps.: Bei Myokardinfarkt i.d.R. keine Besserung (**cave:** Kein sicheres Diagnosekriterium!).

! Untersuchung des Abdomens nicht vergessen! Fast alle Ursachen eines akuten Abdomens (▸ 4.2.1) können sich in einer überwiegend thorakalen Symptomatik äußern und umgekehrt!

Maßnahmen

- Beruhigender Zuspruch.
- 2 Hub Nitrolingualspray oder 1 Kps. Nitrolingual zum Zerbeißen (dem Pat. sagen, dass die Kapsel zerbissen werden muss!).
- 2–4 l/Min. O_2-Gabe, sofern vorhanden.

! Rasche symptomatische RR-Abfälle möglich → Medikamente niedrig dosieren.

- Verschwinden die Beschwerden nach dieser Behandlung nicht innerhalb von wenigen Min. → Therapie wie bei Myokardinfarkt (▸ 4.7.2).
- Bei stabiler Angina pectoris Überwachung des Pat. durch Kontrollbesuch(e); weitere kardiologische Diagnostik veranlassen (ggf. gezielt Koronarangiographie).

Klinikeinweisung bei erstmaligem Ereignis, rezidivierenden Angina-pectoris-Anfällen oder einer „Crescendo"-Angina-pectoris innerhalb einer Dienstzeit.

4

4.7.4 Hypertensive Krise

$RR_{diast.}$ ≥ 130 mmHg in Verbindung mit klinischen Symptomen.

Symptome

- RR ↑↑.
- Übelkeit, Nasenbluten, Kopfschmerzen, Verschwommensehen, Flimmerskotome.
- Verwirrtheit (evtl. Bewusstseineintrübung bis hin zum Koma), fokale oder generalisierte Krampfanfälle.
- Stenokardien, retrosternale Schmerzen, Linksherzdekompensation, Dyspnoe, Herzrhythmusstörungen.

Kurzanamnese

- Hypertonus bekannt?
- Andere Begleiterkr., z.B. Herzerkr., Stoffwechselerkr., neurologische Erkr.?
- Vormedikation mit Antihypertensiva? Medikamenteneinnahme unterbrochen? Gründe? Einnahme anderer Medikamente (z.B. auch Blutdruck steigernde Medikamente wie Ovulationshemmer)?
- Kokainintoxikation möglich (▶ 19)?

4

Sofortdiagnostik

- Neurologische Zusatzuntersuchung (▶ 2.1.2), insbes. Bewusstseinslage prüfen, Paresen (oft nur als Minderung der groben Kraft auffällig)? Pupillendifferenz (als Hinweis auf Hirnödem oder intrakranielle Blutung)?
- Puls (Rhythmusstörungen?), RR-Messung (an beiden Armen messen!).
- Inspektion: Halsvenenstauung, Beinödeme, Nasenbluten, Zyanose.
- Lungenauskultation: Feuchte, aber nicht klingende RG → Lungenstauung.

Maßnahmen

Therapieindikation: Begleitsymptome, z.B. Sehstörungen, Schwindel, Kopfschmerzen, Bewusstseinsstörungen, Erbrechen, Angina pectoris, Linksherzdekompensation (absoluter RR-Wert ist nicht ausschlaggebend). RR-Zielwert ist etwa 160/110 mmHg.

Vorgehen:

- Beruhigender Zuspruch, Oberkörper hoch lagern.
- Nifedipin 5–10 mg als Zerbeißkps. p.o. (z.B. Adalat®), alternativ 2–4 Hub Nitro-Spray oder 1–2 Kps. Nitrolingual® als Zerbeißkps., bei Bedarf nach 30 Min. wiederholen.
- 4–6 l/Min. O_2, falls vorhanden.
- I.v. Zugang mit Infusion (Ringer-Lsg.) zum Offenhalten der Vene (langsame Tropfgeschwindigkeit).
- Bei ausbleibender Wirkung zusätzlich Furosemid 20–40 mg i.v. (z.B. Lasix®).
- Symptomatische Therapie der Begleitsymptome, z.B. Behandlung von Kopfschmerzen (▶ 4.5.2), Übelkeit, Erbrechen (▶ 4.3.2).
- Sollte auch nach den oben beschriebenen Maßnahmen keine ausreichende RR-Senkung erfolgen, Gabe von Urapidil 10–50 mg i.v. (z.B. Ebrantil®) oder Dihydralazin 6,25 mg langsam i.v. (z.B. Nepresol®).

!

- Blutdruck nie zu rasch senken. Nicht mehr als 30–60 mmHg in den ersten 30 Min. Gefahr der Endorganschädigung durch Minderperfusion (insbes. Gehirn).
- Bei V.a. apoplektischen Insult oder intrakranielle Blutung (mit reaktivem Blutdruckanstieg) **vorsichtige** RR-Senkung!
- Bei Schwangeren zur Blutdrucksenkung Dihydralazin verwenden!

- **Klinikeinweisung** bei Vigilanzstörungen, weiterhin unzureichender Wirkung oder schnellem Wiederanstieg des Blutdrucks.
- **Vorstellung:** Bei Ansprechen auf die Therapie Wiederholungsbesuche durch Bereitschaftsdienst zur Kontrolle; Überwachung des Pat. durch kompetente erwachsene Person in der Nähe, anschließend beim HA zur diagnostischen Abklärung und Weiterbehandlung.

4.7.5 Perikarditis

Häufig gleichzeitig Endo- und Myokarditis (▸ 4.1.10) und von einem Perikarderguss begleitet.

Wichtigste Ursachen
- Infektiös: Viral (auch AIDS), bakteriell, Tbc, mykotisch.
- Mitreaktion bei Pleuritis, Peritonitis, Mediastinalerkr.
- Urämisch.
- Nach Myokardinfarkt, als Postinfarkt- oder Postperikardiotomiesyndrom.
- Traumatisch.
- Nach Strahlentherapie.
- Medikamenteninduzierte Perikarditis (z.B. Dihydralazin, Methysergid, Minoxidil) möglich.

Symptome
- Schweres Krankheitsgefühl, Schwäche, Fieber.
- Dyspnoe, Zyanose.
- Präkordialer atemabhängiger Schmerz (Schmerzverstärkung durch Bewegung, Husten oder Atmen) oder Beklemmungsgefühl (im Liegen stärker).
- Tachykardie, evtl. Herzinsuffizienz, obere Einflussstauung, Hypotonie, evtl. Schocksymptomatik.
- Myalgien, Arthralgien.

Kurzanamnese
- Beginn und Verlauf der Symptomatik?
- Schmerzen atem- und/oder bewegungsabhängig?
- Fieber, allgemeine Entzündungszeichen?
- Vor-/Begleiterkr.? Z.n. Herzinfarkt, Z.n. Kardiotomie, Z.n. Pleuritis, Mediastinalerkr., Neoplasma, Z.n. Strahlentherapie, Hypothyreose, Herzschrittmacher vorhanden (seltene Komplikation bei SM-Pat.)? Hyperurikämie, Dialyse-Pat. (häufiger urämische Perikarditis), HIV, bestehende Systemerkr. (z.B. SLE, Sklerodermie, rheumatische Erkr., Wegener-Granulomatose).
- Trauma?
- Medikamentenanamnese, z.B. Dihydralazin (Nepresol®), Methysergid (Deseril®), Minoxidil (Lonolox®).

Sofortdiagnostik

- RR und Fieber messen.
- Herz- und Lungenauskultation: Perikardreiben mit P.m. über der Herzbasis (nur bei trockener Perikarditis), Herztöne oft leise. Tachykardie. Evtl. pulsus paradoxus. Pleurareiben.
- Suche nach anderen Entzündungshinweisen.
- Obere Einflussstauung?
- Evtl. ergänzend allgemeinmedizinische Basisuntersuchung (▶ 2.1.1).
- EKG, falls vorhanden (im Akutstadium ST-Hebung wie bei Infarkt, manchmal Niedervoltage).

Maßnahmen Herz-Kreislauf-Überwachung. Je nach Klinik Behandlung von Herzrhythmusstörungen (▶ 4.9.2), Schock (▶ 3.6). **Cave:** Eine Perikarditis ist bei plötzlichem Beginn klinisch ohne weitere Diagnostik nicht von Myokardinfarkt zu unterscheiden → gleiche Sofortmaßnahmen (▶ 4.7.2).

Klinikeinweisung zur Sicherung der Diagnose (EKG, Rö-Thorax, Echokardiographie, Labor, ggf. Perikardpunktion) und wegen eines drohenden Perikardergusses mit der Gefahr einer Herzbeuteltamponade.

4

Abwendbar gefährlicher Verlauf
Perikarderguss/-tamponade mit Kreislaufdepression/Schock.

4.7.6 Pleuritis

Symptome Starke atemabhängige Schmerzen (bei Erguss Schmerz ↓), Husten (evtl. mit Hämoptysen), evtl. Fieber.

Kurzanamnese

- Beschwerden seit wann? Zunehmend?
- Infekte in der Umgebung?
- Zusätzlich Auswurf? Hämoptysen?
- Abwehrschwäche bekannt (z.B. AIDS, immunsuppressive Therapie)? Vor- und Begleiterkr. (Pneumonie, Tbc, Z.n. Herzinfarkt, Pleuramesotheliom/Bronchial-Ca, Cholezystitis, Tietze-Sy.)?

Sofortdiagnostik

- Allgemeinmedizinische Basisuntersuchung (▶ 2.1.1).
- Lungenauskultation: In- und exspiratorisches Pleurareiben („Lederknarren"); bei Begleitpneumonie (▶ 4.6.5) evtl. zusätzlich feuchte und klingende RG.

Maßnahmen **Schmerztherapie,** damit Durchatmen ermöglicht wird: Paracetamol Comp. AL® (Paracetamol und Codein) 3 × 1–2 Tbl. tgl. oder Tramadol 50–100 mg p.o. oder i.m. (z.B. Tramal®); alternativ bei sehr starken Schmerzen oder Tumorpat. Morphin 10–20 mg s.c. oder i.m. (z.B. Morphin Merck®).

Klinikeinweisung zur Diagnostik und Behandlung der Grunderkr. (i.d.R. nicht Aufgabe des Bereitschaftsarztes).

Abwendbar gefährlicher Verlauf
Pleuraerguss.

4.7.7 Mitralklappenprolaps

Meist asymptomatisch und daher selten Fall für den ärztlichen Bereitschaftsdienst.

Symptome (fakultativ)
- Linksthorakale Schmerzen (belastungsabhängig, Min. bis Stunden anhaltend), mit plötzlichem Beginn und Ende, häufig von Tachykardie begleitet, die nicht auf Nitro ansprechen!
- Leistungsminderung, Hypotension, Schwindel, Synkopen, Dyspnoe.

Kurzanamnese Mitralklappenprolaps ist „diagnostisches Chamäleon" mit variablen Befunden und/oder Begleiter anderer Erkr. Es existiert kein charakteristisches Symptom → Versuchen, alle akut bedrohlichen Erkr. weitgehend auszuschließen (▸ 4.7.1 Differenzialdiagnostischer Überblick, Leitbefunde).

Sofortdiagnostik RR-Messung und EKG, falls vorhanden (oft normales EKG).
Inspektion:
- Meist Personen mit asthenischem Habitus betroffen, v. a. junge Frauen.
- Hinweise auf Bindegewebsschwäche (z.B. Marfan-Sy.)?
- Konstitutionsanomalien (geringer Thoraxdurchmesser, Pectus excavatum, Flachrücken, Kyphose, Skoliose) vorhanden?

Herzauskultation:
- 3. und 4. Herzton vorhanden (bei Jugendlichen fakultativ physiologisch).
- „Systolischer Klick" (dezenter, kurzer, heller Ton, meist unmittelbar nach dem 1. Herzton), evtl. auch multiple „Klicks".
- Mitt- bis endsystolisches Geräusch zwischen „Klick" und 2. Herzton (Variabilität des Geräuschs möglich) in der vorderen Axillarlinie links zu hören.

Maßnahmen Symptome sind meist nicht sicher einzuordnen → ggf. therapeutisches Vorgehen wie bei Myokardinfarkt (▸ 4.7.2). Bei bekannter und ausreichend diagnostizierter Erkr.: Bei Rhythmusstörungen und Angina pectoris Therapie mit Metoprolol 95 mg/d p.o. morgens (z.B. Beloc ZOK® Herz).

Klinikeinweisung zur Sicherung der Diagnose (EKG, Rö-Thorax, Myokardszintigraphie, Echokardiographie, Doppler-Sono) in kardiologische Fachabteilung.
Vorstellung bei bekanntem Mitralklappenprolaps beim HA oder Kardiologen zur Therapieoptimierung.

4.7.8 Aortenstenose

Einteilung: Kongenitale, rheumatische, kalzifizierte und primär degenerative kalzifizierte (senile) AS.

Symptome

> **!** Typisch ist die lange Beschwerdefreiheit. Jede Symptomatik deutet auf eine höhergradige Stenosierung hin und macht eine umgehende Diagnostik und Therapie erforderlich!

- Angina pectoris, Blässe.
- Rasche Ermüdbarkeit, Belastungsdyspnoe, Hypotonie, Schwindel, Synkopen.
- Linksherzinsuffizienz, Herzrhythmusstörungen.
- Zeichen einer infektiösen Endokarditis (plötzliche klinische Verschlechterung, unklares Fieber, progrediente Herzinsuffizienz, arterielle Embolien).

Kurzanamnese

- Nach o.g. Beschwerden fragen. Seit wann bestehen die Beschwerden? Wann treten sie auf (z.B. bei oder nach Belastung)?
- Bestehen Vor- oder Begleiterkr.? Insbes. kardiovaskuläre Erkr. bekannt?
- Bereits kardiale Diagnostik (wie Echokardiographie oder Linksherzkatheter) durchgeführt? Ergebnis?
- Vormedikation?

4

Sofortdiagnostik

- RR.
- Puls: Pulsus parvus et tardus („klein und spät"), träger Pulsanstieg, systolische Vibration über den Karotiden.
- Palpation: Hebender, nach links verschobener und verbreiteter Herzspitzenstoß, „Schwirren" im 2. ICR beim Vornüberbeugen des Pat.
- Auskultation: 1. Herzton normal oder abgeschwächt, 2. Herzton kann völlig fehlen oder gespalten sein, 3. Herzton bei kardialer Dekompensation, 4. Herzton fast immer vorhanden, spindelförmiges Systolikum beginnt nach dem 1. Herzton und endet vor dem 2. (P.m. über der Herzbasis), Diastolikum häufig vorhanden (da oft kombiniertes Aortenvitium). **Cave:** Ein lautes Geräusch ist immer mit schwerer Stenose verbunden, eine schwere Stenose aber nicht immer mit lautem Geräusch.
- EKG (falls vorhanden): Linkslagetyp oder überdrehter Linkslagetyp, P sinistroatriale, AV-Überleitungsstörungen, evtl. Vorhofflimmern, ventrikuläre Arrhythmien, evtl. normales EKG bei Jugendlichen mit Aortenstenose.

Maßnahmen

- Bei akuter Herzinsuffinzienz: ▶ 4.6.8 (**cave:** Digitalis nicht ausreichend wirksam, ACE-Hemmer kontraindiziert!).
- Bei Angina pectoris: ▶ 4.7.3.
- Bei Rhythmusstörungen: ▶ 4.9.2.
- Körperliche Schonung.

> - **Klinikeinweisung** zur weiteren Abklärung in Klinik mit kardiologischer Fachabteilung (EKG, Rö-Thorax, Echokardiographie, ggf. Linksherzkatheter).
> - **Vorstellung** beim HA oder Kardiologen am nächsten Werktag nur bei gutem AZ und bekannter Erkr.

4.7.9 Akute Aorteninsuffizienz

Die **chronische Aorten(klappen)insuffizienz** beschäftigt den Bereitschaftsdienst nur bei akuter Dekompensation (▶ 4.6.8).

Häufigste Ursachen Infektiöse Endokarditis, paravalvuläres Leck (einer Aortenprothese), postoperative (iatrogene) Aorteninsuffizienz, Aortendissektion, Thoraxtrauma, Spontanrupturen.

Symptome

- Schwindel, Kollaps, rasche Ermüdbarkeit.
- Angina pectoris, akute unerklärbare Herzinsuffizienz.
- Pulssynchrone Kopfbewegungen, hoher schneller Puls.
- Dyspnoe, Schock.

Kurzanamnese

- Palpitationen, rascher Herzschlag?
- Leistungsminderung, rasche Ermüdbarkeit?
- Seit wann bestehen die Beschwerden? Traten sie plötzlich oder allmählich auf?
- Bestehen Vor- oder Begleiterkr.?
- Z.n. Herzklappen-OP oder anderen invasiven Eingriffen am Herzen (z.B. Ballonvalvuloplastie) in der Anamnese? Z.n. Thoraxtrauma?
- Bereits kardiale Diagnostik (wie Echokardiographie oder Linksherzkatheter) durchgeführt? (Ergebnis?).
- Vormedikation?

Sofortdiagnostik

- **Inspektion:**
  - „Marfan-Stigmata" prima vista zu erkennen?
  - Zeichen einer infektiösen Endokarditis vorhanden (▶ 4.1.8)?
  - Akute Ischämie der Extremitäten (z.B. bei Aortendissektion)?
  - Zerebraler Insult?
  - Kardiogener Schock?
- **Palpation:** Charakteristische Befunde fehlen.
- **Auskultation:**
  - 1. Herzton fehlt oder ist sehr leise, 2. Herzton fehlt (wenn die Klappe weitgehend zerstört oder immobil ist), 3. Herzton evtl. vorhanden (z.B. bei Tachykardie).
  - Systolisches Geräusch (relativ leise).
  - Diastolisches Regurgitationsgeräusch (kurz dauernd, Beginn mit dem 2. Herzton).
  - Austin-Flint-Geräusch (tief frequentes, „rumpelndes", mitt- bis spätdiastolisches Geräusch über der Herzspitze).

Maßnahmen Sofortmaßnahmen je nach klinischer Symptomatik.

- **Klinikeinweisung** sofort bei akuter Aorteninsuffizienz und/oder V.a. Endokarditis (▶ 4.1.8).
- **Vorstellung** beim HA am nächsten Werktag bei chronischer (und ausreichend diagnostizierter) Aorteninsuffizienz und stabilem AZ.

4.7.10 Aneurysma dissecans der thorakalen Aorta

> ! Ohne weitere apparative Diagnostik kaum vom Myokardinfarkt zu unterscheiden! Lebensbedrohliches Krankheitsbild!

Symptome

- Plötzlicher Thoraxschmerz, der sich entsprechend der Dissektion verlagert (z.B. zwischen den Schulterblättern, linksthorakal, abdominal).
- Husten, Dyspnoe, Dysphagie, Heiserkeit.
- Verwirrtheit, Hemiparese, Horner-Sy.
- Obere Einflussstauung (selten).
- Akutes Abdomen, Extremitätenischämie, akutes Nierenversagen, Schock.

Kurzanamnese Da die Symptomatik sich nicht von der des Myokardinfarkts unterscheidet, siehe auch „Kurzanamnese/Myokardinfarkt" (▶ 4.7.2).

- Risikofaktoren: Hypertonus, Hyperlipidämie, Diab. mell., Nikotinabusus, Alkoholabusus? Marfan-Sy. bekannt?
- Z.n. Gefäß-OP?
- Trauma? (z.B. bei Pat. mit Thoraxschmerzen nach Autounfall unbedingt an Aneurysma dissecans denken!).

Sofortdiagnostik

> ! Bei V.a. Aneurysma dissecans der Aorta keine Zeit mit Diagnostik verlieren, sondern sofort zu therapeutischen Maßnahmen übergehen!

- RR-Messung an allen Extremitäten.
- Auskultation: Strömungsgeräusche entlang der gesunden Aorta und Karotiden.

Maßnahmen

- Mehrere großlumige i.v. Zugänge mit Infusionen vorbereiten (z.B. Ringer-Lsg. und HAES), massive Volumengabe bei Schock s. u.
- Schmerzbehandlung wie bei Myokardinfarkt (▶ 4.7.2).
- Wenn erforderlich Schockbehandlung (▶ 3.6), Intubation und Beatmung (▶ 3.4.1).
- Bei RR ↑, kontrollierte RR-Senkung auf Werte von 100–120 mmHg syst. mit Nitroprussid 0,3–0,8 µg/kg/Min. i.v., bei Hypertonie mit gleichzeitiger Tachykardie Metoprolol 5 mg langsam i.v. (z.B. 1 Amp. Beloc®) und Furosemid 20–40 mg i.v. (z.B. Lasix®).

> **Klinikeinweisung** sofort mit NAW oder Hubschrauber in eine Klinik mit gefäßchirurgischer Abteilung (Voranmeldung!).

4.7.11 Psychogene Ursachen von Thoraxschmerzen

> ! Ausschlussdiagnose, mögliche organische Ursachen müssen abgeklärt sein (das ist meist beim ersten Auftreten in einer Notfallsituation ambulant nicht möglich!).

Symptome
- Schmerzen meist umschrieben präkordial, treten meist ohne körperliche Belastung auf.
- Tachykardie, Unruhe, depressive Verstimmung, Ängstlichkeit.
- Fokussierung auf bestimmte Organe oder Organsysteme (hier Herz). Beharrliche Beschäftigung mit der Möglichkeit, von einer schweren Herzerkr. (oder anderen körperlichen Erkr.) befallen zu sein.
- Anhaltende (oder rezidivierende) Beschwerden, normale Empfindungen werden als abnorm interpretiert. Weigerung, nach Untersuchung und ärztlicher Aufklärung das Fehlen somatischer Auffälligkeiten zu akzeptieren.

Kurzanamnese Anamnestisch alle anderen infrage kommenden Erkr. mit dem Leitsymptom „Thoraxschmerz" ausschließen: → „Leitfragen/Thoraxschmerz" (▸ 4.7.1).

Sofortdiagnostik „Leitbefunde/Thoraxschmerz" ▸ 4.7.1.

Maßnahmen Pat. beruhigen und gleichzeitig das Gefühl vermitteln, dass er mit seinem Symptom ernst genommen wird. Ggf. Gabe von Diazepam 5 mg p.o., i.m. oder langsam i.v. (z.B. Valium®). **Cave:** Bei V.a. Myokardinfarkt auf keinen Fall i.m. Gabe von Medikamenten!

Vorstellung beim HA zur weiteren Betreuung und evtl. Einleitung einer Psychotherapie.

4.8 Schwindel

Gefühl des gestörten Gleichgewichts mit allgemeiner Unsicherheit, und Schwanken der Umgebung. Häufiges Symptom. Altersschwindel (45 % ≥ 70 J.) bei zerebrovaskulärer Insuffizienz. Schwindel bei Hypotonie.
- **Systematischer Schwindel:** Mit Richtungskomponente (vestibuläre Ursachen wahrscheinlich); Schwankschwindel, Liftgefühl, Drehgefühl wie beim Walzertanzen, einseitige Fallneigung.
- **Unsystematischer Schwindel:** Keine Richtungskomponente (alle Ursachen möglich), Unsicherheit, Benommenheit, Schwarzwerden vor Augen, Betrunkenheitsgefühl, Pat. „fühlt sich taumelig".

! Der Begriff „Schwindel" wird völlig unspezifisch für die unterschiedlichsten Formen subjektiven Unwohlseins verwendet. Deshalb als Erstes exakt erfragen, was mit Schwindel gemeint ist, um eine grobe Einteilung vornehmen zu können.

4.8.1 Differenzialdiagnostischer Überblick

- **Akuter Vestibularisausfall** (▸ 4.8.2): Akuter einseitiger Vestibularisausfall (etwa 24 %; Erkrankungsgipfel um 50 Lj.); wahrscheinlich viral oder parainfektiös bedingt.
- **Gutartiger paroxysmaler Lagerungsschwindel** (▸ 4.8.3): Sekunden dauernder, durch Kopfbewegung ausgelöster Drehschwindel mit Nystagmus. Floatende Copulolithen.

- **Menière-Krankheit** (▶ 4.8.4): Drehschwindel, gerichtete Fallneigung, Blässe, Schweißneigung, Nausea, Erbrechen, Tinnitus, Druckgefühl im betroffenen Ohr.
- **Akute Labyrinthläsion:** Dauerdrehschwindel, Begleitlabyrinthitis bei Otitis media (▶ 9.2.2), Zoster oticus (▶ 9.2.4); traumatisch, iatrogen, vaskulär, toxisch bedingt → Klinikeinweisung bei Verdacht.
- **Akustikusneurinom:** Langsam zunehmende Hörminderung, dann Dauerdrehschwindel und Nystagmus durch histologisch gutartigen, langsam wachsenden Tumor, ausgehend von Zellen des N. VIII. Sofortmaßnahmen nur erforderlich bei Hirndruckzeichen (▶ 2.1.2) → Weiterbehandlung beim Neurologen bei Verdacht veranlassen.
- **Zentraler Lagerungsschwindel:** Tumor, Blutung, Ischämie oder Entzündung im Bereich der Vestibulariskerne; Nystagmus (nicht paroxysmal, wenig erschöpflich). Dauerdrehschwindel nur bei Hirnstammbeteiligung → Klinikeinweisung, ansonsten Vorstellung beim Neurologen am nächsten Werktag.
- **Vertebrobasiliäre Insuffizienz:** Hirnstammsymptome durch Durchblutungsstörung. Exsikkose? Hyperventilationssy.? Anämie? → Klinikeinweisung.
- **Basilarismigräne:** Attackendrehschwindel mit Sehstörungen, Ataxie, evtl. HN-Ausfällen und okzipitalen Kopfschmerzen → Klinikeinweisung.
- **Vestibuläre Epilepsie:** Attackendrehschwindel, Übelkeit, Erbrechen, dystone Bewegungen, häufig akustische Sensationen. **Ther.:** Carbamazepin 600–1200 mg/d p.o. (z.B. Tegretal®, Carba 200 von ct®).
- **Downbeat-Nystagmusschwindel:** Fallneigung nach hinten. Arnold-Chiari-Fehlbildung, Intoxikationen (▶ 19, z.B. Antiepileptika), MS, Tumoren, zerebrale Ischämie/Blutung, Entzündung im Bereich des Hirnstamms, zerebelläre Degeneration. **Ther.:** Gleichgewichtstraining. Clonazepam (z.B. Rivotril®).
- **Phobischer Attackenschwindel:** Dritthäufigste Schwindelform. Subjektive Gang- und Standunsicherheit, Vernichtungsangst, großer Leidensdruck → Sedierung, Vorstellung beim HA.
- **Visueller Schwindel:** Vorerkr., z.B. Brechungsanomalien, Fusionsstörung, Augenmuskelparesen mit Doppelbildern, unwillkürliche Augenoszillationen, Katarakt-Op. mit Starbrille. **Ther.:** KG mit Training der Haltungsreflexe, akut evtl. Sedierung; Vomacur® oder Vomex A® Tbl./Supp.
- **Medikamenten-NW:** Antikonvulsiva, Tranquilizer, Hypnotika, Antiemetika, Antidepressiva, Anticholinergika, Dopaminantagonisten, Muskelrelaxanzien, Aminoglykoside und Tuberkulostatika (irreversible Ototoxizität), Antihypertensiva (v.a. Betablocker und Vasodilatatoren) → evtl. Medikament absetzen, Vorstellung beim HA am nächsten Werktag.

Leitfragen bei Schwindel

Tab. 4.2 Schwindelformen

Drehschwindel	Schwankschwindel	Lagerungsschwindel	Liftschwindel
Gerichtet; Gefühl als würde sich der Raum ständig um einen drehen; z.B. bei Menière-Krankheit	Ungerichtet; „wie auf einem Schiff", „als ob der Boden schwanken würde"; z.B. bei Phobien	Ungerichtet oder Drehschwindel; nur nach Kopfbewegung oder Änderung der Körperachse; z.B. bei Perilymphfistel	Ungerichtet; Gefühl zu sinken oder angehoben zu werden; z.B. bei orthostatischen Störungen

- Art des Schwindels: Karussellschwindel? Schwankschwindel? Schwarzwerden-vor-Augen?
- Dauer des Schwindels? Wiederholtes Auftreten?
- Lageabhängig (z.B. orthostatisch, benigner paroxysmaler Lagerungsschwindel)?
- Bewusstlos während der Schwindelattacke (Synkope, ▸ 4.9.1)?
- Bei Belastung, z.B. Treppensteigen (z.B. Herzinsuffizienz, ▸ 4.6.8)?
- Kopfschmerzen? → Migräne (▸ 4.5.3), Trauma (▸ 6.3.1), Tumor, pseudoradikuläres HWS-Syndrom (▸ 7.1.5).
- Auslöser: Z.B. Essen (postprandiale Hypotonie ▸ 4.9.3)?
- Begleiterkr.: Herzerkr.? Bluthochdruck? Schrittmacherpat. (evtl. technischer Defekt, ▸ 4.9.4)?
- Abhängig vom Kopfbewegungen z.B. Blick nach oben beim Fensterputzen (vertebrobasiläre Insuffizienz, benigner paroxysmaler Lagerungsschwindel ▸ 4.8.3, Karotisstenose).
- Gleichzeitige Ohrgeräusche oder Schwerhörigkeit → z.B. bei Menière-Krankheit (▸ 4.8.4), evtl. einseitig.
- Ohrenschmerzen, evtl. Ohrausfluss → z.B. bei chron. Otitis media (▸ 9.2.2), Mastoiditis (▸ 9.7.2).
- Medikamentenanamnese: Antiepileptika, Antihypertensiva, Antiarrhythmika?
- Schwindel bei Kälte verstärkt → z.B. bei Trommelfellperforation, Z.n. Ohr-Op.
- Alkohol, Noxen?
- Z.n. Schädelverletzung? Zurückliegende Kopfprellung?
- Verschwindet der Schwindel bei geschlossenen Augen (okuläre Ursache)?
- Schwindel bei Armarbeit, Zurückneigen des Kopfs (Subclavian-steal-Sy. ▸ 4.9.1)?

Tab. 4.3 Differenzialdiagnose des Schwindels

Schwindelcharakter	Begleitsymptome	Verdacht auf
Drehschwindel akut	• Übelkeit • Erbrechen • Fallneigung • Rotatorischer Spontannystagmus und richtungsbestimmter Nystagmus • Keine Hörstörungen	Neuropathia vestibularis (▸ 4.8.2)
• Drehschwindel akut • Attacken für Sekunden	• Durch Kopfbewegung auslösbar • Richtungsbestimmter Nystagmus und Spontannystagmus zum unten liegenden Ohr • Keine Hörstörungen • Erschöpflich nach Wiederholung	Gutartiger paroxysmaler Lagerungsschwindel (▸ 4.8.3)
• Drehschwindel akut • Längere Attacken	• Ohrgeräusche (Tinnitus) • Hypakusis • Meistens Erbrechen • Richtungsbestimmter Nystagmus und Spontannystagmus • Fallneigung zur Seite des betroffenen Ohres	Menière-Krankheit (▸ 4.8.4)

Tab. 4.3 Differenzialdiagnose des Schwindels *(Forts.)*

Schwindelcharakter	Begleitsymptome	Verdacht auf
• Dreh-/Schwank-schwindel • Langsam progre-dient	• Tinnitus • Trigeminus-/Fazialisbeteiligung, evtl. Kleinhirnsymptome, Pyramidenbahn-zeichen, Hirndruckzeichen	Akustikusneurinom
• Dreh- oder Schwankschwin-del • Akutes Auftreten	• Blickrichtungsnystagmus • Übelkeit, Erbrechen • Kleinhirnzeichen oder Hirnnervenaus-fälle (z.B. Dysarthrie)	Hirnstamminfarkt, Kleinhirninfarkt (▶ 4.8.5)
• Schwankschwin-del attackenför-mig	• Stand- und Gangunsicherheit • Vernichtungsangst • Panikattacke • Massiver Leidensdruck • Kein Nystagmus • Keine zusätzlichen pathol. Befunde	Phobischer Schwankschwindel (▶ 4.8.6)

4

Leitbefunde

- Notfallcheck (▶ 3.3.1), Kreislaufkontrolle (hypertone Krise?).
- Strömungsgeräusch über den Karotiden? → z.B. Stenose.
- BZ (Hypoglykämie?).
- Hinweise auf Anämie? Blasse Haut? Konjunktiven?
- Neurologische Zusatzuntersuchung (▶ 2.1.2): Meningismus? Gleichgewichtsstörung (Gang-, Steh- und Tretversuch)? Nystagmus? Hörvermögen? Taubheit der Fußsohlen (bei Polyneuropathie)?
- Ohrenspiegelung (Trommelfellperforation?).
- Orientierender Hörtest → einseitige Taubheit deutet auf vestibuläre Ursache hin.
- Herzauskultation (Vitien?).
- Lungenauskultation: Z.B. Lungenödem (▶ 4.6.8), Pneumonie (▶ 4.6.5) als Ursache für leichte zerebrale Hypoxie?
- Fieber (▶ 4.1.1)?
- Kardiale Stauungszeichen? Herzinsuffizienz (▶ 4.6.8)?
- Entzugssymptomatik? Schwitzen, Tremor, Übelkeit, Erbrechen, RR ↑?
- Hyperventilation?
- Kachexie (Tumorschwäche)?
- Psychische Verfassung.

4.8.2 Akuter Vestibularisausfall

Syn.: Neuropathia vestibularis. Akuter einseitiger Vestibularisausfall, über Tage anhaltend, dann langsam abklingend.

Symptome Schweres Krankheitsgefühl, Drehschwindel, Fallneigung.

Kurzanamnese Krankheitsbeginn.

Sofortdiagnostik

- Kreislaufkontrolle: Z.A. Kreislaufregulationsstörung.
- Orientierender Hörtest (▶ 9.1).
- Neurologische Zusatzuntersuchung (▶ 2.1.2).

Maßnahmen

- Bettruhe, Kopf ruhig stellen, z.B. mit Kissen.
- Dimenhydrinat 150 mg Supp. rektal oder 100 mg i.m. oder 62 mg i.v. (z.B. Vomex A® 1 Supp. oder 1 Amp. i.m. oder i.v.); **cave:** Für i.m. und i.v. gibt es unterschiedliche Ampullen.

- **Klinikeinweisung** bei massiven Beschwerden in HNO- oder neurologische Klinik.
- **Vorstellung** beim HA am nächsten Werktag. Nach 3 Tagen Mobilisierung und Bewegungstraining. Prognose günstig.

Abwendbar gefährlicher Verlauf
Hirnstamm- oder Kleinhirnschäden durch apoplektischen Insult übersehen.

4.8.3 Gutartiger paroxysmaler Lagerungsschwindel

Durch bestimmte Kopfbewegungen und Lagewechsel ausgelöste Drehschwindelattacken mit Nystagmus.

Symptome Durch Kopfbewegungen ausgelöste heftige Drehschwindelattacken mit Nystagmus (zum unten liegenden Ohr hin).

Kurzanamnese Schon früher Schwindelattacken?

Sofortdiagnostik Kreislaufkontrolle, neurologische Zusatzuntersuchung (▶ 2.1.2).

Sofortmaßnahmen Im Allgemeinen keine Maßnahmen erforderlich. Pat. beruhigen, über die günstige Prognose informieren und vor allem davon überzeugen. Keine Antivertiginosa.

- **Klinikeinweisung** bei massiver Symptomatik oder unsicherer Diagnose in HNO-/neurologische Klinik.
- **Vorstellung** beim HNO-Arzt zwecks Diagnosesicherung mittels Vestibularisprüfung (Nystagmusprüfung) → Lagerungstraining.

4.8.4 Menière-Krankheit

Ausfall des Gleichgewichts- und Hörorgans durch Vermischung von Endo- und Perilymphe im Innenohr.

Symptome

- Für mehrere Stunden Ohrgeräusche und Hypakusis, meist Erbrechen, Spontannystagmus und gerichtete Fallneigung.
- Innenohrschwerhörigkeit zuerst nur im Anfall, später auch im Intervall.

Kurzanamnese Meist bereits frühere Attacken.

Sofortdiagnostik Kreislaufkontrolle, neurologische Zusatzuntersuchung (▶ 2.1.2).

Differenzialdiagnose Hörsturz (▶ 9.3.4).

Maßnahmen Dimenhydrinat 100 mg Supp. rektal oder 100 mg i.m. oder 62,5 mg i.v. Amp. (z.B. Vomex A® 1 Supp. oder 1 Amp. i.m. oder i.v.).

Klinikeinweisung im akuten Anfall zum HNO-Arzt mit Audiometrie und Vestibularisprüfung oder
Vorstellung in Klinik mit entsprechender Konsultationsmöglichkeit.

4.8.5 Hirnstamminfarkt, Kleinhirninfarkt

Symptome Bewusstseinseintrübung, evtl. Kleinhirnsymptome: Gangstörungen, Ataxie, Dysdiadochokinese.

! Entwickelt ein Pat. mit Schwindel nach Stunden bis Tagen Bewusstseinsstörungen, immer an Kleinhirninfarkt mit Kompression des 4. Ventrikels oder Hirnstamms und Liquorabflussstörung denken.

Kurzanamnese
- Länger bestehender Schwindel.
- Kardiovaskuläre Erkr., absolute Arrhythmie, kardiovaskuläre Risikofaktoren (z.B. Hypertonie, Nikotinabusus, Adipositas)?
- Medikamente, z.B. Ovulationshemmer.

Sofortdiagnostik Notfallcheck (▶ 3.3.1), Kreislaufkontrolle, neurologische Zusatzuntersuchung (▶ 2.1.2).

Klinikeinweisung immer bei Verdacht.

Abwendbar gefährlicher Verlauf
Einklemmung droht! CT oder MRT dringend erforderlich!

4.8.6 Phobischer Schwankschwindel

Auch bei abklingendem organischen Schwindel als „Verarbeitungsneurose möglich“.

Symptome Subjektive Gang- und Standunsicherheit, Vernichtungsangst.

Sofortdiagnostik Kreislaufkontrolle, neurologische Zusatzuntersuchung (▶ 2.1.2).

Maßnahmen Evtl. Diazepam 5–10 mg p.o. oder i.v. (z.B. Valium®, Diazepam ratio®).

- **Klinikeinweisung** i.d.R. nicht erforderlich, nur bei massiver Symptomatik oder unsicherer Diagnose.
- **Vorstellung** beim Psychiater oder Neurologen am nächsten Werktag.

Abwendbar gefährlicher Verlauf
- Kreislauf gründlich überprüft?
- Kardiale Ursache übersehen?
- Hirninfarkt ausgeschlossen?

4.9 Synkope

Spontaner, kurzzeitiger Bewusstseinsverlust.

4.9.1 Differenzialdiagnostischer Überblick

- **Orthostatische Synkope:** Harmlos, tritt bei Lageänderung vom Liegen oder Sitzen zum Stehen auf. Prodromi: Verengung des Blickfelds, Schwarzwerden vor Augen, Übelkeit, Kaltschweißigkeit, Schwindel, Tachykardie, Schwäche, Weichwerden der Knie, RR ↓, Gesichtsblässe, gelegentlich auch generalisierte Myoklonien, sehr selten generalisierter Krampfanfall. → sofortige Besserung nach Hinlegen.
- **Vasovagale Synkope:** Harmlos; tritt z.B. bei Stress, emotionaler Erregung, Schmerz, oder auch bei langem Stehen oder in überfüllten, überwärmten Räumen auf. Prodromi: Verengung des Blickfelds, Schwarzwerden vor den Augen, Übelkeit, Kaltschweißigkeit, Schwindel, Tachypnoe, Schwäche, Weichwerden der Knie, RR ↓, Puls ↑, Gesichtsblässe, gelegentlich auch generalisierte Myoklonien, sehr selten generalisierter Krampfanfall. Sonderform: Pressorische Synkope, bei Miktion, Defäkation, Husten oder Lachen → sofortige Besserung nach Hinlegen.
- **Karotissinussyndrom:** Plötzlicher RR-Abfall, Puls ↓, evtl. Asystolie während des Zustands. Keine Prodromi, evtl. generalisierte Myoklonien und/oder Krampf; gehäuftes Auftreten in bestimmten Situationen wie Reklination oder Drehung des Kopfs (z.B. Rückwärtsfahren im Auto) oder mechanische Reizung des Halses (z.B. Rasieren, enger Kragen) → **Vorstellung** beim HA am nächsten Werktag zur weiteren Therapieplanung (evtl. Schrittmacherimplantation).

! Kein Karotisdruckversuch im Bereitschaftsdienst: Zuvor muss A.-carotis-Stenose ausgeschlossen sein.

- **Medikamenten-NW:** Z.B. Antihypertensiva (häufig), Diuretika, Phenothiazine (z.B. Truxal®), Antidepressiva, Barbiturate, Nitro. Symptome: Schwindel, Müdigkeit, Stehschwäche, Kollaps → evtl. Dosisreduktion, andere Verteilung über den Tag, **Vorstellung** beim HA am nächsten Werktag.
- **Kardial bedingt:** RR, Puls (Arrhythmie?), Auskultation (Herzgeräusch?) → **Klinikeinweisung** bei Verdacht.
  - Herzrhythmusstörungen (▶ 4.9.2): Bradykard oder tachykard mit Abfall des HZV und zerebraler Hypoxie (Adam-Stokes-Anfall).
  - Klappenvitien: Z.B. Aortenstenose (▶ 4.7.8), Mitralinsuffizienz/-stenose (▶ 4.7.7).

  - Myokardinfarkt (▶ 4.7.2): Linksthorakaler Schmerz, Dyspnoe, Rhythmusstörungen, meist vorbestehende Angina pectoris.
  - Lungenembolie (▶ 4.6.7): Zerebrale Hypoxie durch verminderten Blutrückfluss zum li. Herzen.
- **Zerebrale Ischämie** → Klinikeinweisung bei Verdacht.
  - Stenosen der hirnversorgenden Arterien: Zerebrale Minderversorgung durch intermittierende Blutdruckschwankungen, Thrombosen oder Embolien. **Symptome:** Schwindel, Sturz, neurologische Ausfälle (z.B. Dysarthrie, Paresen), TIA (▶ 4.10.3); PRIND (▶ 4.10.3); apoplektischer Insult (▶ 4.10.3).
  - Mikroembolien: Gehäuft bei Pat. mit absoluter Arrhythmie, Herzvitien (▶ 4.7.7, ▶ 4.7.8), Endokarditis (▶ 4.1.8, ▶ 4.1.9). **Symptome:** Schwindel, Sprachstörungen, Verwirrtheitszustände.
  - Kurz dauernde Ischämie durch Hustenattacken (Husten-Synkope).
- **Hypoglykämie** (▶ 16.1): Schwitzen, Blässe, Tremor, RR ↑, Tachykardie, Angst, Heißhunger, Krampfanfall, Koma.
- **Hypovolämie:** Prodromi sind Schwindel, Blässe, Mattigkeit. Vorangegangene Bettruhe, Erbrechen, Diarrhö, Fieberzustände, Diuretikaeinnahme; Blutverlust (GIT-Blutung? Teerstuhl? Hämatemesis? V.a. innere Verletzungen nach stumpfem Bauchtrauma?).→ **Klinikeinweisung** bei V.a. Blutung, ansonsten Flüssigkeitszufuhr p.o., evtl. i.v., **Vorstellung** beim HA am nächsten Werktag.
- **Hyperventilation** (▶ 4.6.10): Tachypnoe (unbewusst), Angst, Erregungszustand, subjektiv empfundene Dyspnoe und Brustschmerz, Tachykardie, Kribbelparästhesie perioral, in Händen und Füßen, Steigerung zu Muskelspasmen perioral sowie der Hände (Pfötchenstellung). Selten Bewusstlosigkeit, zerebraler Krampfanfall.
- **Psychogene Synkopen:** Demonstratives In-Ohnmacht-Fallen; in Stresssituationen, bei Partnerschaftskonflikten, gezielte Anamnese → therapeutisches Gespräch (▶ 15.1).
- **Subclavian-steal-Syndrom:** Verschluss/Stenose der li. A. subclavia oder des re. Truncus brachiocephalicus vor dem Abgang der A. vertebralis. Die armversorgende Arterie wird über die A. vertebralis der Gegenseite und retrograd über die A. vertebralis der erkrankten Seite gespeist. Bei Muskelarbeit kommt es zu einer Minderversorgung (Blutentzug) des zerebralen Kreislaufs (A. basilaris). **Symptome:** Schwindel, Schluck- und Sehstörungen, Dysarthrie, auch Synkopen. Pulsabschwächung und Blutdruckdifferenz der Arme > 25 mmHg → **Vorstellung** beim HA am nächsten Werktag.
- **Drop-attacks:** Plötzlicher Sturz aus dem Gehen heraus, als ob die Knie weggezogen würden; allenfalls kurze Bewusstlosigkeit (Zirkulationsstörungen im vertebrobasilären Kreislauf), kein Schwindel, keine Verwirrtheit, Pat. kann sofort wieder aufstehen.→ **Vorstellung** beim HA zur weiteren Diagnostik.
- **In der Schwangerschaft:** Vena-cava-Kompressionssy. (▶ 13.5.6).

4.9.2 Herzrhythmusstörungen

Im ärztlichen Bereitschaftsdienst steht i. d. R. kein EKG zur Verfügung, deswegen als erstes klären, ob die Rhythmusstörungen wirklich einer sofortigen Behandlung bedürfen.

Eine therapeutische Intervention ist erforderlich wenn:

4

- Bedrohliche hämodynamische Auswirkungen bestehen, d. h. der Kreislauf insuffizient wird **oder**
- Rhythmusstörungen Folge einer anderen Erkr., z.B. Herzinfarkt (▶ 4.7.2), Hyperthyreose (▶ 4.10.10), sind.

! Ein Puls über 200 oder unter 40 pro Min. sollte sofortiges Handeln nach sich ziehen. Klinikeinweisung und Transport im NAW.

Differenzialdiagnostischer Überblick

Tab. 4.4 Rhythmusstörungen

Tachykarde Rhythmusstörungen Herzfrequenz > 100/Min	Bradykarde Rhythmusstörungen Herzfrequenz < 50/Min.
Sinustachykardie, supraventrikuläre Extrasystolie, paroxysmale supraventrikuläre Tachykardie, Vorhofflimmern mit unregelmäßiger Überleitung, ventrikuläre Tachykardie	Sick-Sinus-Syndrom, AV-Block, SA-Block, Karotissinussyndrom

Extrakardiale Ursachen:
- **Medikamente:** Z.B. Betablocker, Herzglykoside (Überdosierung häufige Ursache von Bradykardien bei alten Pat.), Antiarrhythmika, Theophyllin, Clonidin.
- **Elektrolytstörungen:** Infusionen? Diuretika? Nierenerkr. bekannt? Infekt mit Erbrechen, Diarrhö? Laxanzieneinnahme?
- **Hyperthyreose** (▶ 4.10.10): Wärmeintoleranz, Tremor, Struma (nicht obligat) evtl. palpatorisches Schwirren, hohe RR-Amplitude. Gefahr der thyreotoxischen Krise (nach Iodgabe, Kontrastmittel-Rö-Aufnahme in der Anamnese?) **Ther.:** Thiamazol (z.B. Favistan®) beginnend mit 20 mg, evtl. Prednisolon 100–200 mg i.v. (z.B. Solu-Decortin®; an Magenschutz denken) → **Klinikeinweisung** bei Verdacht.
- **Fieber** (▶ 4.1.1): Allgemeine Infektionszeichen?
- **Anämie:** Schwäche, blasse Hautfarbe (Schleimhäute, Konjunktiven ansehen). Teerstuhl? Tumoranamnese? Eisenmangel bekannt? → **Vorstellung** beim HA am nächsten Werktag.
- **Embolie:** Lungenembolie (▶ 4.6.7), Embolien in die Extremitäten (▶ 7.8), Mesenterialinfarkt (▶ 4.2.6).
- **Hypovolämie:** Exsikkose (▶ 4.10.13)? Stehende Hautfalten? Diuretikaüberdosierung? Hinweise auf Volumenmangelschock (▶ 3.6)?
- **Hyperkaliämie:** Diuretikatherapie? Nierenerkr. (▶ 20)? → Klinikeinweisung bei Verdacht zur Laborkontrolle.
- **Hirndruck** (▶ 4.10.8): Übelkeit, Erbrechen, Schwindel, Sehstörungen? → Spiegelung des Augenhintergrunds. Meningismus?

Kardiale Ursachen:
- **Herzinfarkt** (▶ 4.7.2): Thoraxschmerz, evtl. Übelkeit, Erbrechen, Dyspnoe, Angst.
- **KHK:** Pektanginöse Beschwerden (▶ 4.7.3)? Kardiovaskuläre Erkr.? Risikofaktoren?
- **Myokarditis** (▶ 4.1.10): Länger bestehende, unklare Infektion?

- **Herzvitien** (▶ 4.7.7, 4.7.8): Auskultationsbefund verdächtig? Vitium bekannt? Zeichen einer Herzinsuffizienz (▶ 4.6.8)?
- **Intoxikationen** (▶ 19).

Symptome

- Schwindel, Synkope, Bewusstseinstrübung, Krämpfe, Angst, Beklemmungsgefühl, Schweißausbruch, Dyspnoe, Übelkeit.
- Angina pectoris, evtl. kardiogener Schock (▶ 3.6).
- Tachykardie, evtl. Harndrang.

Kurzanamnese

- Sorgfältige Medikamenanamnese.
- Bekannte KHK, Herzvitien, Rhythmusstörungen?
- **Tachykardie:**
  - Schilddrüsenüberfunktion?
  - Physische oder psychische Belastung?
  - Alkohol, Nikotinabusus?
  - Fieber?
  - Hustenreiz (z.B. bei Lungenembolie)?
- **Bradykardie:**
  - Hyperkaliämie möglich (z.B. bei Niereninsuffizienz)? Elektrolytentgleisung, z.B. bei Erbrechen, Diarrhö?
  - Digitaliseinnahme: Fehlerhafte Einnahme z.B. durch Vergesslichkeit → dadurch bedingte Doppeleinnahme.
  - Hypothyreose.
  - Gestörte Kreislaufregulation (z.B. bei Hirnstamminfarkt; erhöhtem Hirndruck).

Sofortdiagnostik

- Notfallcheck (▶ 3.3.1), ggf. allgemeinmedizinische Basisuntersuchung (▶ 2.1.1), neurologische Zusatzuntersuchung (▶ 2.1.2), RR.
- Auskultation: Herzfrequenz? Herzgeräusch? Puls auskultatorisch und palpatorisch messen, um Pulsdefizit zu erkennen.
- Schockzeichen (▶ 3.6)?

Maßnahmen

- Lagerung je nach Kreislaufsituation (▶ 3.2.2), Beruhigung.
- Bei Kreislaufinsuffizienz und/oder V.a. Herzinfarkt: I.v. Zugang.
- Bei Pulslosigkeit → Reanimation (▶ 3.4).
- **Tachykardie:**

> **!** Keine heroischen Versuche bei KHK-Anamnese!

  - Vagusreiz durch Valsalva-Pressdruckversuch, Eiswasser trinken lassen, evtl. Karotisdruckmassage. **Cave:** Nicht bds.!
  - Evtl. Diazepam 5–10 mg i.v. (z.B. Valium®).
  - Bei Herzinsuffizienz Digitalis i.v. z.B. Digoxin 0,2–0,4 mg.
  - Kein Verapamil (z.B. Isoptin®). Antiarrhythmika (z.B. Metoprolol, Adenosin oder Ajmalin) nur unter EKG-Kontrolle im NAW oder stationär geben.
- **Bradykardie:** Atropin 0,5–1 mg i.v. ggf. wiederholen, Höchstdosis 3 mg (KI: Asthma bronchiale). Bei Wirkungslosigkeit Orciprenalin 0,5 mg langsam i.v. (z.B. Alupent®).

- **Klinikeinweisung** immer, wenn die Rhythmusstörung nicht zu beherrschen ist; bei V.a. Dekompensation einer Herzerkr., bei V.a. Intoxikation (v. a. bei Digitaliseinnahme zur Spiegelbestimmung).
- **Vorstellung** beim HA am nächsten Werktag bei rascher Besserung der Symptomatik (evtl. zum Langzeit-EKG).

4.9.3 Hypotone Kreislaufstörungen

RR-Werte ≤ 100/60 mmHg mit subjektiven Beschwerden, z.B. Schwindel. Der ärztliche Bereitschaftsdienst wird oft beim erstmaligen Auftreten gerufen. Hypotonie kann primär (Krankheitswert fraglich) oder als Begleitsymptom auftreten.

Differenzialdiagnostischer Überblick

- **Kardiogen:** Linksherzinsuffizienz (▶ 4.6.8), hämodynamisch relevante Rhythmusstörungen (▶ 4.9.2), Myokardinfarkt mit Schock, Mitralstenose, Pericarditis constrictiva (▶ 4.7.2, ▶ 4.7.5).
- **Hypovolämisch:** Polyurie (Diab. mell., Nephropathien), Blutung/innere Blutung (okkulte GIT-Blutung? ▶ 5.4), mangelnde Flüssigkeitszufuhr, Erbrechen (▶ 4.3.1), Diarrhö (▶ 4.4.1).
- **Neurogen:** Nach Schlaganfall (▶ 4.10.3, ▶ 4.10.4), bei Parkinson-Syndrom (▶ 16.5), Polyneuropathie.
- **Endokrin:** NNR-Insuffizienz, Hypothyreose, Hyperparathyreoidismus, Bartter- und Pseudobartter-Sy., adrenogenitales Sy.
- **Para- und postinfektiös:** Nach Sepsis (▶ 4.1.3), bei Virusinfekten (▶ 4.3.1, ▶ 4.4.1).
- **Medikamentös:** Diuretika, periphere Vasodilatatoren, L-Dopa, Phenotiazine, Psychopharmaka, z.B. trizyklische Antidepressiva, Tranquilizer, Hypnotika.

Symptome Mattigkeit, Blässe, Übelkeit, Schwindel, kalte Akren, Bewusstlosigkeit.

Kurzanamnese Hypotonie bekannt? Langes Stehen? Symptome beim Aufstehen?

Sofortdiagnostik

- Notfallcheck (▶ 3.3.1), ggf. allgemeinmedizinische Basisuntersuchung (▶ 2.1.1). Kreislaufkontrolle (evtl. Verlaufskontrolle: Nach 5–10 Min. erneut messen → RR ↑?).
- Haut, Blässe, Turgor (Dehydratation bei älteren Menschen?).

Maßnahmen

! Pat. über den begrenzten Nutzen von Medikamenten aufklären → stattdessen Maßnahmen zur Stärkung der Kreislaufregulation, Vermeidung von belastenden Situationen, Salzkonsum (z.B. Boullion trinken) empfehlen.

- Beruhigung, Beratung (Gymnastik, salzhaltige Flüssigkeit trinken), ggf. Anordnung zur Einnahme von Kreislauftropfen, z.B. Effortil® 10–15 Tr., in der Schwangerschaft Carnigen forte® 10–15 Tr.
- Falls erforderlich Volumensubstitution: I.v. Zugang, Ringer-Lsg.

4

- Physikalische Maßnahmen: Hinlegen, Öffnen von beengender Kleidung, Beine hoch lagern, etwas zu Trinken anbieten (Cola, Tee, Kaffee).

- **Klinikeinweisung** i.d.R. nicht erforderlich.
- **Vorstellung** beim HA nach Terminvereinbarung.

Abwendbar gefährlicher Verlauf
Grunderkr. übersehen, z.B. Herzinsuffizienz, Herzbeuteltamponade, AV-Block, Hirndruck, Hypoglykämie, Addison-Krankheit.

4.9.4 Probleme bei Patienten mit Herzschrittmacher

Symptome Schwindel, Synkope, Ruhedyspnoe, evtl. Tachypnoe, Unruhe, Kaltschweißigkeit, Kontraktionen im Bereich des M. pectoralis oder im Zwerchfell.

! Ohne EKG ist keine genaue Diagnose möglich.

Häufige Schrittmacherprobleme
- **Taschen- und Systeminfektion:** Schwellung, Rötung, Schmerz im Bereich der Schrittmachertasche.
- **Mechanische Druckläsion und Perforation:** Subkutane Nekrose und/oder Hautnekrose durch Druck des Aggregats, wenn dieses nicht spannungsfrei liegt.
- **Elektrodendefekte:** Elektrodenbrüche oder Isolationsdefekte, in modernen Elektroden meist im schrittmachernahen Verlauf durch mechanische Beanspruchung.
- **Exit- und Entrance-Block:** Fehlende Reizbeantwortung oder mangelnde Reizerkennung, häufigste Sondenspätkomplikation.
- **Twiddler-Syndrom:** Drehung und Rotation des Schrittmachers in seiner Tasche, führt zum Zug an der Elektrode, die aus ihrer Lage herausgelöst wird.
- **Batterieerschöpfung, Elektronikdefekte:** Heute eher selten.
- **Muskelzucken:** Unangenehme Palpitationen in der Umgebung der SM-Tasche.
- **Schrittmacher-vermittelte Tachykardien:** Entweder supraventrikuläre Tachykardien oder elektromagnetische Störungen von außen.
- **Schrittmacher-induzierte Tachykardien:** Schrittmacherbedingte Umkehrtachykardien, nach ventrikulärer Stimulation werden die Vorhöfe durch eine retrograde Leitung erregt. Die atriale Erregung wird vom Schrittmacher erkannt und auf die Ventrikel übertragen, sodass sich der Tachykardiekreis schließt → SM muss umprogrammiert werden.
- **Schrittmachersyndrom:** Symptomenkomplex aus Palpitation, Schwindel und evtl. Synkopen, Abnahme des HZV und unzureichende vasokonstriktorische Gegenregulation → SM muss umprogrammiert werden.

Störquellen
- Schlecht isolierte Geräte oder Geräte, die zu nahe am SM betrieben werden: Haushaltsgeräte, elektrische Zahnbürsten, Diebstahlsicherungsanlagen,

Metalldetektoren, Handbohrmaschinen, CB-Funkgeräte, Mobiltelefone (nur die alten), Heizkissen, Dimmer.

- Am Arbeitsplatz grundsätzlich alle Geräte, die ein starkes elektrisches Feld aufbauen, z.B. Elektroschweißgeräte, Spektralanalysegeräte, Zündanlagen, starke Kurz- und Mittelwellensender, gepulste Magnetfelder, Hochspannungsanlagen.
- Körpereigene Störquellen: Muskelpotenziale (z.B. Anspannen des M. pectoralis), Polarisationsspannungen am Elektroden-/Gewebeübergang.

- **Klinikeinweisung:** Alle Störungen, außer der elektromagnetischen Störung von außen, erfordern entweder eine Umprogrammierung oder eine chirurgische Intervention. Deswegen nach Möglichkeit immer in das implantierende oder betreuende Zentrum überweisen.
- **Vorstellung beim Kardiologen:** Bei größerer Entfernung oder bei klinisch bedrohlichen Störungen in die nächste Kardiologie evtl. mit ärztlicher Begleitung. Unterwegs ggf. symptomatische Behandlung von Rhythmusstörungen (▶ 4.9.2).

4.10 Bewusstlosigkeit

Der Arzt im Bereitschaftsdienst kann und muss

- Die Tiefe der Bewusstlosigkeit einschätzen (Glasgow-Coma-Scale, ▶ 2.1.2).
- Eine erste Differenzierung der möglichen Ursache treffen. Die wichtigsten und häufigsten: Intoxikationen (▶ 19), metabolische Störungen, insbes. Hyper- und Hypoglykämie, primär zerebrale Erkr., Traumen (▶ 6.3).
- Sofortmaßnahmen entsprechend der Verdachtsdiagnose einleiten.

4.10.1 Differenzialdiagnostischer Überblick

Ätiologische Differenzialdiagnosen

- **Zerebrale Ischämie/Blutung** (▶ 4.10.3, ▶ 4.10.4): Differenzierung i. d. R. nur durch bildgebende Verfahren möglich, evtl. anamnestische Hinweise (z.B. Marcumar-Einnahme → eher Blutung; kardiovaskuläre Erkr., Risikofaktoren → eher Ischämie); neurologische Ausfälle in Abhängigkeit von Ausdehnung und Lokalisation der Läsion, z.B. Hemiparese, Aphasie, Pyramidenbahnzeichen, Fazialisparese. Prodromi: Häufig Kopfschmerzen, Übelkeit, Erbrechen, Schwindel, flüchtige Paresen.
- **Zerebrale Hypoxämie** (▶ 4.10.7): Kardiale Erkr., z.B. dekompensierte Herzinsuffizienz (▶ 4.6.8), Myokardinfarkt (▶ 4.7.2), Myo-/Perikarditis (▶ 4.7.5); Lungenerkr., z.B. Asthma bronchiale (▶ 4.6.6.), Lungenödem (▶ 4.6.8), Lungenembolie (▶ 4.6.7), Pneumonie (▶ 4.6.5); Störung des Zentralnervensystems, z.B. apoplektischer Insult (▶ 4.10.3), Intoxikation (▶ 19), Schädel-Hirn-Trauma (▶ 6.3), Störungen des Rückenmarks (z.B. Poliomyelitis); neuromuskuläre Störungen, z.B. Myasthenia gravis, Tetanus, Botulismus; außerdem

z.B. Rippenserienfrakturen (▶ 6.7), Pleuraerguss (▶ 2.7.1), Pneumothorax (▶ 4.6.11), Laryngospasmus, Fremdkörperaspiration (▶ 4.6.12), Glottisödem.
- **Hirndruck:** Z.B. bei Hirntumor (▶ 4.10.8) (Stauungspapille?), Liquorabflussstörung.
- **Posttraumatisch:** SAB (▶ 4.5.8), sub-/epidurales Hämatom (▶ 4.10.4).

Metabolisch

- **Coma diabeticum** (▶ 16.1): Prodromi: Polyurie, Polydipsie. Exsikkosezeichen, Tachykardie, Hypotonie, trockene Haut und Schleimhäute, gerötetes Gesicht, Kussmaul-Atmung, Azetongeruch der Atemluft, Pseudoperitonitis diabetica, Erbrechen, Hyporeflexie.
- **Hypoglykämisches Koma** (▶ 16.1): Zuvor Heißhunger, Sehstörungen, Kopfschmerzen, Verwirrtheit, Unruhe, Zittern, Herzklopfen, Übelkeit. Hyperreflexie, Krampfanfälle, apoplexähnliche Bilder.
- **Hepatisches Koma** (▶ 4.10.6): Prodromi: Schläfrigkeit, flapping tremor, Foetor hepaticus (erdig, leberartig). Ikterus, Leberhautzeichen, Aszites, evtl. Petechien; Hypo- oder Hyperreflexie.
- **Urämisches Koma** (▶ 4.10.5): Foetor uraemicus, Kussmaul-Atmung, Übelkeit, Erbrechen, Kopfschmerzen, Abgeschlagenheit, Exsikkose/Hyperhydratation (**cave:** Lungen-/Hirnödem), bräunlich-graue Haut, gesteigerte Reflexe, fibrilläre Zuckungen.
- **Thyreotoxisches Koma** (▶ 4.10.10): Fieber > 40 °C, warme, meist feuchte Haut; Exsikkose. Tachykardie (140–200/Min.), Herzrhythmusstörungen, große Blutdruckamplitude mit Hypertonie (später Hypotonie); Brechreiz, Erbrechen, Diarrhö, Unruhe, Tremor, Verwirrtheitszustände, akute Psychose, verwaschene Sprache, hör- und tastbares Schwirren über der Schilddrüse.
- **Hypothyreote Krise:** Sehr selten. Prodromi: Antriebsarmut, Verlangsamung, Kälteempfindlichkeit, Obstipation, heisere Stimme, Müdigkeit, Somnolenz, Desorientiertheit, Apathie, Verwirrtheit. Gesichtsödem, periphere Ödeme, ausgeprägte Hypothermie (< 30 °C), Bradykardie, Hypotonie, Hypoventilation mit Hyperkapnie. **Cave:** Bei älteren Pat. oft uncharakteristischer Verlauf! → **Klinikeinweisung** bei Verdacht.
- **Coma paraproteinaemicum:** Anamnestisch hämatologische Erkr., z.B. Myelom, Makroglobulinämie, Kryoglobulinämie (Rarität). Störung der Mikrozirkulation und Serumviskosität → Klinikeinweisung bei Verdacht.
- **Koma bei akuter NNR-Insuffizienz** (Addison-Krise, ▶ 4.10.11): Prodromi: Allgemeine Schwäche, Verfall der Körperkräfte, Reizbarkeit, Apathie, Übelkeit, abdominelle Schmerzattacken, Exsikkose, Hypotonie, Tachykardie, leise Herztöne, Zyanose, Oligurie.

Infektiös

- Enzephalitis (▶ 4.5.7): Anfälle, zuvor Wesensänderung, Fieber.
- Sepsis (▶ 4.1.3): Prodromi: Adynamie, Somnolenz, Verwirrtheit, Stupor. Temperatur ↑↑, Tachykardie, Krämpfe.

Andere

- **Exogene Intoxikationen** (▶ 19): Psychopharmaka, Sedativa und Hypnotika, Analgetika, Antipyretika, Alkohol, Nahrungsmittel, Kohlenmonoxid, Lösungsmittel (in abnehmender Häufigkeit), Drogenanamnese? **Cave:** Bei suizidaler Absicht oft Intoxikation mit verschiedenen Wirkstoffen.

- **Exsikkose** (▶ 4.10.13): Anamnestisch Durst, Oligurie, delirante Zustände, Verwirrtheit, Lethargie trockene Schleimhäute, trockene Zunge, „stehende" Hautfalte am Handrücken (unsicheres Zeichen), Fieber, evtl. Krämpfe.
- **Coma in graviditate, Eklampsie** (▶ 13.5.5): RR ↑, evtl. Mutterpasseintragungen (Seiten 6/7 bzw. 22/23) über RR-Erhöhung, Proteinurie, Gewichtszunahme ≥ 500 g/Wo.

Leitbefunde

Tiefe der Bewusstlosigkeit Beurteilung des Komagrads und Einstufung nach Glasgow-Coma-Scale, ▶ 2.1.2 „neurologische Zusatzuntersuchung".

Kreislaufkontrolle

- Schockzeichen (▶ 3.6): RR ↓, Kaltschweißigkeit, Blässe, Akrozyanose, schwacher bis nicht tastbarer Puls, meist Tachykardie, Tachypnoe → Schocktherapie.
- Bei fehlendem Puls sofort mit Reanimation beginnen (▶ 3.4).

Atmung

- Auskultatorisch feuchte RG → V.a. kardiale Dekompensation (▶ 4.6.8), Pneumonie (▶ 4.6.5) (feuchte klingende RG).
- Kussmaul-Atmung → V.a. metabolische Azidose, z.B. Hyperglykämie (▶ 16.1), Urämie (▶ 4.10.5) extrem tiefe Atemzüge.
- Cheyne-Stokes-Atmung (periodisch ab- und zunehmende Atemtiefe) → z.B. Morphinintoxikation (▶ 19), CO-Intoxikation (▶ 19), Hirndrucksteigerung (▶ 4.10.8).
- Hypoventilation → V.a. Intoxikation (▶ 19), Verlegung der Atemwege (▶ 4.6.12), Hypothyreose.
- Hyperventilation → V.a. Thyreotoxikose (▶ 4.10.10), Mittelhirnläsion (▶ 4.10.3, 4.10.4).

Pupillen

- **Miosis** → z.B. Opiate (▶ 19), Sympatholytika, Parasympathomimetika (z.B. Eserin, Pilocarpin), Ponsblutung (▶ 4.10.3, 4.10.4).
- **Mydriasis** → z.B. Kokain, Intoxikation (▶ 19; z.B. Zyankali, Methylalkohol, Giftpilze, Botulismus), Parasympatholytika (z.B. Atropin, Scopolamin), Sympathomimetika, mit Bewusstseinsstörung als Zeichen einer Einklemmung, zerebraler Krampfanfall (▶ 4.12).
- **Anisokorie:** Intrakranielle Raumforderung (z.B. Tumor, Blutung, Abszess); Alkohol (▶ 15.15), Glaukomanfall (▶ 11.3.2), Migräne (▶ 4.5.3), Iritis/Iridozyklitis, Horner-Sy. (zusätzlich Ptose, Enophthalmus). **DD:** Einseitige Augentropfenbehandlung, Z.n. Augen-Op.

Spontanmotorik

- Parese → V.a. Hirninfarkt (▶ 4.10.3), -kontusion, -blutung (▶ 4.10.4); Tumor; sub-/epidurales Hämatom (▶ 4.10.4); Abszess.
- Hyperkinesen → V.a. metabolische oder toxische Hirnschädigung.
- Schlaffer Muskeltonus → V.a. Intoxikation mit Barbituraten, Tranquilizern (▶ 19).
- Stereotype Wälzbewegungen → V.a. subkortikale Läsion.
- Rigor (akinetische Krise)→ V.a. Parkinson-Syndrom (▶ 16.5).

Reflexe Nur orientierende Reflexprüfung (▶ 2.1.2).
- **Eigenreflexe:** Bizepssehnenreflex, Patellarsehnenreflex, aufgehoben z.B. bei Tabes dorsales, Myelitis, Neuritis; gesteigert bei Rückenmarkerkr. oberhalb des Reflexbogens, z.B. Läsionen der Hirnrinde oder der Pyramidenbahnen.
- **Pyramidenbahnzeichen:** Babinski-Reflex.
- **Hirnstammreflex:** Okulozephaler Reflex, passive Kopfbewegung führt zu gegenläufiger Bulbusbewegung (beim wachen Pat. nicht) → Mittelhirn- oder Hirnstammläsion.

Foetor Während der Untersuchung auf den Geruch des Atems achten:
- Alkohol → V.a. Alkoholintoxikation (▶ 15.15).
- Azeton/Obst → V.a. Coma diabeticum (▶ 16.1).
- Erdig, leberartig → V.a. Coma hepaticum.
- Harn → V.a. Coma uraemicum (▶ 4.10.5).
- Aromatisch → V.a. Intoxikation (▶ 19) mit Drogen, zyklischen Kohlenwasserstoffen.
- Knoblauch → V.a. Intoxikation (▶ 19) mit Alkylphosphaten.

Haut
- Zyanose, Exsikkose, Schwitzen → V.a. Hypoglykämie (▶ 16.1), Hypothyreose.
- Heiße, trockene Haut → V.a. thyreotoxische Krise (▶ 4.10.10).
- Ikterus, Leberhautzeichen → V.a. Coma hepaticum (▶ 4.10.6).
- Schmutzig-braune Haut → V.a. Coma uraemicum (▶ 4.10.5).
- Gesichtsrötung → V.a. Hypertonie (▶ 4.7.4), Coma diabeticum (▶ 16.1), Sepsis (▶ 4.1.3).
- Blässe → V.a. Schock (▶ 3.6), Hypoglykämie (▶ 16.1).
- Petechien → V.a. Meningitis/Enzephalitis (▶ 4.5.7).
- Osler splits (linsengroße, schmerzhafte, rötliche Knoten, v. a. an Fingern und Zehen) → V.a. bakterielle Endokarditis (▶ 4.1.8).
- Blasen → V.a. Barbituratintoxikation (▶ 19).
- Drucknekrosen → V.a. Intoxikation (▶ 19).

Meningismus → V.a. Meningitis, Meningoenzephalitis (▶ 4.5.7), SAB (▶ 4.5.8), Hirnblutung (▶ 4.10.4).

BZ-Kontrolle

> **!** BZ-Stix bei jedem Koma.

Alter des Patienten
- **Alte Menschen:** Eher Exsikkose (▶ 4.10.13), Hypo-, Hyperglykämie (▶ 16.1), zerebrale Ischämie (▶ 4.10.3), chronisch subdurales Hämatom (▶ 4.10.4), Intoxikation (▶ 19, z.B. Schlafmittel).
- **Jugendliche:** Eher Intoxikation (▶ 19), Drogen, postiktaler Dämmerzustand (▶ 4.12), diabetisches ketoazidotisches Koma (▶ 16.1), Meningitis/Enzephalitis (▶ 4.5.7).

Leitfragen

> **!** Nur Fremdanamnese möglich.

Zeitliche Entwicklung

- **Schlagartig:** Z.B. nach Anstrengung, schwerem Heben, Defäkation, Miktion → V.a. Hirnblutung (▶ 4.10.4), insbes. SAB (▶ 4.5.8); zerebrale Ischämie (▶ 4.10.3), epileptische Anfälle (▶ 4.12), kardiale Dekompensation (z.B. Lungenembolie, ▶ 4.6.7; Herzrhythmusstörungen, ▶ 4.9.2).
- **Subakut innerhalb von Stunden:** V.a. epidurales Hämatom (▶ 4.10.4), Hirnkontusion, hypertensive Krise (▶ 4.7.4), Meningitis/Enzephalitis (▶ 4.5.7), Sepsis (▶ 4.1.3), entgleister Diab. mell. (▶ 16.1), Alkoholentzugsdelir (▶ 15.15), Intoxikation (▶ 19), Hypoglykämie (▶ 16.1).
- **Innerhalb von Tagen:** V.a. progredienten Hirninsult (▶ 4.10.3), subdurales Hämatom (▶ 4.10.4), Elektrolytstörungen, Hyperglykämie (▶ 16.1), Entzugsdelir (▶ 15.15.1), Intoxikationen (▶ 19), Medikamentenüberdosierung, Hypoxämie.

Grund- und Begleiterkrankungen

- Kopfschmerzen vorausgegangen?
  - Zusätzlich Übelkeit, Erbrechen → V.a. zerebrale Ischämie (▶ 4.10.3), hypertensive Krise (▶ 4.7.4), Meningitis/Enzephalitis (▶ 4.5.7).
  - Zusätzlich Krämpfe → V.a. zerebrale Blutung (▶ 4.10.4).
  - Plötzlicher, massiver Kopfschmerz → V.a. SAB (▶ 4.5.8).
- Diabetiker (▶ 16.1)? → V.a. Hypoglykämie, Hyperglykämie, Sepsis.
- Hypertonie? → V.a. Hirnblutung (▶ 4.10.4), hypertensive Krise (▶ 4.7.4).
- Kardiovaskuläre Erkr., Risikofaktoren? → V.a. zerebrale Ischämie (▶ 4.10.3).
- Fieber/Infekt vorausgegangen (z.B. Sinusitis, Rhinitis, Otitis) → V.a. Meningitis/Enzephalitis (▶ 4.5.7).
- Alkoholiker? → V.a. Alkoholintoxikation (▶ 15.15), chronisch subdurales Hämatom (▶ 4.10.4), postiktaler Dämmerzustand (▶ 4.12), Ketoazidose, SHT (▶ 6.3).
- Anfallsleiden bekannt?
- Depressionen? → V.a. Suizidversuch (▶ 15.6).
- Trauma? → V.a. epi-/subdurales Hämatom (▶ 4.10.4), Contusio/Commotio cerebri (▶ 6.3.3, ▶ 6.3.4).
- Malignom, Immunsuppression, HIV? → V.a. Hirndruck bei Tumor/Metastasen (▶ 4.10.8), Meningitis/Enzephalitis (▶ 4.5.7).
- Schwangerschaft? → V.a. EPH-Gestose (▶ 13.5.5).

Medikamentenanamnese

- Gerinnungshemmende Medikamente, z.B. Marcumar®, ASS?
- Intoxikation möglich? Einnahme von Neuroleptika, Sedativa, Lithium?
- Drogenabusus?

! Ausführliche Medikamentenanamnese schriftlich festhalten und Notarzt mitgeben.

4.10.2 Sofortmaßnahmen bei Bewusstlosigkeit

- **Klinikeinweisung** sofort mit NAW, ggf. Hubschrauber in Klinik mit Intensivstation.
- **Vorstellung** nur nach rasch abgeklungenem Krampfanfall mit kurzem postiktalem Dämmerzustand und bekannter Epilepsie, baldmöglichst ambulant beim Neurologen.

Stabile Seitenlage bei Erbrechen, bei V.a. Hirndruck Oberkörper und Kopf hoch lagern (30–40°).

- O_2-Gabe, sofern vorhanden. Bei Ateminsuffizienz Guedel-/Wendl-Tubus (Aspirationsschutz), Maskenbeatmung; Intubation, wenn sie beherrscht wird.
- I.v. Zugang, Infusion (z.B. 500 ml Ringer-Lsg.).
- Bei BZ-Entgleisung:
  - Hypoglykämie: 50–100 ml Glukose 40 % i.v.
  - Hyperglykämie: 500–1000 ml NaCl 0,9 % i.v.
- $RR_{syst.}$ < 110 mmHg → z.B. 500 ml HAES-steril® (**cave:** Herzinsuffizienz); $RR_{syst.}$ > 190 mmHg, $RR_{diast.}$ > 110 mmHg (hypertensive Krise ▶ 4.7.4) → Nitrolingual®-Spray 2 Hub, ggf. wiederholen (**cave:** RR nicht unter 160/100 mmHg senken).
- Evtl. Sedierung bei starker psychomotorischer Unruhe: Diazepam 5–10 mg langsam i.v. (z.B. Valium®). **Cave:** Verschleiert evtl. klinische Entwicklung!
- Starke Kopfschmerzen, V.a. intrazerebrale Blutung, SAB: Z.B. Tramadol 100 mg sehr langsam i.v. (z.B. Tramal®) oder Metamizol 2,5 g sehr langsam i.v. (z.B. Novalgin®).

V.a. Opioidintoxikation: Naloxon 0,4–2 mg i.v. (z.B. Narcanti®). **Cave:** Evtl. Entzugssymptomatik.

- V.a. Hirntumor/-metastasen und begleitendes Hirnödem: Dexamethason 40 mg als Einmaldosis i.v. (z.B. Fortecortin®, Dexa ratio®).

4.10.3 Zerebrale Ischämie

Nur selten Koma; v. a. bei ausgedehntem linkshirnigem Insult mit hirndrucksteigerndem Ödem.

Ischämieformen

- **TIA:** Neurologisches Defizit (z.B. Lähmungen, Aphasie), bildet sich innerhalb von 24 h zurück.
- **PRIND:** Neurologisches Defizit (z.B. Lähmungen, Aphasie), hält über 24 h an, bildet sich innerhalb von 7 Tagen vollständig zurück.
- **Progressive Stroke:** Zunehmende Symptomatik, nur teilweise reversibel.
- **Apoplektischer Insult:** Persistierendes neurologisches Defizit.

! Initial können die einzelnen Erscheinungsbilder nicht unterschieden werden. Es besteht primär immer der V.a. einen apoplektischen Insult.

Symptome

- Hemiparese (z.B. Arm, Bein, mimische Muskulatur), Augenschluss oft einseitig etwas schwächer, Fazialis-Mundastschwäche, evtl. motorische/sensorische Aphasie, oft Hemihypästhesie.
- Auftreten von Bewusstseinsstörung bis Koma bei Schwellneigung mit Hirnödem.
- Bei Hirnstammbeteiligung: Pupillenstörungen, Augenmuskel-/Blicklähmung, Fazialisparese, Nystagmus, evtl. Störungen des Atemrhythmus.

Kurzanamnese

- Wiederholtes Auftreten von flüchtigen Lähmungen?
- Tumoranamnese?
- Vorausgegangener Anfall (postiktale Parese)?
- Migräneanamnese (Migraine accompagnée)?
- Fieber (Enzephalitis, Hirnabszess)?
- Bekannte Vorerkr.: Hypertonus, Diab. mell. → aVK, Stenose der Zerebralgefäße; Vorhofflimmern, Herzklappenerkr. → Embolus.
- Medikamentenanamnese: Marcumar®, ASS?
- Bei Basilarisinsuffizienz (Hirnstamm): Zuvor Kopfschmerzen, Schwindel, Erbrechen, Übelkeit, flüchtige Verwirrtheit mit Reorientierung; häufig Ausfall des Schluckreflexes (**cave:** Aspirationsgefahr!).

4

Sofortdiagnostik

- Leitbefunde bei Bewusstlosigkeit.
- Neurologische Zusatzuntersuchung (▶ 2.1.2).
- Puls (Herzrhythmusstörungen?), RR.
- BZ-Stix.
- Auskultation des Herzens (Vitien?), der Karotiden (Stenosegeräusch?).

Differenzialdiagnosen Hirnblutung (80 % der Hemiparesen durch Hirninfarkt, 20 % intrazerebrale Blutung, nicht zu unterscheiden); Hyperglykämie (▶ 16.1), Migraine accompagnée (▶ 4.5.3), Tumor, Metastase (▶ 4.10.8), Abszess, Enzephalitis (▶ 4.5.7), Multiple Sklerose (▶ 16.4), Hirnvenenthrombose (▶ 4.5.10).

Maßnahmen

> ! Keine i.m. Injektion wegen möglicher Lysetherapie.

- Stabile Seitenlage (Aspirationsgefahr bei Erbrechen).
- RR-Regulation: $RR_{syst.}$ nicht < 160 mmHg, nur bei RR > 190 mmHg z.B. Nifedipin 10 mg p.o. (z.B. Adalat® 10), ggf. Urapidil 25–50 mg i.v. (z.B. 1 Amp. Ebrantil® 50 mg), bei RR < 100 mmHg syst. 500 ml NaCl 0,9 % (**cave:** Kardiale Dekompensation).
- Bei symptomfreiem Zustand nach abgelaufener TIA: RR-Kontrolle; wegen erhöhten Risikos einer zerebralen Ischämie Klinikeinweisung zum Karotisdoppler und ggf. Revaskularisierungs-Op.

> **Klinikeinweisung** sofort mit NAW in Klinik mit Intensivstation und CT (DD Blutung).

4.10.4 Zerebrale Blutung

Tab. 4.5 Blutungsformen

Blutung	Akute Symptomatik	Vorgeschichte	Wichtigste Differenzialdiagnosen
Supratentorielle Blutung (meist Capsula interna, Stammganglien; meist Aneurysma-/Angiomblutung)	Heftigste Kopfschmerzen, Krampfanfälle, rasche Bewusstseinseintrübung bis zum Koma, evtl. Hemiparese, Aphasie; bei Ventrikeleinbruch: Streckkrämpfe, enge Pupillen	Chronische Kopfschmerzen, Übelkeit, Erbrechen; evtl. bekanntes Anfallsleiden	Apoplektischer Insult (▶ 4.10.3), Meningitis (▶ 4.5.7), Abszess, Trauma (▶ 6.3), Tumorleiden (▶ 4.10.8)
Infratentorielle Blutung (Hirnstamm)	Rascher Bewusstseinsverlust bis zum Koma, Streckkrämpfe, Miosis, Ausfall okulozephaler Reflexe, oft Störung der Atmung	Hypertonie	Hirnstammischämie
Subarachnoidalblutung (▶ 4.5.8, am häufigsten Aneurysmablutung)	Schlagartig „vernichtende" Kopfschmerzen „wie nie zuvor"; Übelkeit, Erbrechen, Somnolenz bis Koma	Hämorrhagische Diathese ▶ 5.1, Leukämie, Trauma, arterielle Hypertonie	Meningitis (▶ 4.5.7)
Epidurales Hämatom (A. meningea media; zwischen Kalotte und harter Hirnhaut)	Evtl. primär Kopfschmerzen, Übelkeit, Erbrechen, psychomotorische Unruhe, Bewusstseinsstörung, sekundär progrediente neurologische Herdzeichen: Hemiparese, einseitige Mydriasis (Okulomotoriusparese)	Trauma (evtl. nur gering), oft Fraktur der Temporalschuppe; freies Intervall (Mind. –12 h) zwischen flüchtiger initialer Bewusstlosigkeit und erneuter progredienter Eintrübung (15–20 %)	Kontusionsblutung, akutes subdurales Hämatom, Tumorblutung
Akutes subdurales Hämatom (zwischen harten und weichen Hirnhäuten)	Wie epidurales H., langsamere Entwicklung, weniger dramatisch, innerhalb von Stunden zunehmende Vigilanzstörung	Trauma; insbes. bei älteren Pat. auch nach Bagatelltrauma	Kontusionsblutung, akutes epidurales Hämatom
Chronisches subdurales Hämatom	Motorische Halbseitensymptomatik; fokale (Jackson-Anfälle), seltener generalisierte Krampfanfälle (▶ 4.12), Koma eher selten	Trauma vor Wo. bis Mo; langsam zunehmende Kopfschmerzen sowie Bewusstseins-/Antriebsstörung; evtl. langsam fortschreitendes organisches Psychosyndrom mit Apathie, Konzentrationsschwäche, Verwirrtheit	Demenz (▶ 15.11), TIA (▶ 4.10.3), endogene Psychose (▶ 15.7)

Sofortdiagnostik

- RR, Puls.
- Neurologische Zusatzuntersuchung (▶ 2.1.2).
- Kontrolle der Vitalzeichen.
- Hirnstammblutung: Phänomen des Ocular bobbing (plötzliche konjugierte Abwärtsbewegung der Augen mit langsamer Rückstellung).
- Reflexprüfung: Meist geringe Seitendifferenz bei chron. subduralem Hämatom.
- Meningismusprüfung: Insbesondere bei V.a. SAB (evtl. auch Lasègue).
- Augenspiegelung (sofern möglich): Stauungspapille (evtl. bei SAB, chronisch subduralem Hämatom).
- Pupillen: Anisokorie, verzögerte Reaktion z.B. bei epiduralem Hämatom, Hirnstammläsion.
- BZ-Stix.

Maßnahmen

> ! Keine Thrombozytenaggregationshemmer.

- Freihalten der Atemwege.
- I.v. Zugang.
- RR-Regulation: $RR_{syst.}$ nicht < 160 mmHg, nur bei RR > 190 mmHg z.B. Nifedipin 10 mg (z.B. Adalat® 10), ggf. 25–50 mg Urapidil i.v. (z.B. Ebrantil®), bei RR < 100 mmHg syst. 500 ml NaCl 0,9 % (**cave:** Kardiale Dekompensation).
- Symptomatische Maßnahmen bei Krampf (▶ 4.12), z.B. Diazepam 10 mg i.v. (z.B. Valium®).
- Evtl. Antiemetika, z.B. Dimenhydrinat 62 mg langsam i.v. (z.B. 1 Amp. Vomex® A).

> **Klinikeinweisung** sofort mit NAW, nach Möglichkeit in Klinik mit Neurochirurgie.

4.10.5 Urämisches Koma

Bei chron. Nierenversagen (▶ 20.1), wegen Hämo-/Peritonealdialyse heute Rarität. Akutes Nierenversagen im präklinischen Bereich ebenso von geringer Relevanz.

Symptome/Prodromi

- Akutes Nierenversagen: Rasche Ermüdbarkeit, Übelkeit, Somnolenz, Verwirrtheit, Koma bei Hirnödem.
- Chronisches Nierenversagen: Schwäche, Pruritus, Kopfschmerz, Café-au-Lait-Farbe der Haut, Konzentrationsschwäche, Somnolenz, Psychosen, tonisch klonische Krampfanfälle, Koma, evtl. zunehmende Ödeme.
- Urämischer Foetor.

Kurzanamnese Bei chronischem Nierenversagen oft Nierenleiden bekannt, Gewichtszunahme.

Sofortdiagnostik Notfallcheck (▶ 3.3.1), BZ-Stix, Foetor! Neurologische Zusatzuntersuchung (▶ 2.1.2).

Differenzialdiagnose Hypertensive Enzephalopathie.

Maßnahmen I.v. Zugang (Shuntarm schonen!); Freihalten der Atemwege, RR-Kontrolle, **cave:** Keine Flüssigkeitsgabe.

Klinikeinweisung sofort mit NAW in Klinik mit Dialysestation.

4.10.6 Hepatisches Koma, hepatische Enzephalopathie

Ätiologie und Einteilung

- **Leberzerfallskoma** (endogenes Koma): z.B. bei Hepatitis, Virushepatitis, toxischem Leberschaden (Knollenblätterpilz), seltener bei Leberzirrhose.
- **Leberausfallskoma** (exogenes Koma): Mangelnde Entgiftung ZNS-toxischer Stoffe durch die Leber infolge Leberzirrhose, Metastasen, Leberkarzinom.
- **Verschlechterung eine Lebererkr.** durch gastrointestinale Blutung, eiweißreiches Essen, ammoniakhaltige Medikamente, Opiate, Diuretika, Infekte. Verstärkte Diffusion von freiem Ammoniak ins Gehirn, verstärkter Eiweißkatabolismus bei fieberhaften Infekten.

Symptome (Stadien der hepatischen Enzephalopathie)

- **Stadium 1:** Beginnende Somnolenz, Konzentrationsschwäche, Verlangsamung, Verwirrung, verwaschene Sprache, beginnender grobschlägiger Tremor (flapping tremor).
- **Stadium 2:** Somnolenz, Apathie.
- **Stadium 3:** Sopor, noch erweckbar, beginnender Foetor hepaticus, flapping tremor noch vorhanden, Korneal- und Sehnenreflexe erhalten.
- **Stadium 4:** Koma, keine Reaktion auf Ansprache und Schmerzreiz, Kornealreflex erloschen, Foetor hepaticus deutlich ausgeprägt, Tremor fehlt.

Kurzanamnese

- Hinweise auf Hepatitis, toxischen Leberschaden? Alkohol-, Medikamentenanamnese. Pilzmahlzeit?
- Diuretikatherapie bei bekannter Zirrhose?
- Vorangegangener Infekt?
- Schwarzer Stuhlgang (gastrointestinale Blutung)?

Sofortdiagnostik

- Siehe Leitbefunde: Puls, RR, Temperatur.
- BZ-Stix, neurologische Zusatzuntersuchung (▶ 2.1.2).

Maßnahmen

- **Stadium 1 und 2:** Absetzen von Diuretika und Sedativa, Diätberatung, Alkoholkarenz, Unterdrückung der Ammoniak bildenden Darmflora durch Laktulose (z.B. Bifiteral®) so lange, bis drei breiige Stuhlgänge/d erreicht sind, Silibinin (Legalon SIL®) Antidot bei Knollenblätterpilzintox.
- **Stadium 3 und 4:** Infusion von 500 ml Glukose 20 %, bei gastrointestinaler Blutung und Volumenersatz.

- **Klinikeinweisung** sofort bei Stadium 3 und 4.
- **Vorstellung** beim HA am nächsten Werktag zur Weiterführung der Therapie bei Stadium 1 und 2.

Abwendbar gefährlicher Verlauf
Aspiration, Verschlimmerung der hepatischen Enzephalopathie bei gastrointestinaler Blutung.

4.10.7 Bewusstseinsstörung bei Hypoxämie und Hyperkapnie

Differenzialdiagnostischer Überblick I.d.R. stehen die Symptome der Grunderkr. im Vordergrund.

- **Kardiale Erkrankungen:** Z.B. dekompensierte Herzinsuffizienz (▶ 4.6.8), Myokardinfarkt (▶ 4.7.2), Myo-/Perikarditis (▶ 4.7.5).
- **Lungenerkrankungen:** Z.B. Asthma bronchiale (▶ 4.6.6), Lungenödem (▶ 4.6.8), Lungenembolie (▶ 4.6.7), Pneumonie (▶ 4.6.5), Husten-Synkopen.
- **Störung des Zentralnervensystems:** Z.B. apoplektischer Insult (▶ 4.10.3), Intoxikation (▶ 19), Schädel-Hirn-Trauma (▶ 6.3), Störungen des Rückenmarks (z.B. Poliomyelitis).
- **Neuromuskuläre Störungen:** Z.B. Myasthenia gravis, Tetanus, Botulismus.
- **Außerdem:** Z.B. Rippenserienfrakturen (▶ 6.7), Pleuraerguss (▶ 2.7.1), Pneumothorax (▶ 4.6.11), Laryngospasmus, Fremdkörperaspiration (▶ 4.6.12), Glottisödem.

4

Symptome Dyspnoe, Zyanose. Unruhe, Stimmungsschwankungen, Tremor, verwaschene Sprache, Koordinationsstörungen, Somnolenz, Entwicklung von Psychosen, Koma, Atemstillstand.

Kurzanamnese

- Typische Verschlechterung bei chron. Leiden (z.B. chron. obstruktive Atemwegserkr., möglicherweise plötzliche Verschlechterung).
- Bei akuten Erkr. plötzliches Auftreten der Symptome.

Sofortdiagnostik auch Leitbefunde (▶ 4.10.1).

- RR, Puls.
- Neurologische Zusatzuntersuchung (▶ 2.1.2).
- Lungenauskultation: Stauung, Spastik?

Maßnahmen Entsprechend der Grunderkr.

- **Klinikeinweisung** bei progredientem Verlauf oder Koma mit NAW.
- **Vorstellung** nur bei rascher Besserung beim HA zur Therapiekontrolle/-optimierung.

Abwendbar gefährlicher Verlauf
Zunahme der Hypoxämie und Hyperkapnie mit Koma und Atemstillstand.

4.10.8 Hirntumoren, Hirnmetastasen

Verlauf mit zunehmendem Hirndruck. Am häufigsten Hirnmetastasen bei Bronchial-Ca (30–60 %) und Mamma-Ca (15–20 %). Primäre Hirntumoren: Am häufigsten Gliome (50–60 %) und Meningeome (20–30 %).

Symptome (abhängig von der Lokalisation).
- Kopfschmerzen, Schwindel.
- Psychische Veränderung mit nivellierter Affektivität, Verlangsamung, Apathie, Konzentrations-, Erinnerungs- und Orientierungsstörung, Hypersomnie.
- Singultus.
- Doppelbilder durch Läsion des N. abducens.
- Bluthochdruck in fortgeschrittenen Fällen.
- Supra- und infraorbitale Trigeminusaustrittspunkte druckschmerzhaft.
- Motorische und sensible Ausfälle, Hemiparese.

Kurzanamnese
- Tumorerkr. bekannt? Trauma vorausgegangen?
- Begleiterkr.: Z.B. Hypertonie, Diab. mell.?
- Oftmalig Erstmanifestation, bei Hirnmetastasen auch zunehmende Allgemeinsymptome, Gewichtsabnahme, Nachtschweiß.

Sofortdiagnostik Auch Leitbefunde (▶ 4.10.1).
- Inspektion: Pupillen, Augenstellung, möglichst Spiegelung des Augenhintergrunds (Stauungspapille?).
- Neurologische Zusatzuntersuchung (▶ 2.1.2): Hemisymptomatik? Hirnnervenausfälle? Nackensteife?

Differenzialdiagnosen Hirnödem (toxisch, urämisch), hypertensive Krise (▶ 4.7.4), Trauma, Hirnvenenthrombose (▶ 4.5.10), Hydrozephalus, apoplektischer Insult (▶ 4.10.3), Hirnblutung (▶ 4.10.4), Migräne (▶ 4.5.3).

Maßnahmen
- Dexamethason 8 mg i.v. (z.B. Fortecortin®).
- Analgesie: Z.B. Tramadol 100 mg langsam i.v. (z.B. Tramal®) oder Metamizol 2,5 g langsam i.v. (z.B. Novalgin®).

- **Klinikeinweisung** immer bei zunehmender Symptomatik, Bewusstseinsstörung mit NAW.
- **Vorstellung** bei nicht bedrohlicher Symptomatik zur ambulanten definitiven Abklärung bzw. Therapieoptimierung.

Abwendbar gefährlicher Verlauf
Zunehmende Hirndrucksymptomatik, Krampfanfälle.

4.10.9 Hyperthermie (Hitzschlag)

Symptome
- **Hitzekollaps:** Kopfschmerz, Schwindel, Übelkeit, Rötung der Haut, Blässe mit kaltem Schweiß, Herzjagen, Hypotonie; Kerntemperatur nicht wesentlich erhöht.
- **Dehydratation:** Koordinationsstörungen, Schläfrigkeit, Verwirrtheit, Unruhe; Koma mit Kerntemperaturanstieg.

- **Salzmangelsyndrom:** Kopfschmerz, Schwindel, Mattigkeit, Inappetenz, Übelkeit, Erbrechen, psychische Reizbarkeit, generalisierte tonische, oft klonische Krämpfe.
- **Hitzschlag:** Trockene, heiße Haut, hohe Kerntemperatur, Tachykardie, Meningismus mit Übelkeit, Erbrechen, Krämpfe, Delirium, Koma.

Kurzanamnese Insolation, körperliche Anstrengung, beengende Kleidung bzw. bei starker Sonneneinstrahlung und hoher Luftfeuchtigkeit.

Sofortdiagnostik Basischeck (▶ 3.3.1), ggf. neurologische Zusatzuntersuchung (▶ 2.1.2). Temperatur ↑. BZ-Stix.

Differenzialdiagnosen Herzrhythmusstörungen (▶ 4.9.2), Epilepsie (▶ 4.12), Hypoglykämie (▶ 16.1), Lungenembolie (▶ 4.6.7), Hyperventilationssyndrom (▶ 4.6.10), Hypoxie (▶ 4.10.7).

Maßnahmen
- **Hitzekollaps:** Flachlagerung, beengende Kleidung lösen, Nackenwickel, Haut befeuchten.
- **Dehydratation:** Flüssigkeitsersatz (NaCl 0,9 %) p.o. oder Infusion; Senkung der Körperkerntemperatur durch kalte Wickel.
- **Salzmangelsyndrom:** Kühle Umgebung, Salzzufuhr oral (5–10 g Salz/l), bei Bewusstlosigkeit Infusion, 1 l NaCl 0,9 %.
- **Hitzschlag:** Kalte Ganzpackungen mit intens. Ventilation, Infusion (NaCl 0,9 %).

4

- **Klinikeinweisung** sofort bei Krämpfen, Delirium und Koma mit NAW.
- **Vorstellung** in sonstigen Fällen beim HA am nächsten Werktag zur Kontrolle.

Abwendbar gefährlicher Verlauf
Weiterer Anstieg der Körperkerntemperatur.

4.10.10 Hyperthyreote Krise

Ätiologie Vorkommen nach Iodaufnahme (bei unbekannter Hyperthyreose), z.B. Kontrastmittelgabe, Absetzen von Thyreostatika, nach Operation oder Infekt bei florider Hyperthyreose, Übergang von Hyperthyreose zur Krise innerhalb von Stunden oder Tagen.

Symptome Bei Ausbruch der Krise: Hochgradige Tachykardie oder Tachyarrhythmia bei Vorhofflimmern, Fieber, Schwitzen, Exsikkose, Unruhe, delirantes Zustandsbild, Halluzinationen, Dämmerzustand, Koma.

Kurzanamnese
- Anamnestisch zuvor zunehmende Unruhe, Schlaflosigkeit, Gewichtsabnahme, Fieber, Durchfälle, Tachykardie, zunehmender Tremor.
- Evtl. vorbekannte Hyperthyreose.
- Medikamentenanamnese.

Sofortdiagnostik
- Notfallcheck, ggf. neurologische Zusatzuntersuchung (▶ 2.1.2), bei ausgeprägter kardialer Symptomatik auch allgemeinmedizinische Basisuntersuchung (▶ 2.1.1).
- Insbes. heiße, trockene Haut, Temperatur ↑, Exsikkosezeichen, Tachykardie.

Differenzialdiagnosen Hochgradig febrile Zustände, Psychose (▶ 15.7), Missbrauch von Kokain und Amphetaminen (▶ 19), Enzephalitis (▶ 4.5.7).

Maßnahmen

Klinikeinweisung sofort mit NAW; Diagnosesicherung nur mit Labor möglich.

- I.v. Zugang.
- Flüssigkeitssubstitution: 500 ml 0,9%ige NaCl-Lsg.
- Gabe von Methylprednisolon 250 mg i.v. (z.B. Urbason®).
- Betablocker-Gabe, z.B. Pindolol 0,05–0,1 mg i.v. (z.B. Visken®) fraktioniert bis zu 1 Amp. (0,4 mg); Metoprolol 1,0–5 mg langsam i.v. (z.B. Beloc®).

4

Abwendbar gefährlicher Verlauf
Kardiale Dekompensation.

4.10.11 Hyperkalzämische Krise

Ätiologie Am häufigsten durch Osteolyse bei malignen Tumoren/Metastasen (Bronchial-, Mamma-Ca, Plasmozytom), bzw. paraneoplastisch, endokrin bei Hyperparathyreoidismus.

Symptome
- Übelkeit, Erbrechen.
- Polyurie, Polydipsie, Exsikkose → Fieber.
- Delirante Zustände, Somnolenz, Koma.
- Muskelschwäche.

Kurzanamnese Bekanntes Tumorleiden.

Sofortdiagnostik RR, Puls, Temperatur ↑, BZ-Stix. Neurologische Zusatzuntersuchung (▶ 2.1.2).

Differenzialdiagnosen Intrazerebrale Raumforderungen (z.B. Hirnmetastasen, ▶ 4.10.8), intrazerebrale Blutung (▶ 4.10.4), Hypo- und Hyperglykämie (▶ 16.1), Sepsis (▶ 4.1.3).

Maßnahmen
- I.v. Zugang, 500 ml NaCl 0,9 % mit 40 mg Furosemid (z.B. Lasix®).
- Sicherung der freien Atemwege.

Klinikeinweisung sofort mit NAW.

Abwendbar gefährlicher Verlauf
Unbehandelt führt die hyperkalzämische Krise zum Tod.

4.10.12 Addison-Krise

Lebensbedrohliche akute NNR-Insuffizienz.

Ätiologie Akutes Absetzen der Cortisonsubstitution, NNR-Infarkt bei Sepsis (Waterhouse-Friderichsen-Sy.), NNR-Blutung bei Antikoagulanzientherapie oder NNR-Venenthrombose; unerkannte chronische Insuffizienz, wenn akute Belastung (Infekt) hinzutritt; NNR-Tumor. Im Bereitschaftsdienst eine Seltenheit.

Symptome
- Schwäche, rasche Ermüdbarkeit, Gewichtsverlust, Hypotonie, Hypoglykämie.
- Übelkeit, Erbrechen bis zur Pseudoperitonitis, evtl. Durchfälle. Exsikkose, Schock, Oligurie.
- Anfangs Untertemperatur, später Exsikkosefieber.
- Delir, Koma.
- Nur bei unbekannter chronischer Insuffizienz typische Pigmentierung der Haut und Schleimhäute (Braunfärbung der Hand- und Fußlinien).
- Beim Waterhouse-Friderichsen-Sy. hohes Fieber, Schock, Meningismus, petechiale Haut- und Schleimhautblutung.

4

Kurzanamnese Medikamentenanamnese (chronische Cortisontherapie). Selten Z.n. bilateraler Adrenalektomie. Antikoagulanzien? Vorangegangener Infekt?

Sofortdiagnostik Notfallcheck (▶ 3.3.1), BZ-Stix, Temperatur ↑, neurologische Zusatzuntersuchung (▶ 2.1.2), ggf. allgemeinmedizinische Basisuntersuchung (▶ 2.1.1).

Differenzialdiagnosen Sepsis bei Peritonitis (▶ 4.2.3, ▶ 4.1.3), Hypoglykämie (ist auch Symptom einer Addison-Krise), Koma bei Exsikkose (▶ 4.10.13).

Maßnahmen
- Nach Asservieren einer Blutprobe zur Bestimmung von Cortisol und ACTH 250 mg Methylprednisolon (z.B. Urbason®) i.v., besser: 100 mg Cortisol (Hydrocortison®).
- Bei Hypoglykämie Gabe von Glukose 40 % i.v.
- 500 ml NaCl 0,9 % (**cave:** Herzinsuffizienz!).

Klinikeinweisung sofort mit NAW.

4.10.13 Exsikkose

Gefährdet sind v. a. Kleinkinder, ältere (demente) Pat., invalidisierte Schwerkranke. Die Exsikkose ist bei geriatrischen Pat. eine häufige Ursache für Verwirrtheit und/oder Halluzination.

Symptome
- Durst, trockene Schleimhäute, trockene Zunge, verminderter Speichelfluss, Hautfalte am Handrücken bleibt stehen (unsicheres Zeichen). Oligurie.
- Temperatursteigerung, Fieber.

- Delirante Zustände, Verwirrtheit, Lethargie.
- Koma, evtl. Krämpfe.

Kurzanamnese

- Zunehmende Bewusstseinsstörung mit Verstärkung durch o.g. Faktoren.
- Vermindertes Durstempfinden (bei alten Pat.).
- Trinkstörung (z.B. durch Apoplex, Gebrauchsbehinderung der Hände, Demenz, Vernachlässigung).
- Vermehrter Wasserverlust z.B. durch Schwitzen, Fieber, Durchfälle.
- Begleiterkr. wie z.B. Diabetes mellitus (Hyperglykämie), Diabetes insipidus, Sprue, depressive Antriebshemmung.
- Diuretikamedikation?

Sofortdiagnostik

- Bei Bewusstlosigkeit ▶ 4.10.1.
- Basischeck (▶ 3.3.1), zumindest RR, Puls. BZ-Stix.
- Neurologische Zusatzuntersuchung (▶ 2.1.2).

Differenzialdiagnosen Meningitis, Enzephalitis (▶ 4.5.7), Infekte mit Fieber, Psychosen (▶ 15.7).

4

Maßnahmen

> **Exsikkose bei geriatrischen Patienten**
> Behandlungsziel in der Geriatrie ist die Erhaltung und Förderung der Selbstständigkeit und Selbstversorgungsfähigkeit → die ambulante Behandlung ist grundsätzlich der Klinikeinweisung vorzuziehen.

Flüssigkeitsersatz (Tee), ggf. Glukose 5 % i.v. (**cave:** Hyperosmolares Coma diabeticum, ▶ 16.1), Tagestrinkmenge möglichst > 2 l. Einfuhr-/Ausfuhr-Bilanz. Wenn keine orale Aufnahme möglich, die Symptomatik aber hochakut ist, evtl. 500 ml NaCl 0,9 % s.c. Bei längerfristigen Schluckstörungen bzw. Trinkschwäche mit Pat. oder Angehörigen über Anlage einer PEG sprechen.

> - **Klinikeinweisung** bei zunehmender Eintrübung (an hyperosmolare Entgleisung denken); bei Kindern frühzeitige Einweisung. Bei alten Pat. Einweisung vermeiden, da Verwirrtheit in fremder Umgebung eher noch zunimmt.
> - **Weiterversorgung durch HA** bei beherrschbarem Verlauf am nächsten Werktag zur weiteren Therapieplanung (z.B. PEG-Anlage).

> **Abwendbar gefährlicher Verlauf** Koma.

4.11 Lähmungen und Dyskinesien

4.11.1 Zerebrale Lähmungen

Differenzialdiagnostischer Überblick

- **Zerebrale Ischämie (80 %) oder Blutung (15–20 %)** (▶ 4.10.3, 4.10.4): Zusätzlich meist Kopfschmerzen, Übelkeit, Erbrechen, Bewusstseinsstörung; anamnestisch evtl. TIA/PRIND, KHK, Hypertonie.

- **Hirntumor/Metastase** (▸ 4.10.8): Meist bekanntes Tumorleiden, Kopfschmerzen, Übelkeit, Erbrechen.
- **Meningitis/Enzephalitis/Hirnabszess** (▸ 4.5.7): Fieber, Kopfschmerzen, Meningismus, Übelkeit, Erbrechen, evtl. Bewusstseinsstörungen, anamnestisch oft vorangegangener Infekt.
- **Akuter Schub einer Multiplen Sklerose** (▸ 16.4): Meist bekanntes Leiden.
- **Hirnvenenthrombose** (▸ 4.5.10): Allmählicher Beginn mit Kopfschmerzen, Übelkeit, Erbrechen, dann Verlangsamung, Agitiertheit, Verwirrtheit, evtl. generalisierte Anfälle.

Symptome

Tab. 4.6 Lähmungen bei zerebralen Läsionen

Lokalisation	Symptome
Großhirn	Kontralaterale Hemiparese, zunächst schlaff, später spastisch, Hemianopsie, Aphasie, Sensibilitätsstörungen, Fazialis-Mundastschwäche; bei kleinerer Läsion auch Monoparese möglich
Hirnstamm	Hemiparese an Armen und Beinen kontralateral bei einseitiger Hirnstammläsion, Tetraparese bei bilateraler Hirnstammläsion, zusätzlich Hirnnervenstörung, Pupillenstörung, Augenmuskel- und Blicklähmung, Parese der mimischen Muskeln, Schluckstörung, Dysarthrie, Nystagmus, evtl. Ausfall von Hirnstammreflexen, bei bilateraler Schädigung rasche Progredienz zur Bewusstseinsstörung
Kleinhirn	Koordinationsstörung, Ataxie, Dysmetrie, Dysarthrie

Kurzanamnese

- Vorangegangene TIA, bekannte Herzerkr. → V.a. Hirninfarkt, Embolie.
- Marcumartherapie? Bekannte Hirngefäßfehlbildung? Hypertonie (Blutdruckentgleisungen) → V.a. Hirnblutung.
- Tumoranamnese? Anfallsanamnese? Multiple Sklerose bekannt?
- Fieber, Kopfschmerzen, Übelkeit? → V.a. Enzephalitis, Abszess.

Sofortdiagnose Neurologische Zusatzuntersuchung (▸ 2.1.2); Kreislaufkontrolle (RR, Puls).

Maßnahmen

- Aspirationsprophylaxe (stabile Seitenlage).
- Blutdruckregulation (erwünschter RR zwischen 180/100 mmHg und 160/90 mmHg): Bei Hypertonie Nifedipin 10 mg p.o. (z.B. Adalat® 10), Urapidil 25–50 mg i.v. (z.B. Ebrantil® ½–1 Amp.). Bei Hypotonie < 100 mmHg NaCl 0,9 % (**cave:** Kardiale Dekompensation).
- Bei Hypoglykämie Glukose 40 % 50–100 ml.

Klinikeinweisung sofort mit NAW.

Abwendbar gefährlicher Verlauf
Progredienz, Koma, Aspiration.

4.11.2 Rückenmarkssyndrome

Symptome

Tab. 4.7 Symptome bei Rückenmarksläsionen

Syndrom	Ursache	Symptomatik
Querschnittssyndrom	Meist traumatisch, gelegentlich entzündlich (Querschnittsmyelitis), akute Ischämie (A.-spinalis-anterior-Syndrom) Blutung, Abszess, Tumor	Komplette, schlaffe Lähmung unterhalb der Läsion, vollständige Blasenlähmung (atone Überlaufblase), Darmlähmung, Verlust der Potenz, Ausfall der Sensibilität, Areflexie der Eigen- und Fremdreflexe, Ausfall der Gefäßregulation
Braun-Séquard-Syndrom (halbseitige Rückenmarksschädigung)	Intramedullärer Tumor, Trauma, Abszess, Myelitis, spinale Ischämie	Schlaffe Parese mit Analgesie und Anästhesie in Höhe der Läsion, unterhalb spastische Parese, Aufhebung der Lageempfindung, der Vibrationsempfindung, MER (↑), kontralateral Störung der Schmerz- und Temperaturempfindung (dissoziierte Sensibilitätsstörung) unterhalb der Läsion. Keine Blasen- und Mastdarmlähmung
Zentrale Rückenmarksläsion	Intermedulläre Tumoren, Syringomyelie, Contusio spinalis, Durchblutungsstörungen der A. spinalis	Bds. dissoziierte Empfindungsstörungen in Läsionshöhe mit segmentaler schlaffer Parese. Spastische Lähmung unterhalb
Konus-Syndrom	Tumor, vaskuläre Insuffizienz, Massenprolaps, entzündlich	Schlaffe Blasenlähmung, Mastdarminkontinenz, Impotenz, Reithosenanästhesie
Cauda-Syndrom	Am häufigsten medialer Massenprolaps, maligner Prozess, gutartige Raumforderung	Zunächst radikulärer Schmerz bds., nach Stunden bis Tagen Anästhesie, schlaffe Lähmung, in den Zehen beginnend, zu den Unterschenkeln aufsteigend. Areflexie, Blasen- und Mastdarminkontinenz, Impotenz, fehlender Analreflex
Wurzelkompression durch Diskushernie	Prolaps des Nucleus pulposus, Kompression einer Rückenmarkswurzel	Segmentale Schmerzen, Hypästhesie und Hypalgesie, Abschwächung des Eigenreflexes, später Taubheitsgefühl mit Lähmung

Kurzanamnese Vorangegangenes Trauma? Rückenschmerzen mit Verhebetrauma (V.a. Prolaps)? Aneurysma bekannt (V.a. spinale Ischämie)? Tumoranamnese?

- Antikoagulanzien (V.a. Blutung) ?
- Entzündung oder Fieber (V.a. Abszess, Myelitis)?
- Störungen der Blasen-/Mastdarmfunktion?

Sofortdiagnostik

- Kreislaufkontrolle, Fieber messen.
- Neurologische Zusatzuntersuchung (▶ 2.1.2): Versuchen, Höhenlokalisation vorzunehmen.
- Klopfschmerz der Wirbelsäule?

Differenzialdiagnosen Guillain-Barré-Syndrom, Multiple Sklerose (▶ 16.4).

Maßnahmen

- Bei Traumaanamnese (z.B. Wirbelsäulentrauma, ▶ 6.8) möglichst keine Manipulation vornehmen, Transport mit Vakuummatratze, Bewegung nur unter Längszug; ansonsten Rückenlage.
- Bei Hypotonie (RR unter 100 mmHg syst.) Volumenersatz (500 ml NaCl 0,9%, Ringer-Lsg.).
- Symptomatisch Fieber senken: Z.B. Paracetamol 500 mg p.o.

Klinikeinweisung sofort mit NAW, schonend, auf Vakuummatratze, in Klinik mit Neurochirurgie.

Abwendbar gefährlicher Verlauf
Kompletter Querschnitt.

4.11.3 Muskelschwäche und generalisierte Lähmungen

Differenzialdiagnostischer Überblick

- **Guillain-Barré-Syndrom:** Parästhesien und Schmerzen an den Füßen, aufsteigende schlaffe Lähmung, Reflexverlust, Schlucklähmung, Fazialis-, Hypoglossus- und Accessorius-Lähmung. Vollbild mit Tetraparese, Blasen- und Sphinkterlähmung. Vorausgegangener, unspezifischer Infekt.
- **Myasthenische Krise:** Meist Diagnose bekannt. Muskelschwäche, Schluck- und Atemstörung, Verschleimung, rote Gesichtsfarbe, weite Pupillen, Blässe, Tachykardien, Hypotonie. **Cave:** Bei Myasthenie kein Diazepam, Phenothiazine oder Tetrazykline wegen starker Verschlechterung der Muskelschwäche → **Klinikeinweisung** bei Verdacht.
- **Cholinerge Krise:** Allgemeine Muskelschwäche, Atemnot, starkes Schwitzen, Übelkeit, Bronchialsekretion ausgeprägt, auch Krämpfe, Angst, Unruhe, Benommenheit, Verwirrtheit, Bewusstlosigkeit, Krampfanfälle. **Ther.:** Atropin 1–2 mg i.v., bei Krampfanfall symptomatische Therapie.
- **Dyskaliämische Lähmung:** Hypokaliämische, normokaliämische und hyperkaliämische Lähmung im Kindes- und Jugendalter mit Paresen im Becken- und Schultergürtelbereich mit Ausbreitung auf distale Extremitätenmuskulatur, vor allem nach vorangegangener körperlicher Anstrengung → **Klinikeinweisung** zur Bestimmung des Kaliumspiegels; **cave:** Kein Kalium i.v. (Herzstillstand) oder i.m. (Nekrose).

- **Poliomyelitis:** Zunächst unspezifischer Infekt, zweigipfliges Fieber, selten später proximal betonte asymmetrische Paresen im Schulter- und Beckengürtelbereich, auch Beteiligung der Stammmuskulatur (Ateminsuffizienz). Impfschutz? Bei Ateminsuffizienz Intubation, O_2-Gabe, Flüssigkeitsersatz nach Blutdruck → **Klinikeinweisung** bei Verdacht.

Sofortdiagnostik Notfallcheck (▸ 3.3.1), neurologische Zusatzuntersuchung (▸ 2.1.2) → keine segmentale Zuordnung der Lähmungen möglich.

Maßnahmen Sichern der Vitalfunktionen.

Klinikeinweisung immer sofort mit NAW.

4.11.4 Plexussyndrome

Ätiologie

- **Plexus cervicobrachialis:** Meist nach Trauma, z.B. Geburtstrauma, Klavikulafraktur, Armzerrung, Motorradunfall, Druckläsion (im Schlaf). **Cave:** Pamcoast-Tumor.
- **Plexus lumbosacralis:** Häufiger Tumoren in der Nachbarschaft, entzündliche Prozesse, spontane Hämatome, Aneurysma der A. abdominalis.

Symptome Beginnende bzw. ausgeprägte Paresen der betroffenen Extremität mit vermindertem Reflexstatus, An- und Hypästhesie, sowie An- und Hypohidrose, je nach Schädigung.

Kurzanamnese

- Trauma, Druckschädigung, bzw. seit Geburt (Geburtstrauma), bekanntes malignes Leiden.
- Manipulation an der Leistenarterie (z.B. Herzkatheter).

Sofortdiagnostik Neurologische Zusatzuntersuchung (▸ 2.1.2): Abgeschwächte MER der betroffenen Extremität → segmentale Zuordnung versuchen.

Differenzialdiagnosen Nervenwurzelsy., Polyneuropathie, Überlastungsreaktion, Verletzungen (Sehnenrupturen).

Maßnahmen

- Ggf. Ruhigstellung.
- Analgesie: Z.B. NSAID wie Diclofenac 100 mg Supp. (z.B. Diclac® 100 mg), Tramadol (z.B. Tramal®) 20–40 Tr.

- **Klinikeinweisung** nur bei akuter Zunahme der Parese (dann mit NAW).
- **Vorstellung** beim HA zur weiteren Diagnostik am nächsten Werktag.

Abwendbar gefährlicher Verlauf
Dauerhafte Parese.

4.11.5 Hirnnervenlähmung und Lähmung peripherer Nerven

Tab. 4.8 Hirnnervenlähmungen

Nerv	Symptom	Schädigung
I Olfactorius	Anosmie	Frontobasales SHT, raumfordernde Prozesse am Boden der vorderen Schädelgrube mit Schädigung des Nervs
II Opticus	Visusminderung, Einschränkung des Gesichtsfelds, Stauungspapille	Raumfordernde intrazerebrale Prozesse, Sinusthrombose, Urämie, Eklampsie, Optikusneuritis/-atrophie, einseitig bei MS, doppelseitig bei Meningoenzephalitis, Alkoholneuritis, Diab. mell., hereditäre Ataxien, Glaukom
III Oculomotorius	Bulbus steht außen unten	Lokaler Druck (z.B. Tumor), Einklemmung bei Hirndruck, epi-/subdurales Hämatom, Hirnarterienaneurysma, Meningitis, Schädelbasisfraktur, diabetische Parese, MS, Basilarisinsuffizienz, Myasthenie, bei Deviation conjugée, Halbseitensymptomatik, Mittelhirnschädigung (Puppenkopfphänomen), Hirnstammschädigung
IV Trochlearis	Doppelbilder beim Blick nach unten Einwärtsschielen	
VI Abducens	Bei Schädigung aller Nerven keinerlei Augenbewegung, Licht- und Konvergenzreaktion erloschen	
V Trigeminus	Sensible Störung: V1 Stirn, Nase V2 Wangen, Oberlippe V3 Unterkiefer (Kornealreflex wird durch V vermittelt)	Tumor, Hirndruck, Blutung des Hirnstamms, Neuritis
VII Facialis	Versorgung der Gesichtsmuskulatur, → fehlender Augenschluss, Pfeifen, Grinsen, Augenzusammenkneifen nicht möglich Periphere Fazialisparese: Stirnrunzeln nicht möglich	**Einseitig peripher:** Idiopathisch, entzündlich (z.B. Herpes zoster, Lyme-Disease), fortgeleitete Entzündung, Trauma, lokales Hämatom, Kleinhirnbrückenwinkeltumor, andere Raumforderungen. **Beidseitig peripher:** GB-Sy., basale Meningitis, Lyme-Disease
Zentrale Fazialisparese	Stirnrunzeln möglich Störung der Tränensekretion, Geschmacksstörung im vorderen Zungendrittel	Zerebrale Ischämie, TIA
VIII Statoacusticus	Drehschwindel, Nystagmus (Nystagmus ohne Schwindel immer zentral)	Peripher des Labyrinths und N. vestibularis, zentral bei Schädigung des Hirnstammbereichs bei MS und Medikamentenintoxikation
IX Glossopharyngeus	Ausfall der Geschmacksempfindung des hinteren Zungendrittels, Gaumensegelparese (hängt auf der kranken Seite, Zäpfchen zur gesunden Seite)	Poliomyelitis, Basilarisaneurysma, Tumor der hinteren Schädelgrube, multiple Ischämien im Hirnstamm
X Vagus		

Tab. 4.8 Hirnnervenlähmungen *(Forts.)*

Nerv	Symptom	Schädigung
XI Accessorius	Parese des M. sternocleidomastoideus und M. trapezius	Wie IX
XII Hypoglossus	Zungenlähmung, Zunge weicht nach der gelähmten Seite ab	Wie IX

Tab. 4.9 Periphere Nervenschäden

Schädigung meist durch Trauma, ungünstige Lagerung

Nerv	Symptom
N. radialis	• **Distal (proximaler Unterarm):** Parese der Fingerextensoren II bis V Daumenabduktion nicht möglich • **Mittlerer Bereich (Oberarmdrittel):** Fallhand, Pronationsstellung des Unterarms • **Proximal (Axilla):** Streckung im Ellbogen nicht möglich
N. medianus	• **Distaler Unterarm:** Opposition und Abduktion des Daumens eingeschränkt, positives Flaschenzeichen (Umgreifen eines runden Gegenstands zwischen Daumen und Zeigefinger nicht möglich) • **Proximal:** Schwurhand
N. ulnaris	• **Distal des Ellbogens:** Fingerspreizen und Adduzieren eingeschränkt, Krallenhand • **Proximal des Ellbogens:** Abgeschwächte Beugung und Ulnarflexion der Hand
N. peroneus superficialis	Supinationsstellung des Fußes, Pronation nicht möglich
N. peroneus profundus	Fersengang nicht möglich, Steppergang
N. tibialis	Pronationsstellung des Fußes, Zehengang nicht möglich
N. ischiadicus	Kombination der Ausfälle Nn. peroneus und tibialis

Kurzanamnese Traumaanamnese, Entzündung, Tumoranamnese?

Sofortdiagnostik Neurologische Zusatzuntersuchung (▶ 2.1.2).

Maßnahmen Symptomatische Therapie. Bei Hirnnervenschädigung mit zentraler Schädigung und Bewusstseinsverlust: Sicherung der Vitalfunktionen.

- **Klinikeinweisung** sofort mit NAW bei zunehmender Atem-/Bewusstseinsstörung.
- **Vorstellung** ambulant zur neurologischen Abklärung.

Abwendbar gefährlicher Verlauf
Bei zentraler Schädigung Zunahme der Symptomatik mit Bewusstseinsstörungen, Aspiration bei gestörtem Schluckreflex, Ateminsuffizienz bei Beteiligung des N. vagus.

4.11.6 Extrapyramidale Bewegungsstörungen

Funktionsstörungen der Stammganglien.

Symptome

Tab. 4.10 Extrapyramidale Bewegungsstörungen

Symptome	Klinik	Häufigste Ursache
Hypokinesie	Verarmung der mimischen und gestischen Ausdrucks- und Mitbewegung, hängende Körperhaltung, kleinschrittig, schlürfender Gang, propulsives Gangbild	Parkinson-Syndrom, postenzephalitische oder arteriosklerotische Parkinsonform, Trauma, toxisch (z.B. Kohlenmonoxid, Mangan)
Tremor	Gleichmäßiger Ruhetremor, Kopfzittern, Pillendrehen, Münzzählen, Intentionstremor	Parkinson-Syndrom, Ischämie, Blutung, MS, Wilson-Krankheit
Rigor	Wächserner Widerstand bei Tonuserhöhung der Muskulatur,Zahnradphänomen	Parkinson-Syndrom, Neuroleptikanebenwirkung
Chorea	Rasche, flüchtige, nicht synergistische Zuckungen einzelner Muskelgruppen mit Verstärkung bei intendierter Bewegung sowie bei seelischer Erregung, Muskeltonus herabgesetzt, unartikulierte Sprache, wackelnder Gang, Chamäleonzunge	Chorea Huntington, Chorea minor Sydenham
Dystonie	Tonische Kontraktion einzelner rumpfnaher Muskeln mit Drehbewegung des Kopfs und des Rumpfs (Torticollis spasticus mit Dreh- und Neigebewegung des Kopfs), Torsionsdystonie mit Drehbewegung des Rumpfs und der proximalen Gliedmaßenabschnitte	Neuroleptika, idiopathisch, postenzephalitisch
Athetose	Träge, wurmförmige Bewegung der Hände, Finger, Füße und Zehen, Grimassieren, abnorme Zungenbewegung, mangelhafte Sprachartikulation	Kernschädigung durch Asphyxie, Infekte, Kernikterus, Neuroleptikanebenwirkung (oder MCP-Überdosierung)
Ballismus	Blitzartige, schleudernde, ausfahrende Bewegung, vor allem Schulter-, Becken- und proximale Extremitätenmuskulatur (Verletzungsgefahr). Meist als Hemiballismus. Vermehrt bei intendierter Bewegung, seelischer Erregung, nicht im Schlaf	Vaskuläre Hirnschädigung/ Blutung
Akathisie	Ständige Unruhe von Extremitäten (Sitzunruhe) und Gesicht	Neuroleptika

Kurzanamnese

- Vorerkr. mit bekannter Symptomatik?
- Parkinson-Krise (▶ 16.5).
- Sorgfältige Medikamentenanamnese.

! Stets an Nebenwirkung von Neuroleptika, wie Haloperidol, denken.

Sofortdiagnostik Neurologische Zusatzuntersuchung (▶ 2.1.2) .

Differenzialdiagnosen Parkinson-Krankheit (▶ 16.5), Multiple Sklerose (▶ 16.4), Alzheimer-Krankheit (▶ 15.11), Chorea Huntington und Sydenham, Enzephalitis (▶ 4.5.7), Perinatalschädigung, Intoxikation (CO, Mg, ▶ 19), hepatische Enzephalopathie, Medikamente (Neuroleptika, auch MCP!, Antikonvulsiva, L-Dopa).

Maßnahmen Je nach Krankheitsbild, evtl. leichte Sedierung mit Diazepam 5 mg p.o. (z.B. Valium®), Überprüfen der Anti-Parkinson- und Neuroleptika-Medikation.

- **Klinikeinweisung** i. d. R. nicht erforderlich.
- **Vorstellung** am nächsten Werktag beim HA oder Neurologen zur weiterführenden Therapie.

Abwendbar gefährlicher Verlauf
Zunahme der Symptome bei fortgesetzter Neuroleptikaeinnahme.

4.12 Krampfanfälle

Auftreten als Gelegenheitskrampf (einmaliges Ereignis, 5 % der Bevölkerung haben in ihrem Leben einen Krampfanfall) oder als rezidivierend chronisches Leiden.

Anfallsformen

- **Fokale (partielle) Anfälle:** Lokaler Beginn:
  - Einfache fokale Anfälle **ohne Bewusstseinsstörung** mit motorischen (z.B. Jackson-Anfall), sensiblen (z.B. sensibler Jackson-Anfall) oder sensomotorischen Symptomen (z.B. Lichtblitze, akustische Sensationen, Geruchs- oder Geschmackshalluzinationen); mit vegetativen Symptomen (Blässe, Übelkeit, Schwitzen, isolierte Aura); mit psychischen Symptomen (z.B. Déjà-vu-Erlebnis, dreamy state, Angst).
  - Komplexe fokale Anfälle **mit Bewusstseinsstörungen** (psychomotorische Anfälle, z.B. Temporalhirnepilepsie): Einfacher fokaler Anfall mit nachfolgender Bewusstseinsstörung; Bewusstseinsstörung zu Beginn (oft mit Automatismen); fokale Anfälle mit sekundärer Generalisierung (z.B. fokal eingeleiteter Grand-mal).
- **Generalisierte Anfälle** (konvulsiv oder nicht konvulsiv): Absencen; atypische Absencen (mit klonischen, atonischen, tonischen Komponenten oder Automatismen); myoklonische Anfälle (einschließlich Impulsiv-Petit-mal); klonische Anfälle; tonische Anfälle; tonisch klonische Anfälle; atonische Anfälle (einschließlich myoklonisch astatische Anfälle).

- **Unklassifizierte Anfälle:** Aufgrund unvollständiger Angaben oder nicht zu klassifizierende Anfälle des Kleinkinds.
- **Status epilepticus:** Häufung epileptischer Anfälle ohne zwischenzeitliche Erholung, generalisiert (Absencenstatus, Grand-mal-Status) oder fokal (Jackson-Status, Epilepsia partialis continua).

Differenzialdiagnostischer Überblick

- **Genuine Epilepsie ohne erkennbare Ursache:** Meist bekanntes Anfallsleiden.
- **Symptomatische Epilepsie** bei akuten oder chronischen Erkr. des Gehirns (organische Schädigung):
  - Entzug: Alkohol (▶ 15.5, häufig), Sedativa.
  - Drogenabusus (▶ 19): Z.B. Heroin, Crack.
  - Nach Trauma: SHT (▶ 6.3); chronisch subdurales, epi-/subdurales Hämatom (▶ 4.10.4).
  - Zerebrale Blutung (▶ 4.10.4).
  - Metabolische und endokrine Störungen: Z.B. Hypoxie (▶ 4.10.7), Urämie (▶ 4.10.5), Hypoglykämie (▶ 16.1), schwere Hepatosen (▶ 4.10.6), Hyperthermie (▶ 4.10.9).
  - Exsikkose (▶ 4.10.13).
  - Meningitis/Enzephalitis (▶ 4.5.7).
  - Fieberkrämpfe bei Kindern (▶ 14.4.1).
  - Hirntumoren/-metastasen (▶ 4.10.8).
  - Schlafentzug.
  - Eklampsie (▶ 13.5.5).
  - Medikamentennebenwirkung: Z.B. Aminophyllin, Chlorpromazin, Fentanyl, Insulin, INH, Lidocain, trizyklische Antidepressiva.

! Ein Krampfanfall nach dem 25. Lj. sollte immer als symptomatisch angesehen werden. Häufig rezidivierendes alkoholisches Prädelir, oft auch Erstmanifestation eines Hirntumors.

Symptome

Generalisierte Anfälle:

- **Grand-mal-Anfall:** Prodromi (Kopfschmerzen, Schwindel, motorische Unruhe, Reizbarkeit, depressive Verstimmung); in 10 % Aura (Lichtblitze, Blickwendung, Sprachstörung, epigastrisches Unbehagen, lokale Empfindungsstörungen), in 90 % abrupter Sturz, oft Initialschrei. Tonische Phase (etwa 30 s): Strecktonus der Arme und Beine, Opisthotonus, apnoebedingte Gesichtszyanose, Pupillen weit, lichtstarr. Klonische Phase (0,5–5 Min.): Rhythmische Zuckungen, häufig vermehrte Speichelproduktion mit Schaumbildung, Einnässen, Zungenbiss, selten Einkoten. Postiktal: Terminalschlaf, Muskelkater, Amnesie.
- **Absencen (Pyknolepsie, Petit mal):** Blitzartiges Kopfvorneigen mit Anheben der Beine und Einschlagen der Arme, Bewusstseinsverlust (z.B. BNS-Krämpfe; Kleinkind). Plötzliches Hinstürzen, Beugemyoklonien der Arme, Gesichtsmuskelzuckungen, mit und ohne Bewusstseinsverlust (Kleinkind). Tgl. häufige Bewusstseinspausen bis 10 s, Augenbewegungen, Zucken von Kopf/Armen, orale Automatismen (Kinder/Jugendliche).

- **Myoklonische Anfälle (Impulsiv-Petit-mal):** 2–3 s dauernde, einzelne oder salvenartige, myoklonische Stöße, insbes. im Schulter-Arm-Bereich („Tasse fällt aus der Hand"), ohne Bewusstseinsstörung, meist morgens (Jugendliche).

Komplex-fokale Anfälle (z.B. Temporalhirnepilepsie): Initiale, oft epigastrische Aura (Lähmungsgefühl vom Magen bis zum Hals aufziehend, Jamais-vu-, Déjà-vu-Erlebnisse, Raffung des Zeiterlebens oder Stimmungsveränderung, Angst). Nachfolgend Bewusstseintrübung mit fortgeführten stereotypen Automatismen (Kauen, Schlecken, Schmatzen, Nesteln), zugleich vegetative Symptome wie Pupillenerweiterung, Speichelfluss, Harndrang, kein Bodensturz, oft zielloses Umherlaufen, nach kurzer Zeitdauer (30 s bis 2 Min.), Reorientierungsphase. Dämmerzustände können sich über Stunden und Tage hinziehen.

Einfach fokaler Anfall (ohne Bewusstseinsstörung; z.B. Jackson-Anfall): Motorischer Anfall mit tonisch klonischen Verkrampfungen der Muskulatur in einem Körperbereich, sensibler Anfall mit Kribbeln, Taubheitsempfindung, Schmerzen, abnormen Temperaturempfindungen. Oft sukzessives Ausbreiten auf die betroffene Körperhälfte oder auch auf die kontralaterale Körperseite → Vollbild eines generalisierten Grand-mal-Anfalls mit Bewusstseinsverlust.

Kurzanamnese

- Oft nur postiktaler Zustand feststellbar, da der Anfall zumeist vorbei ist.
- Anfallsleiden bekannt?
- Antikonvulsiva? Einnahme unterbrochen bzw. gestört (Gastroenteritis)?
- Begleitsymptome: Z.B. Kopfschmerzen, Übelkeit, Erbrechen, Fieber?
- Trauma vorausgegangen (evtl. auch vor Monaten)?
- Begleiterkr.: Diabetes mellitus, vorbekannte Hirnschäden, Tumorerkr.?
- Alkohol-/Drogenabusus?
- Medikamentenanamnese.

Sofortdiagnostik Beurteilung der Bewusstseinslage (▶ 2.1.2), ist Pat. nicht ansprechbar ▶ 2.1.2 Bewusstlosigkeit.

- RR-Kontrolle: Hypertonie?
- BZ-Stix.
- Inspektion: Zungenbiss, Einnässen/-koten, Sturzverletzungen?
- Neurologische Zusatzuntersuchung (▶ 2.1.2), insbes. Meningismus prüfen.

Maßnahmen

- Im Anfall: Pat. vor Verletzungen (Kopf weich betten, gefährliche Gegenstände aus dem Weg räumen, Zungenbissprophylaxe, jedoch nicht gewaltsam Gummikeil einführen). **Cave:** Keine „Übertherapie" (z.B. atemdepressive Benzodiazepindosen), insbes. bei Absencen, Temporalhirnepilepsie.
- Diazepam 5–10 mg i.v. (z.B. Valium®, Diazepam ratio®); evtl. Rektiole einfacher.
- O_2-Gabe.
- Ist der Anfall nicht zu durchbrechen → Intubation mithilfe von Thiopental 3–7 mg/kg, 200–500 mg i.v. (z.B. Trapanal®) → sofort **Klinikeinweisung**.

- **Klinikeinweisung** immer bei Status epilepticus, Anfällen > 15 Min., anhaltender postiktaler Bewusstseinsstörung, Erstanfall, V.a. akute Hirnerkr., bei fehlender Überwachung durch Drittpersonen.
- **Vorstellung** am nächsten Werktag beim Neurologen zur Antiepileptika-Spiegel-Kontrolle bei bekanntem Krampfleiden.

Abwendbar gefährlicher Verlauf
Grand-mal-Status.

5 Blutungen

Thomas Quellmann

5.1 Blutungsneigung

Imponiert im Bereitschaftsdienst als Blutung ohne adäquaten Anlass, zu lange oder zu starke Blutung, Nasenbluten (▶ 5.2), gastrointestinale Blutung (▶ 5.4), diffuse Schleimhautblutung, Zahnfleischbluten, Gelenkeinblutung, Hämaturie oder Blutung aus venösen Kathetern. Manchmal ist anamnestisch eine Blutungsneigung bekannt. Eine Diagnose ist meist nicht zu stellen. Dran denken!

Differenzialdiagnostischer Überblick

- **Medikamentenwirkung:** Theoretisch bei jedem Medikament möglich. Fragen nach: Oralen Antikoagulanzien, z.B. Marcumar®, Heparin, Lysetherapie, Thrombozytenaggregationshemmer (z.B. ASS), Antibiotika (z.B. Sulfonamide) → Klinikeinweisung bei Verdacht!
- **Lebererkrankung:** Alkoholanamnese? Leberzirrhose in der Anamnese? Leberhautzeichen? → Klinikeinweisung bei Verdacht.
- **Angeborene Koagulopathien:** Hämophilie A und B; v.-Willebrand-Sy.: Es kommt zu Spontanblutungen in Gelenk und/oder Muskulatur; Diagnose i. d. R. bekannt → Klinikeinweisung.
- **Vit.-K-Mangel:** Z.B. durch Mangelernährung, längere parenterale Ernährung, Malabsorption, Cholestase → Klinikeinweisung bei Verdacht!
- **Verbrauchskoagulopathie:** Selten. Auslösung durch maligne Erkr., bakterielle oder virale Infektionen (Meningitis: Waterhouse-Friderichsen-Sy.), geburtshilfliche Komplikationen (▶ 13.8), Seifenabort, Hitzschlag, endokrine Erkr. (z.B. Cushing-Syndrom, Thyreotoxikose, ▶ 4.10.10). Es kommt zu Organversagen durch Mikrothromben, Verbluten. Schon bei Verdacht Klinikeinweisung!
- **Purpura Schoenlein-Henoch:** Selten. Bei Kindern und Jugendlichen 2–3 Wo. nach einem Infekt auftretende Hypersensitivitätsvaskulitis. Fieber, Arthralgien, Abdominalschmerzen, evtl. GIT-Blutungen (blutig schleimige Stühle) in 70 % Glomerulonephritis (evtl. Makrohämaturie, Proteinurie) → Klinikeinweisung bei Verdacht!
- **Werlhof-Krankheit (chronische idiopathische thrombozytopenische Purpura):** V.a. bei Erwachsenen. In Schüben verlaufend, z.T. durch Infektion verstärkt. Rumpel-Leede-Test positiv → Klinikeinweisung bei Verdacht!

Symptome (fakultativ) Blutung ohne adäquaten Anlass, Hämaturie, gastrointestinale Blutung, Schleimhautblutung, Gelenkeinblutung, Nasenbluten, das ungewöhnlich stark ist oder ungewöhnlich lange anhält.

Kurzanamnese

- Blutungsneigung bekannt?
- Medikamente: NSAID. Einnahme gerinnungshemmender Medikamente? Antibiotika? Sonstige?
- Bekannte Malignomerkr.?

Sofortdiagnostik

- Inspektion der Haut: Petechien?
- Gelenkschwellung als Hinweis auf Hämarthros?
- Evtl. Rumpel-Leede-Test: Blutdruckmanschette 5 Min. lang über den diast. RR aufpumpen. Bei Kapillarschaden > 10 punktförmige Blutungen in einem fünfmarkstückgroßen Kreis, v. a. in der Ellenbeuge.
- Kreislaufkontrolle.
- Rektale Untersuchung.

Sofortmaßnahmen

- Blutstillung, ggf. Druckverband, Extremität hoch lagern.
- Wenn erforderlich Kreislaufstabilisierung (i.v. Zugang, Infusion mit Ringer-Lsg. 500 ml).
- „Verdächtige“ Medikamente absetzen.

Klinikeinweisung immer zur Klärung der Gerinnungsstörung und zur Therapie.

Abwendbar gefährlicher Verlauf
Bei ansonsten banaler, aber ungewöhnlich starker Blutung nicht an Gerinnungsstörung gedacht.

5.2 Nasenbluten

Blutstillung steht im Vordergrund – bei nicht stillbaren Blutungen → Klinikeinweisung.

Differenzialdiagnostischer Überblick

- Lokale Veränderungen der Nasenschleimhaut, oberflächliche Gefäße.
- Posttraumatisch, z.B. nach Schlägerei.
- Hypertonie (häufig).
- Infektionskrankheiten, z.B. Sinusitis, Viruserkr.
- Blutungsneigung (▶ 5.1).
- Selten: Tumoren des Nasenrachenraums.
- Liquorrhö: I. d. R. Trauma vorangegangen; primär kann blutige Sekretion bestehen, anschließend seröse Rhinorrhö.

Kurzanamnese Nasebohren (häufigste Ursache)? Kopfschmerzen? Trauma, z.B. Schlägerei? Infekt? Rhinitis sicca? Hypertonie bekannt? Gerinnungsstörungen? Antikoagulanzien?

Sofortdiagnostik

- Inspektion von Nase und Rachen. Bei Pseudonasenbluten Blutungsquelle nicht in der Nase, sondern in Ösophagus oder Rachenraum → Mund und Rachenraum genau inspizieren!
- RR: Hypertone Krise?

Sofortmaßnahmen

- Oberkörper hoch lagern.
- Kompression der Nasenflügel für 5–10 Min. (etwa 80 % der Blutungen kommen so zum Stehen). Zusätzlich Eiskompressen auf den Nacken (**cave:** Nicht direkt auf die Haut, Gefahr von Kälteschäden). Vorsichtiges Entfernen von Koageln, abschwellende Nasentropfen (z.B. Otriven®).
- Bei Hypertonie (▶ 4.7.4) RR-Senkung mit Nifedipin 10 mg (z.B. Adalat® Kps. zerbeißen lassen).

- Nasentamponade (z.B. mit Clauden® Nasentamponade) darf nicht länger als 2–3 Tage belassen werden. Falls Tamponade nicht gelingt Vorstellung beim HNO-Arzt (sofern erreichbar).

- **Klinikeinweisung:**
  - Bei stärkerer, nicht stillbarer Blutung.
  - Bei Verletzungen der Nase oder des Mittelgesichts zur weiteren Diagnostik (Rö).
  - Bei V.a. Blutungsneigung.
- **Vorstellung** beim HA oder HNO-Arzt am nächsten Tag (Wochenende: Entsprechende Ambulanz).

Abwendbar gefährlicher Verlauf
- Hypertonie nicht behandelt.
- Wiederaufbrechen der Blutung.
- Verletzung des Mittelgesichts oder Schädelbasisfraktur übersehen.

5.3 Blutungen aus dem Nasenrachenraum

Symptome
- Ausspucken frischen oder geronnenen Blutes, blutverschmiertes Gesicht/Mund. Seltener auch Bluthusten, Bluterbrechen.
- Asphyxie durch Blutaspiration (häufigste Todesursache nach Tonsillektomie).

Kurzanamnese
- Postoperativer Zustand (z.B. Tonsillektomie, meist 6.–10. postoperativer Tag)?
- Tumorerkr. bekannt (Arrosion)?
- Trauma (z.B. Pfählungsverletzung; Mittelgesichtsfraktur, ▶ 10.1; Unterkieferfraktur, ▶ 10.1.4).
- Gerinnungsstörung, Angiopathie?
- Blutung nach zahnärztlicher Behandlung (▶ 10.4.1)?

Sofortdiagnostik
- Notfallcheck (▶ 3.3.1).
- Puls, RR. Bei Schock-Zeichen: Kreislaufstabilisation mit Infusion z.B. Ringer-Lsg.
- Inspektion der Mundhöhle (Wundbett, postoperative Residuen) zur Lokalisation der Blutungsquelle (Tupfer benutzen).

Maßnahmen

! Schwere und lange eingespießte Fremdkörper (z.B. Holz- oder Metallstab) belassen, allenfalls auf Transportmaß kürzen.

- Oberkörper hochlagern.
- Je nach Blutungsstärke ein oder zwei großlumige i.v. Zugänge mit Infusion (z.B. Ringer-Lsg. oder HAES).
- Kompression der Blutungsquelle von innen (z.B. Finger, tupferarmierte Klemme) und außen.
- Koagel entfernen (z.B. Tupfer, tupferarmierte Klemme).
- Digitale Kompression der A. carotis communis an homolateraler Halsseite.
- **Blutung nach Mittelgesichtsfraktur** (▶ 10.1): Versuch der Blutstillung mit Zeige- und Mittelfinger enoral im Bereich des weichen Gaumens von dorsal und mit dem Daumen im Frontzahnbereich fassen → bewegliche Maxilla nach ventral ziehen und nach kranial gegen das Gesichtsskelett pressen. Maxilla durch straffen Kopf-Kinn-Verband fixieren.
- **Stärkere, arterielle Massenblutung aus dem Oropharynx** ist nur beherrschbar bei Sicherung der Atemwege (Intubation) → in die Wege leiten bzw. Notarzt benachrichtigen; zwischenzeitlich Versuch, durch Kompression die Blutung zu stillen.

- **Klinikeinweisung** immer, außer bei leicht stillbaren Blutungen.
- **Vorstellung** beim zahnärztlichen Notdienst bei Blutungen nach zahnärztlichem Eingriff (▶ 10.4.1).

Abwendbar gefährlicher Verlauf
Asphyxie durch Blutaspiration (häufigste Todesursache nach Tonsillektomie!). Übersehen einer Blutung aus dem Gastrointestinaltrakt.

5

5.4 Blutung des oberen Gastrointestinaltrakts

! Häufigste Ursachen: Ulcus duodeni/ventriculi, Magenerosionen, Ösophagusvarizen, Mallory-Weiss-Syndrom.

Symptome

- Erbrechen von Blut, bei Ösophagusvarizen oft schwallartig.
- Schwäche, Schwindel, Luftnot, Blässe.
- Durst, Kaltschweißigkeit, Frieren, Unruhe, Bewusstseinsverlust, Schocksymptomatik.

Kurzanamnese

- Vorerkr.: Z.B. Ulkusleiden, Lebererkr., Gerinnungsstörung, Tumorleiden.
- Menge und Art des Blutes: Z.B. kaffeesatzartiges Erbrechen (bei Ulkusblutung); hell, schaumig (an Hämoptyse denken).
- Teerstuhl?
- Epigastrische Schmerzen (Ulkus)?
- Alkoholabusus?
- Heftiges Erbrechen vorangegangen (Mallory-Weiss-Sy.)?
- Medikamente, z.B. ASS, Antikoagulanzien, NSAID?

Sofortdiagnostik

- Notfallcheck (▶ 3.3.1), Kreislaufkontrolle.
- Kapilläre Füllungszeit verlängert (≥ 2 s)?
- Rektale Untersuchung: Teerstuhl?
- Konjunktiven ansehen zum Abschätzen des Hb: Sichtbare Anämie aber erst nach längerer Blutung.
- Inspektion: Leberhautzeichen (Spider naevi; Palmarerythem; vermehrte Venenzeichnung der Bauchwand: Caput medusae)?
- Palpation: Abwehrspannung, Darmwalze/Invagination (▶ 14.5.2), tastbarer Tumor, Lebergröße, Aszites.
- Auskultation: Aspiration, bei Hämoptyse oft feuchte RG über der Lunge.
- Blutmenge abschätzen: Massenblutung? Begrenzt? Kaffeesatzerbrechen?

Maßnahmen

> ! Junge Menschen können auch große Volumenverluste relativ lange kompensieren, es folgt dann eine abrupte Dekompensation.

- Oberkörperhochlagerung oder Seitenlagerung, um Aspiration zu vermeiden. Erbrochenes aus dem Mund entfernen.
- Mehrere großlumige i.v. Zugänge, bei Schocksymptomatik Volumenzufuhr, z.B. Ringer-Lsg. 1000 ml im Schuss.
- Kreislaufkontrolle in kurzen Abständen, RR-Manschette belassen.
- Bei V.a. Ösophagusvarizenblutung (Anamnese, Klinik) Metoclopramid 10 mg i.v. (z.B. Paspertin®), im NAW ggf. Terlipressin-Bolus (Haemopressin®).

5

> **Klinikeinweisung** immer; bei starker, nicht stehender Blutung Transport mit NAW.

> **Abwendbar gefährlicher Verlauf**
> Erneutes Aufbrechen der Blutung, Sickerblutung.

5.5 Haut- und Schleimhautblutungen

Häufigste Ursache sind Gerinnungsstörungen (▶ 5.1). Schwierige Diagnosestellung (fehlendes Labor). Wichtig ist das „Dran-denken". Augenmerk daher verstärkt auf die Anamnese richten. Können auch traumatisch bedingt sein: Sturz, Schlägerei vorausgegangen? Auch an Misshandlung (▶ 6.10) denken, werden von Kindern oft aus Angst verschwiegen; auch bei Senioren dran denken.

Kurzanamnese

- Vorerkr.: Z.B. Thrombozytenstörungen, Leukämie, Tumorerkr.?
- Medikamenteneinnahme: Z.B. Marcumar? Favistan®?
- Begleitsymptome: Z.B. Fieber, Kopfschmerzen?
- Infektion vorausgegangen (infektiös-toxische Purpura bei Masern, Scharlach, Diphtherie, schweren Varizellen v. a. im Erwachsenenalter, Meningokokkenmeningitis)?
- Trauma vorausgegangen? Evtl. banales Ereignis, z.B. an Tischkante gestoßen?

- Hämorrhagische Diathese bekannt? Früher auffällige Blutungen?
- Leberfunktionsstörungen? Alkoholismus?

Sofortdiagnostik Auch ▶ 5.1.
- Inspektion:
  - Kleine, stecknadelkopfgroße Petechien.
  - Ausgedehnte, unregelmäßig begrenzte, flächenförmige Blutungen.
  - In abhängenden Partien können Blutungen wie „Leichenflecken“ aussehen.
- Meningismus prüfen (▶ 2.1.2).
- Evtl. Rumpel-Leede-Test (▶ 5.1).
- Gelenke auf Schwellungen prüfen.

Maßnahmen
- Notfallcheck (▶ 3.3.1), Kreislaufkontrolle (RR, Puls).
- Bei Schocksymptomatik Infusion anlegen und Volumenzufuhr (z.B. Ringer-Lsg.).

- **Klinikeinweisung** sofort bei Schocksymptomatik, Bewusstseinstrübung; bei ausgedehnten Hautblutungen, Sepsis, V.a. Blutungsneigung.
- **Vorstellung** beim Hämatologen, insbes. bei anamnestischen Hinweisen auf häufige, ausgedehnte Hämatome.

Abwendbar gefährlicher Verlauf
Sepsis, beginnende DIC übersehen.

5

5.6 Anale Blutungen

! Häufigste Ursache sind Hämorrhoiden.

Differenzialdiagnostischer Überblick
- **Hämorrhoidenblutung:** Harter Stuhlgang? Hämorrhoiden bekannt?
- **Karzinome:** Verdachtsmomente in der Anamnese? Schon früher Blutbeimengungen beobachtet?
- **Entzündliche Darmerkr., z.B. Morbus Crohn, Colitis ulcerosa** (▶ 4.4.3): Häufige Durchfälle, in Schüben verlaufend. Bereits früher Blutbeimengungen im Stuhl? Meteorismus.
- **Divertikel** (auch „akute Divertikulitis“, ▶ 4.2.7): Bei älteren Pat. häufig. Stuhlunregelmäßigkeiten, häufig Diarrhöen, Schleimbeimengungen? Familiäre Belastung.
- **Angiodysplasien:** Multipel vorkommende arteriovenöse Malformationen, v.a. im Zökum, Colon ascendens und Ileum, meist chron. rezidivierende Blutungen mit hypochromer Anämie.
- **Postoperative Nachblutung:** Ist proktologischer Eingriff vorausgegangen → Rücksprache mit Klinik/Operateur.
- **Blutungen aus weiter oral gelegenen Quellen:** Nur bei massiver oberer gastrointestinaler Blutung.

Symptome

- Peranaler Abgang von Blut, evtl. bei Eintreffen bereits sistiert.
- Evtl. Schwäche, Schwindel, Luftnot, Blässe (Anämie).
- Evtl. Durst, Kaltschweißigkeit, Frieren, Unruhe, Bewusstseinsverlust und Schocksymptomatik.

Kurzanamnese

- Blutung bei oder nach Defäkation? Diarrhö, Obstipation? Mit Stuhl gemischt (z.B. bei Ca) oder „aufgetropft" (z.B. bei Hämorrhoiden)?
- Menge und Farbe des Blutes: Hellrotes Blut, z.B. bei Rektum-Ca, Hämorrhoiden, Polypen; geringe Blutbeimengungen: Hell z.B. bei Diarrhö, dunkel z.B. bei höher gelegenem Kolon-Ca.
- Meläna (Teerstuhl): Schwarzer, glänzender, klebriger Stuhl. Kommt schon bei relativ geringer Blutung (60 ml) vor. Bei massiver Blutung oder schneller Darmpassage rote Blutstühle.
- Schleimbeimengungen?
- Bauchschmerzen, Krämpfe?
- Vorerkr., z.B. Colitis ulcerosa, Enteritis Crohn (▶ 4.4.3)?
- Antikoagulanzientherapie?
- Besondere Sexualpraktiken (z.B. Einführen von Gegenständen)?

! Schwarzer Stuhl auch nach oraler Eisentherapie, Kohletabletten, Wismut, Blaubeeren, Spinat, rote Beete.

5

Sofortdiagnostik

- Notfallcheck (▶ 3.3.1), Kreislaufkontrolle (RR, Puls).
- Inspektion: Blutungsstärke abschätzen, Hämorrhoiden sichtbar?
- Palpation des Abdomens.

! Liegt keine sichtbare Blutung mehr vor: Vorsichtige rektale Untersuchung.

Maßnahmen Wenn erforderlich Kreislaufstabilisierung mit i.v. Zugang und Infusion (z.B. Ringer-Lsg., HAES). Bei stärkerer Blutung Tamponade, z.B. mit Mullbinde.

- **Klinikeinweisung** i.d.R. nicht erforderlich, nur bei drohendem Volumenmangelschock, schlechtem AZ und größerem Blutverlust.
- **Vorstellung** beim HA, Gastroenterologen oder Chirurgen zur Endoskopie bei kleinerem Blutungsereignis, das evtl. schon einige Zeit zurückliegt, bei V.a. auf Hämorrhoiden oder Karzinomblutung.

! Jede Blutung muss zum Ausschluss eines Karzinoms abgeklärt werden.

5.7 Vaginale Blutungen

!
- Die Blutungsquelle muss gesichert werden (evtl. Blutung aus Blase? Darm?).
- Keine vaginale Untersuchung durch den Ungeübten, da Gefahr einer Zystenruptur, zusätzlicher Blutung oder Infektion; zudem ist das Ergebnis selten diagnostisch verwertbar.
- Immer auch an Frühgravidität denken.
- Postmenopausale Blutungen zum Ausschluss eines Karzinoms immer durch einen Gynäkologen abklären lassen.

Häufigste Ursachen Hypermenorrhö (▸ 5.7.1) , Scheidenverletzungen (▸ 5.7.3), Karzinomblutung (▸ 5.7.2), Abortblutung (▸ 13.5.1, ▸ 13.5.2).

Klinikeinweisung nur bei größerem Blutverlust oder schlechtem AZ.

5.7.1 Hypermenorrhö

Verstärkte Periodenblutung: Kann bedrohlich wirken.

Symptome Starke Blutung, evtl. Vorlagen, Bettwäsche, Handtücher mit Blut getränkt.

Kurzanamnese
- Zyklusanamnese (▸ 13.1). Unterleibsschmerzen? Myome bekannt?
- Verwendet Pat. Intrauterinpessar? (kann disloziert sein).
- Einnahme von NSAID? (verlängerte Blutungszeit).
- Vorausgegangene Kürettage? Endometriose bekannt?
- Wie oft müssen Vorlagen/Tampons gewechselt werden?

Sofortdiagnostik Abschätzen der Blutungsmenge (Fritsche-Lagerung, ▸ 5.7.3), Kreislaufkontrolle (RR, Puls).

Maßnahmen Uterotonika, z.B. Methylergometrin (z.B. Methergin®) 3 × tgl. 10–15 Tr. (Schwangerschaft muss ausgeschlossen sein).

- **Klinikeinweisung** nur in seltenen Fällen erforderlich, z.B. wenn Zweifel an der Diagnose bestehen oder bei größerem Blutverlust.
- **Vorstellung** am selben Tag beim Gynäkologen; auf dem Land Klinikeinweisung.

Abwendbar gefährlicher Verlauf
Schock, weil Blutungsmenge falsch eingeschätzt wurde.

5.7.2 Karzinomblutung

Meist schmerzlose Blutung im Vulvabereich oder aus der Scheide, teils massive Blutung aus arrodierten Gefäßen. Nach außen bluten können: Korpuskarzinom, Zervixkarzinom, Vaginalkarzinom (selten), Vulvakarzinom.

Kurzanamnese

- Zyklusanamnese: Letzte Blutung? Periode regelmäßig? Dauer? Stärke? Häufige Zwischenblutungen? Kontaktblutungen nach Kohabitation (V.a. Zervix- oder Vaginalkarzinom)?
- Blutung nach der Menopause (V.a. Korpuskarzinom)?
- Letzte Krebsvorsorgeuntersuchung?
- Unterleibsschmerzen?

Sofortdiagnostik

- Notfallcheck (▶ 3.3.1), Kreislaufkontrolle (RR, Puls), Schockzeichen?
- Inspektion von Vulva und äußerem Genitale, um Blutungsquelle und -stärke abzuklären:
  - Blutung oder blutig tingierter, fleischwasserfarbener Ausfluss, evtl. als Kontaktblutung nach Geschlechtsverkehr (Zervix- oder Vaginalkarzinom)?
  - Vulvakarzinom als Tumorkrater oder arrodierter Exophyt zu erkennen?

Maßnahmen

- Ggf. Schocklagerung.
- I.v. Zugang mit Infusion (z.B. Ringer-Lsg., ggf. HAES).
- Tumor oder Tumorkrater der Vulva steril abdecken. Bei stark blutendem Vulvatumor Kompression durch mehrere Kompressen und Druck eines fest sitzenden Slips.
- Bei dringendem V.a. das Vorliegen eines Zervix- oder Vaginalkarzinoms und sehr starker Blutung mit der Gefahr eines Volumenmangelschocks, kann der Versuch gemacht werden eine Scheidentamponade anzulegen. **Cave:** Ohne Spekula für den Ungeübten schwierig! Nur in Ausnahmefällen, z.B. langer Transportweg, Gefahr des Volumenmangelschocks!

Scheidentamponade: Möglichst Tamponade mit Hämostyptikum (z.B. Clauden® Tamponade) verwenden; sehr fest tamponieren.

- Mit Zeigefinger und Mittelfinger der nicht dominanten Hand bis zum Muttermund in die Scheide eingehen (evtl. höckeriger Tumor tastbar). Daumen außen auf Damm in Richtung Steißbein legen, Finger spreizen.
- Mit anatomischer Pinzette zwischen den Fingern eine abgerollte, breite Mullbinde tief und fest einführen. In alle Richtungen austamponieren.
- Weitere Mullbinden mit der vorhergehenden zusammenknüpfen, damit beim Entfernen keine Binde vergessen werden kann.

- **Klinikeinweisung** immer bei massiver vaginaler Blutung, oder Kreislaufproblemen.
- **Vorstellung** ansonsten am nächsten Werktag beim Gynäkologen.

Abwendbar gefährlicher Verlauf

Auch leichte Blutungen müssen abgeklärt werden, um eine Karzinomdiagnose nicht zu verschleppen.

5.7.3 Scheidenverletzungen

Kurzanamnese

- Zyklusanamnese (▶ 13.1).
- Manipulation, Fremdkörper eingeführt? Sexueller Missbrauch (▶ 6.15.2)?
- Schmerzen? Kohabitation vorausgegangen?
- Urin- oder Stuhlabgang: Unkontrollierter Abgang bei Mitverletzung von Harnwegen oder Darm.

Sofortdiagnostik

- Notfallcheck (▶ 3.3.1), Kreislaufkontrolle (Puls, RR), Schockzeichen?
- Inspektion von Vulva und äußerem Genitale, um Blutungsquelle und Stärke abzuklären.
- Peritoneale Symptomatik (abdominale Abwehrspannung, Schmerzen) bei abdominaler Blutung.
- Hinweis auf Gewalteinwirkung? Weitere Verletzungen?

Maßnahmen

- Ggf. Schocklagerung.
- Steriles Abdecken der Vulvaverletzungen, ggf. Kompression einer Vulvaverletzung mit mehreren Kompressen und Druck eines fest sitzenden Slips.
- Fritsche-Lagerung, falls die Verletzung das zulässt.
- Ggf. Kreislaufstabilisierung: I.v. Zugang mit Infusion, z.B. Ringer-Lsg. oder HAES.
- Bei extremer Unruhe oder Angst Sedierung mit Diazepam 10 mg i.v. (z.B. Valium®).
- Bei Kindern falls möglich Diazepam-Rektiole (z.B. Diazepam Desitin rectal tube®); 10–15 kg: 5 mg; ≥ 15 kg: 10 mg.
- Bei starken Schmerzen Analgesie mit Opiat, z.B. Tramadol 1–2 mg/kg langsam i.v. (z.B. Tramal®) oder Ketamin 0,5 mg/kg i.v. bzw. 1–2 mg/kg i.m. (z.B. Ketanest®).

Fritsche-Lagerung: Zur Beurteilung der Blutungsmenge, Verlaufskontrolle. Eine Blutstillung ist dadurch nicht möglich.

- Pat. liegt auf dem Rücken. Beide Gesäßbacken nach kaudal herunterstreichen und die gestreckten Beine übereinander lagern.
- Im Dreieck zwischen Schamgebiet und den beiden Oberschenkeln sammeln sich etwa 500 ml.

- **Klinikeinweisung** immer!
- **Vorstellung** beim Gynäkologen am nächsten Tag ist nur bei leichteren Verletzungen am äußeren Genitale gerechtfertigt.

Abwendbar gefährlicher Verlauf

Vergrößerung der Verletzung durch vaginale Untersuchung oder Entfernung eines Fremdkörpers (immer in situ belassen).

5

5.8 Genitale Blutung beim Mann

5.8.1 Verletzung oder Fraktur des Penis

Kurzanamnese Verletzungen durch den Umgang mit Maschinen? Ungewöhnliche Masturbationspraktiken (Staubsauger, Bleistift)?

Sofortdiagnostik Harnverhalt (▶ 4.2.12): Schmerzbedingt bei ausgedehnten Verletzungen oder Verlegung (z.B. durch Blutkoagel) der Harnröhre.
Inspektion:
- Ausgedehntes Hämatom an Penis und Skrotum.
- Evtl. akute Blutung aus Penisarterien.
- Penisdeviation, Priapismus.
- Infektionszeichen: Rötung, Ödem, Überwärmung, Hautulzeration.

Palpation der inguinalen Lk (Hinweis auf Infektion).

Maßnahmen

> ! Nie die Peniswurzel abbinden.

- Lokale Blutstillung durch Kompression, Kompressionsverband und Hochlagerung des Penis.
- Sterile Wundabdeckung.
- Kreislaufkontrolle (Puls, RR). Bei starkem Blutverlust i.v. Zugang legen (z.B. Ringer-Lsg.).
- Schmerzstillung mit z.B. Tramadol 100 mg i.v. (z.B. Tramal®).
- Bei geringer Läsion ohne ausgedehntes Hämatom: Bettruhe.

Neuroleptika, z.B. Levomepromazin 25 mg zur Nacht (z.B. Neurocil®) verhindern nächtlicher Erektion.

> ! Patienten kommen oft aus Schamgefühl sehr spät nach dem Trauma.

- **Klinikeinweisung** sofort zur chirurgischen oder urologischen Versorgung.
- **Vorstellung** am nächsten Werktag beim Urologen bei sehr geringer Läsion.

Abwendbar gefährlicher Verlauf
Kreislaufdekompensation. Gangränöse Veränderungen am Penis. Bei verzögertem Behandlungsbeginn kann evtl. Teilamputation erforderlich werden.

5.8.2 Verletzungen der Harnröhre

Symptome
- Blutung aus der Harnröhre.
- „Blutige Pseudoanurie“: Pat. kann trotz voller Blase nicht Wasserlassen, weil Koagel Harnröhre verlegt.
- Starke Schmerzen im Unterbauch.

Kurzanamnese Oft bei polytraumatisierten Pat. (▸ 3.7), Fahrrad- oder Motorradunfall, Fall aus großer Höhe, perforierender Verletzung.

Sofortdiagnostik

- Notfallcheck (▸ 3.3.1), Kreislaufkontrolle (RR, Puls).
- Inspektion: Hämatom am Damm, Penis, Skrotum oder Unterbauch? Blutung aus der Harnröhre? Fremdkörper?
- Palpation des Abdomens (Abwehrspannung, hoch sitzender Blasenfundus?). **Cave:** WS-Verletzungen.
- Rektale Untersuchung: Dislokation von Blase und Prostata nach kranial (supradiaphragmale bzw. intrapelvine Verletzung), weiche Resistenz (Hämatom).

Maßnahmen

! Bei V.a. Harnröhrenverletzung keinen Katheterisierungsversuch unternehmen.

- I.v. Zugang mit Infusion (z.B. Ringer-Lsg.); sehr langsam laufen lassen; **cave:** Blasenruptur.
- Analgesie mit Tramadol 100 mg i.v. (z.B. Tramal®).

Klinikeinweisung immer in die nächste chirurgische oder urologische Fachabteilung.

Abwendbar gefährlicher Verlauf
Innere Verletzungen übersehen → plötzlicher Schock.

6 Traumen

Gabriele Fobbe und Martin Hermann

6.1 Platz-, Stich- oder Schürfwunden

Durch Sturz, Heimwerkertätigkeit, Gartenarbeit, eingetretene Nägel etc.

Kurzanamnese

- Verletzungsmechanismus erfragen.
- Können Fremdkörper in der Wunde sein? → Untersuchung in Lokalanästhesie (▶ 2.9.1).
- Wie alt ist die Verletzung?

Maßnahmen

- Wunde inspizieren, evtl. zuvor Lokalanästhesie.
- Wundreinigung mit Lokaldesinfizienz oder Spülung mit steriler NaCl-Lsg.
- **Kleine Schnittwunden, flache Schürfwunden:**
  - Mit Antiseptikum (z.B. Povidon-Jod) bestreichen.
  - Wenn entsprechendes Material in der Notfalltasche, kleine, glatte Wunden mit Pflasterstreifen (z.B. Steristrip®) adaptieren.
  - Sofratüll als Wundauflage, Verband.
  - Tetanusschutz (▶ 2.9.4): Wann war die letzte Impfung? Ggf. einleiten oder für Einleitung (chirurgische Vorstellung in Ambulanz, zum HA) Sorge tragen.
- **Tiefere Verletzungen, größere Schnitt- oder Platzwunden:** ▶ 2.9.3 Chirurgische Naht.
- **Ausgedehntere Wunden** (und/oder bei mangelnder Übung mit chirurgischen Nähten): Wunde steril abdecken, ggf. Druckverband (▶ 2.11.2) anlegen.

- **Klinikeinweisung** in Chirurgie/Klinikambulanz oder
- **Vorstellung** beim FA bei ausgedehnteren Verletzungen (oder mangelnder Übung beim Nähen) oder bei Indikation zum Rö zum Ausschluss von Begleitverletzungen.

6

! Keine Wundnaht bei Verletzungen, die älter sind als 6–10 h (Ausnahme: Gesicht).

6.2 Bisswunden

Kurzanamnese

- Tier bekannt? Versehentliche Bissverletzung beim Spiel oder aggressives Verhalten des Tiers?
- Tollwutverdacht? Unbekanntes Tier, ungewöhnliches Verhalten, z.B. „zutrauliche“ Wildtiere.
- Exotisches Tier? Schlange, Vogelspinne, Skorpion etc.?

Wundversorgung

! Keine primäre Wundnaht bei Bissverletzungen, Adaptation der Wundränder nur nach Wundexzision möglich.

- Wunde inspizieren, reinigen und spülen.
- Wenn möglich Exzision der Wundränder.
- Engmaschige Wundkontrollen erforderlich.
- Tetanusschutz überprüfen und ggf. Simultanprophylaxe durchführen.
- Bei Haustieren Tollwutimpfstatus klären, bei jedem Tollwutverdacht (Wildtier oder auffälliges Haustier) Tollwutimmunisierung beginnen, evtl. Rücksprache mit dem Amtstierarzt.
- Bei exotischen Gifttieren Rücksprache → Giftzentrale.

! Die Infektionsraten nach Menschenbissen sind höher als nach Hundebissen.

Postexpositionsprophylaxe

Empfehlungen der WHO zur Postexpositionsprophylaxe bei Tollwut
- **Expositions-Kategorie 1:** Berühren oder Füttern von Tieren; Belecken der intakten Haut, Berühren eines Impfstoffköders bei intakter Haut: Keine Schutzimpfung, Vorsichtsmaßnahme! Bislang ist noch keine Tollwutinf. durch ein solches Ereignis ausgelöst worden.
- **Expositions-Kategorie 2:** Knabbern an der intakten Haut; oberflächliche Kratzer, die nicht zum Bluten führten; Belecken der nicht intakten Haut: Aktive Schutzimpfung durchführen.
- **Expositions-Kategorie 3:** Jegliche Bissverletzung oder Kratzwunden, die die Haut durchdringen; Kontamination von Schleimhäuten mit Speichel (z.B. Lecken, Spritzer), Kontakt von Hautverletzungen oder Schleimhäuten mit Impfstoffködern: Aktive plus passive Immunisierung.

Vorgehen:
- Postexpositionelle aktive Immunisierung mit je 1 ml Tollwutvakzine (Rabivac®) an Tag 1, 3, 7, 14, 28 und 90.
- Wunddesinfektion mit viruzidem Mittel (z.B. Betaisodona®, Polysept®).
- Am Unfalltag zusätzlich homologes Tollwut-Hyperimmunglobulin (z.B. Berirab® Tollwut Immunglobulin) exakt 20 IE/kg i.m., nicht überdosieren! Die Hälfte des Immunglobulins um die Verletzungen herum, die andere Hälfte entfernt vom Verletzungsort injizieren.
- Bei vorhandener Grundimmunisierung innerhalb der letzten 5 J. 1 ml HDC-Vakzine am Unfalltag.

! Bei V.a. Tollwut stets Rücksprache mit Amtstierarzt, Tollwutschutzstelle und Gesundheitsamt. Schon der Verdacht auf Tollwut ist meldepflichtig!

6.3 Kopfverletzungen und SHT

Nach einem Unfall ist jede – auch nur vorübergehende – Bewusstseinsstörung verdächtig auf ein Schädel-Hirn-Trauma.

Tab. 6.1 Differenzialdiagnose Kopfverletzungen	
Diagnose	**Leitsymptome**
Schädelprellung	Kopfschmerzen, Platzwunde
Nasenbeinfraktur	Schwellung, Schiefstand oder Einsinken der Nasenwurzel, Behinderung der Nasenatmung, Epistaxis
Kalottenfraktur	Druckschmerz, Schwellung, evtl. Stufenbildung, Instabilität bei Trümmerfraktur
Gesichtsschädelfraktur	Veränderung der Zahnreihe, Schmerz bei Kieferbewegungen, Instabilität, Doppelbilder (▶ 10.1.3)
Schädelbasisfraktur	Brillen- oder Monokelhämatom, Blut und/oder Liquor aus Mund, Nase, Ohr, Hörschwäche, Schwindel
Schädel-Hirn-Trauma	Bewusstseinsstörung, Übelkeit, Erbrechen, Kopfschmerzen, Amnesie, pathol. Pupillenreaktion
Intrazerebrale, epidurale und subdurale Blutungen	Evtl. verzögerte Eintrübung, zunehmende Anisokorie, Stauungspapille

6.3.1 Differenzialdiagnostischer Überblick des Schädel-Hirn-Traumas

- **Schädelprellung:** Keine Bewusstseinsstörung während und keine Amnesie für das Unfallereignis. Erbrechen **allein** ist kein Beweis für das Vorliegen einer Commotio → Bettruhe, symptomatische Therapie, ggf. Rö-Schädel, HWS zum Ausschluss einer Fraktur. Bei KS evtl. Monoschmerzpräparat.
- **Commotio cerebri** (▶ 6.3.3) (Gehirnerschütterung): Kurzzeitige, voll reversible Hirnfunktionsstörung ohne pathologisch anatomische Hirnläsion. Symptome: Kurzfristige (bis mehrere Min. andauernde) Bewusstseinsstörung und zusätzliche Amnesie für das Ereignis, evtl. mit zusätzlicher retrograder und anterograder Amnesie, evtl. Erbrechen.
- **Contusio cerebri** (▶ 6.3.4) (Gehirnprellung): Länger dauernde Bewusstseinsstörung; fokale oder multifokale Hirnschädigung; Herdsymptome (z.B. Paresen).
- **Hirnparenchymverletzung** im Bereich der Gewalteinwirkung **(Coup)** oder der Gegenseite **(Contrecoup)**. Symptome: I.d.R. neurologische Ausfallerscheinungen (z.B. Paresen, psychische Verlangsamung) → **Klinikeinweisung.**
- **Compressio cerebri:** Intrakraniell raumfordernde Komplikationen durch intrakranielle Drucksteigerung bei Hirnödem, Blutung oder ausgeprägter Kompressionsfraktur → **Klinikeinweisung.**
  - Mittelhirnkompression: Homolaterale Mydriasis, konjugierte Blicklähmung, kontralaterale Hemiparese, Strecksynergismen etc.
  - Kleinhirneinklemmung: Beidseitige Miosis, Hemiplegie, Tetraplegie, Atemstillstand, Hypertonus, Tachyarrhythmie etc.
- **Schädelfraktur:** Gefahr der Gefäßverletzung mit Blutungsfolge. Neurochirurgische Versorgung erforderlich, → **Klinikeinweisung** sofort bei Verdacht.

Leitfragen

- Unfallhergang/Unfallmechanismus, z.B. Verkehrsunfall, Fahrradunfall?
- Auf Bordstein, Baum, Boden etc. geprallt?
- Bewusstlosigkeit? Eintritt direkt nach dem Unfall? Dauer?
- Begleiterkr.: Z.B. Diab. mell. → Hypoglykämie; Krampfanfälle, Gerinnungsstörungen.
- Anhaltspunkte für Commotio cerebri: Unfallhergang nicht erinnerlich, Bewusstlosigkeit, Kopfschmerzen, Übelkeit, Erbrechen, Schwindel.
- Intoxikation mit Drogen und Alkohol.

Besonderheiten bei Kindern
Häufige Unfälle: Treppensturz, Sturz von der Wickelkommode, aus dem Kinderwagen. Ist das Kind nicht bewusstlos, Eltern fragen, ob es seit dem Unfall „anders“ ist als sonst. **Cave:** Bei vagen Erklärungen der Eltern auch an Misshandlung (▶ 6.15.1) denken.

Leitbefunde

Erfassung und Dokumentation mit Uhrzeit.

- Prüfung der Vitalfunktionen/Notfallcheck (▶ 3.3.1).
- Kreislaufkontrolle.
- Neurologische Zusatzuntersuchung (▶ 2.1.2):
  - Bewusstseinslage: Wach oder somnolent? Unfall erinnerlich? Form der Bewusstseinsstörung reicht vom kurzen „Wegbleiben“ bis zum tiefen Koma.
  - Reaktion auf Ansprache und Schmerz (Glasgow-Coma-Scale ▶ Tab. 2.1).
  - Pupillengröße und Lichtreaktion.
  - Retrograde Amnesie.
- Inspektion und Palpation des Schädels:
  - Evtl. offene Schädelverletzung, Blutung, Liquorrhö. **Cave:** Auch auf Blutung, Ausfluss aus Ohr/Nase achten → V.a. Schädelbasisfraktur.
  - Stufenbildung in der Kalotte → V.a. Fraktur.
  - Prellmarken, Hämatome, Kalottenklopfschmerz.
- Motorische Funktion der Extremitäten.
- Begleitverletzungen, z.B. Frakturen, Blutungen, innere Verletzungen (z.B. abdominelle Abwehrspannung bei Milzruptur, ▶ 6.11), WS-Verletzungen.
- Zungenbiss?

6.3.2 Sofortmaßnahmen bei Kopfverletzungen

- **Schädelprellung mit/ohne Platzwunde:** Liegt keine Commotio vor → Wundversorgung (▶ 2.9). Tetanusschutz (▶ 2.9.4) überprüfen.
- **Schädel-Hirn-Trauma:**
  - Ggf. Reanimation.
  - Wenn vorhanden O_2-Gabe.
  - Kreislauf stabilisieren mit i.v. Zugängen: Infusion mit Mannitlösung 15 % 100 ml in 15 Min. (z.B. Osmofundin®), ersatzweise Furosemid 20 mg i.v. bei stabilem RR.

6

- Ggf. Beatmung mit Maske, oder bei ausreichender Routine Intubation (▶ 3.4).
- Bei Bewusstlosigkeit ▶ 4.10.

Klinikeinweisung immer bei:
- Koma, Bewusstseinstrübung, Amnesie.
- Krampfanfällen, anderen neurologischen Störungen.
- Schädelfraktur, v.a. Impressionsfraktur.
- Penetrierenden Verletzungen.
- V.a. nasogene und otogene Liquorfistel.

Abwendbar gefährlicher Verlauf
Hypoxie und arterielle Hypotension.

6.3.3 Commotio cerebri

Trauma ohne Substanzschädigung des Gehirns.

Symptome
- Kurzzeitige Bewusstlosigkeit < 15 Min.
- Erinnerungslücke (retro-/anterograde Amnesie) < 24 h.
- Keine neurologischen Fokalzeichen.
- Kopf- und Nackenschmerzen.
- Vegetatives Syndrom (Übelkeit, Erbrechen, orthostatische Dysregulation).
- Licht- und Geräuschempfindlichkeit.

Kurzanamnese Kopftrauma.

Sofortdiagnostik Neurologische Zusatzuntersuchung (▶ 2.1.2; siehe auch Leitbefunde bei Bewusstlosigkeit, ▶ 4.10), Suche nach Prellmarken, Verletzungen.

Differenzialdiagnosen Contusio cerebri; subdurales/epidurales Hämatom; Commotio labyrinthi.

Maßnahmen
- Bei Übelkeit Metoclopramid bis 3 × 10 mg/d p.o. oder Dimenhydrinat 2 × 150 mg/d p.o. oder Supp.
- Halbstündliche Kontrolle des Bewusstseins durch Hilfsperson.
- Bettruhe.

- **Klinikeinweisung,** wenn unter häuslichen Bedingungen keine Überwachung sichergestellt ist, bei weiteren behandlungsbedürftigen Störungen im Zweifel (starke Kopfschmerzen, Übelkeit, Intoxikation mit Alkohol oder Drogen).
- **Vorstellung:**
  - Bei V.a. leichte kochleäre Schädigung mit Schwindel, Erbrechen und Nystagmus bei HNO-Arzt/Ambulanz zur Bestätigung durch überschwellige Hörprüfung bestätigen. Therapie identisch.
  - Bei fortdauernden Zephalgien beim HA.

Abwendbar gefährlicher Verlauf
Übersehen der Entwicklung eines epi-/subduralen Hämatoms (▶ 4.10.4).

6.3.4 Contusio cerebri

Hirnsubstanzschädigung durch gedeckte oder offene Hirnverletzungen, Coup-Contrecoup-Verletzungen, oberflächliche Rindenprellung.

Symptome

- Posttraumatische Bewusstseinsstörung > 5 h.
- Zerebrale Herdsymptome: Z.B. Lähmung, epileptischer Anfall, Verlust des Riechvermögens.
- Evtl. traumatische Psychose/Delir: Desorientiertheit, psychomotorische Unruhe, Erregung, Enthemmung, Konfabulation, Halluzination, Merkfähigkeitsstörung.

Kurzanamnese Bewusstlosigkeit nach Trauma.

Sofortdiagnostik Neurologische Zusatzuntersuchung (▶ 2.1.2; → auch Leitbefunde bei Bewusstlosigkeit, ▶ 4.10).

Differenzialdiagnosen Subdurales Hämatom, epidurales Hämatom (▶ 4.10.4).

Maßnahmen

- Sicherung der Vitalfunktionen.
- Kreislauf stabilisieren mit i.v. Zugängen: Infusion mit Mannitlösung 15 % 100 ml in 15 Min. (z.B. Osmofundin®), ersatzweise Furosemid 20 mg i.v. bei stabilem RR.
- Ggf. Beatmung mit Maske, oder bei ausreichender Routine Intubation (▶ 3.4).
- Bei Bewusstlosigkeit ▶ 4.10.

Klinikeinweisung sofort mit NAW.

Abwendbar gefährlicher Verlauf
Aspiration.

6.4 Prellungen und Hämatome

Symptome Schwellung, Hämatom, Prellmarke (nicht immer); Schmerz, Bewegungseinschränkung.

Kurzanamnese Schädigung durch direkte stumpfe Gewalt (Sturz, Schlag, Stoß).

Maßnahmen

- Hochlagerung und Kühlung, z.B. Eisbeutel auflegen, kühlende Umschläge.
- Lokale Externa, z.B. Diclofenac-Gel.
- NSAR oral, wie Paracetamol 1–3 × 500–1000 mg p.o. oder Ibuprofen 3 × 400 mg/d p.o.

6

Abwendbar gefährlicher Verlauf
Bei Prellungen und Hämatomen – insbes. bei Prellmarken unterschiedlichen Alters und/oder unklaren Angaben zum Unfallhergang oder Prellmarken oberhalb der „Hutlinie“ – auch an Misshandlung (▶ 6.15) denken.

6.5 Distorsionen

Überdehnung des Kapselbandapparats, Kontinuität bleibt erhalten. Meist durch Sturz oder beim Sport; am häufigsten Sprunggelenk („Umknicken“) und Finger betroffen.

Symptome

- Schwellung und Hämatom.
- Druckschmerz über den gedehnten Bandstrukturen oder Bandansatzpunkten.
- Schmerzhafte Bewegungseinschränkung.

Sofortdiagnostik

- Fehlstellung (Fraktur, ▶ 6.7)?
- Sehr starke Schwellung und Hämatombildung (V.a. Bänderriss)?
- Vermehrte laterale Aufklappbarkeit (Bandruptur); **cave:** Alte, unerkannt abgelaufene Bandrupturen können durch vermehrte Aufklappbarkeit frische Bandverletzung vortäuschen.

Maßnahmen

- Sofort kühlen, z.B. mit Eispackungen, um Schwellung einzuschränken und Schmerz zu lindern; (**cave:** Nicht direkt auf die Haut → Gefahr von Kälteschäden). Hochlagerung!
- Stabilisierung und Schonung bis auf weiteres, elastische Binde oder Tape-Verband.
- Ist Bänderriss nicht sicher auszuschließen, Ruhigstellung in Kompressionsverband, Tape-Verband, Orthese (z.B. Aircast®-Schiene).

- **Klinikeinweisung** i.d.R. nicht erforderlich.
- **Vorstellung:**
  - Beim HA am nächsten Werktag zur Kontrolle.
  - Beim Chirurgen am nächsten Tag, wenn Bänderriss wahrscheinlich ist, ggf. Rö-Kontrolle zum Ausschluss eines Bandausrisses.

6.6 Luxation, Subluxation

Vollständiger und dauerhafter Kontaktverlust der gelenkbildenden Knochenenden.

6.6.1 Leitfragen und Leitbefunde

- Verletzungsmechanismus (direkte oder indirekte Gewalteinwirkung oft mit Zerreißung des Kapselbandapparats).

- Plötzlicher Schmerz mit anschließender schmerzhafter Fixierung des Gelenks.
- Sichere Zeichen: Deformierung der Gelenkkontur, leere Gelenkpfanne, Gelenkkopf disloziiert, Fehlstellung, federnde Fixation.
- Unsichere Zeichen: Schwellung, Schmerz, Bewegungseinschränkung.

6.6.2 Schulterluxation

80 % vordere Luxationen.

Symptome Leere Gelenkpfanne, Humeruskopf vor der Achsel als Vorwölbung tastbar,
Zwangshaltung des Arms.

Kurzanamnese Sturz auf gestreckten Arm oder Schulter oder habituelle (atraumatische) Luxationen.

Sofortdiagnostik Durchblutung, Sensibilität (N. axillaris!), Motorik (vor und nach Reposition prüfen).

Differenzialdiagnosen Humeruskopffraktur (gleiches Trauma bei älteren Pat.), Luxationsfrakturen.

Maßnahmen
- Schmerzmedikation, z.B. Tramadol 50–100 mg i.v.
- Reposition nur bei habituellen Luxationen: Pat. seitlich auf Holzstuhl setzen, luxierter Arm hängt über der Rückenlehne (Lehne z.B. mit Handtuch polstern), langsamer, kontinuierlicher Zug am Oberarm, das Ellenbogengelenk ist hierbei rechtwinklig gebeugt
- Ruhigstellung in Desault- oder Gilchrist-Verband.

- **Klinikeinweisung** immer, sofern Klinik in der Nähe ist.
- **Vorstellung** nach Reposition beim Chirurgen zur Kontrolle, evtl. Kernspin zum Ausschluss von Gelenkbinnenschäden.

Abwendbar gefährlicher Verlauf
Plexusschädigung bei längerer Luxation.

6.6.3 Akromioklavikulargelenkverletzung

Verletzung der Ligg. acromio- und coracoclaviculare mit Dehnung, Subluxation oder Luxation im Akromioklavikulargelenk (Einteilung in Tossy I–III). Bei Erwachsenen häufig.

Symptome Bewegungsschmerzen im Schultergelenk, Arm wird am Körper fixiert.

Kurzanamnese Sturz auf Schulter (typischer Reit- oder Fahrradunfall) etc.

Sofortdiagnostik
- Schwellung (bei frischer Verletzung).
- Federnder Widerstand des hochstehenden lateralen Klavikulaendes (Klaviertastenphänomen).

Differenzialdiagnosen Klavikulafraktur, Schulterluxation.

Maßnahmen
- Schonung, Kühlung, Analgesie.
- Ggf. kurzfristige Ruhigstellung mit Gilchrist-Verband.

- **Klinikeinweisung** nicht erforderlich.
- **Vorstellung** beim Unfallchirurgen am nächsten Werktag zur weiteren Diagnostik (v.a. bei Tossy III).

6.6.4 Radiusköpfchensubluxation

Syn.: Chassaignac-Luxation, typische Verletzung bei Kindern im 2.–6. Lj.

Symptome Kind hält Ellenbogen leicht angewinkelt in Pronation, Beugehemmung im Ellenbogengelenk.

Kurzanamnese Meist durch Zug am gestreckten Arm, z.B. Kind stolpert an der Hand eines Erwachsenen.

Sofortdiagnostik Fehlstellung? Frakturzeichen?

Differenzialdiagnosen Monteggia-Fraktur (Ulnafraktur und Radiusköpfchenluxation), andere Frakturen, Epiphysenlösungen, Prellung.

Maßnahmen
- Rö des Ellenbogengelenks zum Ausschluss einer Fraktur oder Gelenkluxation.
- Passive Supination und Beugung des Unterarms, die andere Hand des Untersuchers fixiert den Oberarm.

! Eltern darauf hinweisen, das Kind nicht an den Armen hochzuziehen

- **Klinikeinweisung** nicht erforderlich.
- **Vorstellung** zur Kontrolle beim HA oder Chirurgen.

Abwendbar gefährlicher Verlauf
Persistenz der Luxation.

6.6.5 Fingerluxationen

Meist im PIP-Gelenk. Unfallhergang: Stauchungsverletzung eines Fingers.

Symptome Schwellung, Schmerz, typische bajonettartige Fehlstellung, keine aktive Streckung möglich.

Sofortdiagnostik Sensibilität prüfen.

Maßnahmen
- Reposition, ggf. in Leitungsanästhesie nach Oberst (▶ 2.9.1).
- Ruhigstellung in Fingerschiene in Funktionsstellung für 3–4 Wo.

Klinikeinweisung oder erneute **Vorstellung** nicht erforderlich.

6.6.6 Hüftluxation

Selten, massive Gewalteinwirkung oder Z.n. TEP.

Symptome Fehlstellung des Beins, federnd fixiert, Beinverkürzung.

Kurzanamnese Verkehrsunfall, Sturz aus größerer Höhe, TEP in der Vorgeschichte.

Sofortdiagnostik Sensibilität, Motorik, Durchblutung, Begleitverletzungen.

Differenzialdiagnosen Oberschenkelhalsfraktur, Beckenringfraktur.

Maßnahmen
- I.v. Zugang legen, Volumenzufuhr.
- Schmerztherapie z.B. mit 5–10 mg Morphin i.v.
- Reposition nur in Narkose möglich.

Klinikeinweisung mit NAW.

Abwendbar gefährlicher Verlauf
Schock, inneres Verbluten.

6.6.7 Patellaluxation

Symptome Streck- und Beugehemmung im Knie, Patella meist lateral tastbar.

Kurzanamnese Meist spontane Luxation, typischerweise bei Beugung, oft habituelle Luxation.

Sofortdiagnostik Abnorm verschiebliche Patella, M. vastus medialis oft minderentwickelt.

Differenzialdiagnosen Peripatelläres Trauma.

Maßnahmen
- Bei habitueller Luxation Reposition.
- Kurzfristige Ruhigstellung.

- **Klinikeinweisung** nicht erforderlich.
- **Vorstellung** zur Kontrolle beim HA.

Abwendbar gefährlicher Verlauf
Habituelle Luxationsneigung, Knorpelschäden.

6.7 Frakturen

Leitbefunde
- **Sichere Frakturzeichen:** Achsenfehlstellung, abnorme Beweglichkeit, Knochenreiben (Krepitation), sichtbare Knochenenden.
- **Unsichere Frakturzeichen:** Schwellung, Schmerz, Bewegungseinschränkung, Hämatom.

> **!** Krepitation nicht absichtlich auslösen: Verursacht unnötige Schmerzen, Gefahr der Verletzung von Nerven und Gefäßen, erhöhtes Risiko für sympathische Reflexdystrophie.

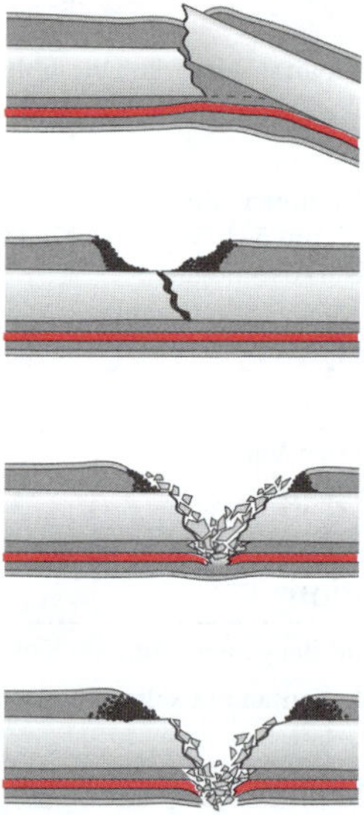

Grad I
Durchspießung der Haut

Grad II
Durchtrennung der Haut, umschriebene Haut- und Weichteilkontusion

Grad III
Ausgedehnte Weichteildestruktion, häufig mit Gefäß- und Nervenverletzung

Grad IV
Subtotale/totale Amputation, Durchtrennung der wichtigen anatomischen Strukturen, vollständige Ischämie

Abb. 6.1 Einteilung offener Frakturen [A300–106]

Allgemeine Richtlinien für den Umgang mit Frakturen

- Einrichtungsversuche bei Knochenbrüchen unterlassen.
- Störende Kleidungsstücke mit der Verbandsschere entfernen.
- Weichteilverletzungen und offene Brüche steril abdecken.
- I.v. Zugang legen, Schmerzstillung z.B. mit Tramadol 50–100 mg i.v. (z.B. Tramal®).
- Prüfung von Motorik, Durchblutung und Sensibilität (distal der Fraktur).
- Ruhigstellung mit Vakuumschiene zum Transport (gehören zur Ausstattung von KTW und RTW).

> **Klinikeinweisung** in nächste chirurgische Klinik mit RTW, bei Fraktur großer Röhrenknochen mit NAW.

> **Abwendbar gefährlicher Verlauf**
> Massiver Blutverlust, Weichteilschäden, Kompartmentsyndrom, Übersehen von Nerven- und Gefäßverletzungen, Sehnenverletzungen oder Verletzungen innerer Organe.

Oberarmfraktur

Nach Sturz auf die ausgestreckte Hand oder den Ellenbogen.

Symptome

- Weichteilschwellung, Hämatom.
- Druckschmerz.
- Schmerzhaft eingeschränkte Beweglichkeit im Schultergelenk.
- Schädigung der A. brachialis und des N. radialis (Fallhand) bei OA-Schaftfrakturen.

Maßnahmen

- Primäre Ruhigstellung in Desault- oder Gilchrist-Verband.
- Klinikeinweisung zur operativen Versorgung bei offenen Frakturen, Defekt- oder Mehretagenfrakturen.

Fraktur der Ellenbogenregion

Meist direktes Trauma (Schlag, Sturz auf den Ellenbogen).

Symptome

- Schwellung, hochgradige, schmerzhafte Bewegungseinschränkung.
- Schädigung der Nn. ulnaris, medianus, radialis und A. radialis.

Maßnahmen Bei nicht dislozierten Frakturen OA-Gips, sonst operative Behandlung.

Unterarmfraktur

Meist direkte Gewalteinwirkung.

Symptome

- Ist nur 1 Unterarmknochen beteiligt, ist die Fraktur klinisch oft schwer zu diagnostizieren, sichere Frakturzeichen treten nur dann auf, wenn beide Knochen beteiligt sind.
- Schmerzhafte Schwellung, Prellmarke, gestörte aktive Supination und Pronation der Hand.

Maßnahmen

- Ruhigstellung, ggf. den frakturierten Arm am Thorax fixieren.
- Zum Ausschluss einer Verletzung der benachbarten Gelenke immer röntgen.

Klinikeinweisung mit RTW.

Distale Radiusfraktur

Sturz auf die dorsal flexierte Hand.

Symptome

- Weichteilschwellung.
- Läsion des N. medianus.
- Verletzung der langen Daumenstrecksehne

Sofortdiagnostik Weichteilschwellung, radiale Abknickung.

Maßnahmen Reposition und Ruhigstellung.

Klinikeinweisung mit RTW.

Oberschenkelfrakturen

Fraktur besonders des alten Menschen.

Symptome

- Proximale Oberschenkelfraktur: Bewegung im Hüftgelenk schmerzhaft eingeschränkt. Außenrotation und Verkürzung des betroffenen Beins.
- Oberschenkelschaftfraktur: Ausgedehnte Hämatome und bedeutsamer Blutverlust (500–2500 ml) möglich.
- Suprakondyläre Oberschenkelfraktur: Meist direktes Trauma (Knieanpralltrauma bei Verkehrsunfall). Gefährdung der A. poplitea bei Abkippung des distalen Frakturfragments.

Maßnahmen

- Analgesie z.B.: Mit Morphin 5–10 mg i.v. (**cave:** Atemdepression).
- Kontrolle der Vitalparameter und großvolumiger i.v. Zugang.
- Transport in anmodellierter Vakuummatratze.

Klinikeinweisung mit RTW.

Unterschenkelfrakturen

Gleichzeitige Fraktur von Tibia und Fibula, nach direktem Anpralltrauma (z.B. Stoßstange) oder nach Biegung, Stauchung, Torsion.

Symptome

- Weichteilschwellung, Prellmarke.
- Schädigung des Hautweichteilmantels, häufig offene Frakturen, Nerven- und Gefäßverletzungen, Kompartmentsyndrom.

Maßnahmen

- Analgesie z.B.: Mit Morphin 5–10 mg i.v. (**cave:** Atemdepression).
- Ruhigstellung mit aufblasbarer pneumatischer Schiene.

Klinikeinweisung mit RTW.

Sprunggelenkfrakturen

Meist Supinationstrauma. Einteilung nach Beziehung der Fraktur zur Syndesmose (nach Weber, Typ A, B oder C).

Symptome

- Hämatom, Druckschmerz, Deformierung des Gelenks.
- Subluxationsstellung möglich, Weichteilschaden.

Maßnahmen

- Reposition durch vorsichtigen Längszug, besonders bei Gefährdung der Durchblutung oder drohender schwerer Weichteilschädigung.
- Analgesie.
- Ruhigstellung.

Klinikeinweisung mit RTW zur operativen Versorgung von dislozierten oder instabilen Frakturen.

Abwendbar gefährlicher Verlauf: Arthrose, bleibende Bewegungseinschränkung.

6.8 Wirbelsäulenverletzungen

Bei Polytrauma immer WS-Verletzung ausschließen.

Kurzanamnese

- Verkehrs-, Arbeits-, Sport- oder Badeunfall, Suizidversuch, etc.
- Unfallmechanismus und typische Verletzungsmuster, z.B.
  - Schleudertrauma der HWS bei Auffahrunfall.
  - Sturz aus großer Höhe: Fersenbeinbrüche, LWK-Frakturen.
  - Direktes Trauma: Dorsale Rippenbrüche, BWS-Verletzungen.
  - Schädeltrauma: SHT, HWS-Verletzungen.

Symptome

- Schmerzen dorsal, „Rückenschmerzen", evtl. ventraler Druckschmerz.
- Neurologische Ausfälle abhängig von Schwere und Segmenthöhe der Verletzung.
- Evtl. Schock durch Gefäßweitstellung.

Sofortdiagnostik

- Patienten zur Untersuchung nicht umlagern.
- Bei V.a. Querschnittslähmung „Blitz"-Untersuchung: Faustschluss möglich → kein Querschnitt bis C8. Zehenbewegung möglich → kein Querschnitt bis L5.

- Notfallcheck (▶ 3.3.1), Kreislaufkontrolle.
- Inspektion auf Hämatome, Stufen-, Gibbusbildung.
- Kopf: Wunden, Blutung? Pupillenfunktion überprüfen.
- Hals: Wunden? HWS vorsichtig auf Schmerzen und Stufen abtasten.
- Thorax: Atmung überprüfen. Schmerzen? Emphysem? Instabilität? Penetrierende Wunden?
- Abdomen: Abwehrspannung? Penetrierende Wunden? Welche Verletzungen sind aufgrund des Unfallmechanismus denkbar (z.B. Leber-/Milzruptur)?
- Becken: Schmerzen, z.B. bei Kompression? Penetrierende Wunden (insbes. im Analbereich)?
- BWS/LWS: Vorsichtig Rücken abtasten, auf Schmerzen und Stufen achten.
- Extremitäten getrennt auf Durchblutung, Motorik und Sensibilität untersuchen:
  - Durchblutung: Einen schnellen Eindruck geben Hautkolorit, Hauttemperatur und kapilläre Wiederauffüllzeit.
  - Motorik: Zehen, bzw. Finger gegen Widerstand bewegen lassen.
  - Sensibilität: Konkrete Fragen, z.B.: Welche Zehen fasse ich an? Nicht aber: „Spüren Sie das?"
- Dornfortsätze abtasten ohne den Pat. vorher zu bewegen (Lücke, Stufe, seitliche Abweichung?); dabei auf Zwei- oder Mehretagenverletzungen achten.
- Bei Verletzten, die auf dem Rücken liegen, mit der Hand in den Raum zwischen Boden und Lendenbereich (Lordose) eingehen, dann die LWS und so weit als möglich auch die BWS abtasten, ohne den Pat. zu bewegen.

- Beim eingetrübten oder bewusstlosen Pat. motorische Reaktion auf Schmerzreize an sämtlichen Extremitäten überprüfen.
- Neurologische Zusatzuntersuchung (▶ 2.1.2).

Tab. 6.2 Schädigungslokalisierung bei Wirbelsäulentrauma

Erhaltene Motorik	Erhaltene Sensibilität	Schädigung unterhalb von
Zwerchfellatmung	Hals	C3
Arm		
Schulterzucken	Hals	C4
Ellenbogenbeugen	Arm beugeseitig	C5
Drehung des Unterarms	Daumen	C6
Fingerstreckung	Zeigefinger	C7
Fingerbeugung	Kleinfinger	C8
Thorax	Brustwarzen	Th4
Abdomen	Nabel	Th10
Bein		
Hüftbeugung	Leiste	L1
Beinstreckung	Oberschenkelinnenseite	L2
	Knieinnenseite	L3
Fußhebung	Unterschenkelinnenseite	L4
Großzehenhebung	Großzehe	L5
Zehenflexion		S1

Maßnahmen

- NAW/RTW anfordern bzw. anfordern lassen.
- I.v. Zugänge mit Infusion (Ringer-Lösung). **Cave:** Wegen vermindertem Gefäßtonus auf ausreichende Volumengabe achten.
- Ggf. Schocktherapie (▶ 3.6).
- Analgesie z.B. mit fraktionierten Gaben von 5 mg Morphin i.v.

Wenn RTW eingetroffen ist:

- HWS mit Stifneck® stabilisieren.
- Pat. unter axialem Zug auf Vakuummatratze lagern: Geringer axialer Zug von 4–5 kg richtet keinen Schaden an (nicht relaxierter Pat.). Der axiale Zug wird immer von der Person ausgeführt, die den Kopf stabilisiert. Den Pat. immer axial drehen, d. h. der Rumpf darf nicht in sich verdreht werden (Becken gegen Schulter gegen Kopf) → z.B.
  - Seiten- oder Bauchlage: Schaufeltrage (notfalls Brett) gegen den Rücken legen. Pat. mit mehreren Helfern stabilisieren und dagegendrücken, dann die Einheit – unter axialem Zug am Kopf – vollständig drehen.

  - Rückenlage: Bei ebenem Untergrund Schaufeltrage, axialer Zug am Kopf. Bei sehr unebenen Grund Brückengriff (dazu wird eine dritte Hilfsperson benötigt, evtl. umstehende Person auffordern), axialer Zug am Kopf.
  - Pat. sitzt noch im Kfz: Auf technische Hilfe warten. Dach abtrennen lassen, damit Pat. axial noch oben hinten auf Brett oder Schaufeltrage herausgezogen werden kann.
- Gefährdung durch Flexion, deswegen strenge Indikationsstellung für Intubation (insbes. für Ungeübte).
- Falls bei HWS-Verletzung intubiert werden soll, leichte Reklination des Kopfs unter axialem Zug gefährdet das Rückenmark nicht.

! Immer auf den Verletzten in dessen Blickrichtung zugehen, andernfalls Kopfdrehung des Pat. → Rückenmarkläsion bei instabiler Fraktur.

Brückengriff:
- 3 Helfer stehen im Grätschstand über dem Verletzten mit Blickrichtung zum Kopf des Pat., Arzt in Höhe des Kopfs in umgekehrter Richtung.
- Brustkorb, Becken und Beine mit den Händen unterfahren, permanenter axialer Zug am Kopf.
- Arztkommandos: „Fertig?" → „Hebt auf!" → gleichzeitiges Anheben des Pat. ohne Verkippung der HWS in Wirbelsäulenachse.
- Trage mit Vakuummatratze vom Fußende her unter den Pat. schieben → „Setzt ab!" → Pat. vorsichtig ablegen.

Klinikeinweisung sofort mit NAW (ggf. mit Hubschrauber) in Traumazentrum mit der Möglichkeit der operativen Versorgung von Wirbelsäulen- und Rückenmarksverletzungen.

Abwendbar gefährlicher Verlauf
Querschnittslähmung, spinaler Schock.

6.9 Beckentrauma

Symptome
- Schmerzen im Hüftbereich.
- Auftreten und Gehen kaum möglich.
- Volumenmangelschock (schwerste intra- und retroperitoneale Blutungen möglich).
- Evtl. Hüftgelenksluxation (▶ 6.6.3).

Kurzanamnese
- Erhebliche Gewalteinwirkung auf das Becken z.B. durch Sturz aus großer Höhe, Verkehrsunfall, Überrolltrauma, Verschüttung.
- Indirektes Trauma („dashboard injury"): Knieverletzung, Oberschenkelfraktur, Hüftluxationsfraktur.

Sofortdiagnostik

- Notfallcheck (▶ 3.3.1), Kreislaufkontrolle (Puls, RR), auch mehrfach, um frühzeitig Hinweise auf inneren Blutverlust und Volumenmangelschock zu bekommen.
- Stabilitätsprüfung des Beckens durch Druck auf beide Beckenschaufeln.
- Beckenkompressionsschmerz, eingeschränkte Beweglichkeit von Hüfte bzw. Hüftgelenk.
- Inspektion:
  - Hämatome (perineal, inguinal), Prellmarken, Schürfwunden oder offene Verletzungen im Hüftbereich?
  - Beinverkürzung, Beckenschiefstand, Beckendeformierung, asymmetrische Beckenkontur?
  - Blutaustritt aus Harnröhre, Scheide oder Enddarm?

!
- Der Volumenverlust bei Beckentrauma kann bis zu 5 l betragen und wird präklinisch meist unterschätzt.
- Harnröhren-/Blasenverletzungen und Darmperforationen sind typische Begleitverletzungen. **Cave:** Wenn Blasenkatheter gelegt werden soll.
- Bewegungen des instabilen Beckens können weiteren Blutverlust bewirken → bereits stehende Blutungen brechen erneut auf, Koagel lösen sich.

Maßnahmen

- NAW anfordern, bzw. anfordern lassen.
- Ggf. Schockbekämpfung.
- O_2-Gabe, wenn vorhanden.
- Einen oder mehrere großlumige i.v. Zugänge legen, Infusion (Ringer-Lsg. zur Volumensubstitution).
- Analgesie mit Tramadol 100 mg i.v. (z.B. Tramal®) oder fraktionierte Gabe von Morphin 5 mg i.v.
- Evtl. vorhandene offene Wunden steril abdecken.
- Lagerung: Wenn RTW eintrifft, instabiles Becken auf Vakuummatratze stabilisieren:
  - Erst dorsale Kompression der hinteren Beckenschaufel gegen das Kreuzbein beim Anmodellieren der Vakuummatratze.
  - Dann ventraler Schluss des Beckenrings durch zusätzliches Anbringen von Riemen um die Vakuummatratze.

Klinikeinweisung sofort mit NAW in nächste chirurgische Klinik.

Abwendbar gefährlicher Verlauf
Schock.

6.10 Stumpfes Thoraxtrauma

Symptome

- Thorakale Schmerzen, retrosternale Schmerzen, Heiserkeit (Mediastinalemphysem).

6

- Angst, Vernichtungsgefühl, motorische Unruhe.
- Dyspnoe, Tachypnoe (Pneumothorax, ▶ 4.6.11).

Kurzanamnese
- Stumpfes Trauma, z.B. Auto-, Zweirad- oder Sportunfall, Schlägerei, Misshandlung, Einklemmung oder Verschüttung, Sturz.
- Unfallhergang → zusätzliche Informationen über mögliche weitere Verletzungen.

Sofortdiagnostik Notfallcheck (▶ 3.3.1), Kreislaufkontrolle (Puls, RR) wiederholen, um Verschlechterung frühzeitig zu erkennen. Schockzeichen?
- **Inspektion:**
  - Atemfrequenz? Gleichmäßige Atembeweglichkeit beider Thoraxhälften oder Nachhinken der betroffenen Seite (Hämato- oder Pneumothorax)? Paradoxe Atmung (instabiler Thorax)? Zyanose (Ateminsuffizienz)?
  - Prellmarken, Hämatome, Wunden im Bereich des Brustkorbs.
  - Deformitäten.
  - Petechiale Blutungen im Hals- und Kopfbereich (durch venöse Fortleitung der intrathorakalen Drucksteigerung).
  - Halsvenenstauung (Spannungspneumothorax, ▶ 4.6.11)? Hautemphysem (Rippenfraktur)?
  - Hämoptoe.
- **Auskultation:**
  - Abgeschwächtes Atemgeräusch.
  - Brodelnde RG (Lungenödem, ▶ 4.6.8)?
  - Rhythmusstörungen (Herzkontusion)? Abgeschwächte Herzgeräusche (Herztamponade)?
- **Perkussion:** Klopfschall hypersonor (Pneumothorax, ▶ 4.6.11) oder gedämpft (Hämatothorax)?
- **Palpation:**
  - Thoraxkompressionsschmerz (Fraktur)? Krepitation von Rippenfragmenten? Stufenbildung über Brustbein und Rippen (Fraktur)?
  - Hautknistern (Hautemphysem)?
  - Bauchdeckenspannung (Zwerchfellruptur)?
  - Keine inguinalen Pulse bei messbarem Blutdruck an den Armen (Aortenruptur)?

Maßnahmen

> **!** Bei Spannungspneumothorax (Tachykardie, fehlendes Atemgeräusch, hypersonorer Klopfschall, gestaute Halsvenen, Schock): Lebensgefahr → sofortige Entlastungspunktion (▶ 2.7.2).

- RTW oder NAW anfordern, bzw. anfordern lassen.
- Bei respiratorischer Insuffizienz Beatmung (▶ 3.4).
- O_2-Gabe, wenn vorhanden.
- Lagerung (▶ 3.2.2) auf verletzter Seite. Bei Atemnot Oberkörperhochlagerung, bei Schock Schocklagerung.
- Mindestens 2 großlumige i.v. Zugänge legen, Infusion (Ringer-Lsg.).
- Analgesie z.B. mit fraktionierten Gaben von Morphin 10 mg i.v.
- Vorhandene Wunden steril abdecken.

! Fremdkörper immer belassen!

Klinikeinweisung mit NAW in die nächste chirurgische Abteilung, außer bei leichten Traumen (aber auch hier EKG-Überwachung zum Ausschluss einer Contusio cordis sinnvoll).

Abwendbar gefährlicher Verlauf
Auch bei Traumen ohne größere Verletzungszeichen Contusio cordis möglich – deswegen im Zweifelsfall zum EKG überweisen bzw. zur Überwachung in die Klinik. Wegen Atemdepression bei Thoraxtraumen möglichst keine Sedierung.

6.11 Stumpfes Bauchtrauma

Symptome
- Geringe bis stärkste Schmerzen im Bauchraum evtl. Ausstrahlung in die Schulter (Phrenikusreiz).
- Volumenmangelschock (intraabdominelle Blutung).
- Schmerzbedingte Schonatmung.

Kurzanamnese Auto-, Zweirad- oder Sportunfall, Schlägerei, Misshandlung, Einklemmung oder Verschüttung, Sturz aus der Höhe.

Sofortdiagnostik
- Notfallcheck (▶ 3.3.1), Kreislaufkontrolle (Puls, RR) ein- oder zweimal wiederholen, um frühzeitig Hinweis auf innere Blutung zu bekommen.
- Inspektion: Prellmarken, Hämatome, Schürfwunden?
- Palpation: Abwehrspannung → V.a. Perforation, Flankendämpfung → V.a. intraabdominelle Blutung.

6

Maßnahmen
- Ggf. Schocklagerung (▶ 3.2.2).
- Je nach klinischem Zustand einen oder mehrere großlumige i.v. Zugänge legen. Volumenzufuhr (z.B. Ringer-Lsg.).
- Wenn vorhanden O_2-Gabe.
- Analgesie mit fraktionierter Gabe von Morphin 10 mg i.v.
- Ggf. Sedierung mit fraktionierter Gabe von Diazepam 5 mg i.v. (z.B. Valium®). **Cave:** Atemdepression.
- Ggf. Beatmung (▶ 3.4).

! Knierolle mit Beinbeugung zur Bauchdeckenentspannung.

Klinikeinweisung immer mit NAW in nächste chirurgische Klinik, wenn gemäß Unfallhergang ein erheblicheres Bauchtrauma wahrscheinlich ist (z.B. Autounfall, Einklemmung oder Verschüttung).

Abwendbar gefährlicher Verlauf
Abdominale Organverletzungen (Darm, Leber, Pankreas) übersehen.

6.12 Amputationsverletzungen und Gefäßverletzungen

6.12.1 Amputationsverletzungen

Bei der totalen Amputation besteht keine direkte Verbindung zum Körper mehr, bei subtotaler Amputation ist eine (kleine) evtl. durchblutete Hautbrücke vorhanden.

! Unter keinen Umständen eine (noch so kleine) Verbindung durchtrennen und damit aus einer subtotalen Amputationsverletzung eine totale machen. Selbst kleinste noch durchblutete Hautbrücken können bei der späteren chirurgischen Versorgung sehr wichtig sein.

Maßnahmen

- Bei arterieller Blutung bis die Blutung sisitiert, zuführende Arterie abdrücken:
  - A. axillaris in der Achselhöhle.
  - A. brachialis auf der Innenseite des Oberarms in der Lücke unterhalb des Bizeps.
  - A. femoralis in der Leistenbeuge.
  - Stumpf hoch lagern.
  - Kompressionsverband (▶ 2.11.2) anlegen.

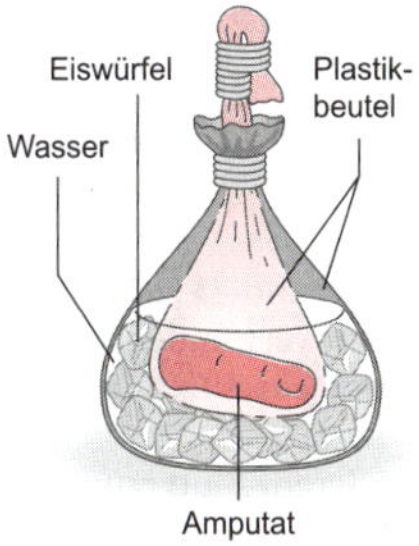

Abb. 6.2 Transport eines Amputats [A300–106]

! Nur in Ausnahmefällen Blutsperre.

- Wundversorgung: Stumpf steril abdecken und verbinden. **Cave:** In den Stumpf auch bei starker arterieller Blutung keine Arterienklemme setzen.
- Ein oder zwei großlumige i.v. Zugänge legen, Infusion (Ringer-Lsg.).
- Ggf. Schockbehandlung (▶ 3.6).
- Wenn vorhanden O_2-Gabe.
- Analgesie z.B. mit Morphin 10 mg i.v.

Amputatversorgung:

! Amputat suchen oder suchen lassen, evtl. zusätzliche Kräfte zum Suchen wie Polizei oder Feuerwehr anfordern.

Amputat wie vorgefunden in steriles Verbandsmaterial einwickeln, Reinigungsversuche unterlassen. Entweder in speziellem Amputatbeutel (im RTW, NAW meist vorhanden) mitgeben oder:

- Steril verpacktes Amputat in Plastikbeutel und verschließen (▶ Abb. 6.2).
- Diesen Beutel (Innenbeutel) in einen zweiten (Außenbeutel) geben.

6

- Kaltes Wasser und kleine Eisstückchen in den Außenbeutel füllen und verschließen.
- **Cave:** Das Amputat darf nicht direkt mit dem Eis in Kontakt kommen (Gefahr von Kälteschäden).

Klinikeinweisung sofort mit NAW bzw. Hubschrauber in geeignetes Replantationszentrum. Frühzeitig mit der Klinik Kontakt aufnehmen.

! Notamputation ist die absolute Ultima Ratio (z.B. im Fall eingeklemmter Gliedmaßen). Technische Rettung hat Vorzug.

6.12.2 Gefäßverletzung

Meist Schnittverletzung.

Symptome
- Spritzende Blutung bei Arterienverletzungen.
- Kontinuierliche Blutung bei Venenverletzungen.

Maßnahmen
- Druckverband (▶ 2.11.2) mit Kompressen (z.B. Verbandspäckchen); keine Klemmen verwenden.
- Abbinden einer Extremität nur als Ultima Ratio, wenn anders keine Blutstillung gelingt.
- Bei größerem Blutverlust nach Kreislaufkontrolle ggf. Volumensubstitution (z.B. Ringer-Lsg.).

6.13 Thermische Notfälle

6.13.1 Verbrennungen

Sofortdiagnostik
- Notfallcheck (▶ 3.3.1), Kreislaufkontrolle, falls beide Arme im Gelenkbereich verbrannt sind, mit Abschätzen des Kreislaufs durch Pulskontrolle begnügen.
- Ausdehnung der Verbrennung grob abschätzen: Überwiegender dominierender Verbrennungsgrad? Verbrannte Körperoberfläche?
- Hinweise auf:
  - Thermisches Inhalationstrauma oder Reizgasinhalation: Lippen und Nasenlöcher verbrannt, Ruß im Rachenraum, Atemnot, Stridor, retrosternale Schmerzen.
  - Starkstromverletzung (Strommarken, ▶ 6.14).

Inspektion von Mund- und Rachenraum (Schleimhautödem, Verlegung der Atemwege).

Abschätzung des AZ nach Puls
- Kräftiger, „gut gefüllter" Puls spricht eher gegen einen zusammengebrochenen Kreislauf, ist aber nicht beweisend.

- Tachykarder Puls bedeutet immer Alarmzeichen: Schock, präkollaptisch, Schmerz, Angst.
- Normaler Puls: Nur in Zusammenhang mit klinischem Bild und Verlauf aussagekräftig.
- Leicht beschleunigter Puls: Evtl. situationsbedingt, z.B. Aufregung; aber auch Frühwarnzeichen für Kreislaufdekompensation.
- Langsamer Puls: Sportler? Kardial bedingt: Z.B. AV- Block? Hirndruck?
- Kein Puls: Auch kein Karotispuls → Diagnostik abbrechen → Reanimieren.

Tab. 6.3 Einteilung der Verbrennungsgrade

Grad	Betroffene Gewebeschichten	Symptomatik
Grad 1		Rötung der Haut ohne Blasenbildung, Schmerz
Grad 2	oberflächlich	Starke Schmerzen, Brandblasen
	tief	Haut wirkt zerfetzt, abblassende Hautrötung, feuchter Wundgrund, Blasenbildung
Grad 3		Derbe, nicht verschiebliche Haut; weißlicher Wundgrund; keine Schmerzen
Grad 4		Verkohlung

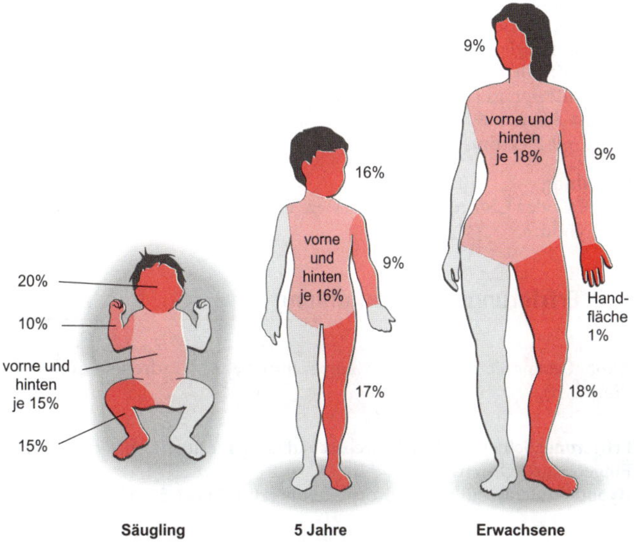

Abb. 6.3 Figurenschema zur Neunerregel [A300–106]

Maßnahmen

- Kühlung! Mit kaltem, sauberem Leitungswasser oder durch Auflegen feuchter, kalter Kompressen. Ist bis zu 1 h nach Trauma sinnvoll (Schmerzreduktion, geringere Ödembildung, reduziert das „Nachbrennen").
- Verletzten vollständig entkleiden, fest klebende Kleidung belassen!
- Großlumigen venösen Zugang legen (mögliche Einstichstellen für einen ZVK meiden, keinen ZVK am Unfallort legen).
- Infusionstherapie ausschließlich mit Ringer-Laktat.
- Bei zusätzlichem Inhalationstrauma Beclomethason-Spray.
- Schmerzbekämpfung mit Morphin 5–10 mg i.v. (**cave:** Atemdepression). Schmerz und Angst erhöhen durch vegetative Dysregulation die Schockgefahr, deshalb frühzeitige adäquate Analgosedierung.
- Nur bei kleineren Verbrennungen bis Grad IIa: Silbersulfadiazin-Creme (Flammazine®). Tetanusschutz prüfen (▶ 2.9.4).

Klinikeinweisung

- Gesunde Erwachsene ab Verbrennungen 2. Grades und ≥ 10 % KOF.
- Kinder, alte Menschen und chronisch kranke Pat.
- Bei Verbrennungen von Händen, Füßen, Genital- und Analbereich, im Gesicht sowie Hals und über Gelenke hinwegziehend.

Transport in ein Schwerverbrannten-Zentrum

- Pat. mit > 20 % verbrannter Körperoberfläche.
- Pat. mit > 10 % drittgradig verbrannter Oberfläche.
- Beteiligung von Gesicht/Hals, Händen, Füßen, Anogenitalregion, Achselhöhlen, Bereichen großer Gelenke.
- Pat. mit begleitenden mechanischen Verletzungen.
- Pat. mit Inhalationstrauma.
- Pat. mit signifikanten präexistenten Erkrankungen.
- Pat. > 8 bzw. > 60 Jahren.
- Pat. mit Elektroverbrennungen.

Vorstellung

Beim HA oder Chirurgen am nächsten Tag bei kleineren Verbrennungen I. und II. Grades.

6.13.2 Erfrierungen, Unterkühlung

! Akute Lebensgefahr bei Körpertemperaturen ≤ 32 °C (drohendes Kammerflimmern).

- **Erfrierung:** Schwere lokale Gewebsschädigung meist an den Akren (Zehen, Finger, Nase, Ohren).
- **Hypothermie:** Absinken der Körpertemperatur ≤ etwa 35 °C.

Symptome

Tab. 6.4 Symptomatik der Erfrierungsstadien

Stadium	Betroffene Gewebeschichten	Symptomatik
Grad 1	Haut	Abkühlung, Blässe, Hyp- bis Anästhesie bei Wiedererwärmung: Rötung durch reaktive Hyperämie, mäßige Schmerzen, Pruritus
Grad 2	Haut und Unterhaut	Ödem und Blasen (frühestens nach 1 Tag)
Grad 3	Tiefe Gewebsschichten	Nekrosen (frühestens nach 1 Wo.)
Grad 4	Alle Gewebsschichten	Totalvereisung (Akren können bei Berührung abbrechen)

Tab. 6.5 Stadieneinteilung der Hypothermie

Stadium	Stadienmerkmale	Bewusstsein	Klinik und Befunde	Körpertemperatur
Grad 1	Erregung, Exzitation, Abwehr, Gegenregulation, „safe zone"	Voll erhalten	Muskelzittern, Schmerzen, RR ↑, Puls ↑, Hyperventilation	37–34 °C
Grad 2	Erschöpfung, Erregungsabnahme, Adynamie, Kreislaufzentralisation, „danger zone"	Eingeschränkt	Ungelenke Bewegungen, Ataxie, Muskelrigidität, Apathie, Schmerzempfindung ↓, Puls ↓, RR ↓, Abnahme der Atemtätigkeit, Halluzinationen (paradoxal undressing)	34–30 °C
Grad 3	Lähmung, Paralyse, Stupor, Reaktionslähmung	Koma	Reflexlosigkeit, weite Pupillen, Minimalatmung, extreme Bradykardie oder -arrhythmie, evtl. Herzkreislaufstillstand	30–27 °C
Grad 4	Scheintod (vita minima)		Apnoe, Kammerflimmern	< 27 °C

Kurzanamnese

- Kälteexposition z.B. durch Eiseinbruch, Berg-, Lawinen-, Ertrinkungs- oder Tauchunfall. Seenotfall, Obdachlosigkeit?
- Begünstigende Faktoren:
  - Wind, Wasser, Feuchtigkeit.
  - Medikamenten-, Drogen oder Alkoholintoxikation (Vasodilatation).
  - Periphere Mangeldurchblutung (aVK).
- Immobilisation aufgrund von Bewusstlosigkeit?
- Kachexie, höheres Lebensalter?

Sofortdiagnostik

- Notfallcheck (▶ 3.3.1), fortlaufende Kreislaufkontrolle, Temperatur (Hypothermie?).

6

- Neurologische Zusatzuntersuchung (▶ 2.1.2).
- BZ-Sticks (Hypoglykämie?).

Maßnahmen

- Pat. nur vorsichtig, möglichst horizontal bewegen und lagern (Schaufeltrage).
- Transport in wind- und wettergeschützten Raum.
- Immobilisation: Aktive und passive Bewegung des Pat. vermeiden.
- O_2-Gabe (wenn vorhanden).
- Isolation: Schutz vor weiterer Abkühlung durch passive Erwärmung → nasse, einschnürende Kleidung aufschneiden, Pat. in Wolldecken oder Alufolie wickeln.
- I.v. Zugang mit Infusion (NaCl 0,9 %) mit minimaler Tropfgeschwindigkeit zum Offenhalten der Vene.
- Ggf. Analgesie z.B. Morphin 5 mg i.v.
- Bei starkem Kältezittern fraktionierte Gabe vom Clonidin 0,025 mg i.v. (z.B. Catapresan®).
- Ggf. Beatmung (▶ 3.4).
- Bei Übergang von Bradykardie in Kammerflimmern oder Asystolie → präkordialer Faustschlag und CPR (▶ 3.4).
- Betroffene Akren steril abdecken und polstern, keine Klebestreifen verwenden.

Bei leichter Hypothermie Wiedererwärmung z.B. durch Infusionswärmer (falls vorhanden), heizbare Tragenauflage. **Cave:** Sonst keine aktive Erwärmung außerhalb der Klinik: Gefahr eines Wiedererwärmungskollapses.

Klinikeinweisung:

- Ab Hypothermie Stadium 2 möglichst zügig in die nächste Klinik mit Intensivstation.
- Bei Stadium 3 und 4 so schnell wie möglich (Voranmeldung).

6

6.13.3 Verätzungen

- **Laugen:** Kolliquationsnekrose: Weicher, weißlicher, tief ins Gewebe reichender Schorf.
- **Säuren:** Koagulationsnekrose: Trockener, fester, oberflächlicher Schorf.

! Die Erstversorgung von Säuren- und Laugenverätzungen erfolgt grundsätzlich gleich im Sinne der Behandlung einer „chemischen Verbrennung".

Tab. 6.6 Einteilung der Schweregrade von Verätzungen

Grad	Symptomatik	Prognose
Erstgradige Verätzung	Epidermale Schädigung mit Schmerz, Rötung, Schwellung	Vollständige Regeneration möglich
Zweitgradige Verätzung	**Dermale Schädigung** mit Schmerz, Ulzeration, Flüssigkeitsaustritt, Schorfbildung	Narbige Abheilung
Drittgradige Verätzung	Subdermale Schädigung mit Nekrosen aller Hautschichten, Schädigung von Nerven, Blutgefäßen möglich	Defektheilung, (meist Hauttransplantation erforderlich)

Symptome

- **Säureverätzung:** Verfärbung bzw. Verschorfung, sehr starke, brennende oder stechende Schmerzen.
- **Laugenverätzung:** Unscharf begrenzte, gelatineartige, weich gequollene Nekrosen. Eher dumpfe oder in der Tiefe bohrende Schmerzen.
- **Sonderfall „Flusssäure":** Starkes Penetrationsvermögen im menschlichen Gewebe mit stark ätzender Wirkung, schwere systemische Vergiftungserscheinungen durch Bindung an das Körperkalzium → Hypokalziämie, HRST, toxisches Lungenödem.

Kurzanamnese

- Akzidentelles Ereignis? Suizidale Handlung?
- Zeitpunkt des Ereignisses, Art und Konzentration der Substanz.

Sofortdiagnostik

> **!** **Eigenschutz**
> - Handschuhe und ggf. Schutzbrille tragen. Kontamination vermeiden.
> - Keine Mund-zu-Mund-Beatmung.

- Notfallcheck (▶ 3.3.1), Kreislaufkontrolle (Puls, RR).
- Inspektion:
  - Abschätzung der Ausdehnung in % der KOF (wie „Neunerregel" ▶ Abb. 6.4).
  - Rötung, Blutung, Schorfbildung.
  - Typische Verfärbung: Salzsäure → weißliche Beläge; Schwefelsäure → bräunlich schwarze Beläge, Salpetersäure → gelbliche Beläge.
- Hinweise auf Ingestion (Verätzungen an Lippen und im Mund)?
- Hinweise auf systemische Störungen? Z.B. Erbrechen, Schwindel, Bewusstseinsstörungen?

Maßnahmen

- Einwirkung der Substanz beenden, falls noch nicht geschehen, dabei auf Eigenschutz achten. Entfernung betroffener Kleidung, sofort intensiv spülen (Wasser, Infusionslösung) über mindestens 15 Min. Bei Ingestion Mund ausgiebig mit Wasser oder verdünnten Fruchtsäften spülen.

> **!**
> - Bei bewusstseinsgetrübtem Pat. Aspirationsgefahr beachten – evtl. Intubation, wenn Ausrüstung und Erfahrung vorhanden.
> - Bei Ingestion nicht viel trinken lassen (Risiko: Auslösung von Erbrechen) Kinder höchstens 100 ml, Erwachsene 200 ml.

- Bei Kreislaufinstabilität i.v. Zugang mit Infusion, Ringer-Lsg.
- Analgesie mit Morphin 2–10 mg i.v.
- Bei großflächigen und/oder drittgradigen Verätzungen antiphlogistische Therapie mit Prednisolon 2 mg/kg i.v. beginnen (z.B. Solu-Decortin® H).
- Bei Ingestion besonders beachten: Atemwege frei halten, evtl. Beatmung (▶ 3.4).
- Bei Inhalationstrauma (Heiserkeit, Stridor, Husten, Brennen) zur Verminderung der Schleimhautschwellung: Beclomethason- oder Budesonid-Spray 5 Hübe alle 10 Min.
- Verdächtige Behältnisse evtl. eingenommener Substanzen asservieren.

- **Flusssäure-Verätzung:** Sicherung der Vitalfunktionen, venöser Zugang. Bei Hautkontakt Calciumgluconat- Hydrogel auftragen. Nach Verschlucken von Flusssäure kalzium- oder magnesiumhaltige Flüssigkeit verabreichen (z.B. Milch, aufgelöste Kalzium- oder Magnesiumpräparate); notfalls geht auch Wasser.
- **Phenole, Kresole** (≥ 5 %) verursachen Krämpfe, symptomatische Behandlung z.B. mit Diazepam 10–20 mg i.v.

Klinikeinweisung:

- Bei Schädigung ≥ 5 % KOF.
- Bei Ingestion mit Voranmeldung.

- Kein Erbrechen auslösen!
- Keine Magensonde.
- Kein Neutralisationsversuch!

6.14 Stromunfall

Symptome Thermisches und nichtthermisches Trauma:

- Strommarken (Verbrennungen an den Ein- und Austrittsstellen).
- Mangelnde Orientierung bis Bewusstlosigkeit, evtl. Atemstillstand.
- Muskelkontraktionen.
- Kreislaufstillstand.

Kurzanamnese

- Unfallhergang: Z.B. bei Heimwerkertätigkeit, Umgang mit defekten, alten Elektrogeräten, Föhn in der Badewanne? Blitzschlag? Arbeiten an Oberleitung von Eisen- oder Straßenbahn?
- Wann ist es passiert?
- Evtl. suizidale Absicht?
- Art, Höhe und Dauer der Stromeinwirkung?

Sofortdiagnostik

- Notfallcheck (▶ 3.3.1). Arrhythmien? Asystolie? Ggf. sofort Reanimation beginnen.
- Inspektion: Strommarken.

- Ggf. neurologische Zusatzuntersuchung (▶ 2.1.2): Sensibilität und Motorik prüfen.
- Begleitverletzungen: Z.B. Frakturen, Muskel-/Weichteilschäden?
- Inhalationstrauma durch Einatmen von Rauch?

> **!**
> - Ausdehnung der inneren Schäden entlang leitender Gefäße u.Ä. anhand der äußeren Strommarke nicht abschätzbar.
> - Arrhythmien können erst Stunden nach dem Elektrounfall auftreten.

Maßnahmen

> **Erstmaßnahmen**
> - Strom abschalten! (Gerät abschalten, Netzstecker ziehen, Sicherung ausschalten oder entfernen). Wenn Steckdose erst gesucht werden muss (unterm Bett, hinterm Schrank) oder suspekt aussieht (kaputt, verschmort), gleich am Sicherungskasten Hauptsicherung entfernen!
> - Bei Hochspannung: Abschalten nur durch Fachpersonal.

- Immer auf isolierenden Standort achten, z.B. Gummiplatte, Holzbrett. **Cave:** Kein Patientenkontakt mit bloßen Händen (Gummihandschuhe, trockene Tücher um die Hände wickeln).
- Elektrounfälle sind häufig mit Stürzen verbunden → gezielt nach Begleitverletzungen suchen.
- Strommarken steril abdecken.

Analgesie z.B. mit Morphin 2–5 mg i.v., ggf. wiederholen.

> **Klinikeinweisung** immer zur Beobachtung.

> **Abwendbar gefährlicher Verlauf**
> Plötzliche Arrhythmien. Ausgedehnte innere Verletzungen.

6

6.15 Missbrauch und Misshandlung

Martin Hermann

6.15.1 Kindesmisshandlung

Symptome

- Hämatome und Frakturen unterschiedlichen Alters, Striemen, handförmige Hämatome, Verletzungen im Genitalbereich.
- Überfürsorgliches, misstrauisches, kontrollierendes Verhalten der Eltern/Betreuer.
- Kind verhält sich bei der Untersuchung auffällig starr, wie ausgeliefert oder panisch.
- Evtl. allgemein verwahrloster Zustand.

Bei Säuglingen:

- Multiple Hämatome, z.B. Kalottenhämatome, evtl. verschiedenen Alters, Frakturen.
- Kind nicht erweckbar oder krampfend: Hirnödem oder Subarachnoidalblutung (▶ 4.5.8) nach Schütteln des Säuglings.
- Verbrennungen, Verbrühungen (▶ 6.13.1).

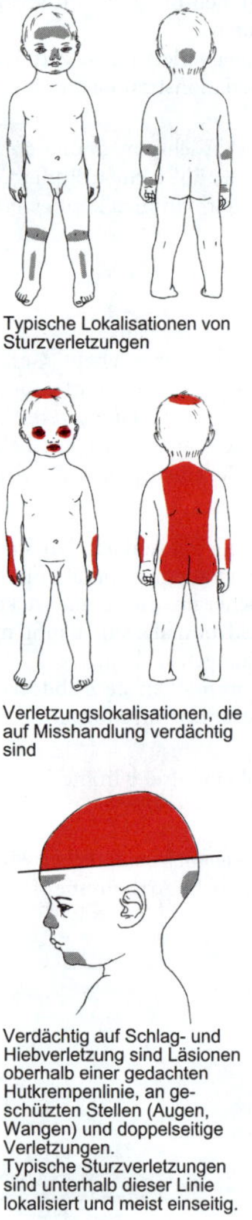

Abb. 6.4 Hinweise auf Misshandlungsverletzungen

Kurzanamnese

! Versuchen, mit dem Kind alleine zu sprechen.

- Vorgeschoben werden von den Verantwortlichen oft „Unfall", Sturz vom Tisch, Treppensturz.
- Auffällige Zeitverzögerung zwischen Unfall und Vorstellung beim Arzt.
- Nachgeschobene oder unplausible Erklärungen bei Besprechung der Befunde.
- Gründliche Untersuchung, einschl. Genitalbereich.
- Sorgfältige Dokumentation des Alters der Verletzungen, Verletzungsmuster.
- Evtl. Ausschluss eines SHT (▶ 6.3).

Differenzialdiagnose „Echte" Unfälle.

Maßnahmen

- Vorsichtige aber eindeutige Zuwendung zum Kind, Grenzen wahren, ernst nehmen, Vertrauen aufbauen.
- Im Bereitschaftsdienst Konfrontation mit Eltern vermeiden.
- Bei Verdacht Jugendamt verständigen.

- **Klinikeinweisung** aus medizinischen oder sozialen Gründen, um das Kind aus dem Gefahrenbereich zu entfernen, telefonische Rücksprache mit Krankenhausarzt.
- **Vorstellung** beim HA/Kinderarzt am nächsten Werktag, auch hier evtl. telefonische Rücksprache.

Abwendbar gefährlicher Verlauf
Fortsetzung der Misshandlung, Zerstörung der Familienstruktur (auch bei falscher Anschuldigung), SHT, innere Blutungen.

6.15.2 Sexueller Missbrauch

Die Erfahrung sexueller Gewalt ist mit dem Gefühl der Demütigung und Entwürdigung verbunden. Wenn der Bereitschaftsdienst zu einem Delikt wie Vergewaltigung oder sexueller Nötigung hinzugezogen wird, ist behutsames Vorgehen gefordert. Glaubwürdigkeit der Pat. auf keinen Fall infrage stellen.

Vergewaltigung

Symptome Meist starke Angst und Erregtheit des Opfers.

Kurzanamnese Behutsame Exploration des Tathergangs.

Sofortdiagnostik Keine.

Maßnahmen Pat. die Adresse einer Beratungsstelle geben, evtl. „Pille danach" (▶ 13.3).

- **Klinikeinweisung** sofort in gynäkologische Ambulanz, vorher nicht waschen und Kleidung nicht wechseln (Spurensicherung).
- **Vorstellung** bei HA, evtl. zur Einleitung einer Psychotherapie.

> **Abwendbar gefährlicher Verlauf**
> Infektion mit HIV, Hepatitis, Lues etc. lang dauernde psychische Traumatisierung.

Chronischer sexueller Missbrauch

Symptome

- Schmerz im Bereich von Scheide oder Anus, Risse oder Kratzwunden dort, Infektionen.
- Sozialer Rückzug, Leistungsknick, Schulverweigerung.
- Schlafstörungen, Albträume, unlokalisierte Bauchschmerzen.
- Hämatome oder Griffmarken wie bei Kindesmisshandlung.

Kurzanamnese Schwierig, da Missbraucher und/oder Mitwisser meist mit im Raum sind. Oft ist die Missbrauchsbeziehung die einzige feste Beziehung überhaupt. Unvoreingenommen nach Verletzungen fragen und nicht werten.

Sofortdiagnostik

- Pat. verhält sich bei der Untersuchung oft auffällig starr, wie ausgeliefert oder panisch.
- Evtl. allgemein verwahrloster Zustand.

Differenzialdiagnosen Sonstige Misshandlung, fehlende soziale Beziehungen innerhalb der Familie.

Maßnahmen

- Handelt es sich um Kind/Jugendlichen → Meldung beim Jugendamt.
- Wundverbände geben auch zeitweise symbolischen Schutz vor Fortsetzung des Missbrauchs.
- Rücksprache mit HA.

> - **Klinikeinweisung** bei akuter Gefährdung.
> - **Vorstellung** beim HA.

> **Abwendbar gefährlicher Verlauf**
> Fortsetzung des Missbrauchs, Zerbrechen der Familienstrukturen.

6.15.3 Seniorenmisshandlung

Symptome

- Hämatome und Knochenbrüche, z.B. Strangulationshämatome nach Festbinden an Bett oder Sessel.
- Abmagerung und Exsikkose (▸ 4.10.13).
- Ungepflegte Nägel, unbehandelte Entzündungen, Dekubitus.
- Somnolenz durch Medikamentenüberdosierung.
- Liegen in Exkrementen.

Kurzanamnese

- Versuchen, Pat. zu sichtbaren Hämatomen allein zu befragen. (Pat. wird aus Scham eher verharmlosen.) Detaillierte Fragen nach Schlägen, Misshandlungen, etc.
- Sorgfältige Dokumentation der Untersuchungsbefunde.

Sofortdiagnostik Gründliche Untersuchung auf Hämatome, vernachlässigte Wunden, Dekubitus.

Differenzialdiagnose Auch falsche Anschuldigungen möglich.

Maßnahmen Evtl. Blutprobe auf Medikamentenüberdosierung. Rücksprache mit HA.

- **Klinikeinweisung** bei schweren Konflikten auch aus sozialer Indikation.
- **Vorstellung** beim HA in die Wege leiten (telefonische Rücksprache).

Abwendbar gefährlicher Verlauf
Fortsetzung der Misshandlungen, Tod des Pat.

7 Beschwerden des Bewegungsapparats

Gabriele Fobbe

7.1 Schmerzen in Nacken, Schulter und Arm

7.1.1 Differenzialdiagnostischer Überblick

Nach Trauma

- **Zervikales Beschleunigungstrauma** (▶ 7.1.2): Schmerzhafte Bewegungseinschränkung der HWS, z.B. nach Auffahrunfall, lokaler Druckschmerz und Hartspann der paravertebralen Halsmuskulatur, häufig vegetative Begleitsymptomatik.
- **Rotatorenmanschettenruptur** (▶ 7.1.3): Häufig nach Sturz auf ausgestreckten Arm, bei Vorschädigung auch nach Bagatelltrauma. Heftiger Schmerz der Schulterkappe mit Ausstrahlung in den M. deltoideus; Schmerzverstärkung nachts, Unfähigkeit den Arm zu heben (Pseudoparalyse).
- **Bizepssehnenruptur** (▶ 7.1.4): Meist nach plötzlicher Beugebeanspruchung des Ellbogengelenks Schmerzen im ventralen Oberarm, Muskelbauch kugelförmig am Oberarm sicht- und tastbar.
- **Fraktur, Luxation, Subluxation** ▶ 6.6, ▶ 6.7.

Vertebragen/diskogen

- **Zervikaler Bandscheibenvorfall** (▶ 7.1.5): HWS-/Armschmerz (diffus/radikulär) bis in die Finger; Parästhesien. Bei fortgeschrittener Nervenkompression abgeschwächte bis fehlende Reflexe und/oder Paresen. Aktive und passive Bewegungseinschränkung der HWS.
- **Akuter Schiefhals** (▶ 7.1.6): Extreme Fehlhaltung des Kopfs durch Blockierung der zervikalen Wirbelgelenke; meist nach ruckartiger Bewegung oder nach ungünstiger Lagerung.
- **Spondylodiszitis** (▶ 7.2.6): Entzündung einer Bandscheibe und angrenzender Wirbelkörper; postoperativ oder nach bakteriellem Infekt (hämatogene Aussaat). Starke, umschriebene Schmerzen, Temperaturerhöhung.
- **Blockierung** (HWS/BWS, ▶ 7.1.7): Stechender, bohrender Schmerz (bei Inspiration verstärkt), teilweise in Arm und/oder Thorax ausstrahlend (Pat. befürchtet Lungen- oder Herzerkr.). Aktive und passive Einschränkung der segmentalen Beweglichkeit.

Arthrogen/tendomyogen

7

- **Aktivierte sekundäre Arthrose** (▶ 7.4): Schmerzhaft eingeschränkte Schultergelenkbeweglichkeit aufgrund einer Über- und/oder Fehlbelastung des vorgeschädigten Gelenks, zum Teil Schmerzausstrahlung in den Arm bis zur Pseudoparalyse.
- **Insertionstendopathie der Supra- und Infraspinatussehne** (PHS, ▶ 7.1.8): Schmerzhafte Abduktions- und Außenrotationseinschränkung; akut auftretend bei Bursitis oder Synovitis nach monotoner Armbelastung (z.B. bügeln, polieren); nach längerem Krankheitsverlauf Übergang in eine schmerzhafte Schultersteife.
- **Epicondylopathia humeri** („Tennisellenbogen", ▶ 7.1.9): Lokaler Druck- und Funktionsschmerz am entsprechenden Epikondylus, meist auch in der distalen Muskulatur. Mikrotraumatisierungen infolge Überbeanspruchungen (z.B. Hausarbeit, Tennis, Golf).
- **Paratendinitis crepitans** (Sehnenscheidenentzündung, ▶ 7.1.10): Schmerzhafte Schwellung der Hand- und Fingerextensoren sowie -flexoren, Funktionsschmerz, Krepitation „Schneeballknirschen".

Neurogen

- **Karpaltunnelsyndrom** (▶ 7.1.11): Parästhesie und/oder Schmerz im Ausbreitungsgebiet des N. medianus („Einschlafen" der Finger D I–III, häufig nachts); häufig bds. Druck- und Provokationsschmerz über dem Karpaltunnel.
- **Sulcus-ulnaris-Syndrom:** Parästhesie und/oder Schmerz der ulnaren Finger (D IV und V) und der ulnaren Seite des Unterarms, durch Druck auslösbar → Pat. über die Harmlosigkeit der Erkr. aufklären, evtl. Vitamin-B-Komplex oral rezeptieren; Vorstellung beim Orthopäden oder Neurologen, NLG-Messung, Ruhigstellung in Oberarmgipsschiene, bei positivem NLG-Befund ggf. operative Nervenverlagerung.

Entzündungen **Rheumatisch/hyperurikämisch/bakteriell** (▶ 7.3): Hochrote, stark schmerzende, geschwollene Gelenke, evtl. Fieber.

Begleitsymptom anderer Erkrankungen

- **Angina pectoris** (▶ 4.7.3): Linksthorakale Schmerzen mit Ausstrahlung in den Arm, Druck- und Engegefühl in der Brust, Übelkeit, Erbrechen, Angst.
- **Gicht** (▶ 7.3): Hochakute, enorm schmerzhafte Monarthritis (häufig Großzehengrundgelenk = Podagra).
- **Metastasen** (v. a. bei Mamma- und Bronchial-Ca, ▶ 17): Verdachtsdiagnose bei Knochenschmerzen und bekanntem Tumorleiden.
- **Herpes zoster** (▶ 8.4.2): Neuralgiforme Schmerzen, auf Dermatom beschränkt. Akut evtl. bereits Bläschen sichtbar. Chronisch mit Neuralgie nach Infektion (noch nach Jahren).

Gefäßerkrankungen

- **Arterieller Gefäßverschluss** (▶ 7.8): Schmerz distal des Verschlusses, Blässe, Parästhesien, Pulslosigkeit, Parese, Schock.
- **Tiefe Venenthrombose** (▶ 7.7): Schmerz- und Spannungsgefühl der betroffenen Extremität, Fußsohlenschmerz beim Gehen, ödematöse Schwellung, evtl. Rötung, Überwärmung. Im Stand Zyanose des Beins/livide Färbung.
- **Thrombophlebitis** (▶ 7.6): Entzündete Vene als geröteter, schmerzhafter Strang tastbar; lokale Schwellung, Überwärmung.
- **Lymphangitis** (▶ 7.9): Blickdiagnose! Entzündete Lymphbahn als geröteter, scharf abgegrenzter Streifen sichtbar, meist nicht schmerzhaft (!), meist von Hautläsion ausgehend (Eintrittspforte des Erregers). Evtl. vergrößerte und schmerzhafte Lymphknoten im Abflussgebiet, später Fieber.
- **Erysipel** (▶ 8.4.4): Scharf begrenzte Rötung, meist von sichtbarer Eintrittspforte ausgehend; evtl. Fieber, Lk-Schwellung.

7.1.2 Schleudertrauma

Syn.: Zervikales Beschleunigungstrauma, HWS-Distorsion, posttraumatisches HWS-Syndrom. Reizung von Nervenwurzeln durch Distorsion des Kapsel-/Bandapparats im HWS-Bereich. Am häufigsten durch Auffahrunfälle („Peitschenschlagphänomen").

Symptome/Kurzanamnese

- Charakteristisch ist ein beschwerdefreies Intervall > 1 h bei leichten bis mittleren Schweregraden.
- Auffahrunfall (z.B. auch Auto-Scooter)?

- Nacken-, Hinterkopfschmerz, Nackensteife, Bewegungseinschränkung.
- Übelkeit, Erbrechen.
- Evtl. Schluckbeschwerden, Schwindel, Seh- und Hörstörungen, Bewusstseinsstörungen.
- Entsprechend der Stadieneinteilung (▶ Tab. 7.1)

Tab. 7.1 Stadieneinteilung des Schleudertraumas nach Quebec Task Force (QTF)

Stadium	Symptomatik
0	Keine HWS-Beschwerden, keine objektivierbaren Ausfälle
I	Schmerzen, Steifigkeitsgefühl oder Überempfindlichkeit keine objektivierbaren Ausfälle
II	Wie I + Bewegungseinschränkung und palpatorische Überempfindlichkeit
III	Wie I + neurologische Befunde, abgeschwächte oder aufgehobene Muskeleigenreflexe Paresen, sensible Defizite
IV	Wie I + HWS-Fraktur oder -Dislokation

! Auf Eintrübung achten; Bezugsperson entsprechend instruieren. **Cave:** Subdurales Hämatom!

Sofortdiagnostik
- **Vorsichtige Bewegungsprüfung der HWS:** Überprüfen der Band- und Knochenstruktur durch passives Bewegen des Kopfs (Untersucher bewegt Kopf des Pat.), dadurch wird die Muskelarbeit ausgeschaltet. Anschließend Prüfen der muskulären Schmerzanteile durch aktives Bewegen des Kopfs (Pat. bewegt den Kopf nach Anweisung selbst) → deutliche Bewegungseinschränkung bei aktiver und passiver Prüfung in allen Bewegungsebenen.
- **Neurologische Zusatzuntersuchung** (▶ 2.1.2): Hirnnervenstatus (Pupillenreflexe auf Licht und Konvergenz etc.); Muskeleigenreflexe (RPR, BSR, TSR); grobe Kraft; Sensibilität → bei reinem Beschleunigungstrauma i.d.R. unauffällig; Gleichgewichtsprüfung.

7

Differenzialdiagnosen Kapsel-/Bandrisse, Diskusverletzungen (Bandscheibenvorfall, ▶ 7.1.5), Plexusverletzung, Luxation (▶ 6.6), Wirbel-/Schädelfraktur, retropharyngeales Hämatom; Commotio/Contusio cerebri (▶ 6.3.3/4) durch Aufprall auf Frontscheibe oder Kopfstütze.

Maßnahmen
- Analgesie, NSAR oral, wie Ibuprofen 3 × 400 mg/d p.o.
- Wärmeanwendung (z.B. Rotlicht, Wärmflasche, heiße Dusche).
- Pat. auf die fast immer rasche und vollständige Rückbildung der Beschwerden hinweisen.
- Anatomische Zervikalstütze meist überflüssig (Ausnahme: Massiver Bewegungsschmerz, Immobilität).

Klinikeinweisung mit RTW bei neurologischen Ausfällen und Verdacht auf HWS-Verletzung (Stadien III und IV).

Abwendbar gefährlicher Verlauf
Übersehene Hirnblutung: SAB oder subduraler Hirninfarkt.
Pat. und Bezugsperson informieren: Bei Eintrübung oder Paresen Krankenhaus aufsuchen!

7.1.3 Rotatorenmanschettenruptur

Teilweise oder vollständige Durchtrennung einer oder mehrerer Sehnen der Rotatorenmanschette oder Rissbildung im muskulotendinösen Übergang nach rezidivierenden Mikrotraumen und direkter oder indirekter Gewalteinwirkung.

Symptome
- Heftiger Schmerz der Schulterkappe mit Ausstrahlung in M. deltoideus und Oberarm. Typischer „Nachtliegeschmerz".
- Unfähigkeit den Arm zu heben (Pseudoparalyse).

Kurzanamnese
- Trauma, z.B. Sturz auf den ausgestreckten Arm, beim Inlineskaten, Skifahren.
- Ggf. hörbares Rissgeräusch.
- Pat. schildert heftigen, einschießenden Schmerz bei „falscher" Bewegung (Abduktions- und Außenrotationsbewegung). Meist Hinweis auf vorbestehende degenerative Schädigung, z.B. über längere Zeit rezidivierend auftretende Schmerzen bei alltäglicher Belastung wie Gardinen aufhängen, in Zwangshaltung (z.B. Autofahren), bei angehobenem Arm etc.
- Arm kann nicht mehr aktiv gehoben werden (Pseudoparalyse).

Sofortdiagnostik
- Druckschmerz am Tuberculum majus des Humerus und vorne über dem Processus coracoideus.
- Verlust der aktiven Elevation des Arms und/oder der Außenrotation. Passive Beweglichkeit nicht eingeschränkt. Evtl. Painful arc.
- Drop arm sign: Arm kann nicht mehr aktiv gehoben werden (Pseudoparalyse).

Differenzialdiagnosen Aktivierte Arthrose (▶ 7.4), Impingementsyndrom, frozen shoulder, Entzündung (rheumatisch/hyperurikämisch/bakteriell ▶ 7.3), Paralyse durch Läsion des N. axillaris.

Maßnahmen
- Analgesie, NSAR oral, wie Ibuprofen 3 × 400 mg/d p.o.
- Kurzfristige Ruhigstellung bei starken Schmerzen (Armtragetuch, Gilchrist-Verband).
- Kälteanwendungen: Z.B. Eis im Plastikbeutel (**cave:** Nicht auf nackte Haut; Kälteschäden), feuchtes Handtuch aus dem Kühlschrank.

Klinikeinweisung nicht erforderlich.
Vorstellung am nächsten Werktag beim Orthopäden, Abklärung und Entscheidung über OP.

7.1.4 Bizepssehnenruptur

Symptome

- Kugelförmiger Muskelbauch an der ventralen Seite des distalen Oberarms (Distalisierung des Muskelbauchs bei der überwiegenden proximalen Ruptur der langen Bizepssehne).
- Verlust der maximalen Kraft für die Ellenbogenbeugung
- Tastbare Muskellücke.

Kurzanamnese

- Meist plötzliche Anspannungs- und/oder Bewegungsbelastung der Oberarmbeuger mit Riss der langen Bizepssehne (z.B. beim Kegeln) vorzugsweise im Sulcus intertubercularis (Humeruskopf), selten distal in der Ellenbeuge.
- Geringer Schmerz.

Sofortdiagnostik Tischtennisballgroßer Muskelbauch, minimaler Druckschmerz, Reduktion der max. Kraftentwicklung (im Seitenvergleich gegen Kraft des Untersuchers prüfen).

Differenzialdiagnosen Hämatom, Weichteiltumoren (z.B. Lipom, Fibrom, Metastase).

Maßnahmen

- Lagerung des Arms in Abduktion/Anteversion, Ellenbogen gebeugt, z.B. auf dickem Kissen.
- Kryotherapie: Z.B. Eis in Plastikbeutel (**cave:** Nicht auf nackte Haut; Kälteschäden!), feuchtes Handtuch aus dem Kühlschrank.

- **Klinikeinweisung** nicht erforderlich.
- **Vorstellung** jüngerer und/oder sportlich ambitionierter Pat. bei einem chirurgisch tätigen Orthopäden oder Chirurgen zur Sehnennaht.

7.1.5 Zervikale Radikulopathie

Im HWS- Bereich sind degenerativ-knöcherne Veränderungen mit Einengung der Foramina intervertebralia häufiger für Radikulopathien verantwortlich als Bandscheibenvorfälle.

Symptome Akut oder subakut einschießender Schmerz HWS/Schultergürtel/Arme, Kribbelparästhesien, Fehlhaltung (Zwangsschiefhaltung des Kopfs). Steilstellung, paravertebraler Hartspann.

Kurzanamnese Seit längerer Zeit (Tage bis Wo.) rezidivierende Schmerzen z.B. im Nackenbereich, in Schultern, Armen, beschrieben als Muskelschmerz (dumpf, ziehend), evtl. rezidivierende Kribbelparästhesien. Jetzt plötzlicher starker Schmerz und Funktionsausfälle (Gegenstände fallen z.B. aus der Hand, Gefühllosigkeit). Schmerzausbreitung entsprechend eines Dermatoms.

Sofortdiagnostik

- Reflex-, Sensibilitäts-, Kraftprüfung zur groben Höhenlokalisation des Vorfalls.
- Aktive und passive Beweglichkeit prüfen.

Differenzialdiagnosen Spondylodiszitis, akuter Schiefhals, Spondylarthrose, Plexusläsion, periphere Nervenkompressionssyndrome, Syringomyelie.

Tab. 7.2 Synopsis von Wurzelreizsyndromen im HWS-Bereich

Wurzel	Dermatom	Kennmuskeln	Reflexe
C 3/4	Schmerz bzw. Hypalgesie im Schulterbereich	Partielle oder totale Zwerchfellparese	Keine fassbaren Reflexstörungen
C 5	Schmerz bzw. Hypalgesie etwa über dem Bereich des M. deltoideus	Innervationsstörungen der Mm. deltoideus und biceps brachii (Schulterabduktion ↓, Flexion im Ellenbogen ↓)	BSR abgeschwächt
C 6	Radialseite des Ober- und Vorderarms, bis zum Daumen abwärts ziehend	Parese der Mm. biceps brachii und brachioradialis ↓	Abschwächung oder Ausfall des BSR und des Radiusperiostreflexes
C 7	Dermatom lateral-dorsal vom C6-Dermatom, zum 2.–4. Finger ziehend (insbes. 3. Finger)	Parese der Mm. triceps brachii, pronator teres und gelegentlich der Fingerbeuger (Ellenbogenextension ↓, Flexion im Handgelenk ↓), oft sichtbare Atrophie des Daumenballens	Abschwächung oder Ausfall des TSR
C 8	Dermatom dorsal neben C7, zieht zum Kleinfinger	Parese der kleinen Handmuskeln (Fingerabduktion und -adduktion ↓), sichtbare Atrophie insbes. des Kleinfingerballens	Abschwächung des TSR

Maßnahmen

- Schmerzlinderung durch NSAR oral, wie Diclofenac 3 × 50 mg/d p.o. (z.B. Voltaren dispers®) Ibuprofen 3 × 800 mg/d p.o. oder Tramadol retard bis 2 × 200 mg/d p.o.
- Evtl. Muskelrelaxanzien wie Tetrazepam bis 3 × 50 mg/d p.o. (**cave:** Fahrtüchtigkeit) oder Tolperison bis 3 × 150 mg/d p.o.

- **Klinikeinweisung** bei Paresen und stärksten Schmerzen.
- **Vorstellung** beim Neurologen am Folgetag (z.B. Rö HWS/BWS, CT HWS).

Abwendbar gefährlicher Verlauf

Pat. aufklären: Querschnittsymptomatik bei medianem Vorfall möglich! Bei beginnenden Lähmungen sowie Blasen-/Mastdarmstörungen sofort Klinikeinweisung!

7.1.6 Akuter Schiefhals

Muskulär bedingte Zwangshaltung der HWS. Lokales HWS-Syndrom, bei dem Fehlhaltung und Bewegungseinschränkung im Vordergrund stehen.

Symptome Stark zur Seite geneigter Kopf (Zwangshaltung), dadurch Schmerz (Zug).

Kurzanamnese
- Plötzliche, ruckartige, ungewohnte Bewegungen der HWS?
- Ungünstige Lagerung (z.B. auf der Couch beim Mittagsschlaf)?
- Trauma, Sturz? (Verletzung durch Dritte, Schlag?).

Sofortdiagnostik
- Aktive und passive Bewegung zur Mittelstellung und darüber hinaus ist aufgehoben bzw. stark schmerzhaft.
- Häufig verhärtete Schultermuskulatur.

Differenzialdiagnosen Diskusprolaps im HWS-Bereich, Knochenmetastasen im HWS-Bereich, degenerative Wirbelsäulenveränderungen, Blockierungen.

Maßnahmen
- Manuelle Traktion.
- Orale NSAR: Diclofenac 3 × 50 mg/d p.o. oder Ibuprofen 3 × 400 mg/d p.o.
- Muskelrelaxation: Tetrazepam 50 mg/d p.o. (**cave:** Fahrtüchtigkeit, günstig auch bei ängstlicher Verstimmung).
- Wärme: Rotlicht (4 × 10 Min. tgl.), Wärmflasche, heiße Wickel etc.

- **Klinikeinweisung** nicht erforderlich.
- **Vorstellung** am nächsten Werktag beim HA oder Orthopäden, evtl. Rö HWS, evtl. physikalische Therapie (Saug-Reiz-Strom etc.).

7.1.7 HWS-/BWS-Blockierung

Symptome Funktionsdefizit und Schmerz (ggf. bei Inspiration verstärkt) im HWS-/BWS-Bereich.

Kurzanamnese
- Plötzlich auftgetretener Schmerz nach ruckartiger Kopf- oder Rumpfdrehung.
- Schmerzverstärkung durch Fixierung in Fehlhaltung.
- Pat. befürchtet Herz- oder Lungenerkr.

Sofortdiagnostik Schmerzhaft eingeschränkte aktive und passive Beweglichkeit des Wirbelsäulensegments. Evtl. Muskelhartspann, Myogelose; sichtbare Fehlhaltung.

7

Differenzialdiagnosen Interkostalneuralgie (▶ 7.2.3), beginnender Herpes zoster (▶ 8.4.2), Pleuritis (▶ 4.7.6), Pneumonie (▶ 4.6.5), Bandscheibenvorfall (▶ 7.1.5), ossäre Metastasierung (▶ 17), Herzinfarkt (▶ 4.7.2), Ösophagitis, Lungenembolie (▶ 4.6.7).

Maßnahmen
- Oral NSAR: Diclofenac 3 × 50 mg/d p.o. oder Ibuprofen 3 × 400–600 mg/d p.o.
- Evtl. Muskelrelaxanzien wie Tetrazepam bis 3 × 50 mg/d p.o.
- Wärme: Z.B. Rotlicht, Wärmflasche, heißes Tuch.

- **Klinikeinweisung** nicht erforderlich.
- **Vorstellung** am nächsten Werktag beim Orthopäden oder HA, evtl. Rö HWS/BWS/knöcherner Thorax, manuelle Therapie, physikalische Therapie, Krankengymnastik.

7.1.8 Subakromiale Syndrome

Syn.: Impingementsyndrom, Myotendinose der Rotatorenmanschette mit Beteiligung der Supraspinatussehne.

Symptome Schmerzhafte aktive und passive Bewegungseinschränkung des Schultergelenks. Nächtliche Schmerzen, besonders in Seitlage auf der betroffenen Seite.

Kurzanamnese Zunahme eines vorbestehenden Schmerzzustands des Schultergelenks nach monotoner Bewegung (z.B. Hecke schneiden, Auto polieren, bügeln, Arbeiten über Kopf) oder ruckartiger Beanspruchung (z.B. Koffer, Eimer anheben, Tennisaufschlag).

Sofortdiagnostik

- Schmerzhafte Abduktion und Außenrotation (▶ Abb. 7.1).
- Druckschmerz subakromial lateral und ventral.
- Kraftlosigkeit.

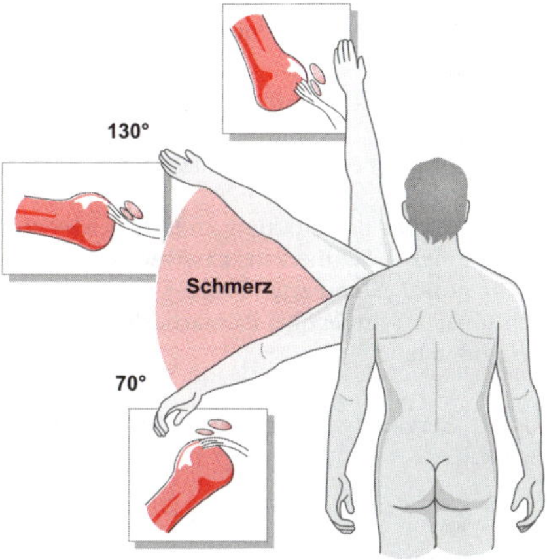

Abb. 7.1 Painful arc [A300-157]

> ! Immer auch Bewegungsprüfung der HWS: Häufig Überlagerung subakromialer und zervikobrachialer Symptome.

Maßnahmen

- Kälteanwendung.
- Lokale Externa z.B. Diclofenac-Gel.
- NSAR oral: Z.B. Diclofenac 3 × 50 mg/d p.o. oder Ibuprofen 3 × 400 mg/d p.o.

> - **Klinikeinweisung** nicht erforderlich.
> - **Vorstellung** am nächsten Werktag beim Orthopäden oder HA; evtl. Rö, Sonographie, subakromiale/i.a. Injektion, Physiotherapie (Rotatorentraining).

Abwendbar gefährlicher Verlauf
Schultersteife.

7.1.9 Epicondylitis humeri

Syn.: Tennisellenbogen, Golfer-/Werferellenbogen. Mikrotraumatisierungen infolge Überbeanspruchung führen zur Degeneration der Muskelansätze.

Symptome Schmerz im Bereich des Ellenbogengelenks, nach distal zum Handgelenk, seltener in die Schulter ausstrahlend.

Kurzanamnese Überlastung der Hand- und Unterarmmuskulatur durch monotone, häufig statische (isometrische) Haltearbeiten (z.B. bügeln, hämmern, polieren) oder im Sport (Tennis: Rückhandschlag mit unzureichender Dorsalextension im Handgelenk bei gestrecktem Ellenbogen).

Sofortdiagnostik Lokaler Druck- und Funktionsschmerz am entsprechenden Epikondylus, häufig auch in der Muskulatur nach distal palpabel.

Provokationsmanöver bei Epikondylitis
- Epicondylitis radialis:
  - Chair-Test: Schmerz bei Anheben eines Stuhls an der Lehne mit pronierter Hand.
  - Strecktest: Schmerzen bei Streckung im Handgelenk gegen Widerstand.
  - Thomsen-Handgriff: Schmerz bei passiver Palmarflexion, der im Handgelenk dorsal extendierten Faust.
- Epicondylitis ulnaris: Schmerz bei Palmarflexion und Supination der Hand gegen Widerstand.

Differenzialdiagnosen Zervikalsy., Tumoren, Nervenkompressionssy., lokale entzündliche Prozesse.

Maßnahmen
- Schonung.
- Kälte- oder Wärmetherapie (muss Pat. ausprobieren).
- Salbenverbände, z.B. mit Diclofenac-Gel.

7

- **Klinikeinweisung** nicht erforderlich.
- **Vorstellung** beim Orthopäden oder HA am nächsten Werktag, evtl. Iontophorese, Ultraschall, hydroelektrisches Teilbad, Infiltration des Sehnenansatzes mit einem Gemisch aus Lokalanästhetikum und Kortikoid. Prüfen der OP-Indikation.

Abwendbar gefährlicher Verlauf
Verschlechterung der Symptomatik durch fortgesetzte Fehlbelastung.

7.1.10 Sehnenscheidenentzündung

Entzündung des Sehnengleitgewebes mit Fibrinausschwitzung.

Symptome Schmerzen im Verlauf des volaren und/oder dorsalen Unterarms mit Schmerzverstärkung bei der dorsalen bzw. palmaren Handgelenk- und Fingergelenkflexion.

Kurzanamnese Durch monotone Bewegungen der Hand- und/oder Fingergelenke (z.B. Computerarbeit) auftretender Bewegungsschmerz mit folgendem Ruheschmerz.

Sofortdiagnostik

- Inspektion: Evtl. Schwellung der Hand- und Fingerextensoren und -flexoren.
- Palpation, Auskultation: Krepitation („Schneeballknirschen").

Differenzialdiagnosen PCP, Fibromyalgie, Karpaltunnelsy., Supinatuslogensy., Tendovaginitis stenosans de Quervain.

Maßnahmen Orale NSAR, wie Diclofenac bis 3 × 50 mg/d p.o., Kryotherapie (z.B. Eispack), Schonung.

- **Klinikeinweisung** nicht erforderlich.
- **Vorstellung** am nächsten Werktag beim HA oder Orthopäden, evtl. Iontophorese, Unterarmgipsschiene mit Fingereinschluss.

7.1.11 Karpaltunnelsyndrom

Druckschädigung des N. medianus im Karpaltunnel.

Ätiologie Schwellungszustände des Sehnengleitgewebes durch degenerative, rheumatische, hormonelle und stoffwechselbedingte Erkrankungen (Myxödem, Akromegalie, Gicht), bei Dialysepatienten, nach Traumen (Radiusfraktur, Handwurzelluxation, posttraumatische Arthrose des Handgelenks).

Symptome Par- und Dysästhesien der Hände, besonders nachts oder gegen Morgen („Hände schlafen ein"), oft beidseits, Ausstrahlung in den Arm ist möglich.

Kurzanamnese

- Häufig nachts das Gefühl, „die Hand sei eingeschlafen".
- Auftreten bei bestimmten Tätigkeiten (Radfahren, Stricken).
- Besserung nach Schütteln oder Reiben (subjektiv).
- Häufig Kribbelparästhesien in den „Schwurfingern" (Daumen, Zeigefinger, Mittelfinger) – nie kleiner Finger!

Sofortdiagnostik

- Hoffmann-Tinel-Zeichen: Beklopfen des Retinaculum flexorum löst einen elektrisierenden, in die Hand einstrahlenden Schmerz aus.
- Inspektion und Palpation: Muskelatrophie des lateralen Thenars?
- Prüfung der Motorik (Abduktions- und Oppositionsschwäche des Daumens?)

Maßnahmen Bei starken Beschwerden evtl. NSAR, z.B. Diclofenac 3 × 50 mg/d p.o.; allerdings unzureichende Evidenz.

- **Klinikeinweisung** nicht erforderlich.
- **Vorstellung** beim HA sowie beim Neurologen zur Messung der NLG, anpassen einer volaren Unterarmgipsschiene oder Verschreiben einer vorgefertigten Schiene für die Nacht; evtl. OP-Planung.

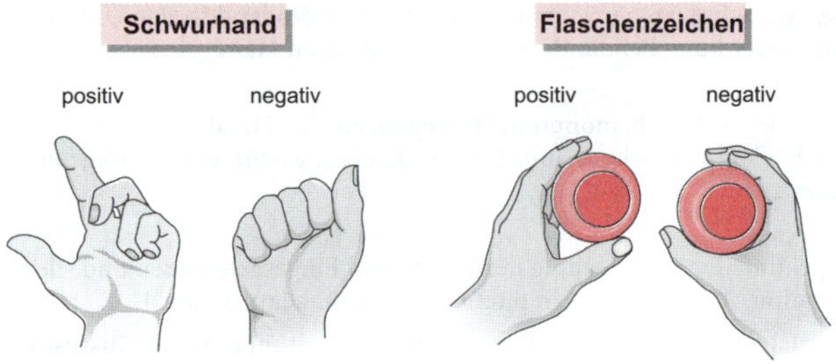

Abb. 7.2 Flaschenzeichen

Abwendbar gefährlicher Verlauf
Atrophie des Thenarballens, irreversible N.-medianus-Schädigung.

7.2 Rücken- und Beinschmerzen

7.2.1 Differenzialdiagnostischer Überblick

Nach Trauma

- **Aseptische Knochennekrosen** (z.B. Köhler I, Köhler II).
- **Marschfraktur:** MFK-II/III-Fraktur nach Ausdauersport, zunehmende Schmerzen ohne Unfall → bei Verdacht Klinikeinweisung zur Diagnosesicherung.
- **Fraktur, Luxation, Subluxation** ▶ 6.6, 6.7.

Vertebragen/diskogen

- **BWS-Syndrom** (▶ 7.2.2), **Blockierung (HWS/BWS):** Stechender, bohrender Schmerz (bei Inspiration verstärkt), teilweise in Arm und/oder Thorax ausstrahlend (Pat. befürchtet Lungen- oder Herzerkr.); aktive und passive Einschränkung der segmentalen Beweglichkeit.
- **Lumbago** (▶ 7.2.4): Durch Verhebetrauma, Unterkühlung, Zwangshaltung etc. entsteht ein gürtelförmiger, lumbaler Schmerz, meist mit Fehlhaltung. Häufig lokaler Druck- und Klopfschmerz. Keine radikuläre Schmerzausstrahlung.
- **Lumbaler Bandscheibenprolaps** (▶ 7.2.5): Durch Verhebe- und/oder Rotationstrauma plötzlich auftretende lumbale Schmerzen, meist als Beinschmerz imponierend; Parästhesien in den entsprechenden Dermatomen. Zunahme der Beschwerden bei Steigerung des intraabdominellen Drucks (z.B. Husten, Niesen, Pressen).
- **Spondylodiszitis** (▶ 7.2.6): Entzündung einer Bandscheibe und der angrenzenden Wirbelkörper postoperativ oder nach bakteriellem Infekt (hämatogene Aussaat); starke, umschriebene Schmerzen, Temperaturerhöhung.

Arthrogen/tendomyogen

- **Koxarthrose, aktivierte** (▶ 7.4): Hüftrotation schmerzhaft eingeschränkt.
- **Gonarthrose, aktivierte** (▶ 7.4): Knirschen, Erguss, Überwärmung.
- **Obere Sprunggelenkarthrose, aktivierte** (▶ 7.4): Erguss, Überwärmung.

- **Metatarsalgie:** Anfallsartige „elektrisch brennende" Schmerzen, Pat. muss Schuh ausziehen.
- **Fersensporn:** Schmerzpunkt plantar vor dem Kalkaneus als Sporn tastbar.
- **Epiphysiolyse:** Bei Kindern, Röntgendiagnose → Klinikeinweisung bei Verdacht.
- **Muskelfaserriss** (▶ 7.2.9): Bei größeren Muskelteilen evtl. harter Muskelbauch und -lücke tastbar, sonst wie starke Zerrung.
- **Endoprothesenlockerung** (▶ 7.2.7): Zugschmerz, Belastungsschmerz.

Begleitsymptom anderer Erkrankungen

- **Gicht** (▶ 7.3): Hochakute, enorm schmerzhafte Monarthritis (häufig Großzehengrundgelenk = Podagra).
- **Zystitis, Pyelonephritis, Nierenstein** (▶ 4.2.11): Evtl. kolikartige Schmerzen, i. d. R. Miktionsbeschwerden, Polyurie, Dysurie, Fieber.
- **Kolitis** (▶ 4.4.3), **Gastritis** (▶ 4.3.3), **Gallenblasenerkr.** (▶ 4.2.10), **Pankreaserkr.** (▶ 4.2.13): I.d.R. auch gastrointestinale Beschwerden, z.B. Übelkeit, Erbrechen, Stuhlveränderungen (Diarrhö, Entfärbung → Cholestase; Fettstühle → Pankreatitis).
- **Herpes zoster** (▶ 8.4.2): Neuralgiforme Schmerzen, auf Dermatom beschränkt. Akut: Evtl. bereits Bläschen sichtbar. Chronisch: Neuralgie nach Infektion (noch nach Jahren).
- **Pneumonie** (▶ 4.6.5): Atemabhängiger Schmerz, Husten, evtl. Dyspnoe, Fieber, schweres Krankheitsgefühl.
- **Pleuritis** (▶ 4.7.6): Atemabhängiger Schmerz, ziehend, stechend, Infekt vorausgegangen.
- **Metastasen** (▶ 17): Verdachtsdiagnose bei Knochenschmerzen und bekanntem Tumorleiden; insbes. Plasmozytom, alle ossär streuenden Malignome.

Gefäßerkrankungen

- **Arterieller Gefäßverschluss** (▶ 7.8): Schmerz distal des Verschlusses, Blässe, Parästhesien, Pulslosigkeit, Parese, Schock.
- **Tiefe Venenthrombose** (▶ 7.7): Schmerz- und Spannungsgefühl der betroffenen Extremität, Fußsohlenschmerz beim Gehen, ödematöse Schwellung, evtl. Rötung, Überwärmung; im Stand Zyanose des Beins/livide Färbung.
- **Thrombophlebitis** (▶ 7.6): Entzündete Vene als geröteter, schmerzhafter Strang tastbar; lokale Schwellung, Überwärmung.
- **Lymphangitis** (▶ 7.9): Blickdiagnose! Entzündete Lymphbahn als geröteter, scharf abgegrenzter Streifen sichtbar, meist nicht schmerzhaft (!); i.d.R. von Hautläsion ausgehend (Eintrittspforte des Erregers); evtl. vergrößerte und schmerzhafte Lymphknoten im Abflussgebiet, später Fieber.
- **pAVK:** Symptome treten i.d.R. erst bei einem über 80%igen Verschluss der Arterie auf; häufig bei Diabetikern, Rauchern. Oft generelle Gefäßsklerose. Belastungsschmerz (Claudicatio intermittens), Ruheschmerz (Durchblutungsdruck nimmt durch Horizontallage ab); auf Ulzera achten → Vorstellung beim HA am nächsten Werktag.

Entzündungen

- **Rheumatisch/hyperurikämisch/bakteriell** (▶ 7.3): Hochrote, stark schmerzende, geschwollene Gelenke, evtl. Fieber.
- **„Hüftschnupfen", Coxitis fugax** (▶ 7.2.8): Plötzlicher Hüftschmerz mit Bewegungseinschränkung, Hinken, Schonhaltung, meist Kinder.

Neurogen

- **Tarsaltunnelsyndrom** (▶ 7.2.10): Parästhesien am medialen Fußrand durch Kompression des N. tibialis posterior hinter dem Innenknöchel → Vorstellung bei Verdacht beim Neurologen am nächsten Werktag.
- **Interkostalneuralgie** (▶ 7.2.3): Thoraxschmerz bei Erschütterung, Bewegung der Arme sowie beim Atmen, lokaler interkostaler Druckschmerz und/oder im Bereich der BWS, Hyper- oder Hypästhesie im entsprechenden Segment (fakultativ).

7.2.2 BWS-Syndrom

Durch chron. Fehlhaltung oder -beanspruchung, muskuläre Dysbalance, Gefügestörung, Bindegewebsschwäche/Hypermobilität Schmerzen im Bereich von BWS und Thorax.

Symptome

- Brennender, stechender Schmerz, teilweise atemabhängig, verstärkt durch langes Sitzen oder Zwangshaltungen. Pat. kann Schmerz schlecht zuordnen.
- Pat. vermutet häufig Lungenentzündung und/oder Herzinfarkt.
- Häufig Hauptschmerz entfernt von der BWS, z.B. am sternalen Rippenknorpel.

Kurzanamnese Schmerzcharakter hell und bohrend, plötzlicher Schmerzbeginn nach Überanstrengung, z.B. einseitiges Tragen, Verhebetrauma, zu plötzliches Strecken, z.B. Ball auffangen.

Sofortdiagnostik

- Inspektion: Skoliose? Flachrücken? Fehlhaltungen?
- Palpation: Evtl. Myogelosen; Klopfschmerz über bestimmten WS-Abschnitten; Schmerzpunkte auffindbar, die einen Schmerz weiterleiten (Triggerpunkte).
- Funktionsprüfung: Schmerzhaft eingeschränkte aktive Rumpfbewegung.

Differenzialdiagnosen Herzerkr., pulmonale Erkr., Pleurabeteiligung, ossäre Metastasen, Osteolysen, Sinterungsfraktur (Osteoporose), Bechterew-Schub.

Maßnahmen

- Lokale Infiltrationen mit Lokalanästhetikum (z.B. Lidocain 2%, ▶ 2.2.1).
- Orale NSAR, wie Diclofenac 3 × 50 mg/d p.o.
- Muskelrelaxanzien, wie Tetrazepam 1 × 50 mg/d p.o. (**cave:** Fahrtüchtigkeit).
- Wärme (z.B. Rotlicht, Wärmflasche, heißes Tuch), beruhigendes Gespräch.

- **Klinikeinweisung** nur bei unbeherrschbaren Schmerzen.
- **Vorstellung** am nächsten Werktag beim Orthopäden oder HA. Physikalische Therapie, manuelle Therapie, Massagen, Gymnastik, Wärmeanwendungen (z.B. Fango, Heißluft, Rotlicht).

Abwendbar gefährlicher Verlauf
Chronifizierung.

7.2.3 Interkostalneuralgie

Symptome
- Thoraxschmerz bei Erschütterung, Bewegung der Arme sowie beim Atmen.
- Lokaler interkostaler Druckschmerz und/oder im Bereich der BWS.
- Hyper- oder Hypästhesie im entsprechenden Segment (fakultativ).

Kurzanamnese
- Seit wann besteht der Schmerz?
- Frage nach möglichen Schmerzauslösern. Bewegungsabhängigkeit?
- Schmerz atem-, belastungsabhängig oder in Ruhe, nachts?
- Schmerzcharakter?
- Vor- oder Begleiterkr.: Z.B. Zeichen für Herpes zoster (▶ 8.4.2), Wirbelsäulenerkr. (z.B. Spondylitis, Osteochondrose, Tumor), Fraktur, Kallusbildung oder Periostitis, extramedullärer Rückenmarkstumor, Tabes dorsalis, Pleuritis?

Sofortdiagnostik
- Schmerzen durch passive oder aktive Bewegung der BWS (Inklination, Reklination, Seitneigung, Rotation) auslösbar?
- Sensibilität prüfen: Hinweise für Hyp- oder Hyperästhesie im betroffenen Segment vorhanden?
- Hinweise auf Herpes zoster (Bläschenbildung einseitig im betroffenen Segment)?
- Bei Unklarheit allgemeinmedizinische Basisuntersuchung (▶ 2.1.1).

Maßnahmen Analgesie wie beim akuten BWS-Sy. (▶ 7.2.2). Versuch der lokalen Infiltration mit Lokalanästhetika (z.B. Lidocain® 2 %), wenn die Methode beherrscht wird.

Differenzialdiagnosen Myokardinfarkt (▶ 4.7.2), Pleuritis (▶ 4.7.6), BWS-Sy. (▶ 7.2.2), thorakaler Bandscheibenprolaps.

- **Klinikeinweisung** nicht erforderlich.
- **Vorstellung** beim HA zur weiteren Diagnostik und Therapie.

Abwendbar gefährlicher Verlauf
Zeichen für andere gravierende Erkr. (z.B. Myokardinfarkt, Lungenembolie) übersehen.

7.2.4 Lumbago

Syn.: Akutes LWS-Sy., Lumbalgie. Schmerzzustand der Lendenwirbelsäule, mit und ohne Funktionsstörung, ohne radikuläre Symptomatik.

Hauptursache Degenerative Veränderungen an Wirbelgelenk und/oder Bandscheibe.

Symptome Erstmalig akut aufgetretende oder akute Zunahme rezidivierend vorbekannter Schmerzen im LWS- Bereich, bewegungsabhängig, evtl. dermatomübergreifende Ausstrahlung bis ins Bein, max. bis zur Kniekehle.

Kurzananmnese
- Auslösendes Ereignis.
- Schmerzcharakteristik.
- Bisheriger Krankheitsverlauf.
- Beeinträchtigung im Alltag.
- Bisheriger Schmerzmittelkonsum.

Sofortdiagnostik
- Inspektion: WS-Fehlhaltung in Flexion.
- Palpation: Ein- oder beidseitig ausgebildeter Muskelhartspann, Druck- und Klopfschmerz über den Facetten der LWS.
- Bewegungsprüfung: Schmerzhaft eingeschränkte Rumpfflexion und -extension.
- Lasègue pos.

Mit Ausstrahlung der Beschwerden in eines oder beide Beine unterhalb des Knies:
- Prüfung der Muskelkraft in Füßen und Großzehen.
- ASR und PSR auslösbar? Seitengleich?
- Sensibilitätsprüfung: Medialer, dorsaler und lateraler Fuß.

Differenzialdiagnosen Urologische Erkr. (Harnwegsinfekt, Nierenstein etc.), innere Erkr. (gesamter Magen-Darm-Trakt, z.B. Kolitis), Spondylodiszitis, Plasmozytom, Aortenaneurysma.

Maßnahmen
- Aufklärung und Beratung: Harmlosigkeit, Vermeiden von Bettruhe, Motivation zu körperlicher Aktivität
- Wärmeanwendung.
- NSAR wie Paracetamol 3 × 1 g/d p.o. oder Diclofenac 3 × 50 mg/d p.o.

- **Klinikeinweisung** nicht erforderlich.
- **Vorstellung** am nächsten Werktag beim HA, physikalische Therapie, manuelle Therapie, Massagen, Gymnastik/Krankengymnastik, evtl. Rö LWS.

Abwendbar gefährlicher Verlauf
Chronifizierung.

7.2.5 Lumbaler Bandscheibenvorfall

Syn.: Radikuläres LWS-Sy. Riss des Anulus fibrosus und Austritt von Bandscheibengewebe (Nucleus pulposus) mit Druck auf das Rückenmark (medianer Prolaps) oder die Nervenwurzel (lateraler Prolaps).

Symptome
- Meist akut einsetzender Schmerz, ähnlich der Lumbago mit Ausstrahlung in Gesäß und Beine, unterhalb des Knies.
- Neurologische Störungen: Sensibilitätsstörungen im entsprechenden Dermatom, motorische Ausfälle der Kennmuskeln, Reflexausfälle.

Kurzanamnese
- Akuter lumbaler Schmerz, „Hexenschuss", mit bandförmiger Ausstrahlung in die untere Extremität.

Tab. 7.3 Synopsis der lumbalen Wurzelsyndrome			
Wurzel	**Dermatom**	**Motorik**	**Reflexe**
L 3	Schmerz, Sensibilitätsstörung quer über Oberschenkelvorderseite zum Condylus med. ziehend	Parese des M. quadriceps und der Hüftadduktion (Kniestreckung ↓, Hüftadduktion ↓)	PSR fehlend oder abgeschwächt
L 4	Oberschenkelaußenseite über Patella und Innenseite des Unterschenkels	Parese der Mm. quadriceps und tibialis anterior (Kniestreckung ↓, Supination ↓)	PSR fehlend oder abgeschwächt
L 5	Knieaußenseite, ventrolateraler Unterschenkel, Fußrücken, Großzehe	Parese der Mm. extensor hallucis longus und extensor digitorum brevis (Fersengang ↓, Fußheber ↓, Zehenheber ↓)	Tibialis-posterior-Reflex fehlend oder abgeschwächt
S 1	Laterodorsaler Ober- und Unterschenkel, Ferse, Kleinzehe	Parese der Mm. triceps surae, peroneus und gluteus max. (Zehengang ↓, Fußsenker ↓, Pronation ↓)	ASR fehlend oder abgeschwächt

- Schmerzverstärkung beim Niesen, Pressen, Husten, Drehen und leichten Heben.

Sofortdiagnostik
- Lasègue-Zeichen positiv.
- LWS ist reflektorisch steil gestellt.
- Muskelhartspann, Klopf- oder Druckschmerz über der LWS.
- Sensible Ausfälle entlang der Dermatome mit Hypo-, Hypersensibilität oder Parästhesien (Kribbeln, „Ameisenlaufen", „Stecknadelstiche").
- Evtl. Paresen der Kennmuskeln (▶ Kasten oben Motorik).
- Pat. Husten lassen → Schmerzverstärkung.

Differenzialdiagnosen Pseudoradikuläre Symptome (unauffälliger neurologischer Befund), Radikulitis (Borreliose, Herpes zoster), spinale Tumoren, Plexusaffektionen (bei Diab. mell, nach Bestrahlung, idiopathisch), pAVK, enger Spinalkanal, Spondylodiszitis.

Maßnahmen
- Wärmeanwendungen, z.B. Wärmflasche, Heizkissen.
- Stufenlagerung erklären.
- NSAR wie Diclofenac 3 × 50 mg/d p.o. oder Ibuprofen 3 × 800 mg/d p.o., bei Versagen höherpotente Analgetika wie Tramadol retard bis 2 × 200 mg/d p.o. (z.B. Tramal®).
- Evtl. kurzfristig Muskelrelaxanzien, wie Tetrazepam bis 3 × 50 mg/d p.o. (**cave:** Fahrtüchtigkeit).

- **Klinikeinweisung** bei Kaudasyndrom mit akuter Paraparese, bei Blasen-/Mastdarmlähmung, Reithosenanästhesie, bei progredienten motorischen Ausfällen, V.a. Wirbelkörperfraktur.
- **Vorstellung** beim Orthopäden oder HA; KG, peridurale Infiltration, Wurzelblockaden, Infusionstherapie; CT nur nach 4-wöchiger erfolgloser konservativer Therapie.

7

Abwendbar gefährlicher Verlauf
Querschnittslähmung, irreversible neurologische Ausfälle.

7.2.6 Spondylodiszitis

Entzündung einer Bandscheibe mit angrenzenden Wirbelkörpern durch hämatogene Aussaat. Fokus: Bakterieller Infekt oder postoperativ nach Wirbelsäulen-OP. Seltenes Erkrankungsbild.

Symptome Starke, umschriebene, dumpfe Rückenschmerzen, besonders nachts. Temperaturerhöhung.

Kurzanamnese Beginn mind. 3 Wo. nach einem Infekt oder einer Operation.

Sofortdiagnostik

- Umschriebener Klopfschmerz, meist untere BWS oder obere LWS, axialer Stauchungsschmerz.
- Evtl. Lasègue positiv.
- Erhöhte Temperatur, reduzierter AZ.
- Inspektion: Keine lokalen Entzündungszeichen.

Differenzialdiagnosen Knochenmetastasen, Tbc; innere Erkr. wie Pankreaserkr., Nierenerkr., Magenerkr.

Klinikeinweisung sofort zwecks Blutkultur und i.v. Antibiose.

Abwendbar gefährlicher Verlauf
Protrahierter Verlauf (geringes Ansprechen auf Antibiose, da bradytrophes Gewebe), Senkungsabszess in Psoasloge.

7.2.7 Endoprothesenlockerung

Symptome

- Schmerzen in Leiste, Oberschenkel oder Knie.
- Oft neu aufgetreten nach zunächst unauffälligem Verlauf.
- Reduktion der Gehstrecke.

Kurzanamnese Änderung der Beinlänge, Stürze.

Sofortdiagnostik Schmerzverstärkung durch Zug am Bein, Druckschmerz, Narbenbereich eher reizlos.

Differenzialdiagnosen

- Periartikuläre Ossifikationen.
- Infektion der TEP: Druckschmerz, lokale Überwärmung, Temperaturerhöhung.
- Bursitis.
- Wurzelaffektionen L3 oder L4 z.B. bei degenerativer Spinalkanalstenose.

Maßnahmen Analgetische Behandlung, z.B. Paracetamol 2–3 × 1 g/d p.o. oder Diclofenac 3 × 50 mg/d p.o.

- **Klinikeinweisung** bei V.a. Infektion.
- **Vorstellung** beim HA oder Orthopäden am nächsten Werktag zur Rö-Kontrolle und Kontrolle der Entzündungsparameter.

Abwendbar gefährlicher Verlauf
Infektion erfordert meist Prothesenentfernung.

7.2.8 Coxitis fugax

Syn.: Hüftschnupfen. Flüchtige postbakterielle Begleitentzündung der Hüftgelenkkapsel, Kinder zwischen 4 und 8 J.

Symptome Plötzlicher Hüftgelenkschmerz mit Bewegungseinschränkung, Hinken, Schonhaltung.

Sofortdiagnostik
- Innenrotationsschmerz des Hüftgelenks.
- Druckschmerz inguinal und über Trochanter.

Differenzialdiagnosen Eitrige Koxitis (▶ 7.3), Perthes-Krankheit, rheumatoide Arthritis (▶ 7.3), Epiphyseolysis, Prellung.

Maßnahmen Sofort Bettruhe, Analgetika (z.B. Ibuprofen-Saft 30 mg/kg/d in 3–4 Einzeldosen).

- **Klinikeinweisung** bei V.a. eitrigen Erguss sofort.
- **Vorstellung** beim HA oder Orthopäden am nächsten Werktag.

Abwendbar gefährlicher Verlauf
Sepsis, Einsteifung.

7.2.9 Muskelfaserriss

Symptome
- Plötzlich auftretender umschriebener Dehnungsschmerz.
- Evtl. Schwellung, gelegentlich später Hämatomverfärbung sichtbar.

Kurzanamnese Typischer Sportunfall.

Sofortdiagnostik
- Inspektion: Tastbare Muskellücke.
- Ausschluss Fraktur oder Luxation.

Differenzialdiagnose Prellung.

Maßnahmen
- Kühlung in den ersten 15 Min., z.B. mit Eisbeutel, dann elastischer Kompressionsverband.
- Bei ausgedehnten Verletzungen ruhig stellen mit Zinkleim oder Tape, Sportkarenz.

- **Klinikeinweisung** nicht erforderlich.
- **Vorstellung** beim HA zur Kontrolle.

Abwendbar gefährlicher Verlauf
Muskelschwächung, -riss.

7.2.10 Tarsaltunnelsyndrom

Kompression des N. tibialis hinter dem Innenknöchel.

Symptome Schmerz und Parästhesie am medialen Fußrand, Ausstrahlung in Zehen, Ferse, Fußsohle und Wade, nächtlicher Schmerz.

Kurzanamnese Während oder nach langer Laufbelastung oder nach Traumatisierung (Fraktur, Supinationstrauma) auftretend.

Sofortdiagnostik Kompressions- bzw. Provokationsschmerz hinter dem Innenknöchel, bzw. bei max. dorsaler Sprunggelenkextension.

Maßnahmen
- Kurzfristig NSAR wie Ibuprofen 3 × 400 mg/d p.o. oder Diclofenac 3 × 50 mg/d p.o.
- Neurotrope Vitamine, wie Vitamin-B-Komplex ratiopharm® 3 × 1 Kps. tgl.
- Einlagenversorgung zur Entlastung des Tarsaltunnels

- **Klinikeinweisung** nicht erforderlich.
- **Vorstellung** beim Neurologen oder Orthopäden bei Persistenz der Beschwerden zur Feststellung der Nervenschädigung; bei Therapieresistenz lokale Injektionstherapie oder operative Nervendekompression.

7.3 Arthritiden

7

Syn.: Entzündliche Gelenkerkr. (Synovialitis) unterschiedlicher Genese (rheumatisch, bakteriell, hyperurikämisch).

Symptome Die klassischen Entzündungszeichen: Schmerz, Schwellung, Rötung, Überwärmung, Funktionseinschränkung.

Kurzanamnese
- Entwicklung der Beschwerden innerhalb weniger Stunden.
- Rheumatisch: Akuter Schub bei bekannter rheumatoider Arthritis.
- Bakteriell: Hämatogene oder osteogene Aussaat bei Infekt, iatrogen nach z.B. OP, Injektion, Punktion.
- Hyperurikämisch: Akuter Gichtanfall durch Ansteigen des Harnsäurespiegels meist ≥ 9,0 mg/dl (meist Diätfehler: Zu viel tierische Eiweiße, Alkohol, Fasten).

Sofortdiagnostik Inspektion des Gelenks (Entzündungszeichen oben) und Funktionsprüfung (schmerzhafte Bewegungseinschränkung).

Differenzialdiagnosen Aktivierte Arthrose (▶ 7.4), Thrombophlebitis (▶ 7.6), Lymphangitis (▶ 7.9), Erysipel (▶ 8.4.4), Phlegmone, Borreliose.

Maßnahmen
- Kryotherapie: Eispack etc. (**cave:** Kälteschäden bei direktem Hautkontakt).
- Schonung: Lastfreie Bewegung, keine körperliche Anstrengung, ggf. Ruhigstellung des betroffenen Gelenks.
- NSAR, wie Diclofenac 3 × 50 mg/d p.o. oder Ibuprofen 3 × 400–800 mg/d p.o.
- Bei rheumatischer Arthritis z.B. Prednisolon 20 mg/d p.o.

- **Klinikeinweisung** sofort bei V.a. floride bakterielle Arthritis.
- **Vorstellung** am nächsten Werktag beim HA zur Behandlung der Grunderkr., evtl. beim Orthopäden zur Punktion.

Abwendbar gefährlicher Verlauf
Einsteifung und Destruktion des Gelenks.

7.4 Aktivierte sekundäre Arthrose

Zusätzlich zum Gelenkverschleiß Zeichen der akuten Entzündung/Synovitis. I.d.R. Arthrose bekannt.

Symptome Schmerzen im betroffenen Gelenk (Ruheschmerz, Dauerschmerz, Nachtschmerz), morgendlicher Anlaufschmerz/Steifigkeit.

Kurzanamnese Akute Schmerzzunahme eines vorgeschädigten schmerzhaften Gelenks durch Traumatisierung (Überlastung, Sturz, Unterkühlung).

Sofortdiagnostik
- Kapselschwellung, Gelenkerguss (tastbare Fluktuation).
- Evtl. Rötung und Überwärmung.
- Schmerzhafte Bewegungseinschränkung.

Differenzialdiagnosen Distorsion (▸ 6.5), Fraktur (▸ 6.7), akuter Gichtanfall (▸ 7.3), rheumatischer Schub (▸ 7.3).

Maßnahmen
- Kryotherapie: Z.B. Kältekissen, feuchtes Tuch aus Kühlschrank (nicht direkt auf die Haut → Kälteschäden).
- Externa: Z.B. Diclofenac-Gel (gekühlt besonders effektiv).
- NSAR, wie Diclofenac 3 × 50 mg/d p.o.

- **Klinikeinweisung** nicht erforderlich.
- **Vorstellung** beim HA oder Orthopäden am nächsten Werktag.

Abwendbar gefährlicher Verlauf
Einsteifung des Gelenks.

7.5 Muskelkrämpfe

Ätiologie Häufig nach Flüssigkeits- und somit Elektrolytverlust nach Sport, aber auch bei begünstigenden Grunderkr. wie Varikosis und pAVK.

Symptome Meist in der Oberschenkel- und Wadenmuskulatur. Häufig nächtliche Krämpfe und/oder nach Belastung.

Kurzanamnese
- Chronische Erkr., wie Varikosis, Durchblutungsstörungen?
- Dehydratation? Sport (Marathon, Walken etc.)?

Sofortdiagnostik Harter Muskelstrang.

Differenzialdiagnosen Tiefe Beinvenenthrombose (▶ 7.7), oberflächliche Phlebitis (▶ 7.6), Weichteiltumoren, Ischialgie, Muskelkater.

Maßnahmen
- Im Krampf passive Muskeldehnung (Pat. auch anweisen), z.B. Vorfuß gegen Bettpfosten stemmen.
- Eisabreibungen und leichte Lockerungsmassage.
- Bei Varikosis: Hochlagerung der Beine.
- Bei pAVK: Tieflagerung der Beine.

! Patienten darauf hinweisen, dass er beim Sport viel trinken soll (etwa 3 l).

- **Klinikeinweisung** nicht erforderlich.
- **Vorstellung** bei Grunderkr. je nach Ursache zum HA, Phlebologen, Gefäßchirurgen.

7.6 Thrombophlebitis

Oberflächliche Venenentzündung.

Ätiologie Z.B. nach Bagatelltraumen, durch Paravasat, Venen reizende i.v. Medikamente, bei Varikosis.

7

Symptome Lokaler Entzündungsschmerz, lokale Rötung über betroffener Vene.

Kurzanamnese
- Varikosis bekannt?
- Nach längerem Sitzen oder Stehen aufgetreten?
- I.v. Injektion vorausgegangen?

Sofortdiagnostik
- Inspektion: Meist ist die Vene im Verlauf durch Rötung sichtbar; lokale Schwellung/Ödem.
- Palpation: Schmerzhafte Verhärtung im Venenverlauf, als Strang tastbar.

Differenzialdiagnosen Erysipel (▶ 8.4.4), tiefe Beinvenenthrombose (▶ 7.7), Lymphangitis (▶ 7.9).

Maßnahmen
- Kühlende Umschläge: Z.B. kalt-feuchte Wickel, Eis auflegen (**cave:** Nie auf unbedeckte Haut).

- NSAR wie Diclofenac 3 × 50 mg/d p.o. oder Ibuprofen 3 × 400 mg/d p.o. oder ASS 300 ratio®.
- Initial niedermolekulares Heparin s.c.
- Kompressionsverband bei fehlender Kontraindikation (fortgeschrittene AVK, septische Phlebitis).

! Keine Immobilisierung! Thrombosegefahr!

- **Klinikeinweisung** nicht erforderlich.
- **Vorstellung** beim HA am nächsten Werktag zur Kontrolle, evtl. zum Phlebologen zur Duplex-Sonographie.

Abwendbar gefährlicher Verlauf
Tiefe Venenthrombose, Embolie, Ulzera.

7.7 Tiefe Venenthrombose (Phlebothrombose)

Partielle oder vollständige Verlegung der tiefen Venen durch ein Gerinnsel. Meist Bein- und Beckenvenen betroffen. Selten obere Extremität (2 %).

Symptome

- Schmerz und Spannungsgefühl in der betroffenen Extremität.
- Bei bettlägerigen Patienten oft unspezifische Symptomatik

Kurzanamnese

- Zuvor lange gesessen (Autofahrt, Flug)?
- Östrogeneinnahme, Übergewicht, Nikotinabusus (Risikofaktoren)?
- Immobilisation (Fraktur, Gelenkfixation), internistische Erkrankung (z.B. Pneumonie), aktives Malignom.
- Bettlägerigkeit.

! Auch am Arm an Thrombose denken (Paget-v.-Schroetter-Sy.), „Rucksack"-Thrombose.

Sofortdiagnostik

- **Inspektion:**
  - Schwellung des gesamten Beins.
  - Umfangdifferenz im Vergleich zur gesunden Seite.
  - Glänzend gespannte Haut, eindrückbares Ödem.
  - Sichtbare oberflächliche, nicht-variköse Kollateralen.
- **Palpation:**
  - Pulse an der betroffenen Extremität i. d. R. gut tastbar, außer bei massivem Ödem → Pulsabflachung durch Kompression der Arterie.
  - Untere Extremität: Payr-Zeichen = Fußsohlendruckschmerz, Denecke-Zeichen = Wadenschmerz bei Plantarflexion.
  - ! Bestimmung der D-Dimer-Konzentration.

7

! Tatsächliche Ausdehnung der Thrombose meist 20–30 cm weiter proximal als äußerlich sichtbar.

Differenzialdiagnosen Thrombophlebitis (▶ 7.6), Phlegmone, Erysipel (▶ 8.4.4), Lymphangitis (▶ 7.9).

Maßnahmen Analgesie mit z.B. Tramadol retard 2 × 200 mg/d p.o.

! Keine i.m. Injektionen wegen notwendiger Antikoagulation.

Klinikeinweisung sofort. Diagnosesicherung durch Ultraschall, ggf. Phlebographie. Kompressionsverband, Heparinisierung, orale Antikoagulation. Ggf. Thrombolyse oder Thrombektomie zur Verhinderung des postthrombotischen Syndroms.

Abwendbar gefährlicher Verlauf
Lungenembolie, Phlegmasia coerulea dolens.

7.8 Arterieller Gefäßverschluss

Akuter Arterienverschluss mit Gefährdung der Extremität, meist durch arterielle Thrombembolie auf der Basis einer absoluten Arrhythmie, seltener akute lokale Thrombosen eines arteriosklerotischen Gefäßes.

Symptome

- 6 P: Pain (Schmerz), Pulselessness (Pulslosigkeit), Paleness (Blässe), Paralysis (Parese), Paraesthesia (Parästhesien), Prostration (Schock).
- Die Ausprägung variiert in Abhängigkeit von der Restperfusion stark.

Sofortdiagnostik

- Anamnese zur Feststellung des zeitlichen Beginns und der relevanten Grundkrankheiten.
- Prüfung der Pulse.
- Ggf. Ultraschalldoppleruntersuchung.

Differenzialdiagnosen Tiefe Venenthrombose (▶ 7.7), neurologische Erkr.

Maßnahmen

- Lagerung: Tieflagerung der betroffenen Extremität; Polstern mit Watte (Schutz vor Wärmeverlust und Drucknekrose).
- Großlumiger venöser Zugang: 5000–10 000 IE Heparin i.v.
- Schmerzlinderung z.B. mit Morphinsulfat 5–10 mg s.c. oder i.v.

!
- Keine i.m. Injektionen, da KI für Lyse.
- Keine Vasodilatatoren, Gefahr des Steal-Effekts.
- Keine externe Wärmezufuhr.

Klinikeinweisung sofort mit RTW/NAW in Gefäßchirurgie.

Abwendbar gefährlicher Verlauf
Verlust des Körperglieds durch Nekrose.

7.9 Akute Lymphangitis

Syn.: „Blutvergiftung". Akute Entzündung der subkutanen Lymphbahnen, häufig durch Streptococcus pyogenes aber auch Staphylokokken.

Symptome
- Begrenzte, streifenförmige Rötung, meist an Extremität.
- Evtl. Fieber, Lk-Schwellung.

Kurzanamnese
- Häufig kleine Arbeitsverletzungen, Insektenstiche in der Vorgeschichte.
- Sich von der Wunde nach proximal ausbreitender roter Streifen.
- Bei längerem Bestehen Fieber und Lk-Beteiligung.

Sofortdiagnostik
- Inspektion: Scharf abgegrenzter roter Streifen, von einer Wunde ausgehend, dem Lymphabfluss des Gebiets folgend.
- Palpation: Lk befallen?

Differenzialdiagnosen Thrombophlebitis, Erysipel, Phlegmone.

Maßnahmen
- Extremität ruhig stellen und hoch lagern.
- Feuchte, antiseptische Umschläge mit z.B. Rivanol®.
- Sanierung/Versorgung der Eintrittspforte.
- Anbehandlung mit Penicillin 4 × 1,5 Mio. IE/d p.o. über 2 Tage dann 3 × 1,5 Mio. IE/d p.o. insgesamt für 10 Tage. Bei Penicillinunverträglichkeit Makrolide, wie Clindamycin 3 × 300–600 mg/d p.o.
- Pat. beruhigen (oft durch umgangssprachlichen Begriff „Blutvergiftung" verunsichert).
- Bei Verletzung Tetanusschutz überprüfen und ggf. impfen (▶ 2.9.4).

- **Klinikeinweisung** sofort bei V.a. Sepsis, i. d. R. aber nicht erforderlich.
- **Vorstellung** beim HA am nächsten Werktag zur Befundkontrolle.

7

Abwendbar gefährlicher Verlauf
Sepsis.

8 Hautprobleme im Bereitschaftsdienst

Thomas Dirschka

8.1 Juckreiz

Im Bereitschaftsdienst steht die symptomatische Behandlung im Vordergrund; eine genauere Abklärung kann am nächsten Tage erfolgen. Ausnahmen: Juckreiz bei schweren Arzneimittelreaktionen ▶ 8.2.1, Lyell-Syndrom ▶ 8.2.3.

8.1.1 Differenzialdiagnostischer Überblick

Hauterkrankungen mit Juckreiz

- **Neurodermitis** (▶ 8.2.6): Erkr. und Symptomatik sind Pat. meist gut bekannt. Lichenifizierte, zerkratzte Prädilektionsstellen (Armbeugen, Kniekehlen, Hals), ggf. exanthemischer Befall, insgesamt sehr trockene Haut. Typisch: Betroffene Stellen werden blutig gekratzt.
- **Urtikaria** (▶ 8.2.3): Ausgeprägte Quaddelbildung mit starkem Juckreiz. Typisch: Pat. reiben an den Hautveränderungen und kratzen nicht!
- **Allergisches Kontaktekzem** (▶ 8.2.9): An der Lokalisation der Allergeneinwirkung Papulovesikel mit Streureaktion, im Verlauf nässende Hautveränderungen, starker Juckreiz und Brennen.
- **Arzneimittelreaktion** (▶ 8.2.1): Äußerst variables klinisches Bild (im Prinzip können alle Effloreszenzen auftreten). Wegweisend: Medikamentenanamnese, v. a. kürzlich angesetzte Medikamente.
- **Insektenstichreaktionen** (▶ 8.2.8): Können generalisert (z.B. Bienen-, Wespengiftallergie mit Urtikaria oder anaphylaktischer Reaktion) oder lokalisiert (lokale Stichreaktion) ablaufen. Stichereignis ist den Betroffenen meist erinnerlich.
- **Epizoonosen** (▶ 8.5): Infektquellen in der Umgebung? Hinweise auf Epidemie (Schule, Familie)?
- **Schwangerschaftsdermatosen:** Juckreiz kann in der Schwangerschaft auch ohne Hautveränderungen auftreten. Bei Hautveränderungen sollte ein Facharzt konsultiert werden, da einzelne Schwangerschaftsdermatosen ein erhöhtes fetales Risiko aufweisen.
- **Exsikkationsekzem:** Oft bei älteren Menschen im Winter infolge deutlicher Austrocknung der Haut. Sehr quälender Juckreiz; trockene Haut mit oberflächlich eingerissener Hornschicht.
- **Chronische Hautkrankheiten:** Z.B. Psoriasis vulgaris (die oft vertretene Lehrbuchmeinung, die Psoriasis jucke nicht, stimmt meistens nicht!), bullöses Pemphigoid, Pemphigus vulgaris, Lichen ruber planus. Meistens liegen chron. Hauterkr. vor, die im Bereitschaftsdienst allenfalls einer symptomatischen Therapie (z.B. Antihistaminika) bedürfen.

Allgemeinerkrankungen mit Juckreiz

Beispielsweise Diab. mell.; chron. Niereninsuffizienz; Lebererkr., Bluterkr., wie Polycythaemia vera, Leukämien, Lymphome; paraneoplastisch bei Malignomen; Psychosen (▶ 15.7), wie Dermatozoenwahn; Neuropathien, wie die alkoholische und diabetische Neuropathie; Infektionskrankheiten wie Varizellen → Allgemeinmaßnahmen.

Leitfragen

Die spezielle Anamnese richtet sich nach dem klinischen Bild:

- Urtikaria → Nahrungsmittel („exotische“ Speisen, Alkohol (Rotwein), nicht steroidale Antiphlogistika (v.a. ASS), Infekte)? Oft liegen Summationseffekte vor (Infekt + ASS).
- Generalisiertes Exanthem → kürzlich neu eingesetzte Arzneimittel, Fieber, Infekt? **Cave:** ACE-Hemmer lösen meist erst nach längerem Einsatz eine Arzneimittelreaktion aus (oft Angioödem oder Urtikaria).
- Lokalisierte Hautveränderungen → einwirkende Noxen (Kontaktstoffe, z.B. Nickel, Berufsstoffe etc.); Tierkontakte; ähnliche Hautveränderungen bei anderen Personen in der Umgebung?
- Juckreiz ohne sichtbare Hautveränderungen: Oft bei internistischen Erkr.
- Bekannte Allergien erfragen: Soforttypallergien (z.B. Heuschnupfen), Spättypallergien (z.B. Nickelallergie)?

8.1.2 Allgemeinmaßnahmen bei Juckreiz

Lokalmaßnahmen

- Prinzip:
  - Trockene Hautveränderungen (Neurodermitis, Exsikkationsekzem) fett behandeln (z.B. Linola® Fett).
  - Nässende Hautveränderungen (z.B. nässendes Kontaktekzem) austrocknend behandeln (z.B. Lotio Cordes®).
- Antihistaminika: Systemisch z.B. Desloratadin 1 × 5 mg/d p.o. (z.B. Aerius®). Falls eine stärkere Sedierung gewünscht ist (oft bei Neurodermitis günstig, um das Kratzen zunächst zu unterdrücken), sedierendes Antihistaminikum wie Dimetinden 3 × 1 mg/d p.o. (Fenistil®). **Cave:** Lokale Antihistaminika sind wenig wirksam und trocknen die Haut oft stark aus, was den Juckreiz weiter verstärkt.

Vorstellung beim Haus- oder Hautarzt am nächsten Werktag zur Abklärung der genauen Ursachen.

8.2 Allergien, Ekzeme, Unverträglichkeitsreaktionen

8.2.1 Arzneimittelexanthem

Arzneimittelreaktionen verlaufen meist makulös (~40 %), als Urtikaria oder Angioödem (~25 %), als fixe (lokalisierte) Reaktionen (~8 %). Schwere Arzneimittelreaktionen (Lyell-Sy./TEN) sind selten aber lebensbedrohlich! Im Prinzip können alle Arzneimittel auslösend sein.

Differenzialdiagnosen Virusexantheme (z.B. Masern, Varizellen). Virusexantheme sind eher mit Enanthem, Fieber und Allgemeinsymptomen assoziiert. Ausbreitung:

- Virusexanthem eher vom Stamm auf die Extremitäten.
- Arzneimittelexanthem eher von Extremitäten auf den Stamm.

Maßnahmen

- Absetzen des auslösenden Medikaments.
- Wenn Medikation nicht verzichtbar ist (z.B. als Blutdruckmedikation), umsetzen auf andere Stoffklasse, ggf. Rücksprache mit Hausarzt.
- Leichte oder lokalisierte Reaktionen: Lokale Glukokortikoide (z.B. Alfason®-Crelo).
- Generalisierte Reaktionen: Systemische Glukokortikoide, wie Prednisolon 250 mg i.v. (z.B. Solu-Decortin H®), zusätzlich lokale Glukokortikoide (z.B. Alfason®-Crelo).
- Genauere Abklärung am nächsten Tag durch Haus- oder Hautarzt.

Klinikeinweisung sofort bei vital gefährdenden Arzneimittelreaktionen (z.B. Lyell-Syndrom → Bläschenbildung!), möglichst in spezialisiertes Zentrum.

8.2.2 TEN (toxisch epidermale Nekrolyse)

Syn.: Lyell-Syndrom: Schwerste, potenziell vital bedrohliche Arzneimittelreaktion mit flächiger Ablösung der Epidermis. Oft Schleimhautbeteiligung.

Symptome

- Flächig konfluierende Erythemherde, die sich blasig von der Unterlage abzuheben beginnen. Ggf. Schleimhautbeteiligung.
- Deutlich reduzierter AZ; Fieber.
- Ggf. rheumatische Beschwerden.

Sofortmaßnahmen

- Kleidung entfernen. Allgemeinmedizinische Basisuntersuchung (▶ 2.1.1).
- Alle infrage kommenden Medikamente unverzüglich absetzen.
- Großlumiger i.v. Zugang und Infusion (z.B. Ringer-Lsg.).
- Wunden steril abdecken, Pat. in Alufolie einwickeln.
- Präklinisch keine Glukokortikoide, da ggf. nachteilige Beeinflussung bei staphylogenem Lyell-Syndrom!

! Bei großflächiger Ablösung der Haut entsteht ein Krankheitsbild, das einer schweren Verbrennung nahe kommt. Pat. können deshalb besonders gut in Verbrennungszentren therapiert werden.

Klinikeinweisung sofort in spezialisierte Klinik.

8

8.2.3 Akute Urtikaria

Plötzlicher Quaddelschub.

Symptome Quaddelschub (wie nach Kontakt mit Brennnesseln) mit variabler Ausdehnung.

Kurzanamnese Medikamente (z.B. ASS), Insektenstiche, Nahrungsmittel („exotische" Speisen, gefärbte Süßigkeiten), Alkohol, Infekt, Summationseffekte (Infekt + ASS, exotisches Gericht + Rotwein).

Maßnahmen

- Potenziell auslösende Stoffe/Nahrungsmittel meiden (am besten zunächst nur Mineralwasser und Zwieback).
- Pat. mit Glaubersalz abführen lassen.
- Leichte Formen: Antihistaminikum, wie Desloratadin 1 × 5 mg/d p.o. (z.B. Aerius®), lokal Lotio alba aquosa.
- Generalisierte Formen: Systemische Glukokortikoide, wie Prednisolon 1 × 250 mg i.v. (z.B. Solu-Decortin-H®), Antihistaminikum, wie Dimetinden 4 mg i.v. (Fenistil®).
- Bei Entwicklung eines anaphylaktischen Schocks (▶ 3.6).

- **Klinikeinweisung** bei schwersten Quaddelschüben, Luftnot, progressiver Symptomatik oder Schock.
- **Vorstellung** beim Haus- oder Hautarzt am nächsten Tag zur Planung der Ursachenklärung.

8.2.4 Angioödem

Syn.: Quincke-Ödem. Tiefes Ödem der Dermis. Vielfältige Ursachen (allergisch, pseudoallergisch, C1-Esterase-Inhibitor-Mangel, idiopathisch).

Symptome Akut auftretende Schwellung, meist im Lippen- und Mundbereich, ggf. in Assoziation mit Urtikaria.

Kurzanamnese

- Familiärer C1-Esterase-Inhibitor-Mangel.
- Arzneimittel (typisch: ACE-Hemmer, auch wenn Einnahme schon länger besteht!).
- Alkohol, „exotische" Nahrungsmittel.

Maßnahmen

! Systemische Glukokortikoide und Antihistaminika sind wirkungslos!

- Nur Überwachung, z.B. durch Angehörige, wenn keine Atemnot vorliegt und Symptomatik nicht progredient ist.
- Bei familiärem C1-Esterase-Inhibitor-Mangel: C1-INH-Konzentrat 500–1000 IE in 10 ml 0,9 % NaCl-Lsg. (z.B. Berinert® HS).

! Bei akuten Attacken mit schwerer Atemnot ggf. Konio-/Tracheotomie erforderlich.

- **Klinikeinweisung** sofort bei Atemnot.
- **Vorstellung** beim Haus- oder Hautarzt am nächsten Werktag zur Abklärung möglicher Ursachen.

8.2.5 Pollinosis

Syn.: Heuschnupfen. Durch Aeroallergene hervorgerufene Soforttyp-Allergie. V.a. in Frühjahr und Sommer durch Frühblüher oder Gräser.

Symptome Rhinorrhö, Niesattacken, Konjunktivitis, Tränenfluss.

Maßnahmen Der Bereitschaftsdienst wird meist nur bei ausgeprägten Beschwerden aufgesucht. Wirksamste Therapie: Glukokortikoid, wie Prednisolon 100 mg i.v. (z.B. Solu-Decortin®H) zusätzlich Antihistaminikum, wie Desloratadin 1 × 5 mg p.o. (z.B. Aerius®).

Vorstellung beim HA am nächsten Werktag zur weiteren Behandlung.

8.2.6 Neurodermitis

Syn.: Atopisches Ekzem, atopische Dermatitis. Konstitutionelle entzündliche Hautkrankheit mit chronisch rezidivierendem Verlauf. Meist atopische Diathese.

Symptome Starker Juckreiz, lichenifizierte, oft nässende Hautveränderungen, die blutig gekratzt werden.

Kurzanamnese

- Bekannte Neurodermitis? Welche Lokaltherapie wird vertragen?
- Fieber, Impetiginisierung?
- Bläschenbildung (Eczema herpeticatum).

Maßnahmen

- Beste Sofortwirksamkeit besitzen topische Glukokortikoide. Prinzip: Auf trockene Hautveränderungen fettes Lokaltherapeutikum (z.B. Dermatop® Fettsalbe) auf nässende Hautveränderungen Kombination mit feuchten Umschlägen (Fett/Feucht-Therapie).
- Bei schwerstem Befall: Glukokortikoid, wie Prednisolon einmalig 250 mg i.v. (z.B. Solu-Decortin®H), Antihistaminikum, wie Desloratadin 1 × 5 mg p.o. (z.B. Aerius®).
- Bei lokaler Impetiginisierung: Clioquinol-(Chinosol®-)Umschläge, darüber Salbe (z.B. Myacyne®Salbe). **Cave:** Bei stärkerer Impetiginisation antibiotische Abdeckung, z.B. Cefuroximmesilat 2 × 500 mg/d (Penicillinallergie?).

Klinikeinweisung bei V.a. Ekzema herpeticatum und stark impetiginisierter Neurodermitis in Hautklinik.

8

8.2.7 Prurigo simplex subacuta

Symptome Disseminierte Knötchen an der Haut, die zerkratzt werden, bis sie bluten. Meist bei älteren Menschen; Juckreiz wird oft so unerträglich, dass Pat. Bereitschaftsdienst aufsuchen.

Kurzanamnese Bekanntes Krankheitsbild, jetzt exazerbiert.

Sofortdiagnostik Zerkratzte Papeln, die zentral bluten. Typisch: Wenn Blutung auftritt, ist Juckreiz verschwunden.

Maßnahmen

- Symptomatische Therapie des Juckreizes mit sedierendem Antihistaminikum, wie Promethazin 3 × 25 mg/d p.o. (z.B. Atosil®).
- Lokaltherapie: Starkes Glukokortikoid (z.B. Karison® Salbe) ggf. unter Folienokklusion.

Klinikeinweisung nicht erforderlich.

8.2.8 Insektenstich

Zecken ▶ 2.5.10.

Symptome Juckreiz, Rötung und Schwellung an der Stichstelle. Zentrale Einstichstelle oft sichtbar.

Maßnahmen

- Entfernung eines ggf. vorhandenen Stachels.
- Kühlung (z.B. mit kalten Schwarzteekompressen).
- Lokaltherapie mit Glukokortikoidlotio (z.B. Advantan®-Lotio).
- Bei übermäßiger Lokalreaktion (Schwellung über 2 Gelenke): Antihistaminika, wie Desloratadin 1 × 5 mg (z.B. Aerius®).
- Bei Urtikaria nach Insektenstich: Prednisolon 1 × 250 mg i.v. (z.B. Solu-Decortin H®), Dimetinden 4 mg i.v. (Fenistil®). Bei Progress der klinischen Symptomatik stationäre Einweisung.
- Bei Infektion der Einstichstelle: Antiseptische Lokaltherapie (z.B. feuchte Umschläge mit Chinosol®-Lsg.), antibiotische Ther., z.B. mit Cefuroximmesilat 2 × 500 mg/d (z.B. Zinnat®).

! Insektenstiche bei Allergikern (v. a. Bienen-, Wespenstich) können lebensbedrohlich sein. Schockbehandlung nach Stufenschema einleiten. Notarzt. Stationäre Aufnahme.

Klinikeinweisung sofort mit NAW bei allergischem Schock oder fortschreitender Symptomatik trotz antiallergischer Ther.

8.2.9 Kontaktallergisches Ekzem

Durch Kontaktallergen ausgelöste Reaktion, die 48–72 h nach Kontakt auftritt.

Ätiologie Häufige auslösende Kontaktstoffe: Nickelsulfat (Modeschmuck), Kobaltchlorid (Zement, Lidstift), Chromat (Zement, Leder), Gummiinhaltsstoffe, Dermatika, Kosmetika.

Symptome Im akuten Stadium nässende Bläschen, Streureaktion, starker Juckreiz.

Kurzanamnese Kontakt mit verdächtigem Kontaktstoff (Metall, Berufsstoff) vor 48–72 h?

Maßnahmen

- Lokale Glukokortikoidther. (z.B. Dermatop®-Creme), ggf. in Kombination mit feuchten Umschlägen mit 0,9 % NaCl-Lsg.
- Bei Superinf.: Chinosol®-Umschläge.

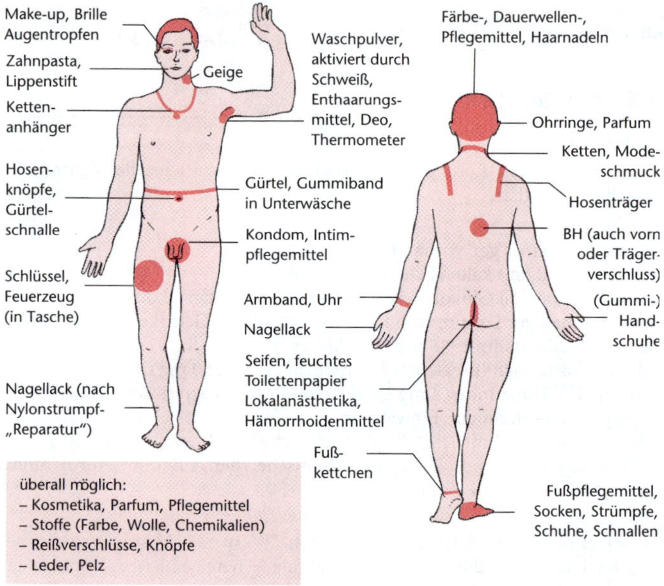

Abb. 8.1 Typische Lokalisationen bei Kontaktallergie [A300–157]

- **Klinikeinweisung** nicht erforderlich.
- **Vorstellung** beim Haus- oder Hautarzt am nächsten Werktag zur Ursachenklärung.

8

8.2.10 Pityriasis rosea

Syn.: Röschenflechte. Harmlose, wahrscheinlich infektallergische Erkr.

Symptome Oft ausgedehntes klinisches Bild mit multiplen randständig schuppenden Herden. Dem Exanthem geht oft ein einzelner Herd etwa eine Woche voraus („Primärmedaillon"), an den sich Pat. meist erinnert. Kein oder wenig Juckreiz.

Maßnahmen

- Patienten über Harmlosigkeit aufklären.
- Keine Therapie erforderlich; selbstständige Abheilung nach 3–6 Wo.

8.3 Hautveränderungen durch physikalische und chemische Noxen

Verätzungen ▶ 6.13.3.

8.3.1 Perniones

Erfrierungen ▶ 6.13.2.
Syn.: Frostbeulen.

Symptome An kälteexponierten Stellen (v. a. Finger, Zehen) bläuliche Verfärbungen, teigige Schwellung, ggf. Blasenbildung.

Maßnahmen

- Allmähliches Erwärmen (ansteigende Wärmebäder).
- Bei stärkerer Entzündung lokal steroidale Therapie (z.B. Ecural® Fettcreme).
- Bei offenen Läsionen: Antiseptische Lokalther. (z.B. Braunovidon®-Salbe, Oleotüll®-Gaze, Verband).

8.3.2 Dermatitis solaris

Verbrennungen ▶ 6.13.1.
Syn.: Sonnenbrand.

Symptome Flächiges Erythem und Schmerzen nach UV-Exposition. Maximum des Erythems 24–36 h nach UVB-Exposition. Ggf. auch nach künstlicher Bestrahlung (Solarium, Hautarzt). Oft nächtliche Konsultation nach Sonnenbad.

Maßnahmen

- Keine weitere UV-Exposition (textiler Lichtschutz).
- Flächige Anwendung von Glukokortikoid-Lotionen (z.B. Advantan®-Lotio).
- Bei ausgedehntem Befund ASS 3 × 500 mg/d über 2–3 Tage.

Schwere Dermatitis mit beginnender Bläschenbildung: Systemische Glukokortikoide, wie Prednisolon 250 mg/d i.v. über 2–3 Tage (z.B. Solu Decortin H®), danach rasch ausschleichen.

Zusätzlich Vit. C (z.B. Cebion®-Brausetbl.) 2 × 1 Tbl. **Cave:** Magenschutz bedenken(!) z.B. Esomeprazol 1 20 mg/d p.o. (z.B. Nexium®).

- **Klinikeinweisung:**
  - Bei schwerster Blasenbildung, Kindern, älteren Menschen.
  - Besonders gefährlich: Dermatitis nach PUVA-Therapie → sofortige Einweisung in Hautklinik.
- **Vorstellung** beim HA am nächsten Werktag in allen leichteren Fällen zur evtl. Weiterbehandlung.

8.3.3 Polymorphe Lichtdermatose

Syn.: Sonnenallergie. Oft im Frühjahr bei erster Besonnung oder im Urlaub bei fehlender Vorbräunung und hellem Hauttyp auftretend.

Symptome Sehr variables klinisches Bild. An belichteten Lokalisationen (Unterarme, Dekolleté, Gesicht) entstehen Erytheme, Papeln, Vesikel, Hämorrhagien oder akneartige Effloreszenzen (Mallorca-Akne).

Maßnahmen

- Keine weitere UV-Exposition (textiler Lichtschutz).
- Lokale Glukokortikoide (z.B. Ecural®-Fettcreme).
- Bei schweren Veränderungen systemische Glukokortikoide, wie Prednisolon 50 mg p.o. (z.B. Solu-Decortin® H), über wenige Tage rasch ausschleichen.
- Mallorca-Akne: Keine Glukokortikoide einsetzen.

Vorstellung beim Hautarzt am nächsten Werktag zur weiteren Therapie.

8.4 Infektiöse Hautkrankheiten

8.4.1 Herpes simplex recidivans in loco

Prinzipiell an allen Hautlokalisationen mögliche Inf. durch Herpes-simplex-Virus (1 und 2), v.a. Lippen- und Genitalbereich.

Sofortdiagnostik Typische Klinik und Anamnese.

Maßnahmen

- Austrocknende Lokaltherapie (z.B. Anaesthesulf P® Lotio, Lotio alba aquosa).
- Bei ausgedehntem Befund: Aciclovir 5 × 800 mg/d p.o. (z.B. Virzin®).
- Bei Mundschleimhautbefall Mundspülungen (z.B. Kamillosan®) mehrfach täglich.

! Antivirale Externa („Herpescremes") sind allenfalls in der Frühphase der Erkr. sinnvoll; nach einsetzender Bläschenbildung sinnlos!

Klinikeinweisung nur bei extrem ausgedehntem Befund erforderlich.

8.4.2 Herpes zoster

Syn.: Gürtelrose. Zweitinf. mit dem Varizella-Zoster-Virus im Ausbreitungssegment eines (oder mehrerer) Nerven.

Symptome Herpetiforme Bläschen im Ausbreitungssegment eines Nervs, oft mit Gefühlsstörung und/oder Schmerzen.

! Schmerz (brennen) kann den Hautveränderungen vorauseilen; dann wird Erkr. oft fehlgedeutet (Lumbago etc.).

Sofortdiagnostik Im typischen Fall leicht zu erkennen.

Maßnahmen
- Lokaltherapie: Austrocknend (z.B. Anaesthesulf P®-Lotio).
- Systemtherapie: Aciclovir 800 mg p.o. alle 4 h über 5 Tage (z.B. Virzin®).
- Schmerztherapie: Z.B. Paracetamol-comp.® Tbl. 4 × 1.

- **Klinikeinweisung** bei Immunsuppression zur hoch dosierten i.v. virustatischen Ther.
- **Vorstellung:**
  - Bei Augenbeteiligung (Zoster V1) → Augenarzt.
  - Bei Zoster V2 → HNO-Arzt.

8.4.3 Varizellen bei Erwachsenen

! Varizellen treten selten auch bei Erwachsenen auf und werden dann oft übersehen oder fehlgedeutet.

Symptome
- Prodromi: Abgeschlagenheit, subfebrile Temp.
- Windpockenexanthem: Beginn typischerweise an der Kopfhaut. Zunächst rötliche Papeln, dann Bläschen, Pusteln und Krusten, die später alle nebeneinander auftreten (so genannter „Sternenhimmel“).

Therapie
- Fieber senkende Ther., z.B. mit Paracetamol bis zu 3 g/d p.o. (z.B. ben-u-ron®).
- Juckreiz stillende Lokalther. (z.B. Anaesthesulf P®-Lotio).
- Antihistaminika, wie Dimetinden 3 × 1 mg/d p.o. (z.B. Fenistil®).

Klinikeinweisung bei schweren Verlaufsformen, ggf. parenterale Aciclovir-Gabe in der Klinik.

8.4.4 Erysipel

Syn.: Wundrose. Flächige Streptokokkeninf. (seltener auch Staphylokokken), die durch „Hautpforte“ eingedrungen sind.

Symptome
- Rötung, Schwellung, Überwärmung.
- Fieber, allgemeines Krankheitsgefühl.
- Ggf. Lk-Schwellung in zugehöriger Lk-Region.

Kurzanamnese Verletzung bekannt? Mazerative Zehenzwischenraummykose? Ulcus cruris?

Sofortdiagnostik
- Scharf begrenztes, überwärmtes Erythem.
- Eintrittspforte (Verletzung, Zehenzwischenraummykose).
- Temp. (Temp. messen lassen).
- Lk-Schwellung.

Maßnahmen

- **Externe Therapie:**
  - Feuchte Umschläge mit Kaliumpermanganatlsg. (soll hellrosa sein).
  - Ruhigstellung und Hochlagerung der betroffenen Extremität.
  - Antiseptische Behandlung der Eintrittspforte (z.B. Braunovidon®-Salbe).
- **Interne Therapie:**
  - Leichte Fälle: Ambulante Ther. mit Penicillin 3 × 1,2 Mio. IE/d p.o. (z.B. Isocillin®); bei Penicillinallergie Erythromycin 2 × 1000 mg/d p.o. (z.B. Erythrocin®).
  - Fieber senkende Therapie, z.B. Paracetamol bis 3 × 1 g/d p.o. (z.B. ben-u-ron®).

Klinikeinweisung bei mittelschweren und schweren Fällen zur i.v. Ther.

8.4.5 Abszess

Stark schmerzhafte eitrige Einschmelzung, durch Staph. aureus (25 %) oder Mischinf.

Symptome Starke (Druck-)Schmerzen und teigige Schwellung einer Hautregion, ggf. Fluktuation.

Maßnahmen

- Lokalisierter Befund außerhalb des Gesichts: Ichthyol® 50 % Salbenverband → **Vorstellung** bei HA am nächsten Morgen.
- Lokalisierter Befund außerhalb des Gesichts, Fluktuation: Entlastung durch kleine Inzision im Zentrum, Abszesshöhle mit Betaisodona®-Gazestreifen drainieren → **Vorstellung** bei HA am nächsten Morgen.
- Ausgedehnter Befund oder Lokalisation im Gesichtsbereich: Sprechverbot, Beginn der internen Ther. mit Oxacillin 4–6 × 500 mg/d p.o. (z.B. Infectostaph®) → **Klinikeinweisung.**

8.4.6 Panaritium

Eitrige Entzündung an Fingern oder Zehen. Ggf. Tiefenausdehnung bis zu Knochen und Gelenken.

Symptome Rötung, Überwärmung, Schmerzen, Schwellung des betroffenen Areals.

Maßnahmen

- Bei beginnenden Prozessen zunächst Lokalther. (z.B. Ichtholan® 50 % Salbenverband).
- Bei entstehenden Eiterstippchen diese mit Lanzette eröffnen.
- Bei ausgedehntem Befund: Oberst-Leitungsanästhesie, Nagelextraktion, Finger/Zehen in Braunol®-Lsg. baden.
- Beginn mit Systemther. z.B. Sultamicillin 2 × 750 mg/d p.o. (Unacid®PD oral).

! Ein Befall der Hohlhand bleibt lange klinisch verborgen.

- **Klinikeinweisung** bei fortschreitender Handschwellung in handchirurgische Klinik!
- **Vorstellung** beim HA in allen leichteren Fällen am nächsten Werktag.

8.4.7 Impetigo contagiosa

Hochkontagiöse, oberflächlicher Streptokokken- oder Staphylokokkeninf. Oft bei Kindern.

Symptome Nässende honiggelbe Krusten, deutliche Ausweitungstendenz (Streuherde).

Maßnahmen

- Lokalther.: Z.B. Fucidine®-Creme, Umschläge mit Clioquinol (Chinosol®).
- Antibiotika: Erwachsene Penicillin 3 × 1,2 Mio. IE/d über 7–10 Tage p.o., Kinder Oralcephalosporine (z.B. Panoral®-Saft).

!

- Strikte Hygiene (eigenes Handtuch, nicht Kratzen, Händedesinf.) ist wichtig!
- Kein Kindergarten und Schulbesuch bis Krusten abgefallen sind.
- Handtücher und Bettwäsche häufig wechseln!

Klinikeinweisung meist nicht erforderlich.

8.5 Parasiten

Das Identifizieren von Parasiten (▶ Abb. 8.2) kann im Bereitschaftsdienst wichtig sein, da von den Angehörigen oft nach Maßnahmen gefragt wird, mit denen sich die weitere Ausbreitung verhindern lässt.

8.5.1 Skabies

Syn.: Krätze.

Symptome

- Juckreiz, v. a. in Bettwärme.
- Auch Juckreiz ohne Hautveränderungen möglich („gepflegte Skabies").
- Sekundärinfektionen.

Sofortdiagnostik

- Papeln und z. T. gangartige Effloreszenzen an den Prädilektionsstellen wie Interdigitalfalten, Handgelenken, vordere Axillarlinie, Mamillen, Genitalbereich.
- Veränderungen der Primäreffloreszenzen durch Kratzen.

Maßnahmen

- Bei Erwachsenen: Hexachlorcyclohexan (z.B. Jacutin®-Emulsion, enthält zusätzlich 2,5 % Benzylbenzoat). Soll dünn auf die gesamte Haut aufgetragen werden, 6–8 h belassen, dann mit Wasser und Seife auswaschen. **KI:** Schwangerschaft und Stillzeit.

- Schwangerschaft, Stillzeit und Kleinkinder: Benzylbenzoat, z.B. Antiscabiosum (10 %) 1 × tgl. für 3 Tage.
- Tgl. Wechsel der Wäsche, Vollbad.
- Nahe Kontaktpersonen müssen mitbehandelt werden.

! Keine Bäder oder Cremes unmittelbar vor der Behandlung, da dadurch die Resorption gesteigert wird.

Klinikeinweisung: Kleinkinder und Säuglinge zur Therapie in Kinderklinik einweisen.

Abwendbar gefährlicher Verlauf
Sekundärinfektion.

8.5.2 Läuse

Beim Menschen kommen vor: Pediculus capitis (Kopflaus), Pediculus corporis sive vestimentorum (Kleiderlaus), Pediculus pubis (Filzlaus).

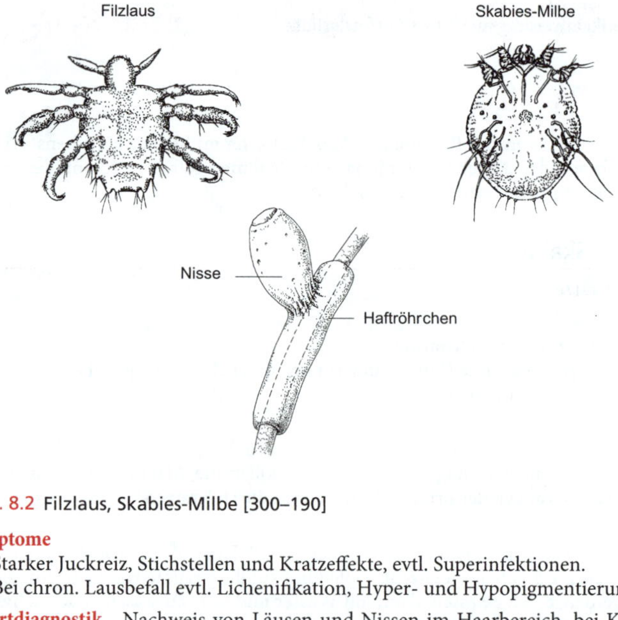

Abb. 8.2 Filzlaus, Skabies-Milbe [300–190]

Symptome

- Starker Juckreiz, Stichstellen und Kratzeffekte, evtl. Superinfektionen.
- Bei chron. Lausbefall evtl. Lichenifikation, Hyper- und Hypopigmentierung.

Sofortdiagnostik Nachweis von Läusen und Nissen im Haarbereich, bei Kopfläusen meist hinter dem Ohr.

! Immer auch an Augenwimpern nachsehen.

Maßnahmen

- **Kopfläuse:** Hexachlorcyclohexan (z.B. Jacutin®) als Gel oder Emulsion auf die nasse Kopfhaut bringen, über Nacht einwirken lassen, mit Wasser auswaschen, Wiederholung nach 1 Wo. **Cave:** Nicht bei Schwangeren und stillenden Mütter; bei Kindern nur unter ärztlicher Aufsicht.
  - Kinder, Schwangere und stillende Mütter: Goldgeist® forte für die Haarwäsche.
  - Mechanisches Entfernen der Nissen: Haare mit Essigwasser anfeuchten (1 Teil Speiseessig auf 2 Teile Wasser) 10 Min. einwirken lassen und anschließend mit Nissenkamm aus Metall (!) auskämmen.
  - Kontaktpersonen mitbehandeln.
  - Kindergarten- oder Schulbesuch erst wenn keine Nissen mehr vorhanden sind.
  - Kopfstützen im Auto mit Plastiktüten abdecken.
- **Kleiderläuse:**
  - Erwachsene: Z.B. Jacutin®-Emulsion über 3 Tage auf den gesamten Körper (außer Kopf), jeweils am nächsten Morgen abduschen.
  - Kinder vom 3.–10. Lj. über 2 Tage jeweils nach 3 h abduschen. Kleidung heiß waschen oder trocken reinigen und heiß bügeln.
  - Teddys und Kissen im Plastikbeutel in die Tiefkühltruhe.
- **Filzläuse:** Bei Erwachsenen auf den Schamhaarbereich begrenzte Lokaltherapie mit Hexachlorcyclohexan als Gel oder Emulsion. Geschlechtspartner mitbehandeln.

Abwendbar gefährlicher Verlauf
Sekundärinfektion; Ansteckung.

8.5.3 Flöhe

Der Mensch ist meist nur passagerer Wirt des Flohs.

Symptome

- Starker Juckreiz, wechselnde Lokalisation.
- Asymmetrische, multiple Quaddeln mit zentraler Bissstelle an bedeckten Körperteilen; oft in Gruppen von 2–3 nebeneinander an den Extremitäten.

Kurzanamnese Kontakt zu Tieren, z.B. Hunden, Katzen, Schafen, Igeln.

Maßnahmen

- Kühlende Umschläge evtl. mit Essigzusatz.
- Bei starkem Juckreiz systemische Gabe von Antihistaminika Clemastin 2 × 1 mg/d p.o. (z.B. Tavegil®).
- Vollbad mit antiseptischem Zusatz (z.B. Betaisodona®).
- Ggf. Kleider entwesen lassen und bei sehr ausgedehntem Befall Wohnung (Teppiche, Sofa) ebenfalls.
- Haustiere müssen gleichzeitig „entfloht“ und „entwurmt“ werden (Gefahr der Reinfektion).

8.6 Sonstige Erkrankungen

8.6.1 Analvenenthrombose

Äußerst schmerzhafte Thrombose der Analrandvenen, die als dunkelblaue Knoten imponieren.

Symptome Starker perianaler Schmerz. Pat. kann nicht Sitzen, starker Schmerz bei Stuhlgang.

Sofortdiagnostik Typische Klinik (bläulich schwarzer Knoten), starke Berührungsempfindlichkeit.

Maßnahmen

- Ther. ist abhängig von Größe und Alter der Thrombose:
  - Kleine, bis 0,5 cm große Thrombose → Lokalther., z.B. mit Posterisan®-Salbe.
  - Größere, < 4 h alte Thrombose → Stichinzision und Ausdrücken des Thrombus (sehr schmerzhaft).
  - Thrombose > 4 h alt → Stat. Einweisung.
- Nachbehandlung: Sitzbäder, z.B. in Braunol® 2000-haltigem Bad, antiphlogistische Ther. z.B. mit Diclofenac 2 × 50 mg/d p.o. (z.B. Voltaren dispers®).

9 HNO-Notfälle

Thomas Quellmann

9.1 Untersuchungsmethoden

Inspektion und Palpation

Inspektion von Mund und Lippen

- Zunge gerade herausstrecken lassen: Beläge, Abweichungen, Tremor?
- Inspektion der Wangenschleimhaut: Seitliches Wegschieben der Wange mit dem Spatel bei leicht geöffnetem Mund.
- Bei Mundöffnung auf Kieferklemme achten.

Inspektion der Zähne

- Sanierungsbedürftiges Gebiss?
- Zahnfleischtaschen?

Inspektion des Rachens

- Mit Zungenspatel Zunge nach unten drücken. **Cave:** Spatel nicht zu weit hinten aufsetzen → Würgereiz. Pat. Kopf zurückneigen lassen.
- „A!" sagen lassen: Bei Gaumensegelparese (N. vagus) weichen Uvula und Gaumenbögen zur gesunden Seite ab (Kulissenphänomen).
- Tonsillen: Symmetrisch? Belegt? Ulzeriert?

Inspektion der Nase und Nebenhöhlen

- Entzündungszeichen? Schwellung?
- Prüfung der Nervenaustrittspunkte.
- Druck- und Klopfempfindlichkeit über Stirn und Wange?
- Schmerzen beim Bücken?
- Unangenehmer Geruch aus der Nase, z.B. bei Fremdkörper? Fluor?

Inspektion des äußeren Ohrs Rötung, Schwellung, Überwärmung, Neubildung?

Palpation

- Mastoiddruckschmerz bei Mastoiditis?
- Tragusdruckschmerz bei Otitis media?
- Regionäre Lk-Schwellung?

Otoskopie Inspektion des Gehörgangs und des Trommelfells mit Otoskop (Ohrmuschel nach hinten oben ziehen, um Krümmung des knorpeligen Anteils des äußeren Gehörgangs auszugleichen): Gehörgangsschwellung? Furunkel? Cerumen? Fremdkörper im äußeren Gehörgang? Blutung? Rötung oder Vorwölbung des Trommelfells? Mittelohrerguss? Perforation? Narben? Tumor?

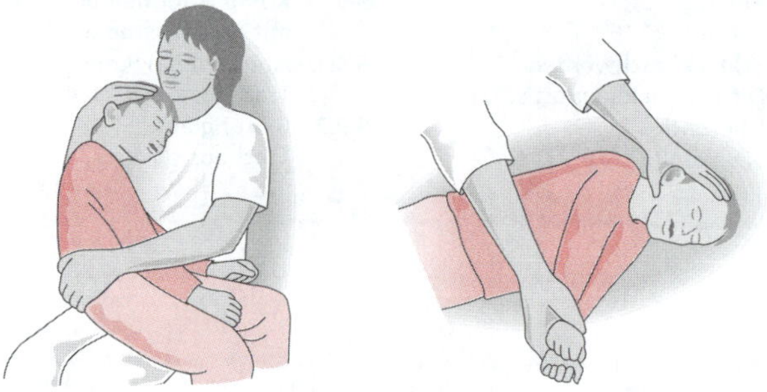

Abb. 9.1 Ohrenspiegelung bei Kindern [A300–157]

9

Orientierende Hörprüfung

Patientenbeobachtung

- Pat. reagiert nicht auf Begrüßung oder Ansprache.
- Pat. reagiert nicht, wenn er den Sprechenden nicht sieht.
- Pat. antwortet nicht in adäquater Lautstärke.

Hörweitenprüfung für Flüster- und Umgangssprache Ein Ohr zuhalten lassen (mit dem „besseren" Ohr beginnen), in einigem Abstand (4–6 m) viersilbige Zahlenwörter (zwischen 21 und 99) vorsprechen.
Hörweite für Umgangssprache:

- ≤ 4 m: Geringgradige Schwerhörigkeit.
- 1–4 m: Mittelgradige Schwerhörigkeit.
- 25 cm–1 m: Hochgradige Schwerhörigkeit.
- ≤ 25 cm: Taubheit.

Weber-Rinne-Versuch Sofern Stimmgabel vorhanden.

- **Rinne:** Stimmgabel auf Processus mastoideus setzen, bis Pat. Ton nicht mehr hört; dann vor das Ohr halten. Pat. hört Ton wieder → Rinne positiv → Innenohrschwerhörigkeit oder normales Hörvermögen. Pat. hört Ton nicht → Rinne negativ → Schallleitungsschwerhörigkeit.
- **Weber:** Stimmgabel in der Mitte des Kopfs aufsetzen. Ton wird in der Mitte wahrgenommen → Weber mittig. Lateralisierung: Zur „kranken" Seite → Schallleitungsschwerhörigkeit; zur „gesunden" Seite → Innenohrschwerhörigkeit.

9.2 Ohrenschmerzen

9.2.1 Differenzialdiagnostischer Überblick

- **Otitis media** (▶ 9.2.2): Trommelfell gerötet, gefäßinjiziert, „schollig" weiß, vorgewölbt, Spontanperforation möglich.
- **Otitis externa acuta** (▶ 9.2.3): Rötung und Schwellung der Gehörgangshaut, Tragusdruckschmerz, Schmerzen beim Ziehen der Ohrmuschel nach hinten.
- **Trigeminusneuralgie** (▶ 4.5.9): Rezidivierend auftretende, meist einseitige, sekunden- bis minutenlange Schmerzattacken im Bereich des 2. und 3. (seltener des 1.) Trigeminusasts, Kontraktion der mimischen Muskulatur, vegetative Reizerscheinung (z.B. Hautrötung).
- **Zahnschmerzen** (▶ 10.2): Ausstrahlung ins Ohr möglich.
- **Zoster oticus** (▶ 9.2.4): Herpetiforme Hauteffloreszenzen an Ohrmuschel und Gehörgang, neuralgiforme Schmerzen, evtl. Schwerhörigkeit, Übelkeit, Erbrechen, Spontannystagmus, periphere Fazialisparese (▶ 4.11.5).
- **Trommelfellperforation** (▶ 9.2.5): Sichtbare Perforation mit blutig nach innen gerollten Rändern; u.U. blutig tingiertes oder eitrig bräunliches Sekret.

9.2.2 Otitis media

Symptome Ohrenschmerzen, Fieber, evtl. Schwerhörigkeit, Ohrgeräusch.

Kurzanamnese Rhinitis vorausgegangen? Allgemeiner Infekt: Grippe, Masern, Scharlach?

Sofortdiagnostik

- Otoskopie: Trommelfell gerötet, gefäßinjiziert, „schollig" weiß, vorgewölbt, Spontanperforation möglich (danach meist Nachlassen der Schmerzen).
- Schallleitungsschwerhörigkeit?

Maßnahmen

- **Kinder:**
  - Abschwellende Nasentropfen, z.B. Otriven® 0,05 %.
  - Antibiotika: Z.B. Amoxicillin 50–100 mg/kg/d (7–10 Tage) in 2–4 Einzeldosen (z.B. Amoxi-Wolff® Saft 10 %), alternativ Erythromycin.
  - Analgesie mit Paracetamol je nach Alter des Kinds 3–4 × 125–500 mg/d (z.B. ben-u-ron® Supp.).
- **Erwachsene:**
  - Abschwellende Nasentropfen z.B. Otriven® 0,1 %.
  - Antibiose: Z.B. Amoxicillin 3 × 750–1000 mg/d p.o. (7–10 Tage), alternativ Makrolide, wie Roxithromycin 1 × 300 mg/d p.o. (z.B. Rulid® 300).
  - Analgesie mit ASS 2–3 × 500–1000 mg/d p.o. (z.B. Aspirin®) oder Paracetamol 3–4 × 500–1000 mg/d p.o. (z.B. ben-u-ron®).

Vorstellung beim HA bzw. HNO-Arzt zur Befundkontrolle nach 2–3 Tagen.

! Keine lokale Anwendung von Ohrentropfen oder Verschluss des äußeren Gehörgangs mit Watte: Wirkt infektionsbegünstigend durch Prinzip der „feuchten Kammer".

Sonderformen

- **Säuglings- und Kleinkindalter:** Häufig ausgeprägte Allgemeinsymptome (hohes Fieber, Störung der Verdauung und der Ernährung, Erstsymptom gelegentlich Bauchschmerzen), „Ohrzwang" (Kind greift nach erkranktem Ohr), deutliche Schmerzreaktion bei Berührung der Ohrregion. Immer antibiotisch behandeln; Klinikeinweisung bei Säuglingen und Kleinkindern in Abhängigkeit vom AZ.
- **Grippe-Otitis:** Blutblasen auf dem Trommelfell und im Gehörgang. Toxische Innenohrschädigung häufig → Vorstellung beim HNO-Arzt zur Audiometriekontrolle, frühzeitige Parazentese erforderlich.
- **Scharlach, Masernotitis:** Gefahr der Trommelfellnekrose; frühzeitige Antibiose erforderlich.

Abwendbar gefährlicher Verlauf

Mastoiditis (▶ 9.7.2): Vor der Antibiotikaära sind zahlreiche Säuglinge an einer Mastoiditis als KO gestorben. Eine Otitis media muss bei Säuglingen immer antibiotisch behandelt werden.

9.2.3 Otitis externa

Otitis externa acuta

Häufigste schmerzhafte Erkr. im äußeren Gehörgang.

Symptome

- Tragusdruckschmerz, Schmerzen bei Ziehen der Ohrmuschel nach hinten und bei der Otoskopie.
- Evtl. Schwerhörigkeit.

Sofortdiagnostik Otoskopie: Rötung und Schwellung der Gehörgangshaut.

Maßnahmen

- Reinigung des Gehörgangs, z.B. durch Spülen mit warmem Wasser (wenn Pat. es toleriert).
- Ohrentr.: Z.B. Polymyxin-B (z.B. Panotile®) 4–6 × tgl.
- Bei Beteiligung der Ohrmuschel oder regionären Lymphknoten: Einleitung der Antibiose z.B. mit Ofloxacin 200 mg/d p.o. (z.B. Tarivid 200®) über 5–7 Tage.
- Evtl. Analgesie: Z.B. Diclofenac 3 × 50 mg/d p.o. (z.B. Diclac® 50), zudem antiphlogistische Wirkung.

Vorstellung beim HA oder HNO-Arzt am nächsten Werktag zur Kontrolle.

Otitis externa circumscripta (Gehörgangsfurunkel)

Symptome Tragusdruckschmerz, Lk-Schwellung.

Sofortdiagnostik Otoskopie: (Umschriebene) Schwellung des Gehörgangs.

Maßnahmen Evtl. Analgesie: Z.B. Diclofenac 3 × 50 mg/d p.o. (z.B. Diclac® 50), zudem antiphlogistische Wirkung!

Vorstellung beim HNO-Arzt zur Inzision bei zentraler Einschmelzung.

Otitis externa maligna (necroticans)

Häufig bei Diabetikern und immunsupprimierten Pat.

Symptome

- Tragusdruckschmerz, Schmerzen beim Ziehen der Ohrmuschel nach hinten und bei der Otoskopie.
- Evtl. Schwerhörigkeit.
- Fötider Geruch.

Sofortdiagnostik Otoskopie: Leicht blutende Granulationen im Gehörgang.

Differenzialdiagnose Malignom.

Maßnahmen Evtl. vor Transport Analgesie mit Tramadol 50–100 mg i.m. oder i.v. (z.B. Tramal®).

Klinikeinweisung Vorstellung in HNO-Abteilung, schon bei Verdacht, da sich lebensbedrohliche KO entwickeln können.

Abwendbar gefährlicher Verlauf
Sepsis, Meningitis, Sinusvenenthrombose.

9.2.4 Zoster oticus

Symptome
- Starke, neuralgiforme Schmerzen.
- Zu 50–90 % Fazialisparese.
- Evtl. Schwerhörigkeit, Schwindel.

Sofortdiagnostik Otoskopie: Herpetiforme Hauteffloreszenzen an Ohrmuschel und Gehörgang.

Maßnahmen
- Analgesie mit Tramadol (z.B. Tramal®) 4 × 30 Tr. tgl. oder Nedolon P® 3 × 1 tgl.
- Aciclovir 5 × 5–10 mg/kg/d i.v. über 10 Tage (z.B. Acic®).

- **Klinikeinweisung** wenn ambulante i.v. Therapie nicht möglich ist.
- **Vorstellung** beim HNO-Arzt (oder Bereitschaftsdienst) am nächsten Tag zur Fortsetzung der i.v. Therapie und zur Kontrolle.

Abwendbar gefährlicher Verlauf
Innenohrbeteiligung.

9.2.5 Trommelfellperforation

Symptome Stechende Schmerzen, Schwerhörigkeit.

Kurzanamnese
- Schlag aufs Ohr?
- Kopfsprung ins Wasser?
- Manipulation im Gehörgang (Wattestäbchen, Stricknadel)?
- Unsachgemäße Ohrspülungen?

Sofortdiagnostik Otoskopie: Sichtbare Perforation mit blutig nach innen gerollten Rändern.

Vorstellung sofort beim HNO-Arzt oder in einer HNO-Ambulanz.

! Für den Transport Ohr steril abdecken.

9.3 Hörminderung und Hörverlust

Das einzig Wichtige im Bereitschaftsdienst ist die Unterscheidung, welche Pat. einer sofortigen Klinikeinweisung bedürfen und bei welchen die Vorstellung beim HNO-Arzt am nächsten Tag ausreichend ist.

9.3.1 Differenzialdiagnostischer Überblick

- **Cerumen obturans** (▶ 9.3.2): Plötzliche Hörminderung, Druck im Ohr, Rauschen, tritt häufig nach Baden oder Duschen auf.
- **Akuter Tubenkatarrh** (▶ 9.3.3): Druck, evtl. auch Stechen im Ohr, zunehmende Hörminderung, „Knacken" beim Schlucken, Autophonie (Pat. hört sich selbst), evtl. Ohrgeräusche.
- **Ototoxische Medikamente:** Schwerhörigkeit anfangs oft nur im Hochtonbereich, Tinnitus, z. T. auch Gleichgewichtsstörungen. Dran denken! Aminoglykoside (v. a. Gentamicin), Zytostatika (Cyclophosphamid, Cisplatin), hoch dosierte Salizylate ≥ 2 g/d, Tuberkulostatika (Streptomycin, Rifampicin, Chinidin). Nutzen-Risiko-Abwägung; evtl. „verdächtiges" Medikament absetzen; **Vorstellung** beim HA am nächsten Werktag.
- **Otitis media** (▶ 9.2.2): Trommelfell gerötet, gefäßinjiziert, „schollig" weiß, vorgewölbt, Spontanperforation möglich.
- **Knall- und Lärmtrauma** (▶ 9.3.5): Heftige Ohrenschmerzen, evtl.: Schwindel, hochfrequenter Tinnitus, Spontanperforation des Trommelfells mit blutiger Otorrhö.
- **Menière-Krankheit** (▶ 4.8.4): Anfallsartig Schwindel, Schwerhörigkeit, Tinnitus; Spontannystagmus, Fallneigung zur Seite des betroffenen Ohrs, meist Erbrechen.
- **Zoster oticus** (▶ 9.2.4): Herpetiforme Hauteffloreszenzen an Ohrmuschel und Gehörgang, neuralgiforme Schmerzen, evtl. Schwerhörigkeit, Schwindel, Übelkeit, Erbrechen, Spontannystagmus, periphere Fazialisparese (▶ 4.11.5).
- **Borreliose** (▶ 4.1.4): Wo. bis Mon. nach Zeckenbiss oder abgelaufener Borreliose. Akute, z. T. in Schüben verlaufende Hörminderung, häufig Tinnitus, evtl. auch andere neurologische Störungen, z.B. Fazialisparese ein- oder beidseitig.
- **Fremdkörper** (▶ 9.8.3): Z.B. bei Kindern oder psychiatrischen Patienten.
- **Akute Labyrinthitis** (▶ 4.8.1): Durch direkte Infektion bei Otitis media oder nach Trauma rasch zunehmende Symptomatik mit Ertaubung, begleitendem Schwindel, Übelkeit und Erbrechen, Tinnitus.
- **Virusinfektion:** Z.B. Masern, Mumps, Röteln, Grippe, Zoster begleitende entzündliche Innenohrschädigung → **Klinikeinweisung** bei Verdacht.
- **HIV-Infektion** (▶ 16.3): Häufiger Hörsturz (▶ 9.3.4), auch in Frühphase der Infektion. Im weiteren Verlauf schleichend progrediente Schwerhörigkeit durch HIV-Infektion sowie evtl. Labyrinthitis bei opportunistischen Infektionen, z.B. mit Pilzen.
- **Zervikal bedingte kochleovestibuläre Funktionsstörung:** HWS-Sy. mit Störungen der vertebrobasilären Durchblutung. Häufig morgens nach dem Aufstehen Tieftonschwerhörigkeit mit Tinnitus sowie Schwindel, begleitend Nackenkopfschmerzen → **Klinikeinweisung** bei Verdacht.

9.3.2 Cerumen obturans

Häufigste Ursache von akuten Hörstörungen, tritt oft nach dem Baden oder Duschen auf.

Symptome Plötzliche Hörminderung, meist einseitig. Druck im Ohr, selten Schmerzen.

Sofortdiagnostik Otoskopie: Gelblich braune Masse im Gehörgang.

Differenzialdiagnose Fremdkörper.

Maßnahmen Ohrspülung

! Vor Spülung nach bekannten Trommelfelldefekten fragen!

- Schulter des Pat. mit Handtuch zum Auffangen von Spritzwasser abdecken. Kinder müssen von ihren Müttern im „Schraubstockgriff" gehalten werden.
- Angenehm temperiertes Wasser (etwa 37 °C) mit Ohrspritze oder großer Plastikspritze, deren Tülle durch kleinen Gummischlauch verlängert wird (Vermeidung von Verletzungen), in Gehörgang einbringen. Nierenschale zum Auffangen des Wassers darunter halten lassen. Vorgang mehrmals wiederholen, bis Erfolg zu sehen ist. **Cave:** Unmitttelbar vor Spülung Wassertemperatur kontrollieren; zu kaltes oder zu warmes Wasser stimuliert Bogengänge → Schwindel.
- Nach Spülung otoskopische Kontrolle zum Ausschluss von Verletzungen und als Erfolgskontrolle. Bei Rötung des Gehörgangs etwas Wundsalbe auf Watteträger in Gehörgang einbringen.

Vorstellung beim FA bzw. entsprechender Ambulanz zur Ohrspülung bei mangelnder Übung oder fehlender Ausrüstung.

9.3.3 Akuter Tubenkatarrh

Symptome

- Druck, evtl. auch Stechen im Ohr.
- Hörminderung (nicht plötzlich aufgetreten).
- Knacken beim Schlucken.
- Autophonie (Pat. hört sich selbst).
- Evtl. Ohrgeräusche.

Kurzanamnese Meist Erkältung vorausgegangen.

Sofortdiagnostik

- Otoskopie: Retrahiertes Trommelfell, vermehrte Gefäßinjektion, evtl. Sekretspiegel hinter dem Trommelfell sichtbar (Serotympanon).
- Klopfschmerz über NNH (begleitende Sinusitis)?

Differenzialdiagnose Otitis media.

Maßnahmen

- Nasenspray zur Schleimhautabschwellung, z.B. Xylometazolin (z.B. Otriven®) Erwachsene 0,1 %, Kinder 0,05 %.
- Kaugummi kauen lassen.

9.3.4 Hörsturz

Symptome

- Druck auf dem Ohr.
- Innerhalb von Sekunden bis wenigen Stunden entstehende Schwerhörigkeit.
- Tinnitus.

Kurzanamnese

- Stress?
- Kurzfristige Entwicklung der Symptome?
- Rezidiv?

Sofortdiagnostik

- Notfallcheck (▶ 3.3.1), Puls, RR, ggf. neurologische Zusatzuntersuchung (▶ 2.1.2), speziell Nystagmus prüfen.
- Otoskopie: Ausschluss entzündlicher Prozesse, Fremdkörper, Trommelfellriss.
- Orientierende Hörprüfung (▶ 9.1).

Maßnahmen Versuchsweise: Infusionstherapie z.B. mit HAES® 10 % 500 ml und Pentoxifyllin (z.B. Trental® 15 ml) und anschließend oral Vit. B oder Naftidrofuryl 3 × 200 mg/d p.i. (Dusodril® forte). Zurzeit keine evidenzbasierte Therapie vorhanden. **Cave:** Anaphylaxie.

- **Klinikeinweisung** i.d.R. nicht erforderlich, evtl. jedoch Mileuwechsel hilfreich.
- **Vorstellung** beim HNO-Arzt oder in HNO-Ambulanz am nächsten Werktag.

Abwendbar gefährlicher Verlauf
Bleibende Hörminderung, Tinnitus.

9.3.5 Knalltrauma

Durch einmalige oder wiederholte, sehr kurze Druckwelle (Druckspitze zwischen 160 und 190 dB, Dauer 1–3 ms) ausgelöste Haarzellschädigung.

Symptome

- Heftige Ohrenschmerzen, Schwerhörigkeit, evtl. Schwindel.
- Evtl. Spontanperforation des Trommelfells mit blutiger Otorrhö.
- Evtl. hochfrequenter Tinnitus.

Kurzanamnese Knall oder Explosion.

Sofortdiagnostik

- Notfallcheck (▶ 3.1.1), ggf. neurologische Zusatzuntersuchung (▶ 2.1.2), insbes. Nystagmus prüfen.
- Otoskopie: Evtl. Perforation.
- Orientierende Hörprüfung (▶ 9.1).

Vorstellung beim HNO-Arzt oder in HNO-Ambulanz.

Abwendbar gefährlicher Verlauf
Infektionsgefahr bei übersehener Trommelfellperforation.

9.4 Rhinitis und Sinusitis

Rhinitis kann Initialsymptom vieler Allgemeininfektionen sein, z.B. Bronchitis, Pneumonie, Angina tonsillaris/Tonsillitis.

9.4.1 Rhinitis

Symptome Wässrige Sekretion, behinderte Nasenatmung, Augentränen.

Maßnahmen

- Abschwellende Nasentropfen wie Xylometazolin (z.B. Otriven®) Erwachsene 0,1 %, Kinder 0,05 %. **Cave:** Nur wenige Tage einsetzen, Gefahr der Schleimhautaustrocknung und Gewöhnungseffekt.
- Kamilleinhalationen. **Cave:** Allergiker.

Abwendbar gefährlicher Verlauf
Bei Kleinkindern Pneumoniegefahr (▶ 14.6.4).

9.4.2 Sinusitis

Symptome

- **Sinusitis frontalis:** Starke Schmerzen über der Stirn, Druckschmerzhaftigkeit über dem N. supraorbitalis (schon leichte Berührung in dieser Region kann schmerzhaft sein).
- **Sinusitis maxillaris:** Starke, pochende Schmerzen über Kieferhöhle, angrenzendem Mittelgesicht und Schläfe, v. a. beim Wiederaufrichten nach dem Bücken. Klopfempfindlichkeit der Kieferhöhlenvorderwand und über dem Austrittspunkt des N. infraorbitalis.
- **Sinusitis ethmoidalis:** Druckgefühl im Bereich der Nasenwurzel und des medialen Augenwinkels.

Kurzanamnese

- Nasenatmung behindert? Kopfschmerzen (beim Bücken, Pressen, Schnäuzen)?
- Schnupfen vorausgegangen?
- Septumdeviation oder Polypen bekannt?

! 20–30 % der Sinusitiden sind odontogen bedingt. Evtl. anamnestisch abklären und Pat. zum Zahnarzt schicken.

Sofortdiagnostik

- Evtl. neurologische Zusatzuntersuchung (▶ 2.1.2).
- Palpation: Klopfempfindlichkeit über NNH.

Maßnahmen

- In leichten Fällen Dampfbäder, z.B. mit Kamillosan®; **cave:** Allergiker.
- Abschwellende Nasentropfen, wie Xylometazolin (z.B. Otriven®), Erw. 0,1 %, Kinder 0,05 %.

- Sekretolyse, z.B. mit Acetylcystein 2–3 × 200 mg/d p.o., Kinder 2–3 × 100 mg/d p.o. (z.B. ACC 600®) oder Sinupret® 3 × tgl. 2 Drg. (Schulkinder 1 Drg., Kleinkinder 15 Tr.).
- Viel Flüssigkeit trinken lassen.
- Bei schweren Verläufen und eitrigem Nasensekret: Antibiose bei Erwachsenen z.B. mit Amoxicillin 3 × 500–1000 mg/d für 7–10 Tage (z.B. Amoxypen®), alternativ Makrolide, wie Roxithromycin 1 × 300 mg/d p.o. (z.B. Rulid® 300) oder Cephalosporine, wie Cefuroxim 2 × 250–500 mg/d p.o. (z.B. Zinnat®).
- Bei Kopfschmerz Analgetikum, z.B. Paracetamol bis zu 4 × 500–1000 mg p.o. oder Supp. (z.B. ben-u-ron®).

Abwendbar gefährlicher Verlauf
Orbitalabszess (bei Kindern häufig); bei Säuglingen entwickelt sich aus einer Sinusitis ethmoidalis sehr leicht eine Meningitis.

9.5 Schluckbeschwerden

9.5.1 Differenzialdiagnostischer Überblick

- **Sialadenitis** (▶ 9.5.2): Schmerzhafte Schwellung und Rötung der Haut über der Glandula parotis/submandibularis; Schwellung und Rötung des Ausführungsgangs mit Eiterpfropf im Orifizium.
- **Fremdkörper** (▶ 9.8): Plötzlich aufgetreten, schmerzhaft.
- **Angina tonsillaris/Tonsillitis** (▶ 9.5.3): Rötung und Schwellung beider Gaumentonsillen, weiß-gelbe Stippchen oder Beläge, kloßige Sprache, Fieber.
- **Peritonsillarabszess** (▶ 9.5.4): Tonsille hochrot und geschwollen, oft aus ihrem Bett herausgedrängt, Uvulaödem, hohes Fieber.
- **Infektiöse Mononukleose** (Syn. Pfeiffer-Drüsenfieber, ▶ 9.7.4): Fieber, Halsschmerzen, zervikale Lk-Schwellungen, Pharyngotonsillitis mit Pseudomembranen, evtl. Spleno-/Hepatomegalie.
- **Ösophagitis:** Saures Aufstoßen, Sodbrennen, epigastrischer Schmerz, Therapieversuch mit Antazida in Gelform (z.B. Maaloxan®) 4–6 Btl. tgl. Alternativ Prokinetika, z.B. Metoclopramid (z.B. Paspertin®) oder H_2-Blocker (z.B. Sostril® 300).

9.5.2 Sialadenitis

Symptome Schmerzhafte Schwellung und Rötung der Haut über der Glandula parotis, seltener Glandula submandibularis.

Kurzanamnese Speichelsteine bekannt?

Sofortdiagnostik Inspektion: Schwellung und Rötung des Ausführungsgangs mit Eiterpfropf im Orifizium.

Maßnahmen
- Antibiose einleiten, z.B. Amoxicillin 3 × 1 g/d p.o. für 7–10 Tage (z.B. Amoxypen®).
- Zitronenscheiben oder saure Bonbons lutschen lassen.

Abwendbar gefährlicher Verlauf
Abszedierung.

9.5.3 Angina tonsillaris/Tonsillitis

Symptome
- Starke Halsschmerzen, Schluckbeschwerden, oft stechend in die Ohrregion ausstrahlend.
- Kloßige Sprache.
- Fieber, herabgesetzter AZ, Kopfschmerz, Abgeschlagenheit.

Sonderformen:
- **Scharlach-Angina** (Streptokokken): Tonsillitis mit düsterroter Färbung, Himbeerzunge.
- **Herpangina** (Coxsackie-A-Viren): Tonsillen und Gaumenbögen mit wasserhellen bis linsengroßen Bläschen bzw. Ulzera.
- **Infektiöse Mononukleose** (Epstein-Barr-Virus, ▶ 9.7.4): Tonsillen oft sehr stark vergrößert; weißlich/gelbliche fest haftende Beläge, ausgeprägte Lymphadenitis. Befund sieht oft schlimmer aus, als Pat. sich fühlt.
- **Selten:** Angina bei Agranulozytose mit schmierigen Ulzera und Nekrosen; Diphtherie (▶ 14.4.2), Plaut-Vincent-Angina mit meist einseitigen, leicht blutenden Belägen. Soorangina → Nystatin-Lsg. (z.B. Mykundex®-Lsg.).

Kurzanamnese Kurzes katarrhalisches Stadium vorausgegangen?

Sofortdiagnostik
- Kreislaufkontrolle (RR, Puls), ggf. allgemeinmedizinische Basisuntersuchung (▶ 2.1.1), insbes. auf Leber- und/oder Milzvergrößerung achten (DD Mononukleose).
- Inspektion: Beiderseits geschwollene, hochrote Tonsillen, ggf. mit Stippchen oder Belägen. Bei Pneumokokkenangina greifen die Beläge auch auf die Gaumenbögen über.

Maßnahmen
- Wenn entsprechendes Material mitgeführt wird, Abstrich zur Keimsicherung.
- Einleitung einer hoch dosierten Antibiose mit Penicillin V je nach Schwere der Erkr. oral oder i.v. 3 × 1,2 Mega/d für 10 Tage.
- Bei Säuglingen z.B. Amoxicillin 50–100 mg/kg/d p.o. (z.B. Amoxypen® Saft 1 ml = 50 mg) oder alternativ Erythromycin 45 mg/kg/d p.o. (z.B. Monomycin® Saft: 1 ml = 40 mg).
- Kalte Halswickel, z.B. mit Quark.
- Bettruhe.
- Mundpflege, z.B. Kamillosan®, Bepanthenlösung®.
- Weiche Kost.
- Ggf. Analgesie mit Paracetamol, Erwachsene 3–4 × 500–1000 mg/d Supp. (z.B. ben-u-ron®). **Cave:** Kein ASS wegen erhöhter Blutungsbereitschaft, falls OP bei Peritonsillarabszess notwendig wird.

Abwendbar gefährlicher Verlauf

- Tonsillogene Komplikation: Abszess, Sepsis.
- Zweiterkr. nach Streptokokkeninfektion (rheumatisches Fieber mit Gelenkerscheinungen, Endo-/Myokarditis).

9.5.4 Peritonsillarabszess

Symptome

- Anfangs wie Angina (▸ 9.5.3).
- Zunehmende Schluckbeschwerden mit Ausstrahlung in die Ohrregion.
- Kloßige Sprache.
- Hohes Fieber bzw. Fieberanstieg.
- Dolente Schwellung der Hals-Lk.
- Kieferklemme.
- Schiefhals durch Schonhaltung möglich.

Kurzanamnese Angina tonsillaris (▸ 9.5.3) vorausgegangen?

Sofortdiagnostik

- Kreislaufkontrolle (RR, Puls).
- Inspektion: Hochrote, geschwollene Tonsille, oft aus ihrem Bett herausgedrängt. Uvulaödem.

Klinikeinweisung sofort zur i.v. Antibiose (3 × 5–10 Mega Penicillin) und Abszesstonsillektomie.

Abwendbar gefährlicher Verlauf
Halsphlegmone; tonsillogene Sepsis; Dyspnoe durch Begleitödem.

9.6 Otorrhö und Blutungen aus dem Ohr

Differenzialdiagnostischer Überblick

- **Trauma:** Pfählung, Ohrstäbchen, Stricknadel.
- **Otitis media acuta** (▸ 9.2.2): Nach Trommelfellperforation evtl. eitrige Sekretion.
- **Kiefergelenk- oder Gehörgangsfraktur** (▸ 10.1): Z.B. nach Sturz.
- **Z.n. SHT** (▸ 6.3): Felsenbeinlängsfraktur, offene otobasale Trümmerfraktur – Liquorrhö.
- **Tumoren, Gefäßerkrankungen, Koagulopathien:** Selten. Klinikeinweisung bei Verdacht.

Symptome

- Blutung unterschiedlicher Stärke aus dem Gehörgang, evtl. Beimengung von Liquor oder Hirnsubstanz.
- Evtl. Schwindel, Nausea, Nystagmus, Ertaubung, Fazialisparese.

Kurzanamnese
- Trauma vorausgegangen? Z.B. Sturz auf Kinn (Kiefergelenk- oder Gehörgangsfraktur).
- Bei Kindern: Beim Spielen Fremdkörper ins Ohr gesteckt? (häufig).
- Koagulopathie bekannt? Zustand nach OP? Tumor bekannt?
- Hörverlust?

Sofortdiagnostik
- Notfallcheck (▶ 3.1.1), neurologische Zusatzuntersuchung (▶ 2.1.2), Kreislaufkontrolle (Puls, RR).
- Säuberung des periaurikulären Gewebes und Inspektion (Otoskopie): Blutungsquelle im Gehörgang, Ohrmuschel oder Blutkontamination von außen?
- Beimengung von Liquor oder Hirnsubstanz?
- Fazialisfunktion: Sofortparese? (Entscheidend für Prognose und operative Revision).
- Spontannystagmus?
- Orientierende Hörprüfung (▶ 9.1).

Maßnahmen
- Bei erheblicher Blutung und V.a. Fraktur, SHT (▶ 6.3) mindestens einen großlumigen i.v. Zugang legen, Infusion (z.B. Ringer-Lsg., ggf. HAES zur Kreislaufstabilisierung).
- Wenn vorhanden, evtl. O_2-Gabe (2–4 l/Min.).
- Bei Bewusstlosigkeit/Ateminsuffizienz: Beatmung, evtl. Intubation.
- Ohrmuschel steril abdecken.

- **Klinikeinweisung** bei größeren Blutungen, Frakturen oder SHT ins nächste Zentrum mit Neurochirurgie, Neuroradiologie und HNO. Bei Verletzungen der Ohrmuschel Transport in die nächste HNO-Abteilung.
- **Vorstellung** bei kleineren Blutungen baldmöglichst beim HNO-Arzt.

! Offene Hirnverletzungen: Keine Hirnsubstanz entfernen, mit feuchter Kompresse steril abdecken.

9.7 Periaurikuläre und nuchale Schwellung

9.7.1 Differenzialdiagnostischer Überblick

- **Infektiöse Mononukleose** (Syn. Pfeiffer-Drüsenfieber, ▶ 9.7.4): Fieber, Halsschmerzen, zervikale Lk-Schwellung, Pharyngotonsillitis mit Pseudomembranen, evtl. Spleno-/Hepatomegalie.
- **Lymphadenitis colli** (▶ 9.7.3): Schmerzhafte Lk-Schwellung im Kopf- und Halsbereich.
- **Mastoiditis** (▶ 9.7.2): Retroaurikuläre Schwellung, abstehendes Ohr, Otorrhö, Druckschmerz über Mastoid.
- **Mumps** (▶ 14.4.2): „Teigige" Schwellung vor und unter dem Ohr (Parotisbereich), abstehendes Ohrläppchen, Ohrschmerzen, Kaubeschwerden, Fieber.

9.7.2 Mastoiditis

Häufigste Komplikation der Otitis media acuta (▶ 9.2.2). Bei jeder Mittelohrentzündung kommt es zu einer Beteiligung der Schleimhaut des Mastoids. Bei der Mastoiditis kommt es darüber hinaus zur Knochenbeteiligung.

Symptome Verschlechterung einer bereits in Abheilung begriffenen Otitis media acuta (▶ 9.2.2), Fieber, Wiederauftreten der Ohrsekretion trotz Antibiose.

Sofortdiagnostik

- **Otoskopie:** Zeichen einer Otitis media, gerötetes, gefäßinjiziertes Trommelfell, „schollig"-weiß, vorgewölbt?
- **Inspektion:** Retroaurikuläre Schwellung, abstehendes Ohr, Otorrhö.
- **Palpation** des Mastoids: Druckschmerz.

Maßnahmen

- Einleitung der Antibiose, z.B. mit Clindamycin 3–4 × 300 mg/d p.o. (z.B. Sobelin®).
- Eine Mastoiditis ist operationsbedürftig bei:
  - 3–4 Wo. anhaltender Ohrsekretion.
  - Zunehmender eitriger Sekretion.
  - 14 Tage anhaltender Rötung und Vorwölbung des Trommelfells.
  - Fortbestehendem oder erneut auftretendem Fieber.
  - Länger als 3–4 Tage anhaltendem Druckschmerz des Mastoids.
  - Fluktuation oder Perforation über dem Mastoid.

Vorstellung beim HNO-Arzt ober in HNO-Abteilung.

Abwendbar gefährlicher Verlauf
Sepsis, otogene Meningitis, Sinusthrombose, Hirnabszess.

9.7.3 Lymphadenitis colli

Besonders bei Kindern häufiges Krankheitsbild.

Ätiologie Bei Entzündungen des Naso- und/oder Oropharynx, Verletzungen der Kopfhaut (Kratzwunden) und Ohrmuschel (infizierte Löcher für Ohrringe) sowie Zahnerkr.

Symptome Schmerzhafte Schwellung der Lk im Hals- und Kopfbereich; evtl. begleitend Hautrötung.

Kurzanamnese

- Infekte im Bereich des Kopfs? Zahnerkr.? Verletzungen? Zerkratzte Mückenstiche?
- Fieber (nicht immer)? Allgemeines Krankheitsgefühl? Gewichtsverlust? Nachtschweiß?

Differenzialdiagnosen Lymphom, dermatologische Erkr., Tonsillitis palatina, Angina Plaut-Vincent, Stomatitis ulcerosa, Mononukleose, Toxoplasmose, Aktinomykose, Scharlach, Röteln, Tbc, Katzenkratzkrankheit, Systemerkr.

Maßnahmen

- Ggf. Antipyrese und Analgetika z.B. Paracetamol bis zu 4 x 500–1000 mg/d p.o. oder supp. (z.B. ben-u-ron®).
- Behandlung der Grunderkr., Entzündungsherd sanieren, ggf. Zahnbehandlung.

Vorstellung beim HNO-Arzt bei Abszedierung.

9.7.4 Infektiöse Mononukleose

Syn.: Pfeiffer-Drüsenfieber, „kissing disease".

Symptome Fieber, Kopf-, „Halsschmerzen", gelegentlich Exanthem: Röteln- oder masernähnlich, selten skarlatiniform.

Sofortdiagnostik

- Allgemeinmedizinische Basisuntersuchung (▶ 2.1.1), Kreislaufkontrolle (Puls, RR).
- Inspektion: Pharyngotonsillitis mit Pseudomembranen.
- Palpation: Zervikale Lk-Schwellung; Splenomegalie (nicht obligat), gelegentlich Hepatomegalie mit Ikterus.

! Keine kräftige Milzpalpation wegen Gefahr der Milzruptur.

Maßnahmen

- Symptomatische Maßnahmen: Bettruhe. Mundpflege mit z.B. Hexetidin (z.B. Hexoral®).
- Ggf. Antipyrese (kein ASS wegen Thrombozytenfunktionsstörung). Ggf. Analgesie mit Paracetamol Erw. 3–4 × 500–1000 mg/d p.o. oder supp. (z.B. ben-u-ron®, Fensum®). Bei Bedarf evtl. zusätzlich Tramadol 3–4 × 30 Tr. tgl. (z.B. Tramal®).
- Sonographie der Milz veranlassen; Blutung?

- **Klinikeinweisung** wenn keine ausreichende Betreuung zu Hause gewährleistet ist oder AZ ↓.
- **Vorstellung** am nächsten Werktag beim HA zur Verlaufskontrolle.

9.8 Fremdkörper im HNO-Bereich

9.8.1 Nasale Fremdkörper

Symptome

- Nasenatmung einseitig behindert, evtl. Nasenbluten, evtl. Schleimfluss (einseitig).
- Bei frontobasaler Perforation ggf. Liquorrhö, ZNS-Symptomatik.

Kurzanamnese Steckenbleiben eines Fremdkörpers in der Nase (meist bei spielenden Kleinkindern, z.B. Steinchen, LEGO-Steine, Murmeln).

Sofortdiagnostik

- Kreislaufkontrolle (RR, Puls).
- Inspektion der Nase.
- Ausschluss tief sitzender Atemwegsfremdkörper durch Inspektion und Auskultation (Atemgeräusch symmetrisch?)
- Bei Abwehr (Kleinkinder) keine Diagnose erzwingen, sondern zum HNO-Arzt fahren lassen (ggf. HNO-Ambulanz).

Maßnahmen

- Ggf. abschwellende Nasentropfen oder -spray (z.B. Otriven®).
- Sofern möglich Fremdkörperextraktion.

Vorstellung beim HNO-Arzt.

9.8.2 Hypopharynx- und Ösophagusfremdkörper

Symptome Husten, Dyspnoe, Schluckstörungen; ggf. Symptomatik der Komplikationen: Halsemphysem (Haut knistert beim Berühren), Pneumothorax (▶ 4.6.11), Aspirationspneumonie (▶ 4.6.5).

Kurzanamnese Kinder (Spielzeug, Münzen), geriatrische Pat., psychiatrische Pat., Pat. mit Ösophagusstenosen.

Sofortdiagnostik

- Notfallcheck (▶ 3.1.1), Kreislaufkontrolle (Puls, RR).
- Auskultation, Palpation und Perkussion von Lunge und zervikalen Weichteilen zum Ausschluss ernster Komplikationen.

Maßnahmen

- I.v. Zugang mit Infusion (z.B. Ringer-Lsg.).
- Ggf. Behandlung von Begleitsymptomen, z.B. Beatmung, Koniotomie.

Klinikeinweisung zur Extraktion des Fremdkörpers.

Abwendbar gefährlicher Verlauf
Ösophagusperforation, Pneumothorax, Aspirationspneumonie.

9.8.3 Fremdkörper im Ohr

Symptome Schwerhörigkeit, Schmerzen im Ohr, evtl. fötider Geruch.

Kurzanamnese

- Häufig Kinder beim Spielen (Murmeln, Glasperlen).
- Bei Erwachsenen Oropax-Reste, vergessene Wattereste.

Maßnahmen Versuchen Fremdkörper mit der Pinzette (oder Häkchen) zu erfassen, oder durch Ohrspülung zu entfernen (▶ 9.3.2).

Vorstellung beim HNO-Arzt oder in HNO-Ambulanz bei missglücktem Extraktionsversuch.

9.9 Komplikationen bei Patienten mit Tracheostoma

Kanülenarten

- Ungeblockte Kanülen (Silber, Kunststoffe), z. T. mit herausnehmbarem Innenteil („Seele") für eine erleichterte Reinigung; evtl. mit Sprechventil.
- Geblockte Kanülen bei Langzeitbeatmung und Aspiration.
- Silikon-T-Tubes (Montgomery-Röhrchen) bei Trachealstenose. Diese Kanülen schienen die Trachea, der Schenkel zum Stoma ist mit Stöpsel verschlossen und wird nur zur Reinigung geöffnet.

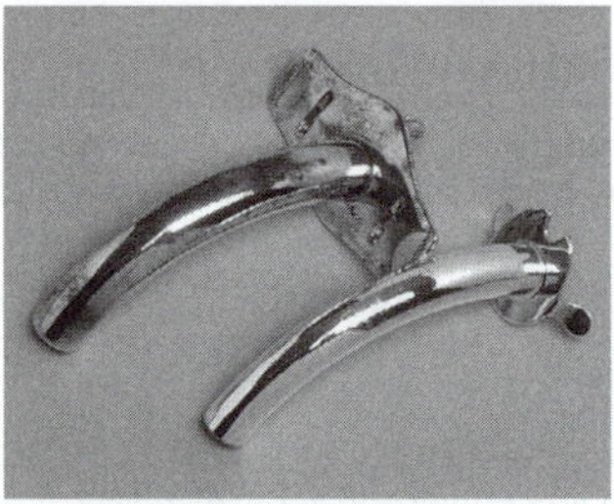

Ungeblockte Dauerkanüle mit „Seele"

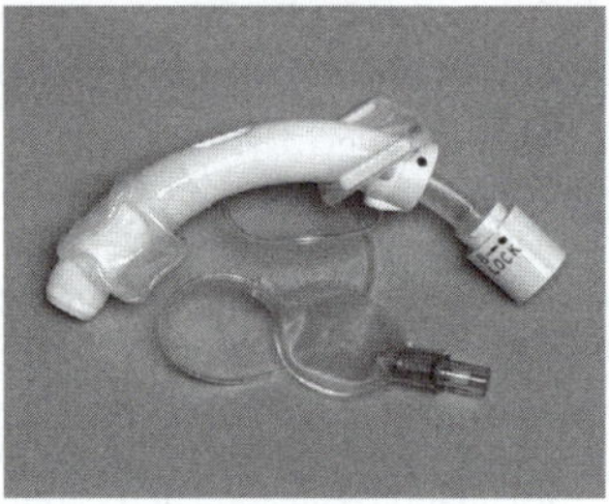

Blockbare Kanüle

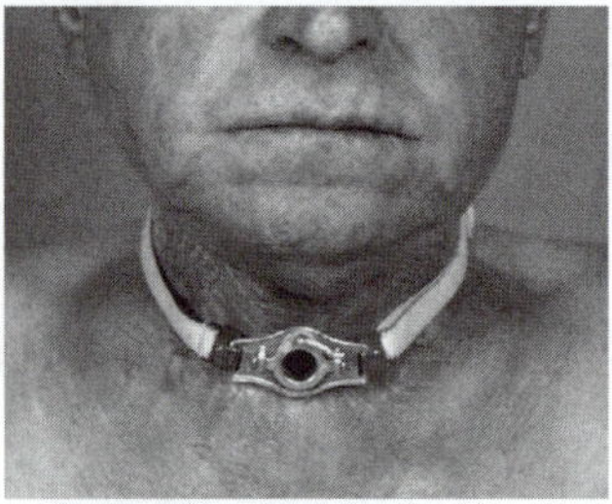

Tracheostomie-Kanüle in situ

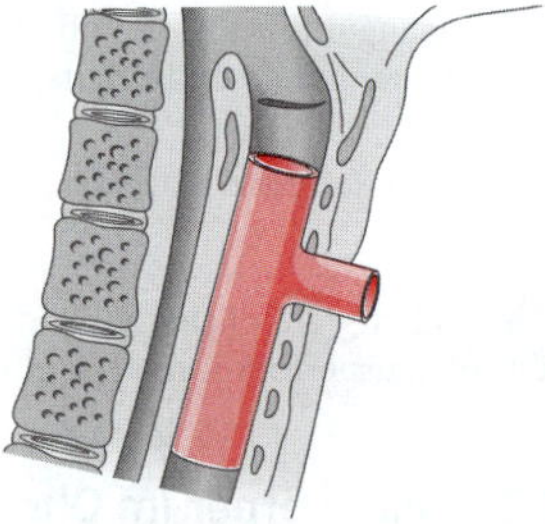

Silikon-T-Tube (Montgomery-Röhrchen)

Abb. 9.2 Kanülenarten [A300–183, A300–106]

9.9.1 Atemnot bei Patienten mit Tracheostoma

Mögliche Ursachen Verlegung von Kanüle oder Tracheostoma durch Schleim oder Borken: Fehlende Atemluftbefeuchtung, Tumorwachstum, Schleimhautödem, fehlplatzierte Kanüle.

Symptome Ruhedyspnoe, inspiratorischer, gelegentlich auch exspiratorischer Stridor.

Sofortdiagnostik

! Trachealkanülenträger bedecken die Kanüle häufig mit einem Schal. Sie ist dann nicht sofort zu sehen.

- Kreislaufkontrolle (Puls, RR).
- Inspektion von Tracheostoma und Kanüle:
  - Schleim, Borken in der Kanüle.
  - Tumor/Granulationen im Tracheostoma oder in der Trachea.
  - Kanülendislokation.
- Auskultation (Stenosegeräusche?) und Perkussion der Lunge.

Maßnahmen

- Wenn Absaugvorrichtung vorhanden, Kanüle und Trachea mit dicklumigem, flexiblem Absaugkatheter säubern, ggf. Innenteil entfernen.
- Falls keine Besserung: Kanüle entfernen, nochmals absaugen.
- Falls keine Besserung: Etwa 20 ml NaCl 0,9 % in das Tracheostoma spritzen, abhusten lassen.
- Falls keine Besserung: V.a. tumoröse/ödematöse Trachealstenose.
- Gereinigte Kanüle wieder einsetzen.
- Wenn vorhanden über Tracheostoma O_2 verabreichen.
- I.v. Zugang mit Infusion (z.B. Ringer-Lsg.).
- Prednisolon in hoher Dosierung, z.B. 10 mg/kg i.v. (z.B. Solu-Decortin H®).

Klinikeinweisung wenn über Stoma keine ausreichende Spontanventilation möglich ist.

!
- Erstickungszustände beim tracheotomierten Pat. meist durch Verlegung in Höhe des Tracheostomas (Kanüle, Stoma, Trachea) verursacht.
- Orotracheale Intubationsversuche sind häufig kontraindiziert (z.B. laryngektomierter Pat.).
- Frisch angelegte Tracheostomata kollabieren bei Entfernung der Trachealkanüle → Weichteile z.B. mit Klemme o.Ä. offenhalten.
- Zum Absaugen von Silikon-T-Tubes (Montgomery-Röhrchen) am Stomaschenkel fassen (ggf. mit Klemme) und herausreißen (evtl. größerer Kraftaufwand erforderlich).

9.9.2 Blutung aus Tracheostoma

Mögliche Ursachen Tracheitis sicca, Tumorrezidiv, Arrosion von Schilddrüsengefäßen, arterielle Massenblutung bei Arrosion des Truncus brachiocephalicus durch scheuerndes Kanülenende.

Symptome

- Blutung aus dem Tracheostomakanal, Hämoptoe, Dyspnoe durch Aspiration.
- Bei Trunkusarrosion rapide einsetzender Volumenmangelschock (▶ 3.6), Herz-Kreislauf-Stillstand (▶ 3.4), Asphyxie durch Aspiration.

Sofortdiagnostik

- Notfallcheck (▶ 3.3.1), Kreislaufkontrolle.
- Inspektion des Tracheostomas.
- Abschätzen von Blutungsstärke und Menge des Blutverlusts.

Maßnahmen

- Wenn Absaugvorrichtung vorhanden, tracheobronchial absaugen.
- Wenn vorhanden, O_2-Gabe über Tracheostoma.
- Trachea und Stoma bei liegender Kanüle mit Mullstreifen austamponieren.
- Bei Trunkusarrosionsblutung:
  - Trachealkanüle entfernen.
  - Endotrachealtubus durch das Stoma weit in die Trachea einführen, stramm blocken und zurückziehen, bis die Blutung etwas nachlässt.
  - Trachea und Stoma mit Mullstreifen austamponieren.
  - Aspiriertes Blut absaugen.
  - Mindestens 2 großlumige i.v. Zugänge mit Infusion (z.B. Ringer-Lsg., ggf. HAES).
- Bei Tracheitis sicca:
  - Bronchiallavage mit 2 × 10 ml NaCl 0,9 %, Absaugen.
  - Acetylcystein 3 × 200 mg/d p.o. (z.B. ACC®) mit reichlich Flüssigkeit, ständiges Inhalieren.

Klinikeinweisung bei stärkeren Blutungen mit NAW in die nächste HNO- oder chirurgische Klinik.

! Vor Entscheidung zur Einweisung bei nicht massiven Blutungen evtl. Prognose abklären (▶ 16).

10 Zahnärztliche und gesichtschirurgische Notfälle

Klaus-Peter Wilkens

10

10.1 Kiefer- und Mittelgesichtsfrakturen und Kiefergelenkluxationen

10.1.1 Jochbein-, Jochbogenfraktur

Symptome

- Massive Schwellung der Augenlider, Monokelhämatom, Blutung unter der Bindehaut.
- Eindellung der lateralen Gesichtsprominenz.
- Hyp-/Anästhesie der Wangenhaut (N. infraorbitalis).
- Enophthalmus.
- Bulbustiefstand mit Diplopie und Stufenbildung des lateralen und inferioren Orbitarands.

Kurzanamnese Unfallhergang (oft begleitend bei SHT).

Sofortdiagnostik

- Typische Symptomatik.
- Frakturzeichen: Stufenbildung? Abnorme Beweglichkeit? Krepitation? Funktionseinschränkung?
- Diagnosesicherung nur durch Rö (NNH-, Korbhenkelaufnahmen).
- Begleitverletzungen ausschließen.

Differenzialdiagnosen Isolierte Orbitabodenfraktur.

Maßnahmen

- Erstversorgung bedrohlicher Begleitsymptome (z.B. Blutstillung).
- Ödembekämpfung durch Kühlen (z.B. Eis).
- Ggf. Antibiotikaprophylaxe mit Breitbandpenicillin, wie Amoxicillin® 3 × 1 g/d p.o. oder 3 × 1 g/d i.v. (z.B. Amoxypen®), alternativ Clindamycin 3 × 600 mg/d p.o. (z.B. Clinda-Saar 600®).
- Schmerzbekämpfung mit Tramadol 100 mg i.m. oder i.v. (z.B. Tramal®).

Klinikeinweisung bei Verdacht sofort in Kieferchirurgie.

Abwendbar gefährlicher Verlauf
Infektion.

10.1.2 Isolierte Orbitabodenfraktur

Symptome

- Massive Schwellung der Augenlider, Monokelhämatom, Blutung unter der Bindehaut.
- Hyp-/Anästhesie der Wangenhaut (N. infraorbitalis).
- Keine Eindellung der lateralen Gesichtsprominenz (im Gegensatz zur Jochbein-/Jochbogenfraktur).
- Enophthalmus. Bulbustiefstand mit Diplopie und Stufenbildung des lateralen und inferioren Orbitarands. Bewegungseinschränkung des Bulbus nach oben.

! Nasenbluten (obligat!).

Kurzanamnese Unfallhergang: Typisch sind Blow-out-Mechanismen durch plötzliche Drucksteigerungen in der Orbita (z.B. durch Auftreffen eines Tennisballs).

Sofortdiagnostik

- Notfallcheck (▸ 3.3.1), ggf. Basisuntersuchung, Kreislaufkontrolle (Puls, RR).
- Inspektion: Ex-/Enophthalmus; bei Stichwunden meist kleine Eintrittspforte, die sich wieder verkleben kann.
- Palpation: Bei medialer oder Orbitabodenfraktur (Blow-out-Fraktur) oft Luftemphysem (Verbindung zur NNH).
- Meist druckschmerzhafte, knöcherne Stufe am Orbitarand tastbar.
- Visus: Normal oder mäßig vermindert.
- Bulbusmobilität: Doppelbilder beim Blick nach oben oder unten, selten bei Seitenblick.

Differenzialdiagnosen Jochbein- und Jochbogenfraktur.

Maßnahmen

- Oberkörperhochlagerung.
- Erstversorgung bedrohlicher Begleitsymptome (z.B. Blutstillung).
- Ödembekämpfung durch Kühlen (z.B. Eis).
- Ggf. Antibiotikaprophylaxe mit Breitbandpenicillin, wie Amoxicillin® 3 × 1 g/d p.o. oder i.v. (z.B. Amoxypen®), alternativ Clindamycin 3 × 600 mg/d p.o. (z.B. Clinda-Saar 600®).
- Schmerzbekämpfung mit Tramadol 100 mg i.m. oder i.v. (z.B. Tramal®).
- Steriler Augenverband.

Vorstellung bei Verdacht sofort in Kieferchirurgie.

Abwendbar gefährlicher Verlauf
Infektion.

10.1.3 Zentrale und zentrolaterale Mittelgesichtsfraktur

Zusammengefasst werden hier die Alveolarfortsatzfrakturen und die LeFort-I- bis -III-Frakturen (akut ist Unterscheidung ohne Rö schwer möglich).

Symptome

- Nasenbluten (obligat!), Ödem und/oder Hämatom der Oberlippe (obligat!).
- Ödem und/oder Hämatom der Augenlider (bei LeFort-I/II-Frakturen).
- Abgeflachtes und verlängertes Mittelgesicht („dish-face“), wird wegen massiver Schwellung oft erst spät erkannt.

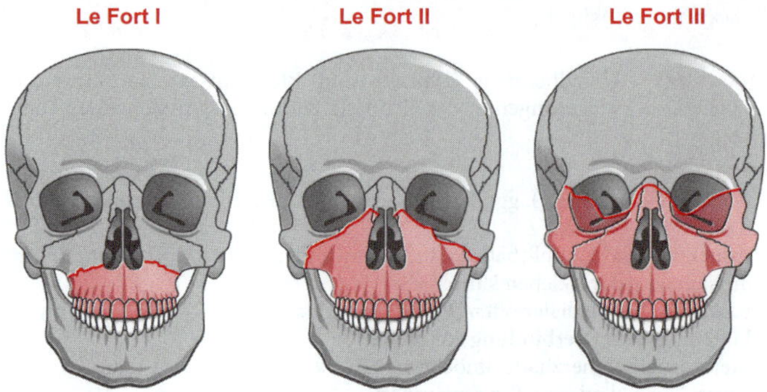

Abb. 10.1 LeFort-Frakturen [A300–157]

- Bei LeFort-II-Frakturen scheint Unterkiefer durch frontal offenen Biss mit pseudoprogenem Profil vorzustehen.
- Bei LeFort-III-Frakturen fakultativ Sensibilitätsstörungen der Wangenschleimhaut (N. infraorbitalis) und Doppelbilder bei Bulbustiefstand.
- Verbreitert erscheinende Nasenwurzel (Telekanthus).
- Begleitsymptome, z.B. eines SHT (▶ 6.3).

! Bei LeFort-II- und -III-Frakturen kann es durch Abriss der A. maxillaris zu erheblichen Blutungen kommen.

Kurzanamnese Unfallhergang.

Sofortdiagnostik
- Perkussion der Zähne mit Instrumentengriff → dumpfer Ton („Schachtelton"; obligat).
- Inspektion und Palpation:
  - Abnorme Beweglichkeit der gesamten oberen Zahnreihe mit Okklusionsstörung (obligat!).
  - Abnorme Beweglichkeit von Nasenwurzel und unterem Orbitarand (bei LeFort II und III obligat).
  - Stufenbildung der Crista zygomaticoalveolaris (obligat!), ▶ Abb. 10.1.
- Diagnosesicherung nur durch Rö (NNH, Korbhenkel-, Schichtaufnahmen).

Maßnahmen
- Erstversorgung bedrohlicher Begleitsymptome (z.B. Blutstillung).
- Schmerzbekämpfung mit Tramadol 100 mg i.m. oder i.v. (z.B. Tramal®).
- Ggf. Antibiotikaprophylaxe mit Breitbandpenicillin, wie Amoxicillin® 3 × 1 g/d p.o. oder i.v. (z.B. Amoxypen®), alternativ Clindamycin 3 × 600 mg/d p.o. (z.B. Clinda-Saar 600®).

Blutstillung
- **Aa. maxillaris:** Kompression des Frakturfragments gegen die Schädelbasis (Spatel von Mundwinkel zu Mundwinkel, evtl. mit Scheitelverband fixieren), Tamponade des Nasen-Rachen-Raums (Bellocq-Tamponade).
- **Halsgefäße:** Digitale Kompression der Aa. carotis communis zwischen Kehlkopf und M. sternocleidomastoideus gegen die Wirbelsäule.
- **Gesichtsweichteilverletzungen:** Evtl. digitale Kompression der Aa. facialis am Vorderrand des M. masseter gegen den Unterkieferrand.

Vorstellung sofort zur kieferchirurgischen Weiterbehandlung.

Abwendbar gefährlicher Verlauf
Infektion; Volumenmangelschock bei Abriss der Aa. maxillaris.

10.1.4 Fraktur des Unterkiefers

Symptome
- Frakturzeichen: Abnorme Beweglichkeit, Weichteilschwellung, Schmerz, Bluterguss, mangelhafte Gebrauchsfähigkeit, Knochenreiben.
- Störung der Bewegungsfunktion, erhebliche Okklusionsstörungen (meistens), reflektorische Ruhigstellung des Unterkiefers und/oder Kieferklemme.
- Sensibilitätsstörungen der Unterlippe (fakultativ).
- Bruchspalthämatome mit erheblichen Schwellungen.

Kurzanamnese Unfallhergang.

Sofortdiagnostik Neben der Symptomatik und den Frakturzeichen nur durch Rö-Diagnostik (Orthopantomogramm, Unterkieferaufbissaufnahme, Zahnfilme, Clementschitsch) möglich.

Differenzialdiagnose Unterkieferluxation (▶ 10.1.5).

Maßnahmen
- Ruhigstellung des Unterkiefers: Z.B. durch Kopf-Kinn-Verband mit Dreieckstuch.
- Ödembekämpfung durch Kühlung (z.B. Eis).
- Schmerzbekämpfung mit Tramadol 100 mg i.m. oder i.v. (z.B. Tramal®).
- Ggf. Antibiotikaprophylaxe mit Breitbandpenicillin, wie Amoxicillin® 3 × 1 g/d p.o. oder i.v. (z.B. Amoxypen®), alternativ Clindamycin 3 × 600 mg/d p.o. (z.B. Clinda-Saar 600®).

Vorstellung sofort in Kieferchirurgie.

Abwendbar gefährlicher Verlauf
- Infektion.
- Atembehinderung durch Zurücksinken des Mundbodens und der Zungenmuskulatur → Intubation oder sofortige Frakturstabilisierung bei Unterkiefermittelstückfrakturen (notfalls festhalten).

10.1.5 Kiefergelenkluxation

Symptome
- Kiefersperre (Mund kann nicht geschlossen werden).
- Progenes Gesichtsprofil.
- Bei einseitiger Luxation: Verschiebung des Unterkiefers zur gesunden Seite.

Kurzanamnese
- Weite Mundöffnung vorangegangen (z.B. Gähnen, „Fast Food")?
- Luxationsrezidiv?

Sofortdiagnostik Leere Fossa mandibularis, kann digital vor dem Tragus auriculae als Eindellung getastet werden.

Differenzialdiagnosen Unterkieferfraktur (▶ 10.1.4), Progenie.

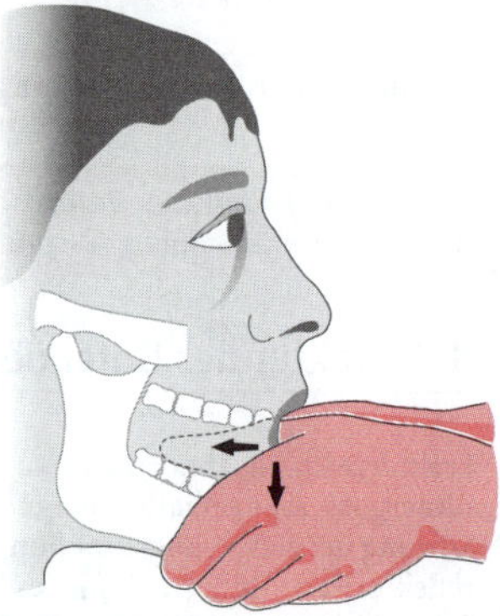

Abb. 10.2 Hippokrates-Handgriff [A300–106]

Maßnahmen Nach beidseitigem Auflegen der Daumen auf die unteren Zahnreihen und Umfassen des Unterkieferrands mit den übrigen Fingern, Unterkiefer kräftig nach kaudal ziehen → Kondylen gleiten über die Tuberkuli wieder in die Fossae. **Cave:** Finger schützen. Wenn Maßnahmen erfolglos, ggf. Wiederholung unter Diazepam 5–10 mg.

10.2 Zahnschmerzen

Schmerzen im dento-alveolären Bereich.

10.2.1 Karies/Pulpitis

Symptome
- Ziehender, heller bis dumpf pochender Schmerz, zunächst noch auf den betroffenen Zahn lokalisierbar, später vom Oberkiefer ins Mittelgesicht, vom Unterkiefer in den Kieferwinkel bis zum Ohr ausstrahlend.
- Schmerzen beim Kauen (fakultativ). Schmerzintensität nimmt zunächst bei Kalt-, später auch bei Warmreizen zu, später evtl. aber unbeeinflussbar.
- Süßes verschlimmert den Schmerz (fakultativ).

Kurzanamnese
- Verlauf der Schmerzsymptomatik?
- Füllung verloren?
- Zahnfraktur? Scharfe Kante mit der Zunge spürbar?
- Kurz zurückliegende Zahnbehandlung?

Sofortdiagnostik
- Inspektion:
  - Läsion und/oder Füllungsverlust am Zahn i. d. R. erkennbar.
  - Hell honigfarbene bis tiefbraune oder grauschwarze Verfärbung der Läsion (fakultativ).
- Sondenprobe: Erweichte Zahnsubstanz erlaubt Eindringen der Sonden-/Kanülenspitze.
- Perkussion (mit Instrumentengriff oder Stift) auf betroffenen Zahn schmerzhaft (fakultativ).
- Palpation des Alveolarfortsatzes schmerzhaft.
- Vitalitätsprobe: Wird extreme Kälte, z.B. mit Kältespray (z.B. Coolan®) oder Eis, am Zahn(hals) noch als Reiz empfunden?

Differenzialdiagnosen Hypersensible Zähne (▶ 10.2.2), Trigeminusneuralgie (▶ 4.5.9), Neuritis, Parodontitis marginalis chronica (▶ 10.2.3), Prothesendruckstellen (▶ 10.5.2), Dentitio difficilis (▶ 10.2.4).

Maßnahmen Analgesie: Paracetamol bis zu 8 × 500 mg/d p.o. (z.B. Fensum® 500) oder Paracetamol + Codein (z.B. Talvosilen® forte) bis 6 × 1 Tbl. tgl. (kein ASS wegen Blutungsgefahr bei ggf. erforderlichem chirurgischen Eingriff).

Vorstellung sofort beim Zahnarzt. Ist Vorstellung nicht möglich:
- Bei positiver Vitalitätsprobe gründliches Auskratzen der erweichten Zahnsubstanz mit geeignetem Handinstrument (Handexkavator) oder mithilfe langsam (!) rotierender Instrumente (Rosenbohrer) und Verschluss der Kavität mit einer festen Paste aus Zinkoxid und Nelkenöl (Apotheke), sofern Pulpa unversehrt geblieben ist (keine Blutung).
- Bei eindeutig negativer Vitalitätsprobe Eröffnung des Zahninneren (anschließend kein Verschluss!) → Vorstellung beim Zahnarzt sobald wie möglich.

Abwendbar gefährlicher Verlauf
Sepsis (▶ 4.1.3), Mediastinitis, Enzephalitis (▶ 4.5.7).

10.2.2 Hypersensible Zähne/Zahnhälse

Symptome Schmerzen eines oder mehrer Zähne bei thermischen, osmotischen (Süßes/Saures) oder taktilen Reize, vornehmlich am bukkalen Zahnhals.

Kurzanamnese
- Schmerzhaftigkeit bei süßer/saurer Nahrung, kalten/heißen Speisen, Öffnen des Munds bei kühler Witterung, Zahnpflege.
- Schmerzqualität gleichbleibend hell und ziehend.
- Schmerzintensität sporadisch wechselnd.

Sofortdiagnostik

- Vitalitätsprobe: Positiv, extreme Kälte, z.B. durch Kältespray (z.B. Coolan®) oder Eis, wird am Zahn(hals) als schmerzhaft empfunden (sehr heftige Reaktion!).
- Sondenprobe: Versuch mit einer Sonden-/Kanülenspitze in die Zahnsubstanz einzudringen → negativ.
- Inspektion: I.d.R. keine kariöse Läsion, aber oft keilförmiger, nicht kariöser Defekt am bukkalen Zahnhals.
- Perkussion/Palpation: Obligat nicht schmerzhaft.

Differenzialdiagnosen Kariöse Läsion, Pulpitis (▶ 10.2.1).

Maßnahmen

- Touchierung der getrockneten Zahnflächen mit Fluoridpräparaten: Z.B. Fluoridin®, Elmex fluid®, Bifluorid®.
- Ggf. zusätzlich analgetische Behandlung mit Paracetamol bis zu 8 × 500 mg/d p.o. (z.B. ben-u-ron®) oder bis 5 × 200–400 mg/d Ibuprofen (z.B. Aktren®).

Vorstellung beim Zahnarzt nach Terminvereinbarung.

10.2.3 Parodontitis

- **Parodontitis marginalis:** Entzündung des marginalen „Zahnfleischs"; führt i. d. R. nicht zur Konsultation eines Arztes im Bereitschaftsdienst, außer bei Abszedierung.
- **Parodontitis apicalis:** Entzündung des periapikalen Zahnhalteapparats.

Parodontitis apicalis

Symptome

- Zahnschmerz: Nicht mehr exakt lokalisierbar, dumpf, meist pochend.
- Zahn perkussions- und aufbissempfindlich.
- Umgebender Alveolarfortsatz palpationsempfindlich (fakultativ).
- Parulis (umfangreiches Ödem, fakultativ).

Kurzanamnese

- Akutes Auftreten bzw. akute Änderung der Schmerzqualität und -intensität.
- Zahn nicht belastbar.
- Kälte bringt Linderung, Wärme provoziert Schmerz.

Sofortdiagnostik

- Vitalitätsprobe: Wird extreme Kälte, z.B. mit Kältespray Coolan® oder Eis, am Zahn(hals) noch als Reiz empfunden? → negativ.
- Perkussionsempfindlichkeit.
- Erhöhte Zahnbeweglichkeit (fakultativ).

Differenzialdiagnosen Parodontitis marginalis acuta (Parodontalabszess, ▶ 10.6), Pulpitis (▶ 10.2.1), Sinusitis maxillaris (bei Schmerzen im Oberkieferseitenzahnbereich, ▶ 9.4.2), Contusio dentis (▶ 10.3.4).

Maßnahmen

Vorstellung sofort beim Zahnarzt. Ist Vorstellung nicht möglich:
- Ggf. Trepanation des Pulpendachs, kein Verschluss!
- Analgesie mit Paracetamol bis zu 8 × 500 mg/d p.o. (z.B. ben-u-ron®).
- Beim Vorliegen allgemeiner Krankheitssymptome Antibiotikaprophylaxe mit Penicillin V 3 × 1 Mio. IE /d p.o. oder 3 × 600 mg Clindamycin p.o. (z.B. Clinda-Saar®).

! Trepanation des Alveolarfortsatzes nur durch Zahnarzt/Kieferchirurgen wegen hochempfindlicher anatomischer Nachbarstrukturen wie Sinus maxillaris oder C. mandibularis.

Abwendbar gefährlicher Verlauf
Sepsis

10.2.4 Dentitio difficilis

Erschwerter Zahndurchbruch, Zahnfleischtaschen. Syn.: Perikoronare Entzündungen; häufig an teilretinierten (unteren Weisheits-)Zähnen und durchbrechenden (Milch-)Zähnen, oder als Taschenbildung der Gingiva bei bestehender Parodontitis marginalis profunda.

Symptome
- Kieferklemme (fakultativ bei unteren Weisheitszähnen).
- Schmerzen am betroffenen Zahn, Ödem (Zahnfleischkapuze).
- Foetor ex ore (fakultativ).

Sofortdiagnostik
- Perikoronares Ödem (fakultativ) mit serösem oder eitrigem Exsudat.
- Zahn intakt und vital (Vitalitätsprobe, ▶ 10.2.2)?
- (Milch-)Zahn im Durchbruch oder noch von Gingiva teilbedeckt?

Differenzialdiagnosen Pulpitis, Parodontitis apicalis (▶ 10.2.3), Prothesendruckstellen (▶ 10.5.2).

Maßnahmen
- Analgetische Behandlung, z.B. mit Paracetamol bis zu 8 × 500 mg/d p.o. (z.B. ben-u-ron®), oder bis 5 × 200–400 mg Ibuprofen (z.B. Urem forte®). **Cave:** Kein ASS!
- Kühlung: Vor allem bei erschwerten Milchzahneruptionen helfen mit Kühlgel gefüllte Beißringe (Apotheke) aus dem Kühlschrank.
- Bei Milchzahndurchbrüchen medikamentöse Lokalbehandlung z.B. mit Dentinox®.
- Ggf. Abflussmöglichkeit schaffen durch Kürettage, Inzision, Gazedrainage.
- Instillation von Prednisolon (z.B. Dontisolon®) mittels Knopfsonde.
- Bei Therapieresistenz und/oder schlechtem AZ Antibiotikaprophylaxe mit Amoxicillin 3 × 1 g/d p.o. (z.B. Amoxypen®) oder 3 × 600 mg Clindamycin (z.B. Clinda-Saar 600®).

10

Vorstellung beim Zahnarzt am nächsten Werktag.

Abwendbar gefährlicher Verlauf
Abszedierung, Osteomyelitis.

10.3 Zahnverletzungen

Unterschieden werden Frakturen der Zahnkrone (mit oder ohne Pulpeneröffnung) und der Zahnwurzel. Alle Zahnfrakturen bedürfen einer sehr speziellen zahnmedizinischen Behandlung und sind daher nicht vom allgemeinärztlichen Bereitschaftsdienst therapierbar.

! Zum Zahnerhalt ist eine sofortige(!) zahnärztliche Weiterbehandlung nötig.

Ausnahme: Kronenfraktur mit geschlossener Pulpa (keine Blutung), aber auch hier keinen unnötigen Aufschub, da eröffnetes Dentin offenen Wunden gleichzusetzen ist. Lediglich kleine, auf Schmelz begrenzte Absprengungen oder Risse verzeihen einen längeren (einige Tage) Aufschub.

10.3.1 Zahnfraktur

Symptome
- Fehlendes Zahnsegment (Kronenfraktur).
- Süß-/Kalt-Schmerz (fakultativ).
- Abnorme Zahnbeweglichkeit (fakultativ bei Radixfraktur).
- Ödem und Hämatom (fakultativ bei Radixfraktur).

Kurzanamnese Unfallhergang: Z.B. Sturz beim Eishockey, Inline-Skating; Boxen.

Sofortdiagnostik Neben der Symptomatik bringt bei Verdacht auf Radixfraktur nur Rö Klarheit.

Differenzialdiagnosen Alveolarfortsatzfraktur (▶ 10.3.1), Zahnsubluxation (▶ 10.3.2).

Maßnahmen Analgetische Behandlung mit Paracetamol bis zu 8 × 500 mg/d p.o. (z.B. ben-u-ron®) oder bis 5 × 200–400 mg Ibuprofen (z.B. Urem forte®).

Vorstellung beim Zahnarzt, sofort bei Zahnfraktur mit eröffneter Pulpa (Zahnerhalt!), bei Kronenfraktur mit geschlossener Pulpa am nächsten Werktag.

Abwendbar gefährlicher Verlauf
Infektion (eröffnetes Dentin entspricht einer offenen Wunde).

10.3.2 Zahnsubluxation

Symptome

- Zahn abnorm beweglich und/oder Zahnstellung abnorm verändert, evtl. zusätzliche Kronenfraktur ▶ 10.3.1.
- Schmerzen, Perkussions-/Palpationsempfindlichkeit (Instrumentenstiel oder Stift).
- Ödem, Hämatom, Blutung (fakultativ).
- Okklusionsstörung (fakultativ).

Kurzanamnese Unfallhergang (wie bei Zahnfrakturen).

Sofortdiagnostik Neben der Symptomatik kann nur die Rö-Aufnahme eine Fraktur ausschließen oder bestätigen.

Differenzialdiagnosen Zahnwurzelfraktur (▶ 10.3.1), Alveolarfortsatzfraktur (▶ 10.3.1).

Maßnahmen Ggf. analgetische Behandlung mit Paracetamol bis zu 8 × 500 mg/d p.o. (z.B. ben-u-ron®) oder bis zu 5 × 200–400 mg Ibuprofen (z.B. Urem forte®).

Vorstellung beim Zahnarzt so bald wie möglich.

Abwendbar gefährlicher Verlauf
Zahnverlust (nur durch rechtzeitige Vorstellung zu vermeiden).

10.3.3 Zahnluxation

Symptome Vollständiger Zahnverlust, Schmerzen, Ödem, Hämatom, Blutung.

Kurzanamnese Unfallhergang.

Sofortdiagnostik

- Inspektion: Leere Alveole (oder mit Blutkoagel gefüllt).
- Palpation: Alveole schmerzhaft.

Differenzialdiagnose Frische Zahnextraktion.

Maßnahmen

- Analgesie mit Paracetamol bis zu 8 × 500 mg/d p.o. (z.B. ben-u-ron®) oder bis 5 × 200–400 mg Ibuprofen (z.B. Urem forte®). **Cave:** Kein ASS!
- Tetanusschutz überprüfen bzw. Tetanusimpfung durchführen (insbes. bei erfolgender Reimplantation; ▶ 2.9.4).

! Luxierten Zahn unbedingt aufbewahren (unbehandelt) am besten in Dentosafe®, physiologischer Kochsalzlösung, oder dem Verletzten in die Wangentasche legen (**cave:** Aspirationsgefahr!) und zum Zahnarzt mitgeben.

Vorstellung sofort beim Zahnarzt.

10

Abwendbar gefährlicher Verlauf
Infektion.

10.3.4 Contusio dentis/Zahnüberbelastung

Zu einer Kontusion des Desmodonts kommt es bei übermäßiger Krafteinwirkung und/oder bei wiederholter traumatisierender Krafteinwirkung (z.B. Okklusionsstörung, Zähneknirschen).

Symptome Schmerzen, Aufbiss- und Perkussionsempfindlichkeit.

Kurzanamnese
- Krafteinwirkung?
- Relativ frische zahnärztliche Versorgung: Z.B. neue Füllung, neue Krone?
- Bruxismus (= Zähneknirschen)?
- Habits (z.B. Pfeiferauchen, Bleistiftkauen, Nagelkauen).

Sofortdiagnostik
- Inspektion: Intakter Zahn, intakte und unauffällige Gingiva.
- Symptomatik, Anamnese.
- DD ausschließen: Zahnwurzelfraktur (▶ 10.3.1), Zahnsubluxation (▶ 10.3.2), Pulpitis (▶ 10.2.1), Sinusitis maxillaris (wenn Beschwerden im Oberkiefer).

Maßnahmen Ggf. analgetische Behandlung mit Paracetamol bis zu 8 × 500 mg/d p.o. (z.B. ben-u-ron®) oder bis 5 × 200–400 mg Ibuprofen (z.B. Urem forte®).

Vorstellung beim Zahnarzt am nächsten Werktag.

10.4 Komplikationen nach zahnärztlicher Behandlung

10.4.1 Blutung

Symptome Starke Blutung aus relativ frischer Wunde im Mundbereich.

Kurzanamnese
- Zahnärztliche Behandlung vorausgegangen?
- Antikoagulanzienbehandlung, z.B. mit ASS, Marcumar®, Clopidogrel (z.B. Plavix®)?
- Hämorrhagische Diathese in der Vorgeschichte?
- Wie lange besteht die Blutung schon (V.a. Verbrauchskoagulopathie)?
- Wie lange nach dem zahnärztlichen Eingriff setzte die Blutung ein (reaktive Hyperämie nach Wirkungsende des Vasokonstringens im Lokalanästhetikum)?

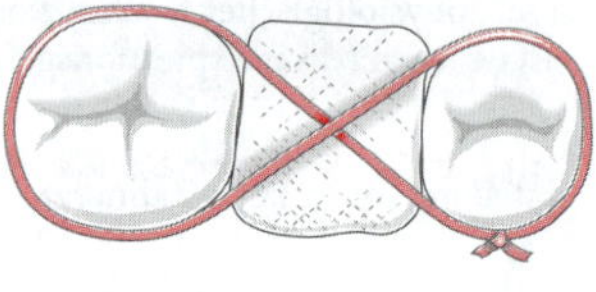

Abb. 10.3 Achterligatur [A300–106]

Sofortdiagnostik
- Blutung pulsierend: Gefäßblutung.
- Blutung sickernd: Parenchymblutung.

Maßnahmen In angegebener Reihenfolge:
- Digitale Kompression (z.B. der Alveole) mit anschließender Kompression mit ausreichend großem Mulltupfer (vom Pat. draufdrücken oder draufbeißen lassen).
- Situationsnaht der Gingivaränder (atraumatisches Nahtmaterial, Stärke 3,0 oder 4,0) mit anschließender Mulltupferkompression.
- Austamponieren der Alveole mit resorbierbarem Hämostyptikum (z.B. Tabotamp®), evtl. kombiniert mit Achterligatur an benachbarten Zähnen mit kräftiger Seide oder Draht.
- Elektrokoagulation (**nicht** im Unterkieferseitenzahnbereich wegen möglicher Verletzung des N. alveolaris inf./N. mentalis); nur in der Praxis möglich.
- Bei stärkeren Gefäßblutungen Darstellung und Unterbindung/Umstechung des Gefäßes.
- Einsatz von Fibrinkleber (z.B. Beriplast®).

- **Klinikeinweisung** sofort bei anamnestischem V.a. hämorrhagischer Diathese oder bei laufender antikoagulativer Therapie.
- **Vorstellung** beim Zahnarzt am nächsten Werktag.

! Beim seltenen enossalen Hämangiom ist die Reimplantation des extrahierten Zahns und Einweisung in eine kieferchirurgische Fachklinik lebensrettend!

10.4.2 Schmerzen nach Zahnextraktion

Symptome
- Heftige, z. T. ausstrahlende Schmerzen.
- Trockene (leere) Alveole (fakultativ).
- Bläulich livides Blutkoagulum (fakultativ).
- Fötider Geruch des Koagulums → Hinweis auf Infektion.

Kurzanamnese Zahnextraktion liegt meistens 2–4 Tage zurück.

Sofortdiagnostik Putride zerfallendes Koagulum, regionäre Lk vergrößert (fakultativ).

Maßnahmen
- Entfernung des Koagulums (durch Kürettage und Spülung mit 3%iger H_2O_2-Lösung).
- Gazestreifendrainage.
- Medikamentöse Lokaltherapie (z.B. mit Dontisolon®) durch Instillation in die Alveole mittels Knopfkanüle.
- Analgesie mit Paracetamol bis zu 8 × 500 mg/d p.o. (z.B. ben-u-ron®) oder bis 5 × 200–400 mg Ibuprofen (z.B. Urem forte®).
- Antibiose bei allgemeinen Krankheitssymptomen, starken Schmerzen (Neuritis), erheblicher Exsudation: Z.B. Amoxicillin 3 × 1 g/d p.o. (z.B. Amoxypen®) oder 3 × 600 mg Clindamycin (z.B. Clinda-Saar®).

Vorstellung beim Zahnarzt am nächsten Werktag.

Abwendbar gefährlicher Verlauf
Infektionsausbreitung, bis hin zur Sepsis.

10.5 Aphthen und Prothesendruckstellen

10.5.1 Aphthen

Symptome Hochrote, durch gelblichen Rand abgegrenzte und z.T. sehr schmerzhafte Effloreszenz an Wangen-, Lippeninnenseite, Zungenunterseite oder Gingiva.

Kurzanamnese Zunehmende Schmerzhaftigkeit bei Belastung, Bewegung und osmotischen Reizen (z.B. saure Getränke, scharfe Speisen).

Differenzialdiagnosen Prothesendruckstelle (▶ 10.5.2), Herpes simplex.

Maßnahmen Pat. über Harmlosigkeit der Erkr. aufklären: Heilt spontan ab! Lokale Therapie mit Salbe (z.B. mit Kamistad®).

10.5.2 Prothesendruckstellen

Symptome Schmerz beim Belasten und/oder Einsetzen/Entfernen herausnehmbarer Prothesen(teile).

Kurzanamnese
- Kurze Zeit zurückliegende Neuherstellung/Wiederherstellung/Änderung (z.B. Unterfütterung) von Zahnprothesen.
- Wo drückt es?
- Wann drückt es, beim Belasten?

Sofortdiagnostik
- Rötung und/oder Schwellung an beschriebener Stelle.
- Gelbliche Plaquebildung (Fibrinbelegung, fakultativ).
- Einkerbung der Prothesenstruktur in die Gingiva (fakultativ).

Differenzialdiagnosen Aphthe (▶ 10.5.1), neoplastische Veränderung.

Maßnahmen
- Vorsichtiges Abtragen von Prothesenmaterial.
- Lokalmedikamentöse Therapie (z.B. mit Kamistad®).
- Pat. soll Prothese vorerst nicht benutzen.

Vorstellung beim Zahnarzt am nächsten Werktag.

Abwendbar gefährlicher Verlauf
Bei immunschwachen Pat. kann eine unbehandelte Prothesendruckstelle eine gefährliche Erregereintrittspforte sein!

10.6 Abszesse und Phlegmonen

Differenzialdiagnostischer Überblick

Tab. 10.1 Abszesse und Phlegmonen

Abszess	Symptome (immer: Fluktuation!)
Retromaxillarabszess	Vorwölbung des Tuber maxillae. Palpationsschmerz des Tuber maxillae. Fakultativ: Schläfenödem über dem Jochbogen, Kieferklemme.
Temporalabszess	Schwellung über dem Jochbogen.
Sublingualabszess	Schwellung des Mundbodens: Halbseitig, gerötet, z. T. mit Fibrin belegt. Zungenbewegungen schmerzhaft eingeschränkt. Fakultativ: Schluckbeschwerden.
Zungengrundabszess	Schwellung der Zunge, evtl. mit Atembehinderung. Kloßige Sprache. Starke Bewegungseinschränkung der Zunge. Speichelfluss.
Sub-/Perimandibularabszess	Massive Schwellung der Submandibularregion. Druckschmerz. Fakultativ: Kieferklemme, Schluckbeschwerden.
Parapharyngealabszess	Geschwollener, geröteter asymmetrischer vorderer Gaumenbogen. Schmerzen (ins Ohr ausstrahlend). Atem- und Schluckstörung. Temporalödem. Hohes Fieber. Kieferklemme.
Mundbodenphlegmone/zervikale Phlegmone	Massive Schwellung von Zunge und Mundboden. Kieferklemme. Atembehinderung durch Glottisödem. Schluckbeschwerden. Hohes Fieber. Stark reduzierter AZ. Evtl. Schocksymptomatik.

Kurzanamnese

- Rascher, manchmal plötzlicher Beginn der Symptomatik.
- Meist vorausgegangene Zahnschmerzen.
- Bei Parapharyngealabszess: Evtl. vorausgegangene Tonsillitis.
- Bei Zungengrundabszess: Evtl. vorausgegangene Verletzung.

Maßnahmen

! Anatomische Strukturen beachten: Immer in Richtung Knochen inzidieren, nie in Weichteilrichtung! Wichtige Gefäße und Nerven könnten verletzt werden.

- Bei Fieber und reduziertem AZ: Antibiose, z.B. Amoxicillin 3 × 1 g/d p.o. oder Clindamycin 3 × 600 mg/d p.o. (z.b. Clinda-Saar®).
- Ggf. Schmerzbehandlung Paracetamol 500–1000 mg (z.B. ben-u-ron®) oder Tramadol 50–100 mg p.o. (z.B. Tramal®).
- Inzision und Drainage mittels Mullstreifen (nur bei Abszessen, die auf Alveolarfortsatz beschränkt sind), sofern **Vorstellung beim Zahnarzt nicht möglich ist**.

- **Klinikeinweisung**
  - In Kieferchirurgie bei Abszessen, die nicht auf Alveolarfortsatz beschränkt sind.
  - In nächstgelegene Klinik bei hohem Fieber, Atem- oder Schluckstörung.
- **Vorstellung** beim Zahnarzt oder Kieferchirurgen am nächsten Werktag zur Weiterbehandlung und Zahnsanierung; beim Bereitschaftsdienst, wenn ein Sonn-/Feiertag folgt.

Abwendbar gefährlicher Verlauf

Ausbreitung der Infektion → Sepsis (▶ 4.1.3), Orbitalabszess, Hirnabszess.

11 Ophthalmologische Notfälle

Thomas Quellmann

Das Besondere an ophthalmologischen Notfällen ist, dass auch Kleinigkeiten für die Patienten mit großer Angst um den Verlust der Sehkraft verbunden sind. Da das Auge für den Nicht-Augenarzt meist fremdes Terrain ist, besteht die Gefahr, sich von dieser Panik anstecken zu lassen.
Für den ärztlichen Bereitschaftsdienst kommt es in erster Linie darauf an, mit einfach durchzuführenden Untersuchungsschritten eine Gefahr für das Sehvermögen zu erkennen und abzuschätzen sowie zu entscheiden, ob sich der Pat. sofort beim augenärztlichen Notdienst oder in einer Augenklinik vorstellen muss. Außerdem gilt es die Fälle zu erkennen, in denen bereits vor Ort eine gezielte Therapie eingeleitet werden muss: Akuter Glaukomanfall (▶ 11.3.2), Verätzung, Verbrennung (▶ 11.9) und Zentralarterienverschluss (▶ 11.7.2).

11.1 Untersuchungstechniken

Vor Beginn der Untersuchung immer nach bereits bestehenden Einschränkungen, Visusminderungen etc. fragen. Wer sonst keine Zeitung mehr lesen kann, kann dies mit einem Fremdkörper im Auge auch nicht.

Sehschärfe (Visus)

Eine Untersuchung der Sehschärfe ist im ärztlichen Bereitschaftsdienst ohne Visustafel nur sehr eingeschränkt möglich.

- Grobe Abschätzung durch Vergleich mit eigenem Sehvermögen, z.B. mithilfe einer Zeitung. Zur Überprüfung der **Nahsicht:** Text lesen lassen. Dann zur Überprüfung der **Fernsicht:** Überschriften aus unterschiedlicher Entfernung lesen lassen. Wenn Pat. keine Buchstaben entziffern kann, im Abstand vom 30 cm Finger zählen lassen. Dann das Erkennen von Handbewegungen prüfen.
- Mit der Taschenlampe Hell-/Dunkel-Sehen überprüfen.

Gesichtsfeld

Das Gesichtsfeld wird mithilfe der Fingerperimetrie nacheinander an beiden Augen geprüft:

- Pat. und Arzt sitzen sich in Armlängenabstand und gleicher Höhe gegenüber. Beide bedecken jeweils das gegenüber liegende Auge (Pat. rechts/Arzt links und umgekehrt) mit der Hand. Pat. fixiert das offene Auge des Arztes.
- Arzt führt aus verschiedenen Richtungen von außen seinen Finger in das gemeinsame Gesichtsfeld und Pat. meldet, wann er den Finger auftauchen sieht.
- Vergleich mit der eigenen Wahrnehmung ergibt Anhaltspunkte für gröbere Gesichtsfeldeinschränkungen des Pat., z.B. konzentrische Einengung, Hemianopsie, Quadrantenanopsie.

Inspektion und Palpation

Erster Eindruck: Ex- oder Enophthalmus, Schwellungen, Rötungen, Tränenfluss vermehrt?

Palpation des Bulbus Bei geschlossenen Augen ist der Augapfel normalerweise mit den Spitzen beider Zeigefinger eindrückbar (evtl. Vergleich mit dem eigenen Auge), beim Glaukom ist er steinhart.
Inspektion der Pupillen

Pupillenweite und Reaktionen

- **Anisokorie:** Angeboren (→ Pupillenreaktion ist erhalten); bei erhöhtem Hirndruck und Schädigung des N. occulomotorius (→ gestörte oder aufgehobene Pupillenreaktion).
- **Pupillenentrundung:** Glaukom (durch Druckschädigung), Contusio bulbi, Ganglionitis und Reizungen bei Nasennebenhöhlenprozessen oder nach Operationen.
- **Mydriasis:** Medikamente (z.B. Atropin, Adrenalin), Glaukomanfall, Contusio bulbi und (wichtig!) Einklemmen von Temporallappenanteilen in den Tentoriumschlitz bei epi- oder subduralem Hämatom mit direkter Schädigung der N. oculomotorius, Botulismus.
- **Miosis:** Medikamente (Pilocarpin, Morphinderivate), Iridozyklitis, Horner-Syndrom.

- **Seitenvergleich** (Isokorie): Rundung, Weite?
- **Pupillenweite** schätzen (Genauigkeit etwa 1 mm) die normale Pupillenweite beträgt 2–5 mm.
- **Akkommodation:** Pat. fixiert Bleistift, der aus größerer Entfernung (etwa 50 cm) allmählich auf seine Nase zugeführt wird → Pupillenverengung bei der Konvergenzreaktion.
  - Störung der Konvergenzreaktion durch Lähmung des M. sphincter pupillae.
  - Akkommodationsstörungen (immer einseitig prüfen!) bei Lähmungen des M. ciliaris.
  - Störungen von Akkommodation und Konvergenzreaktion bei Ophthalmoplegia interna (z.B. bei Störungen an der Hirnbasis, z.B. Schädelbasisfraktur, subdurales Hämatom, basale Meningitis).
- **Lichtreaktion:** Licht im Raum abdunkeln, Lichtquelle (Taschenlampe) rasch auf ein Auge schwenken. **Direkte Lichtreaktion:** Pupillenverengung am stimulierten Auge. **Konsensuelle Lichtreaktion:** Pupillenverengung am anderen Auge. Mögliche Ursachen einer gestörten Lichtreaktion:
  - Amaurotische Pupillenstarre: Fehlende direkte, erhaltene konsensuelle Lichtreaktion.
  - Reflektorische Pupillenstarre: Argyll-Robertson-Phänomen mit herabgesetzter oder fehlender direkter und konsensueller Lichtreaktion bei überschießender Konvergenzreaktion.
  - Absolute Pupillenstarre: Fehlende Licht- und Konvergenzreaktion z.B. bei Leitungsunterbrechung des N. occulomotorius durch Entzündungen oder Schädelbasisfrakturen.
  - Pupillotonie bei Denervation des M. sphincter pupillae (zusätzlich Areflexie Adie-Sy.).

Augenmuskelfunktion Pat. soll vorgehaltenen Bleistift fixieren und ohne Drehung des Kopfs diesem nachschauen:

- Nach lateral (M. rectus lateralis).
- Nach medial (M. rectus medialis).
- Nach lateral oben (M. rectus superior).
- Nach lateral unten (M. rectus inferior).
- Nach medial oben (M. obliquus inferior).
- Nach medial unten (M. obliquus superior).

Nystagmus

- Z.B. Blickrichtungsnystagmus bei Blick in bestimmte Richtung.
- Lagenystagmus bei bestimmter Kopfhaltung.
- Spontannystagmus, z.B. bei Hirnstammsyndrom.
- Endstellungsnystagmus – physiologisch bei extremem Blick zur Seite.

Ektropionieren des Augenlids

Indikation:

- Verdacht auf Fremdkörper im Oberlid.
- Säuberung der oberen Umschlagfalte bei Verätzungen und Verbrennungen.
- Bessere Beurteilung von Bindehaut und Sklera.

> ! Nicht ektropionieren bei V.a. perforierende Verletzung, da dann intraokulares Gewebe exprimiert werden könnte.

Durchführung: Wattestäbchen bereitlegen, Pat. bei leicht geöffnetem Auge nach unten schauen lassen. Wattestäbchen etwa 1 cm oberhalb des Lidrands anlegen, Wimpern des Augenlids mit Daumen und Zeigefinger fassen. Spitze des Wattestäbchens nach unten drücken (**cave:** Druck auf Lid, nicht auf Bulbus ausüben), Wimpern zum Orbitarand hochziehen → Oberlid wird nach außen gestülpt.

Bei Verletzungen und bei ausgeprägtem Lidkrampf ist ein ektropionieren ohne Lokalanästhetikum oft nicht möglich. Wenn im Notfallkoffer vorhanden: Oxybuprocain (z.B. Konjucain EDO®) oder notfalls Lidocain (z.B. Xylocain®) einbringen → dann Ektropionieren.

11.2 Das rote Auge

11.2.1 Differenzialdiagnostischer Überblick

Injektionstypen

- **Konjunktivale Hyperämie:** Injektion der Bindehautgefäße. Ziegelrote Gefäße mit Verzweigungen erkennbar, zum Limbus hin abnehmende Rötung. Mäßige Bindehautchemosis (Ödem). Gefäße mit der Konjunktiva verschieblich; z.B. bei jeder konjunktivalen Entzündung (▶ 11.2.2) oder Verletzung; oft bei Entzündungen der Lider oder Tränenwege (▶ 11.8.5, ▶ 11.8.6).
- **Ziliäre Hyperämie:** Selektive Injektion der limbalen Gefäße. Bläulich-roter Ring. Perikorneal gelegen, Gefäße nicht abgrenzbar; Entzündungen oder Verletzungen der Hornhaut (▶ 11.4, ▶ 11.5).
- **Gemischte Hyperämie:** Ziegelrote konjunktivale Gefäße und perikorneal darunterliegende bläulich-rote Verfärbung; Entzündungen oder Verletzungen der Hornhaut und/oder intraokularen Gewebes, Keratitis, Keratokonjunktivitis (▶ 11.5.1), Iritis (▶ 11.3.3), Uveitis.

Tab. 11.1 Häufige Ursachen des roten Auges

	Akutes Glaukom (▶ 11.3.2)	Akute Konjunktivitis (▶ 11.2.2)	Akute Keratitis (▶ 11.5)	Akute Iritis (▶ 11.3.3)
Symptome	Starker Augenhöhlen- bzw. Kopfschmerz; allgemein: Übelkeit, Erbrechen, Fieber	Lidkrampf, Lichtscheu, Brennen, Fremdkörpergefühl, Tränenfluss, AZ meist gut	Schmerzen, Lichtscheu, Lidkrampf, Fremdkörpergefühl	Schmerzen, Lichtscheu, Tränen, Lidkrampf
Visus	Herabgesetzt (Handbewegung)	Normal	Meist stark herabgesetzt	Unterschiedlich, oft herabgesetzt
Injektion	Stauungshyperämie	Konjunktival	Gemischt/ziliar	Ziliar
Druck	Erhöht, bretthrter Bulbus	Normal	Normal	Normal bis gering erniedrigt, selten erhöht
Pupille	Weit, oval, entrundet, lichtstarr	Normal	Normal	Eng (Reizmiosis), träge Reaktion
Bindehaut	Vermehrte Gefäßfüllung	Chemosis, Sekret	Hyperämie, Chemosis	Normal
Hornhaut	Glanzlos, matt	Normal	Nach Ätiologie verschieden	Präzipitate auf Hornhautrückfläche
Iris	Verwaschen	Normal	Normal oder verwaschen (Begleitiritis)	Verwaschen, schmutzig grau

11.2.2 Akute Konjunktivitis

Symptome Jucken, Brennen, Fremdkörpergefühl, Rötung (konjunktivale Injektion), Lichtscheu, Lidkrampf, vermehrte Tränenbildung, Schwellung des Bindegewebes.

! Entzündungen der Konjunktiva betreffen meist beide Augen. Bei einseitiger Rötung des Auges nach anderen auslösenden Faktoren suchen.

Kurzanamnese
- Fremdkörper? Strahlung (UV)? Verbrennung, Verätzung? Zugluft?
- Allergie bekannt?
- Lidverklebung (z.B. bei bakterieller Infektion)?

Sofortdiagnostik
- Kreislaufkontrolle (Puls, RR).
- Symptomorientierte Untersuchung.
- Inspektion: Konjunktivale Injektion, Bindehautchemosis:
  - Bakterielle Infektion: Eitrige Sekretion, massive Rötung, oft bretharte Lidschwellung, Auge(n) morgens verklebt.

- Virale Infektion: Meist einseitiger Beginn, wässrige Sekretion.
- Diphtherie (▸ 14.4.2): Graugelbe Membranen auf der Bindehaut, Allgemeinsymptome.

Differenzialdiagnosen Akutes Glaukom (▸ 11.3.2), akute Keratitis (▸ 11.5.1), akute Iritis (▸ 11.3.3), Keratoconjunctivitis photoelectrica (▸ 11.2.3).

Maßnahmen

- **Bakterielle Konjunktivitis:** Lokal Antibiotika in Tropfen- oder Salbenform (Tropfen tags, Salben nachts), z.B. Gentamicin (z.B. Gentamicin POS® Augensalbe oder Augentropfen), Neomycin und Polymyxin (z.B. Polyspectran® Augentropfen/Salbe).
- **Virale Konjunktivitis:** Vasokonstriktiva (z.B. Proculin®). **Cave:** Sekret hat hohe Kontagiosität → AU, Freistellung von Schule.
- **Nicht infektiöse Konjunktivitis:** Ggf. Fremdkörper entfernen (▸ 11.4), ggf. Verbrennung/Verätzung behandeln (▸ 11.9).
- **Bei allergischer Genese:** Levocabastin 1 × 1 Tr. (Levophta®), evtl. Cromoglicinsäure 3–4 × 1 Tr. tgl. (z.B. Cromohexal®). Evtl. lokale Glukokortikoide, wie Dexamethason (z.B. Isopto-Dex®) und systemische Antihistaminika, wie Dimetinden 3 × 1 mg/d p.o. (Fenistil®).
- **Symptomatische Therapie des Juckreizes:** Z.B. mit Vasokonstriktiva (z.B. Proculin®) oder Phenylephrin (z.B. Visadron®).

- **Klinikeinweisung** nur bei Verbrennung/Verätzung erforderlich.
- **Vorstellung** beim Augenarzt zur Weiterbehandlung am nächsten Tag.

Abwendbar gefährlicher Verlauf
Keratitis, Hornhauterosion.

11.2.3 Keratoconjunctivitis photoelectrica

Keratoconjunctivitis photoelectrica („Verblitzen“) tritt mit einer Latenzzeit von 6–8–12 h auf. Die UV-Exposition passiert am Tag – Pat. kommen spät abends oder nachts! Auftreten auch nach ungeschützten Schweißarbeiten.

Symptome Jucken, Brennen, Fremdkörpergefühl, Rötung (konjunktivale Injektion), Lichtscheu, Lidkrampf, wässrig schleimige Sekretion.

Kurzanamnese Die Exposition (z.B. Schweißen, Höhensonne) ist meist gut erinnerlich.

Maßnahmen

- Vitamin-A-haltige Augensalbe (z.B. Regepithel®) oder Dexpanthenol-haltige Salbe (z.B. Bepanthen® Augensalbe), Conjuncain AS® als akutes Lokalanästhetikum. Systemische Analgetika, wie Paracetamol 3–4 × 500–1000 mg/d p.o. (z.B. ben-u-ron®).
- Pat. auf die Dauer der Symptomatik – bis zu 24–36 h – hinweisen.
- Evtl. Binokularverband für 6–12 h, Bettruhe.

- **Klinikeinweisung** nicht erforderlich.
- **Vorstellung** beim Augenarzt am nächsten Tag.

Abwendbar gefährlicher Verlauf
Keratitis, Hornhauterosion.

11.3 Augenschmerzen

! Plötzlich auftretende Augenschmerzen sind immer ein Warnsymptom, z.B. bei akutem Glaukom, Entzündungen → immer sofort Vorstellung oder Klinikeinweisung.

11.3.1 Differenzialdiagnostischer Überblick

Tab. 11.2 Differenzialdiagnose des Augenschmerzes

Schmerzlokalisation	Schmerzcharakter	Mögliche Ursache
Lid	Ziehen und Brennen bei Berührung und Druck	• Entzündungen der Lidhaut. • Ekzem. • Lidabszess (▸ 11.8.4). • Herpes simplex. • Zoster ophthalmicus. • Mitbeteiligung bei Allgemeininfektion. • Hordeolum (Gerstenkorn, ▸ 11.8.3). • Chalazion (Hagelkorn, indolent). • Verletzung (▸ 11.10, ▸ 11.11).
Äußerer Lidwinkel (oben)	Ziehen und Brennen bei Berührung und Druck	• Dakryoadenitis acuta (Entzündung der Tränendrüse, ▸ 11.8.6): Paragraphenform der Lidspalte. • DD: Hordeolum, Sinusitis frontalis, Konjunktivitis, Orbitalphlegmone.
Innerer Lidwinkel (unten)	Ziehen und Brennen bei Druck	• Dakryozystitis acuta (Schwellung, Rötung; ▸ 11.8.5), Verletzung (▸ 11.10, ▸ 11.11).
Oberflächliche Schmerzen von Bindehaut und Hornhaut	Brennen, Stechen, Kratzen, Fremdkörpergefühl, Jucken, v. a. bei Lidbewegungen	• Hornhautfremdkörper (▸ 11.4). • Hornhautepithelschädigung (Erosio, ▸ 11.5). • Oberflächliche Augenverletzung (Konjunktivitis, ▸ 11.2.2). • Blepharitis (Lidrandentzündung).
Tiefer Augenschmerz (subjektive Lokalisierung im Bulbus)	Bohrend, ziehend, meist mit Ausstrahlung in Umgebung des Auges (Stirn, Schläfe, Oberkiefer, Zähne) und Blendungsschmerz	• Akute Iritis (▸ 11.3.3). • Akutes Glaukom (mit Übelkeit, ▸ 11.3.2). • Perforierende Bulbusverletzung (▸ 11.11). • DD: Sinusitis (▸ 9.4.2), Trigeminusneuralgie (▸ 4.5.9), Migräne (▸ 4.5.3), intrakranieller Prozess.

Tab. 11.2 Differenzialdiagnose des Augenschmerzes *(Forts.)*

Schmerzlokalisation	Schmerzcharakter	Mögliche Ursache
Retrobulbär	Bohrend, ziehend, verstärkt durch Druck auf Bulbus und Bulbusbewegungen	• Neuritis nervi optici. • Beginnende Orbitalphlegmone (▶ 11.8.2). • Okuläre Myositis. • DD: Sinusitis (▶ 9.4.2), Trigeminusneuralgie (▶ 4.5.9), Migräne (▶ 4.5.3), intrakranieller Prozess.

11.3.2 Akuter Glaumkomanfall

Durch Verlegung der Abflusswege des Kammerwassers im Kammerwinkel kommt es zu einem – mehr oder weniger plötzlichen – Anstieg des Augendrucks. Häufiger Frauen betroffen, höheres Lebensalter, Maximum 7. Lebensjahrzehnt.

> **!** Schweres Krankheitsbild, das sofort eine spezifische Intervention erfordert. Gefahr der Erblindung innerhalb von Stunden.

Symptome

- Meist einseitig.
- In 50 % Prodromalsymptome (Nebelsehen, Farbringe).
- Reduzierter AZ: Übelkeit, Erbrechen.
- Heftigste Schmerzen, oft nicht lokalisierbar.
- Pupille erweitert, lichtstarr, etwas entrundet.
- Steinharter Bulbus.
- Gemischte Injektion der Konjunktiva.

> **!** Bei akutem Glaukomanfall können Allgemeinsymptome so im Vordergrund stehen, dass nicht selten Fehldiagnose „akuter Bauch" gestellt wird.

Kurzanamnese

- Meist bestehende Weitsichtigkeit.
- Jahreszeitlicher Gipfel im Oktober/November.
- Gelegentlich in der Vorgeschichte Episoden von anfallsartigen einseitigen Kopfschmerzen → subakute Glaukomanfälle.
- Auslösende Faktoren (Pupillenerweiterung): Z.B. Aufenthalt im Dunkeln, psychische Erregung, Alkohol- oder Kaffeegenuss, medikamentöse Pupillenerweiterung, Wetterfronten.

Sofortdiagnostik

- Notfallcheck (▶ 3.3.1), Kreislaufkontrolle (RR, Puls).
- Augenpalpation: Harter Bulbus.
- Visus: Deutlich gemindert (▶ 11.1).
- Inspektion: Pupillenform? Pupillenreaktion? (▶ 11.1).

Differenzialdiagnosen Migräne (▶ 4.5.3), akute Konjunktivitis (▶ 11.2.2), akute Keratitis (▶ 11.5.1), akute Iritis (▶ 11.3.3).

Maßnahmen Rasche Senkung des Augeninnendrucks, um Schädigung des Sehnervs zu vermeiden.

! Pilocarpin 2 % Augentropfen akut; Klinikeinweisung.

- Oberkörperhochlagerung.
- I.v. Zugang mit Infusion.
- Acetazolamid 500–1000 mg i.v. (z.B. Diamox®), alternativ β-Blocker (z.B. Dociton®) 1 mg langsam i.v. (**cave:** Internistische KI) oder Clonidin 0,15 mg langsam i.v. (z.B. Catapresan®; **cave:** RR-Senkung).
- Ggf. Analgesie mit Morphin 5–10 mg i.v. oder Tramadol 100 mg i.v. (z.B. Tramal®).
- Sedierung mit 5 mg Diazepam (z.B. Valium®) langsam i.v.
- Ggf. Blutdrucksenkung z.B. mit Nitroglycerin (z.B. 2 Hübe Nitrolingual®-Spray oder 1 Nitrolingual®-Zerbeißkapsel).

Klinikeinweisung sofort.

Abwendbar gefährlicher Verlauf
Erblindung.

11.3.3 Iridozyklitis

Symptome (Schmutzig graue Verfärbung der Iris), Schwellung, Schmerzen, Lichtscheu, Visusverschlechterung, Reizmiosis.

Kurzanamnese
- Systemische Erkr. bekannt, z.B. Bechterew-Krankheit, Boeck-Krankheit, juvenile rheumatoide Arthritis, Reiter-Syndrom?
- Z.n. Trauma, OP?

Differenzialdiagnosen Akutes Glaukom (▶ 11.3.2), Konjunktivitis (▶ 11.2.2).

Maßnahmen Pupillenerweiterung mit Atropin 1%ig und Scopolamin, z.B. Scopolamin-Augenöl. Kortison als Tropfen (z.B. Dexa Biciron® Augentropfen oder Dexamethason Augensalbe Jenapharm®).

Vorstellung sofort beim Augenarzt oder in Augenambulanz.

Abwendbar gefährlicher Verlauf
Synechien, Sekundärglaukom, Katarakt.

11.4 Bindehaut- und Hornhautfremdkörper

Symptome Anfangs mäßige, später zunehmende Schmerzen, rotes Auge, starkes Tränen, evtl. Lidkrampf oder Visusabfall.

Kurzanamnese Es ist „etwas ins Auge geflogen", z.B. Staubkorn bei Gartenarbeit oder im Straßenverkehr (Radfahrer) oder beim Schleifen, Hämmern.

Sofortdiagnostik
- Bei fokaler (seitlicher) Beleuchtung Fremdkörper meist als schwarzer oder weißlicher Fleck im Hornhautniveau erkennbar.
- Hinweise auf Perforation (Eintrittspforte; austretender, meist dunkel erscheinender Augeninhalt)?
- Bei Fremdkörper unter dem Oberlid (Schmerzen v. a. bei Lidschlag) und fehlendem Hinweis auf Perforation, ektropionieren (▶ 11.1).
- **Visus:** Meist reduziert.
- Kreislaufkontrolle (Puls, RR).

Maßnahmen
- Lokalanästhesie z.B. mit Oxybuprocain-Tr. (z.B. Conjuncain EDO®) oder notfalls mit Lidocain (z.B. Xylocain®).
- Evtl. Spülung des Bindehautsackes.
- Ggf. Analgesie z.B. mit Tramadol 100 mg i.v. (z.B. Tramal®). **Cave:** Keine Verordnung von Lokalanästhetika in Tropfen- oder Salbenform.
- Steriler Augenverband, bei stärkeren Beschwerden zur Ruhigstellung beidseitig.

Vorstellung sofort beim Augenarzt oder in Augenambulanz zur Entfernung des Hornhautfremdkörpers unter spaltlampenmikroskopischer Kontrolle.

Abwendbar gefährlicher Verlauf
Hornhautschädigung durch Anwendung von Lokalanästhetika: Kaschierung der Symptome → Pat. glaubt Fremdkörper entfernt → Manipulationsgefahr.

11.5 Veränderungen der Hornhaut

11.5.1 Differenzialdiagnostischer Überblick

- **Keratitis:** Schmerzen, Lichtscheu, Lidkrampf, Fremdkörpergefühl, Visus meist stark herabgesetzt, gemischte Injektion:
  - Bakterielle Keratitis: Grauweiße Scheibe in Hornhautmitte, evtl. Eiterbildung in Vorderkammer.
  - Viruskeratitis (meist Herpes-simplex-Virus): Beginnend stippchenförmige graue Epithelflecken, astförmiges Weitersprossen; herabgesetzte Sensibilität, daher oft nur geringe Schmerzen.
  - Nicht infektiöse Keratitis: Durch unvollständigen Lidschluss; grauweiße Scheibe in Hornhautmitte oder -unterrand.
- **Keratomykose:** Durch kortisonhaltige Augentropfen, bei Kontaktlinsenträgern, Verletzungen im landwirtschaftlichen Bereich (z.B. Stroh/Heu im Auge); grauweißes Ulkus evtl. Satellitenherde.

Hypopyon: Eiteransammlung am Boden der Vorderkammer des Auges bei Ulcus corneae serpens.

Vorstellung beim Augenarzt i.d.R. bei allen Veränderungen der Hornhaut, da eine Differenzierung im Bereitschaftsdienst und bei mangelnder Erfahrung schwierig ist.

11.6 Sehstörungen und Doppelbilder

11.6.1 Differenzialdiagnostischer Überblick

- **Netzhautablösung (Amotio retinae):** Blitz- oder Funkensehen, dann schwarze Flecken (Mouches volantes), Rußregen oder schwarzer Vorhang, zuerst peripherer, dann totaler Gesichtsfeldausfall, Bulbus oft hypoton, evtl. träge direkte Pupillenreaktion, indirekte Reaktion prompt.
- **Amaurosis fugax:** Plötzliche, kurzfristige Erblindung oder Verschwommensehen mit „grauer Wolke". Der Visus ist für Sekunden oder Minuten deutlich reduziert, bis zur Amaurose. Amaurosis fugax ist oft Vorbote ausgedehnter zerebraler Ischämien, daher Behandlung und neurologische Abklärung wie bei TIA (▶ 4.10.3).
- **Glaskörperabhebung:** Blitzähnliche Lichterscheinungen, Sehen von Flecken oder Spinnen, die vor dem Auge schwimmen, nur geringe Visusminderung.
- **Retinopathia centralis sclerosa:** Einseitiges Verschwommensehen, meist mit Verkleinerung des Bilds und Verzerrtsehen; häufig nach Stresssituation und bei Rauchern, ≥ 50 J., nur geringe Visusverminderung.
- **Akute Diplopie/Augenmuskelparese:** Doppelbilder, Kopfzwangshaltung, Orientierungsschwierigkeiten, Schwindel, anamnestisch evtl. vaskuläre oder Infektionskrankheiten oder Trauma (Blow-out-Fraktur).
- **Akuter Schub einer Multiplen Sklerose** (▶ 16.4): Meist bekannte Erkr., evtl. Erstmanifestation mit Doppelbildern.

Vorstellung sofort beim Augenarzt oder in einer Augenambulanz zur weiteren Abklärung.

11.7 Visusverlust

Ätiologie Einem schlagartigen Sehverlust liegen meist Durchblutungsstörungen zugrunde, evtl. aber auch Störungen der Netzhaut, des Nervus opticus oder der Sehbahn. Weiterhin können Sehstörungen auf internistische Krankheitsbilder z.B. Hypertonie hindeuten. Bei V.a. Amaurosis fugax muss Pat. wie bei TIA anderer Genese (▶ 4.10.3) sofort behandelt werden.

- Eintreten innerhalb von Sekunden.
- Ein sehr aufgeregter Pat. macht nicht immer klare Angaben zur Vorgeschichte → gezielte Fragen stellen.
- Sofort erkannt werden muss der Zentralarterienverschluss (▶ 11.7.2).

11.7.1 Differenzialdiagnostischer Überblick

- **Zentralarterienverschluss** (▶ 11.7.2): Schlagartige, einseitige Erblindung; evtl. Lichtscheinwahrnehmung.
- **Riesenzellarteriitis (Horton-Krankheit):** Anfallsartiger Kopf- und Augenschmerz (temporal), zuerst ein-, später auch beidseitig, plötzlicher Visusverlust; A. temporalis druckschmerzhaft, evtl. überwärmt; Lebensalter > 65 J.; schlagartiges Ansprechen auf Kortikoide → Vorstellung baldmöglichst beim Hausarzt und Rheumatologen.
- **Zentralvenenverschluss:** Rasch progredienter, schmerzloser Visusverlust; Gesichtsfeldausfälle in Stunden bis Tagen, Schleiersehen; evtl. Hypertonie, Atherosklerose (Rauchen und Ovulationshemmer?). → Hämodilution, Augendrucksenkung mit z.B. Vistagan® 0,5 % AT, Klinikeinweisung.
- **Akute ischämische Optikusneuropathie:** Plötzliche einseitige Visusherabsetzung; anamnestisch meist Hypertonus, Nikotinabusus, Hyperlipidämie, ≥ 65 J. **Visus:** Fingerzählen immer möglich. **Gesichtsfeld:** Meist Defekt der unteren Gesichtsfeldhälfte, seltener obere Hälfte → **Klinikeinweisung** in Augenklinik.
- **Neuritis nervi optici:** Einseitige, über Stunden oder Tage zunehmende Visusminderung, Nebel oder Schleierwahrnehmung; dumpfe, retrobulbäre Schmerzen; oft entzündliche Vorerkr. **Gesichtsfeld:** Meist Zentralskotom. **Pupillenreaktion:** Verminderte Reaktion der erkrankten Seite auf Licht. **Palpation:** Typischer Bewegungs- oder Druckschmerz des befallenen Auges → Vorstellung beim Augenarzt, Weiterbehandlung des Grundleidens.
- **Glaskörperblutung:** Einseitiger, rascher Visusverlust innerhalb von Stunden; zunehmende Verdunkelung (Schlierensehen, Rußregen vor dem Auge, z.T. mit rötlicher Verfärbung) → **Klinikeinweisung** in Augenklinik.

11.7.2 Zentralarterienverschluss

Symptome

- Schlagartige Erblindung, keine Besserung innerhalb von Stunden (falls Pat. so lange wartet).
- Visus: Evtl. nur Lichtscheinwahrnehmung oder Amaurosis fast immer einseitig.

Kurzanamnese

- Bevorzugt höheres Lebensalter.
- Grunderkr. (z.B. Diab. mell., Hypertonus, Arteriosklerose, Hyperlipidämie)?
- Rauchen? Ovulationshemmer?
- Anamnestisch häufig vorangegangene Amaurosis fugax.
- Herzrhythmusstörungen?

Sofortdiagnostik

- Kreislaufkontrolle (Puls, RR), Inspektion und Palpation.
- Pupillenreaktion: Direkte Lichtreaktion aufgehoben, indirekte regelrecht.
- Pupillenform normal.
- Gesichtsfeld: Meist vollständiger Ausfall.

Maßnahmen

- Ggf. RR-Senkung z.B. mit Nifedipin 10 mg s.l. (z.B. Adalat®).
- I.v. Zugang mit Infusion (z.B. Ringer-Lsg. oder HAES).

- Furosemid 40 mg i.v. (z.B. Lasix®).
- Vorsichtige Sedierung z.B. mit Diazepam 5 mg (z.B. Valium®); ggf. Wiederholung nach 5–10 Min.

Klinikeinweisung umgehend in Augenklinik, möglichst mit Weiterverlegungsmöglichkeit auf eine internistische Intensivstation (systemische Lyse) oder neuroradiologische Abteilung (lokale Lyse); Lyse nur möglich, falls Verschluss nicht älter als 24 h.

Abwendbar gefährlicher Verlauf
Erblindung.

11.8 Schwellung im Bereich des Auges und der Anhangsgebilde

! Besondere Bedeutung kommt der Orbitalphlegmone zu, die durch die möglichen Komplikationen – Sinusvenenthrombose (▶ 4.5.10), Meningitis (▶ 4.5.7) – ein lebensgefährliches Krankheitsbild darstellt.

11.8.1 Differenzialdiagnostischer Überblick

- **Orbitalphlegmone** (▶ 11.8.2): Exophthalmus, pralle Schwellung der Lider und Umgebung, Augenbewegung eingeschränkt, schmerzhaft; Fieber, Übelkeit, Erbrechen.
- **Hordeolum** (▶ 11.8.3): Lidödem, hochrote Vorwölbung des Lidrands, später Eiterhof.
- **Lidabszess** (▶ 11.8.4): Rötung und fluktuierende Schwellung des Lids, Verengung der Lidspalte.
- **Dakryozystitis** (▶ 11.8.5): Hochrote, schmerzhafte Schwellung am medialen Augenrand; Begleitödem von Lid und Nasenrücken.
- **Dakryoadenitis** (▶ 11.8.6): Druckschmerzhafte Schwellung des Oberlids (liegende Paragraphenform).

11.8.2 Orbitalphlegmone

Symptome
- Einseitiger Exophthalmus.
- Chemosis, pralle Schwellung der Lider und der Umgebung, Rötung und Druckschmerz der Lider.
- Häufig Ptosis und Doppelbilder.
- Allgemein: Fieber, evtl. Übelkeit, Erbrechen.

Kurzanamnese
- Bestehende Sinusitis (zu 70 %)? Gesichtsfurunkel? Sepsis?
- Zahnkeimeiterung beim Säugling.

Sofortdiagnostik Inspektion und Palpation der Lider (druckschmerzhaft, starker Bewegungsschmerz). Pupillenreaktion und Visus abgeschwächt.

Klinikeinweisung sofort in Augenklinik oder Chirurgie.

Abwendbar gefährlicher Verlauf
Meningitis, Sinusvenenthrombose.

11.8.3 Hordeolum (Gerstenkorn)

Durch Strepto- oder Staphylokokken ausgelöste Entzündung der Talg- oder Schweißdrüsen der Lidränder.

Symptome Lidödem, hochrote Vorwölbung des Lidrands, später Eiterhof.

Maßnahmen
- Trockene Wärme (Rotlicht 2–3 × tgl.).
- Augensalben mit Biprocathol (Noviform® 1 % oder 2 %) 3–5 × tgl. 5 mm langen Salbenstrang in Bindehautsack. Meist Eiterentleerung durch Spontanperforation.

Vorstellung bei ausgeprägtem Befund beim Augenarzt am nächsten Tag.

Abwendbar gefährlicher Verlauf
Lidabszess, Orbitalphlegmone.

11.8.4 Lidabszess

Ausgelöst durch Verletzungen oder metastatische Absiedelungen bei Eiterherden (z.B. Osteomyelitis).

Symptome
- Rötung des Lids, Verengung der Lidspalte bis zum Verschluss.
- Allgemein: Leichtes Fieber.

Sofortdiagnostik Palpation: Fluktuierende Schwellung des Lids, Schwellung der präaurikulären Lk.

Vorstellung beim Augenarzt zur Inzision, Drainage.

Abwendbar gefährlicher Verlauf
Orbitalphlegmone.

11.8.5 Dakryozystitis

Entzündung des Tränensacks.

Symptome Hochrote, schmerzhafte Schwellung am medialen Augenrand, Begleitödem von Lid und Nasenrücken.

Maßnahmen

- Feuchtwarme Umschläge z.B. mit Rivanol® 2 %, lokale Antibiotika (z.B. Gentamicin® Augentropfen/Salbe) stündlich.
- Bei ausgeprägten Befunden systemische Antibiose z.B. mit Flucloxacillin 3 × 500 mg/d p.o. (Flanamox®).

Vorstellung kurzfristig bei massivem Befund beim augenärztlichen Notdienst, spätestens aber am nächsten Tag.

Abwendbar gefährlicher Verlauf
Orbitalphlegmone.

11.8.6 Dakryoadenitis

Tränendrüsenentzündung. Kommt häufig metastatisch bei Infektionskrankheiten, z.B. Scharlach, vor.

Symptome

- Druckschmerzhafte Schwellung des Oberlids, „liegende Paragraphenform", d. h. Lid hängt bogenförmig nach temporal.
- Beim Anheben des Oberlids Hervortreten der geschwollenen Tränendrüse.

Maßnahmen

- Feucht-warme Umschläge mit Rivanol 2 %, lokale Antibiotika, wie Gentamicin (z.B. Refobacin® oder Polyspectran®) 3–5 × tgl. 1 Tr.
- Bei massivem Befund ggf. systemische Antibiose wie bei Dakryozystitis (▶ 11.8.5).

Vorstellung sofort beim augenärztlichen Notdienst.

Abwendbar gefährlicher Verlauf
Orbitalphlegmone.

11.9 Verätzungen und Verbrennungen des Auges

Pat. reagiert meist mit Panik → Ruhe bewahren und ausstrahlen. Notfalls Sedierung des Pat.

Symptome Stärkste Augenschmerzen, Tränen, Lichtscheu, massiver Blepharospasmus (Lidkrampf).

Kurzanamnese

- Arbeits- oder Haushaltsunfall?
- Unfallhergang? Z.B. Stichflamme, heiße Dämpfe oder Gase (Exposition beendet?), kochendes Wasser, glühendes Metall, Starkstrom, Explosion, heißes Öl/Fett.
- Ätzende Substanz? Lauge?

Sofortdiagnostik

- Notfallcheck (▶ 3.3.1).
- Inspektion des Auges:
  - Leichte Verätzung: Konjunktiva teils hyperämisch, teils ischämisch (blass), Blepharospasmus, Hornhaut klar.
  - Schwere Verätzung: Partielle oder totale Hornhauttrübung („gekochtes Fischauge“) mit nebliger Eintrübung.
  - Verbrennung: 1.–3. Grades der Lid- und Bindehaut → Rötung, Blasenbildung, Nekrosen. Augapfel tatsächlich betroffen? Hornhauttrübung? Versengte Augenbrauen und Wimpern?
- Erosion bis zu tiefen Gewebsnekrosen der Hornhaut.
- Häufig sind Lider und Gesichtshaut durch Spritzer ebenfalls verätzt.
- Prüfung der Sehschärfe (▶ 11.1).
- Kreislaufkontrolle (Puls, RR).

Differenzialdiagnosen

- Säureverätzung: Koagulationsnekrose.
- Laugenverätzung: Kolliquationsnekrose. Rasches Vordringen in tiefere Gewebsschichten, Gefahr der Penetration in Kammerwasser und Glaskörper, Perforationsgefahr.

Maßnahmen: Augenspülung Augenspülung sofort am Unfallort beginnen. Notfalls ist die Spülung des Auges unter laufendem Wasserstrahl am Waschbecken möglich, auf jeden Fall besser als keine Spülung.

- Handschuhe anziehen – Eigenschutz! Ggf. eigene Augen vor Spritzern schützen mit Brille oder durch Abstand.
- Ggf. Lokalanästhesie z.B. mit Oxybuprocain-Tr. (z.B. Conjuncain EDO®) oder notfalls mit Lidocain (z.B. Xylocain®).
- Grobe Partikel mit Zipfel einer Kompresse oder Wattestäbchen entfernen.
- Bei Kalkverätzungen trocken austupfen und sofern vorhanden mit Öl ausspülen. Entscheidend ist schnelle Dekontamination, da durch die Reizsekretion des Auges die Kalkverätzung unterhalten wird → Notfalls also mit viel Wasser spülen.
- Kopf zur Seite des verletzten Auges neigen lassen. Auge öffnen und offenhalten. Meist müssen die Augenlider mit Gewalt geöffnet werden, wenn möglich durch Helfer, sonst müssen alle nachfolgenden Handgriffe einhändig vorgenommen werden. Ektropionieren ist dann z.B. nicht möglich.
- Mit Isogutt®, notfalls auch mit anderer Flüssigkeit (z.B. Ringer-Lsg.) aus Plastiksprühflasche oder Infusionsschlauch Horn- und Bindehaut spülen. **Cave:** Keine Spülflüssigkeit ins Gegenauge gelangen lassen.
- Pat. in alle vier Hauptrichtungen blicken lassen. Oberen und unteren Bindehautfornix mit 10- oder 20-ml-Spritze mit aufgesetzter Plastikverweilkanüle vorsichtig ausspülen.
- Zur besseren Exposition der Bindehaut, Oberlid ektropionieren (▶ 11.1).
- Fortführen der Spülung während der Fahrt zur Klinik: Spülschale mit Dauerinfusion (Elektrolytlösung) oder alle 5 Min. mit Isogutt® Augentropfen tropfen.
- Schmerzstillung, ggf. noch **vor** der Spülung mit Tramadol 100 mg i.v. (z.B. Tramal®).
- Sedierung → Diazepam i.v. (z.B. Valium®).

Klinikeinweisung immer in Augenklinik, dort Dauerspülung bis zu 24 h. Topische Kortikoide und/oder Ciclosporin A. Später operative Entfernung der Nekrosen mit plastischer Deckung. Evtl. Hornhauttransplantation.

11.10 Stumpfe Bulbusverletzung

Kurzanamnese

- Arbeits-, Sport- oder Autounfall? Schlägerei?
- Schmerzen? Doppelbilder (z.B. bei Blow-out-Fraktur)?

Sofortdiagnostik

- Notfallcheck (▶ 3.3.1), Kreislaufkontrolle (Puls, RR).
- Inspektion:
  - Periorbital: Hämatom, Lidschwellung.
  - Bulbus: Gemischte Injektion, diffuse Chemosis oder Unterblutung der Bindehaut. Bei schwerem Trauma Hornhauttrübung. Sichtbare Wundöffnung. Bei gedeckter Perforation meist dunkel erscheinendes, prolabiertes intraokulares Gewebe unter der Bindehaut.
  - Vorderkammer: Abgeflacht oder aufgehoben, Einblutung.
  - Pupille: Entrundet, fehlende Lichtreaktion.
- Visusprüfung: Minderung, Visusverlust bei massiver Einblutung oder Optikusabriss.

Maßnahmen

- Oberkörperhochlagerung.
- Ggf. Analgesie z.B. mit Morphin 5–10 mg i.v. oder Tramadol 100 mg i.v. (z.B. Tramal®).
- Sedierung mit Diazepam 5 mg i.v. (z.B. Valium®).
- Steriler Verband, ggf. doppelseitiger Verband zur Ruhigstellung.

Abhängig vom Allgemeinbefinden und Ausmaß des Traumas i.v. Zugang mit Infusion (z.B. Ringer-Lsg.).

Klinikeinweisung immer in Augenklinik oder chirurgische Klinik.

! Keine Acetylsalicylsäure zur Analgesie wegen evtl. erforderlicher Operation.

11.11 Perforierende Bulbusverletzung

Kurzanamnese Unfall im Straßenverkehr (Windschutzscheibenverletzung) oder am Arbeitsplatz (z.B. Metallsplitter beim Bohren, Hämmern, Fräsen, Schleifen). Stich- oder Schnittverletzungen.

Sofortdiagnostik Notfallcheck (▶ 3.3.1), Kreislaufkontrolle (Puls, RR).

! Bei V.a. perforierende Verletzung Bulbus nicht palpieren, Lider nicht ektropionieren.

- Visus herabgesetzt.
- Pupillenreaktion: Keine.
- Inspektion:
  - Bei kleiner Perforation meist aufgehobene Augenvorderkammer und Verziehung der Pupille zur Perforationsstelle.
  - Bei schwerer Perforation evtl. eingefallener hypotoner Bulbus, erkennbarer Uvea- und Glaskörpervorfall, sichtbare Wundöffnungen von Hornhaut oder Sklera, diffuse Chemosis mit Unterblutung der Bindehaut.

Maßnahmen

!
- Fremdkörper nicht entfernen. Bei spitzen Gegenständen deren weiteres Eindringen verhindern. Längere Gegenstände stabilisieren.
- Vorsicht beim Umlagern des Patienten.
- Keine Manipulationen am verletzten Auge.
- Erstbehandlung mit Salben ist ein Kunstfehler.
- Zurückhaltende Tropfenapplikation (z.B. Lokalanästhetikum) wegen möglicher Verunreinigung.

- Oberkörperhochlagerung.
- Trockener, steriler, ggf. doppelseitiger Verband zur Ruhigstellung. **Cave:** Verband locker anlegen, sodass kein Druck auf den Bulbus entsteht.
- Ggf. Analgesie z.B. mit Tramadol 100 mg i.v. (z.B. Tramal®).
- Sedierung mit Diazepam 5 mg i.v. (z.B. Valium®).

In Abhängigkeit vom AZ i.v. Zugang mit Infusion (z.B. Ringer-Lsg.).

Klinikeinweisung in nächste Augenklinik zur operativen Versorgung.

Abwendbar gefährlicher Verlauf
Kleinere Perforationen sind schwierig zu diagnostizieren und können leicht übersehen werden, daher schon bei Verdacht Behandlung wie bei Perforation.

12 Urologische Notfälle

Thomas Quellmann

12.1 Dysurie und Pollakisurie

Tab. 12.1 Differenzialdiagnosen

Ätiologie	Pollakisurie	Dysurie
Akute Zystitis (▶ 12.1.1)	+	+
Urethritis (▶ 12.1.1)	+	+
Blasen-, Urethraneoplasie	+	(+)
Akute Prostatitis (▶ 12.1.2)	+	+
Prostataadenom, -Ca	+	-
Urethrastrikturen, Schrumpfblase	+	-
Akute Pyelonephritis (▶ 12.1.1)	(+)	(+)

! Bei Frauen mittleren Alters häufig funktionelle Pollakisurie, typischerweise ohne Nykturie.

12.1.1 Entzündungen der ableitenden Harnwege

Symptome

- Plötzlicher Erkrankungsbeginn mit schwerem Krankheitsgefühl.
- Übelkeit, Erbrechen, Abgeschlagenheit, Fieber und Schüttelfrost.
- Zunehmende Rückenschmerzen.
- Pollakisurie (häufiges Wasserlassen, geringe Menge), Dysurie (schmerzhaftes Wasserlassen).

Kurzanamnese

- Nephrolithiasis oder Harnwegsobstruktionen bekannt?
- Risikofaktoren: Gravidität, Diab. mell., zytostatische Therapie, Kokkeninfektion, neurogene Blasenentleerungsstörungen.
- Schmerzmittelabusus (Phenazetine) bekannt?
- Kindliche Pyelonephritis: Hinweisendes Symptom ist Enuresis mit Fieber. Urogenitale Fehlbildungen, vesikorenaler Reflux bekannt?

Sofortdiagnostik

- Notfallcheck (▶ 3.1.1), Kreislaufkontrolle (RR, Puls), Temperatur messen.
- Palpation: Rücken- und Flankenschmerz, Nierenlager-Klopfschmerz, prall gefüllte Blase?
- Abdomenauskultation: Evtl. reflektorische Magen-Darm-Atonie (paralytischer Ileus).

Differenzialdiagnosen Siehe „akuter Bauch" (▶ 4.2.1), zusätzlich Epididymitis (▶ 12.2.3), Salpingitis (▶ 13.4.1).

Maßnahmen

- Pat. soll möglichst > 3 l/d trinken.
- Analgesie mit Tramadol 100 mg i.v. (z.B. Tramal®) oder Buscopan plus® 2–3 × 1 Supp. tgl.

- Antibiotikatherapie einleiten: Z.B. Amoxicillin 3 × 500–1000 mg/d p.o. (z.B. Infectomax® 1000 Tbl.), Co-trimoxazol 2 × 960 mg/d p.o. (z.B. Cotrim forte ratio® 2 × 1 Tbl.), Gyrasehemmer, wie Ofloxacin 2 × 200 mg/d (z.B. Tarivid®) über 5–7 Tage.

- **Klinikeinweisung** bei schlechtem AZ erwägen.
- **Vorstellung** beim HA zur Kontrolle am nächsten Werktag.

Abwendbar gefährlicher Verlauf
Urosepsis, Pyonephrose bei unerkanntem, schleichendem Verlauf.

12.1.2 Prostatitis

Symptome Dysurie, Schmerzen im Damm, Defäkationsschmerz, evtl. Fieber.

Sofortdiagnostik Rektale Untersuchung: Prostata teigig weich, vergrößert, bei akuter Prostatitis sehr schmerzhaft. Urin-Stix.

Differenzialdiagnosen Harnwegsinfekt (▶ 12.1.1), Epididymitis (▶ 12.2.3), Prostatopathie (nicht bakteriell bedingt).

Maßnahmen
- Bei Hinweis auf bakterielle Entzündung (Fieber, eitriges Exprimat): Antibiotikatherapie mit Gyrasehemmer, wie Ciprofloxacin 1 × 500 mg/d p.o. (z.B. Ciprobay 500®) mind. 10 Tage.
- Bei aseptischer Prostatitis Antiphlogistika, wie Diclofenac 1 × 50 mg/d Supp. (z.B. Diclac® 50 mg, Ichtho-Bellol®).

- **Klinikeinweisung** bei Hinweis auf Abszedierung zur Abszessspaltung und Drainage.
- **Vorstellung** beim Urologen am nächsten Werktag zum sonographischen Ausschluss von Abszessarealen.

Abwendbar gefährlicher Verlauf
Fistelbildung, Abszessbildung bzw. -rezidiv, chronische Prostatitis.

12.2 Schmerzen in Hoden und Penis

12.2.1 Differenzialdiagnostischer Überblick

- **Hodentorsion** (▶ 12.2.2): Plötzlich auftretende, stärkste Schmerzen (Vernichtungsschmerz), bis in Leiste ziehend, evtl. Übelkeit, Erbrechen, Schock.
- **Akute Epididymitis** (▶ 12.2.3): Fieber, zunehmend starke Schmerzen in Nebenhoden, Skrotum, evtl. Pollakisurie/Dysurie.
- **Paraphimose** (▶ 12.2.4): Schmerzhafte ödematöse Schwellung der Glans penis und des Präputiums bei retrahierter Vorhaut.

- **Priapismus** (▶ 12.2.5): Akut auftretende, schmerzhafte Dauererektion; Harnverhalt.
- **Fournier-Gangrän** (▶ 12.2.6): Rasch progrediente Gangrän an Skrotum und Penis.
- **Harnröhrenverletzung:** Trauma vorausgegangen, Beckenringfraktur? Fahrrad-/Motorradunfall? Verletzung durch Draht, Stift o.Ä. bei Masturbation.
- **Penisverletzung:** Hautablederung bei stumpfem Bauchtrauma, Verletzungen durch „Masturbationshilfen"; Penisfraktur (Ruptur der Corpora cavernosa) nur bei Erektion (z.B. forcierter Koitus) möglich.
- **Hodentrauma:** Stumpfe Traumen (Tritt, Fahrradunfall u. a.), V.a. Hodenruptur. Offene Verletzungen (Stich-, Spieß-, Schnittverletzungen).

12

! Bei Hinweisen auf Harnröhren-, Hoden- oder Penisverletzungen sofortige Klinikeinweisung.

12.2.2 Hodentorsion

Prädilektionsalter 1.–4. Lj.; außerdem junge Männer vor, während oder kurz nach der Pubertät.

Symptome
- Plötzlich auftretende, stärkste Schmerzen (Vernichtungsschmerz) bis in die Leiste ziehend, evtl. mit Abdominalsymptomatik (Übelkeit, Erbrechen, evtl. Schock).
- Bei Kleinkindern Bauchschmerzen und Koliken.

Kurzanamnese
- Evtl. Pendelhoden bekannt.
- Plötzliches Auftreten, evtl. nach/bei Trauma oder Sport (Springen!), aber auch nachts.

Sofortdiagnostik
- Kreislaufkontrolle (RR, Puls).
- Inspektion: Leicht gerötete und ödematös geschwollene Skrotalhaut, später Anschwellen von Skrotalhaut und Inhalt.
- Palpation: Weiche Bauchdecke, sehr stark druckdolenter Tumor im Skrotum.
- Initial elastisch fixierter Hodenhochstand (Brunzel-Zeichen), Verdrehung oft palpabel.
- Bei Hodenanhebung Schmerzzunahme.
- Diaphanoskopie: Negativ, d. h. das Licht einer Untersuchungslampe scheint nicht durch das Skrotum hindurch.

Differenzialdiagnosen Inkarzerierte Hernie (▶ 4.2.8), Epididymitis (▶ 12.2.3), Appendizitis (▶ 4.2.4), Harnleiterstein (▶ 4.2.11); weitere DD ▶ 4.2.1.

Maßnahmen
- Analgesie: Tramadol 1,5 mg/kg i.v. (z.B. Tramal®, Tramadol von ct®), evtl. zusätzlich Metamizol 10–20 mg/kg i.v. (z.B. Novalgin®, Novaminsulfon ratio®), 1 Amp. à 1/2,5 g bei etwa 70 kg langsam i.v.
- Ggf. Kreislaufstabilisierung: i.v. Zugang mit Infusion (z.B. Ringer-Lsg.).

Klinikeinweisung sofort zur Detorquierung.

Abwendbar gefährlicher Verlauf
Schock (▶ 3.6), Nekrose, Infertilität. Operative Freilegung muss innerhalb von 4–6 h erfolgen, sonst akute Gefahr einer Hodenatrophie mit irreversibler Schädigung der Spermiogenese.

12.2.3 Akute Epididymitis

Symptome
- Evtl. Fieber mit Schüttelfrost.
- Zunehmend starke Schmerzen im Hoden, Skrotum; in die Leistenbeuge ausstrahlend.
- Oft Pollakisurie/Dysurie.

Kurzanamnese
- Frühere Harnwegsinfekte?
- Urogenitale Fehlbildungen?
- Instrumentelle Untersuchungen vorausgegangen?
- Harnblasenkatheter?

Sofortdiagnostik
- Kreislaufkontrolle (RR, Puls).
- Inspektion: Skrotum gerötet.
- Palpation: Druckdolenz von Nebenhoden und Samenstrang, Schwellung des Nebenhodens mit unklarer Abgrenzbarkeit zum Hoden.
- Ödematös-entzündlich verdickter Samenstrang.
- Bruchpforten offen?
- Diaphanoskopie: Keine Transparenz.
- Oft entzündliche Begleithydrozele; **cave:** Dann aber Transparenz bei Diaphanoskopie, d.h. das Licht einer Untersuchungslampe scheint durch das Skrotum hindurch.

Maßnahmen
- Analgesie: Z.B. Tramadol 100 mg i.v. (z.B. Tramal®, Tramadol von ct®).
- Ggf. Kreislaufstabilisierung: I.v. Zugang, Infusion (z.B. Ringer-Lsg.).
- Antibiose mit Breitspektrumantibiotikum: Gyrasehemmer, wie Ofloxacin 2 × 200 mg/d p.o. (z.B. Tarivid®), Ciprofloxacin 2 × 250–500 mg/d p.o. (Ciprobay®) für 10 Tage.
- Antiphlogistikum, wie Diclofenac 3 × 50 mg/d p.o. (z.B. Voltaren®, Diclo 50 von ct®).
- Bettruhe, Kühlung, Hochlagerung (Hodenbänkchen aus zusammengerolltem feuchten Waschlappen).

- **Klinikeinweisung** i.d.R. nicht erforderlich.
- **Vorstellung** beim HA oder Urologen am nächsten Tag.

Abwendbar gefährlicher Verlauf
Urosepsis, chron. Epididymitis, spätere Infertilität.

12.2.4 Paraphimose

Symptome Schmerzhaft ödematöse Schwellung der Glans penis bei retrahierter, enger Vorhaut.

Kurzanamnese
- Bekannte Einengung der Vorhaut?
- Entzündliche Veränderungen/ Erkr.? Z.n. Verletzung/OP?
- Auftreten während oder nach Koitus, Masturbation?

12

Sofortdiagnostik
- Kreislaufkontrolle (RR, Puls).
- Blickdiagnose: „Spanischer Kragen", blaurote, geschwollene Glans penis.

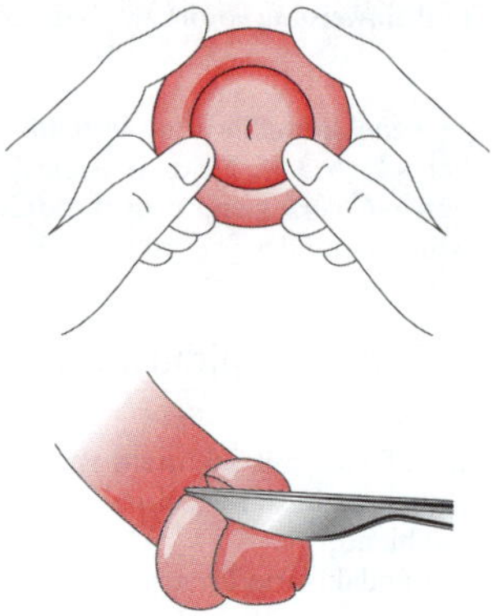

Abb. 12.1 Reposition einer Paraphimose [A300–106]

Maßnahmen
- Analgesie mit Tramadol 100 mg i.v. (z.B. Tramal®, Tramadol von ct®). Evtl. (sehr vorsichtiger) Repositionsversuch (▶ Abb. 12.1): Am liegenden Pat. beidhändig mit 2. und 3. Finger Sulcus coronarius umfassen und mit beiden Daumen das Ödem von Glans und Präputium ausdrücken und dabei versuchen, die Vorhaut wieder zu reponieren (Gleitmittel verwenden!).
- Evtl. Sedierung (auf jeden Fall vor Repositionsversuch) mit Diazepam 10 mg i.v. (z.B. Valium®, Diazepam ratio®), fraktioniert.

Klinikeinweisung zur dorsalen Inzision des Schnürrings und Zirkumzision, möglichst in urologische Klinik.

Abwendbar gefährlicher Verlauf
Bei Fortbestehen Gefahr der Gangrän der Glans penis.

12.2.5 Priapismus

Symptome
- Akut auftretende, schmerzhafte Dauererektion ohne vorherige sexuelle Stimulation und ohne Ejakulation.
- Schmerzhafter Harnverhalt.
- Evtl. Tachykardie (schmerzbedingt).

Kurzanamnese
- Stoffwechselerkr. (z.B. Diabetes mell.)? Bluterkr. bekannt (z.B. Leukämie)?
- Alkohol- oder Marihuana-Abusus? Medikamente, z.B. Chlorpromazin, Kortison, Trazodon (Thombran®)?
- Operation vorausgegangen?

- Peniskarzinom (evtl. Thrombosen im kleinen Becken)? Tumoren im kleinen Becken?
- Medikamentös: Schwellkörperautoinjektionstherapie (SKAT) zur Impotenzbehandlung (Papaverin-Phentolamin, Prostaglandin E1)?
- Hämodialyse (selten)?

Sofortdiagnostik
- Kreislaufkontrolle (RR, Puls).
- Inspektion: Evtl. blau-violette Verfärbung des Präputiums und der Glans penis, des gesamten Penis bei länger bestehendem Priapismus.
- Palpation: Glans penis und Corpus callosum schlaff.

Maßnahmen
- Ggf. Kreislaufstabilisierung: I.v. Zugang und Infusion (z.B. Ringer-Lsg.). Analgesie: Metamizol 2,5 g i.v. (z.B. Novalgin®) **und** Tramadol 100 mg i.v. (z.B. Tramal®, Tramadol von ct®).
- Evtl. Sedierung mit Diazepam 10 mg (z.B. Valium®, Diazepam ratio®).

12

Klinikeinweisung sofort, möglichst in Klinik mit urologischer Abteilung zur medikamentösen und/oder chirurgischen Weiterbehandlung (Punktion der Corpora cavernosa zur Aspiration von 10–20 ml Blut und ggf. Injektion von 10–20 µg Epinephrin).

Abwendbar gefährlicher Verlauf
Behandlungserfolg nur bei Therapiebeginn innerhalb von 24 h, sonst Fibrosierung mit erektiler Impotenz möglich.

12.2.6 Fournier-Gangrän

Rasch progrediente Gangrän an Skrotum und Penis.

Symptome Kurzes Prodromalstadium mit Fieber, Schmerzen, Rötung, Krepitation des Skrotums oder Perineums. Danach Übergang in foudroyante, übel riechende Gangrän bis hin zum septischen Schock.

Kurzanamnese
- Harnwegsobstruktionen, z.B. Strikturen, Adenom, Karzinom?
- Infektionen (z.B. Harnwege, ischiorektal)?
- Operationen (z.B. Vasektomie, plastische Rekonstruktionen)?
- Injektionen in die Femoralgefäße?
- Diab. mell.?
- Chronischer Alkoholabusus?

Sofortdiagnostik
- Notfallcheck (▶ 3.1.1), Kreislaufkontrolle (RR, Puls), kapilläre Füllungszeit?
- Inspektion: Rötung, Ulzerationen, Sekretion, Ausdehnung, Injektionsverletzungen.

Maßnahmen
- Mindestens 1 großlumiger i.v. Zugang mit Infusion (z.B. Ringer-Lsg. oder HAES).

- Bei Vollbild des Schocks ggf. Intubation (▶ 3.4.1) und Beatmung.
- Analgesie mit z.B. Tramadol 100 mg i.v. (z.B. Tramal®, Tramadol von ct®).

Klinikeinweisung sofort mit NAW in chirurgische oder urologische Abteilung.

Abwendbar gefährlicher Verlauf
Sepsis, Hodenverlust, Beteiligung von Penis, Perineum, Bauchwand, Exitus in bis zu 50 % der Fälle.

13 Gynäkologische Notfälle

Thomas Quellmann

! Bei geringer praktischer Erfahrung ist im eigenen Interesse Indikation zur Weiterbehandlung durch Facharzt oder Klinik zu stellen.

13.1 Gynäkologische Anamnese

Nach Möglichkeit mit der Pat. allein sprechen; besonders einfühlsam vorgehen. Auch heute noch beschämt oder kränkt die Frage nach Schwangerschaft und Genitalorganen manche Frauen, speziell aus anderen Kulturkreisen (▶ 1.3.2).

! Eine Frühschwangerschaft ist ohne HCG-Test nie ausgeschlossen.

- Jetzige Beschwerden, Dauer, Stärke, Art, Lokalisation?
- Einnahme von Hormonpräparaten? Schwangerschaftsverhütung, IUP-Trägerin, Kontrazeptiva?
- Vaginaler Fluor? Pruritus?
- Ovarialzysten, Myome bekannt?
- Endometriose bekannt?
- Behandlung wegen Sterilität?
- Vor kurzem Abrasio oder Abort?
- Frühere EU?
- Gyn.-OP?

13

Regelanamnese
- Zyklusdauer, Blutungsstärke, immer Schmerzen **vor**, **während** oder **nach** der Regel?
- Datum der letzten Regel? Erster Tag?
- Welcher Zeitpunkt jetzt?
- Auffälligkeiten in der Menstruationsrhythmik (zu oft, zu selten)?
- Periodenunabhängige Blutungen (z.B. Kohabitationsblutung)?
- Schmierblutungen?

Geburtshilfliche Anamnese
- Welche Schwangerschaftswoche?
- Vorausgegangene Geburten oder Fehlgeburten?
- Begleiterkr., z.B. Diab. mell., Hypertonie, Nierenerkr.?
- Besonderheiten im jetzigen Schwangerschaftsverlauf, z.B. Blutungen, Rh-Konstellation, Hypertonie?

13.2 Mutterpass

Enthält alle wichtigen Daten zum Schwangerschaftsverlauf.
- **Schwangerschaftswoche:** Angabe in abgeschlossenen Wochen plus der abgelaufenen Tage. Eine Geburt vor Abschluss der 37. SSW gilt als Frühgeburt. Beispiel: SSW 36 + 3: Pat. ist in der Mitte der 37. SSW → Frühgeburt. Alternativ wird auch der entsprechende Tag in einer bestimmten Woche angegeben (hier: 37/3).

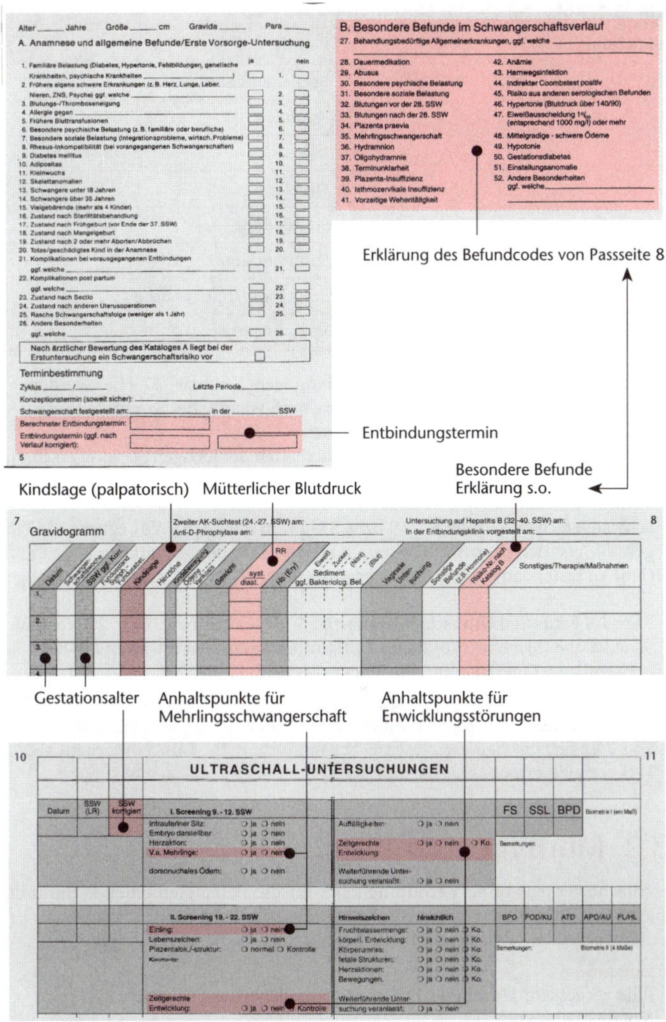
Alter ___ Jahre Größe ___ cm Gravida ___ Para ___

A. Anamnese und allgemeine Befunde/Erste Vorsorge-Untersuchung

	ja		nein
1. Familiäre Belastung (Diabetes, Hypertonie, Fehlbildungen, genetische Krankheiten, psychische Krankheiten ___)	☐	1.	☐
2. Frühere eigene schwere Erkrankungen (z. B. Herz, Lunge, Leber, Nieren, ZNS, Psyche) ggf. welche ___	☐	2.	☐
3. Blutungs-/Thromboseneigung	☐	3.	☐
4. Allergie gegen ___	☐	4.	☐
5. Frühere Bluttransfusionen	☐	5.	☐
6. Besondere psychische Belastung (z. B. familiäre oder berufliche)	☐	6.	☐
7. Besondere soziale Belastung (Integrationsprobleme, wirtsch. Probleme)	☐	7.	☐
8. Rhesus-Inkompatibilität (bei vorangegangenen Schwangerschaften)	☐	8.	☐
9. Diabetes mellitus	☐	9.	☐
10. Adipositas	☐	10.	☐
11. Kleinwuchs	☐	11.	☐
12. Skelettanomalien	☐	12.	☐
13. Schwangere unter 18 Jahren	☐	13.	☐
14. Schwangere über 35 Jahren	☐	14.	☐
15. Vielgebärende (mehr als 4 Kinder)	☐	15.	☐
16. Zustand nach Sterilitätsbehandlung	☐	16.	☐
17. Zustand nach Frühgeburt (vor Ende der 37. SSW)	☐	17.	☐
18. Zustand nach Mangelgeburt	☐	18.	☐
19. Zustand nach 2 oder mehr Aborten/Abbrüchen	☐	19.	☐
20. Totes/geschädigtes Kind in der Anamnese	☐	20.	☐
21. Komplikationen bei vorausgegangenen Entbindungen ggf. welche ___	☐	21.	☐
22. Komplikationen post partum ggf. welche ___	☐	22.	☐
23. Zustand nach Sectio	☐	23.	☐
24. Zustand nach anderen Uterusoperationen	☐	24.	☐
25. Rasche Schwangerschaftsfolge (weniger als 1 Jahr)	☐	25.	☐
26. Andere Besonderheiten ggf. welche ___	☐	26.	☐

Nach ärztlicher Bewertung des Kataloges A liegt bei der Erstuntersuchung ein Schwangerschaftsrisiko vor ☐

Terminbestimmung

Zyklus ___/___ Letzte Periode ___

Konzeptionstermin (soweit sicher): ___

Schwangerschaft festgestellt am: ___ in der ___ SSW

Berechneter Entbindungstermin: ___

Entbindungstermin (ggf. nach Verlauf korrigiert): ___

5

B. Besondere Befunde im Schwangerschaftsverlauf

27. Behandlungsbedürftige Allgemeinerkrankungen, ggf. welche ___

28. Dauermedikation
29. Abusus
30. Besondere psychische Belastung
31. Besondere soziale Belastung
32. Blutungen vor der 28. SSW
33. Blutungen nach der 28. SSW
34. Plazenta praevia
35. Mehrlingsschwangerschaft
36. Hydramnion
37. Oligohydramnie
38. Terminunklarheit
39. Plazenta-Insuffizienz
40. Isthmozervikale Insuffizienz
41. Vorzeitige Wehentätigkeit
42. Anämie
43. Harnwegsinfektion
44. Indirekter Coombstest positiv
45. Risiko aus anderen serologischen Befunden
46. Hypertonie (Blutdruck über 140/90)
47. Eiweißausscheidung 1‰ (entsprechend 1000 mg/l) oder mehr
48. Mittelgradige - schwere Ödeme
49. Hypotonie
50. Gestationsdiabetes
51. Einstellungsanomalie
52. Andere Besonderheiten ggf. welche ___

7 Gravidogramm

Zweiter AK-Suchtest (24.-27. SSW) am: ___
Anti-D-Phrophylaxe am: ___

Untersuchung auf Hepatitis B (32.-40. SSW) am: ___
In der Entbindungsklinik vorgestellt am: ___ 8

Datum	Schwangerschaftswoche SSW ggf. Korr.	Fundusstand Symph.-Fundusabst.	Kindslage	Herztöne	Kindsbewegung	Ödeme Varikosis	Gewicht	RR syst. diast.	Hb (Ery)	Sediment ggf. Bakteriolog. Bef. (Eiweiß, Zucker, Nitrit, Blut)	Vaginale Untersuchung	Sonstige Befunde (z. B. Hormone)	Risiko-Nr. nach Katalog B	Sonstiges/Therapie/Maßnahmen
1.														
2.														
3.														
4.														

10 ULTRASCHALL-UNTERSUCHUNGEN 11

Datum | SSW (LR) | SSW korrigiert

I. Screening 9.-12. SSW
Intrauteriner Sitz: ○ ja ○ nein
Embryo darstellbar: ○ ja ○ nein
Herzaktion: ○ ja ○ nein
V.a. Mehrlinge: ○ ja ○ nein
dorsonuchales Ödem: ○ ja ○ nein

Auffälligkeiten: ○ ja ○ nein
Zeitgerechte Entwicklung: ○ ja ○ nein ○ Ko.
Weiterführende Untersuchung veranlaßt: ○ ja ○ nein

FS | SSL | BPD | Biometrie I (ein Maß)
Bemerkungen:

II. Screening 19.-22. SSW
Einling: ○ ja ○ nein
Lebenszeichen: ○ ja ○ nein
Plazentalok./-struktur: ○ normal ○ Kontrolle
Kommentar:
Zeitgerechte Entwicklung: ○ ja ○ nein ○ Kontrolle

Hinweiszeichen hinsichtlich
Fruchtwassermenge: ○ ja ○ nein ○ Ko.
körperl. Entwicklung: ○ ja ○ nein ○ Ko.
Körperumriss: ○ ja ○ nein ○ Ko.
fetale Strukturen: ○ ja ○ nein ○ Ko.
Herzaktionen: ○ ja ○ nein ○ Ko.
Bewegungen: ○ ja ○ nein ○ Ko.
Weiterführende Untersuchung veranlasst: ○ ja ○ nein

BPD | FOD/KU | ATD | APD/AU | FL/HL
Bemerkungen: Biometrie II (4 Maße)

Abb. 13.1 Auszüge aus dem Mutterpass [A300]

Tab. 13.1 Abkürzungen im Mutterpass

Abkürzung	Begriff
BEL	Beckenendlage
KL	Kopflage
M	Mens
QL	Querlage
SL	Schädellage
Sp	Spontangeburt
SSW	Schwangerschaftswoche
VE	Vakuumextraktion

13

- **Bisherige Schwangerschaften und Entbindungen:** S. 4 bzw. 20. Hier werden auch Aborte oder EU vermerkt (diagnostisch wichtig bei Komplikationen während der aktuellen Schwangerschaft).
- **Auffällige anamnestische Daten, Besonderheiten der jetzigen Schwangerschaft:** S. 5 u. 6 bzw. 21 u. 22.
- **Terminbestimmung:** S. 6 bzw. 22.
- **Schwangerschaftsverlauf:** S. 7–9 bzw. 23–25. In der 24. SSW (beginnende Lungenreife) ist der Uterus mit seinem höchsten Teil, dem Fundus in Nabelhöhe (Nb) zu tasten; am Entbindungstermin 2 Querfinger unter dem Rippenbogen (Rb-2).
- **Lage des Fetus und Ultraschalldiagnostik:** S. 10 und 11 bzw. 26 u. 27 Normal: Schädellage (SL) bzw. Kopflage (KL). Probleme sind zu erwarten bei Beckenendlage, Querlage und Placenta praevia (▶ 13.5.2).

! Am berechneten Termin kommen nur 4 % der Kinder zur Welt, innerhalb von 7 Tagen um den errechneten Termin herum 26 % und innerhalb von 3 Wo. um den errechneten Termin 66 %.

13.3 Morning after pill

Geschlechtsverkehr ohne Verhütung kann für die Beteiligten einen – zumindest subjektiven – Notfall darstellen. Wenn keine gynäkologische Ambulanz oder Praxis dienstbereit ist, wird der ärztliche Bereitschaftsdienst um Hilfe gebeten.

Kurzanamnese

- Pille vergessen? Durchfall? Erbrechen? Antibiotikaeinnahme?
- Notzuchtsdelikt (▶ 6.15.2).
- Angst vor ungewollter Konzeption.
- Genaue Zyklusanamnese zum Ausschluss einer Schwangerschaft.

Sofortdiagnostik Bestehende, unentdeckte Schwangerschaft durch HCG-Urin-Test ausschließen.

Maßnahmen

> **!**
> - Nach einem Notzuchtdelikt (▶ 6.15.2) sollte Pat. zur Sicherstellung von Beweisen immer eine gynäkologische Ambulanz aufsuchen (vorher nicht waschen).
> - Die „Pille danach" ist kein Ersatz für die Pille, sondern eine Notlösung. Sie darf nur einmal im Zyklus angewandt werden. Pat. über die Versagensrate aufklären: 2 % bei rechtzeitiger Einnahme. 1. Tag ~95 % wirksam, 2. Tag ~85 %, 3. Tag ~60 %.
> - Bei Erbrechen binnen 4 h nach Einnahme Dosis wiederholen.

- Privatrezept für ein Levornogestrel-Präparat (z.B. Duofem®) oder Unofem® (in Dtl. < 18 J. Kassenrezept ohne Zuzahlung, < 20 J. Kassenrezept mit Zuzahlung, > 20 J. Privatrezept) ausstellen.
- 2.Tbl. müssen baldmöglichst (max. 72 h postkoital) eingenommen werden (Unofem® nur 1 Tbl.).

> **Vorstellung** zur Ausstellung eines Rezepts beim Gynäkologen, sofern eine Ambulanz oder Praxis in vertretbarer Zeit erreichbar ist, um vorher eine Frühschwangerschaft auszuschließen.

Kontraindikationen Schwangerschaft, Herpes gestationes, thromboembolische Prozesse (Thromboserisiken beachten!).

13.4 Unterbauchschmerzen

> **!** Bei Frauen mit Unterbauchschmerzen immer Regelanamnese erheben und den aktuellen Zykluszeitpunkt ermitteln.

13.4.1 Differenzialdiagnostischer Überblick

Tab. 13.2 Regelabhängige und -unabhängige Schmerzen

Regelabhängige Schmerzen	Regelunabhängige Schmerzen
Dysmenorrhö (▶ 5.7.1) Endometriose (▶ 4.2.16) Mittelschmerz Überstimulationssyndrom Extrauteringravidität (EU) (▶ 4.2.14)	Adnexitis (▶ 4.2.15), Salpingitis Endometritis Ovarialzysten(-ruptur) Stieldrehung eines Genitaltumors (Ovarialtumor bzw. -zyste, ▶ 4.2.17, Myom) Karzinome (machen seltener notdienstrelevante Schmerzen), Meteorismus

- **EU-Gravidität/Tubarruptur** (▶ 4.2.14): Plötzlicher, massiver Schmerz, meist einseitig, ausgebliebene Regel (meist 5–8 Wo. nach letzter Periode), Schock.
- **Adnexitis** (▶ 4.2.15): Meist einseitiger Unterleibschmerz, Fieber (Fluor? IUP-Trägerin?).

- **Stielgedrehte Ovarialzyste/Ovarialtumor** (▶ 4.2.17): Akute, starke, einseitige Unterbauchschmerzen, häufig nach heftiger Bewegung (z.B. Tanzen, Sport).
- **Endometriose** (▶ 4.2.16): Krampfartige Schmerzen, i. d. R. nicht akut, zeitlicher Zusammenhang zur Periodenblutung, kein Fieber.
- **Dysmenorrhö** (▶ 5.7.1): Zu Beginn der Menstruation krampfartige Schmerzen, vegetative Symptome (z.B. Kopfschmerz, Übelkeit).
- Alle Differenzialdiagnosen des „akuten Bauchs" (▶ 4.2.1).

! Die Möglichkeit eines sexuellen Missbrauchs als Ursache für Unterbauchbeschwerden immer im Hinterkopf behalten.

Tab. 13.3 Gegenüberstellung Symptome und Klinik wichtiger DD

	Appendizitis	Adnexitis	EU-Gravidität
Schmerz	Wandernd, rechts am McBurney-Punkt	Beidseits, ziehend	Einseitg, stechend, krampfartig
Begleitsymptome	Appendizitiszeichen, Übelkeit, Stuhlverhalt	Portioschiebeschmerz, Druckschmerz, teigige Resistenz	Portio bei Druck schmerzhaft, Schmierblutung
Fluor	Keiner	Übel riechend, eitrig	Keiner, evtl. Blut
Regelanamnese	Aktuell keine Auffälligkeiten	Häufig postmenstrueller Beginn	Sekundäre Amenorrhö, evtl. HCG positiv
Temperatur	Rektal/axillär: Differenz > 1,0 °C	Rektal/axillär: Differenz > 1,0 °C	Normal bis gering erhöht, keine Differenz
Leukos	> 10 000/µl	Mäßig erhöht	Oft nicht erhöht
Komplikationen	**Akut:** Begleitadnexitis, Perforation	**Akut:** Begleitappendizitis, Peritonitis	**Akut:** Abdominale Blutung, Tubarruptur, Schock
	Chron.: Adhäsion/Ileus	**Chron.:** Rezidive, EU, Adhäsionen	**Chron.:** Rezidiv-EU bei Tuben erhaltender OP

13.5 Notfälle in der Schwangerschaft

Die Chance, eine Frühgeburt zu überleben, beginnt für das Kind mit der sich entwickelnden Lungenreife ab der 24. SSW post menstruationem. Notfälle vor dieser Zeit sind als gynäkologische Notfälle definiert.

Es kann Interessenkonflikte geben, wenn eine für die Mutter gebotene Therapie schädlich für den Embryo wäre oder umgekehrt, z.B. Erfordernis der Wehenhemmung bei bestehender Kontraindikation aufseiten der Mutter. Im Zweifelsfall muss für die Mutter entschieden werden.

!
- Immer den Mutterpass zeigen lassen.
- Eine starke Unruhe kann auch auf eine drohende Eklampsie (▶ 13.5.5) oder eine Uterusruptur hinweisen.

13.5.1 Blutungen in der Frühschwangerschaft

! Jede Blutung in der Frühschwangerschaft (I.–II. Trimenon) muss als drohender Abort angesehen werden → schnellstmögliche Abklärung durch einen Gynäkologen.

Differenzialdiagnostischer Überblick

- **Abort:** Bei Frauen zwischen 20 und 29 J. gehen etwa 50 % der Konzeptionen spontan zugrunde. Davon ist nur ein kleiner Teil klinisch als Fehlgeburt erkennbar: In den allerersten Wo. der Schwangerschaft, leichte bis mäßige Blutung. Ab 5.–6. SSW stärkere bis massive Blutung, Koagel- oder Gewebeabgang, starke Schmerzen. Viele Fehlgeburten bleiben unbemerkt. Anamnestisch evtl. frühere Spontanaborte.
  - **Febriler Abort** (= lokale Endometriuminfektion): Temperaturerhöhungen bis 38 °C ohne Kreislaufreaktionen.
  - **Septischer Abort:** Fieber > 38 °C leichte bis stärkere vaginale Blutung, Unterbauchschmerzen, putrider Fluor, Schüttelfrost, Kreislaufkomplikationen, evtl. Oligurie, Anurie, evtl. Bewusstseinstrübung, Unruhe evtl. mit Schockzeichen. Häufiger nach illegal versuchtem Schwangerschaftsabbruch und unvollständiger Kürettage.
- **Extrauteringravidität (EU)** (▶ 4.2.14): Schmierblutung, ziehende bis stechende, einseitige Unterbauchschmerzen.
- **Blasenmole:** Hydropische Umwandlung der Chorionzotten der Plazenta in bis haselnussgroße Bläschen, die durch dünne Stiele miteinander verbunden sind. Frühzeitige Entwicklungsstörung der Frucht. Häufigkeit 1 : 3000 Schwangerschaften. Ziehende, wehenartige Unterleibsschmerzen, Abgang von Bläschen aus dem Zervixkanal, häufig Hyperemesis gravidarum.
- **Portioektopie:** Leicht verletzliches Zylinderepithel aus der Endozervix auf der Portiooberfläche. Häufig. Meist hellrote Kontaktblutung nach Geschlechtsverkehr oder auch nach gynäkologischer Untersuchung.
- **Zervixkarzinom:** Bei etwa 1 : 6000 Schwangerschaften. Die Schwangerschaft selbst hat keinen Einfluss auf den Verlauf der Karzinomerkrankung.

Symptome

- Leichte bis mäßige schmerzlose Blutung oder stärkere Blutung mit Koagelabgang → V.a. EU, DD: Abort.
- Ziehende oder stärkere Unterbauchschmerzen.
- Abgang von Bläschen aus dem Zervixkanal → V.a. Blasenmole.
- Fieber, schlechter AZ, Schüttelfrost → V.a. septischen Abort.
- Putrider Fluor → V.a. septischen Abort.

Kurzanamnese

- Schwangerschaftsanamnese. EU ausgeschlossen?
- Frühere Spontanaborte? (Wiederholgungsrisiko nach einem Spontanabort 24 %, nach drei 36 %).
- Blutung nach Koitus aufgetreten (z.B. bei Portioektopie)?
- Möglicherweise Interruptio oder -versuch vorausgegangen (z.B. septischer Abort)?

Maßnahmen Ggf. Kreislaufstützung mit i.v. Zugang und Infusion, z.B. Ringer-Lsg. **Cave:** Bei langen Transportwegen bedenken: Jede Blutung kann sich unerwartet verstärken!

Klinikeinweisung sofort in gynäkologische Klinik; bei Schocksymptomatik mit NAW, bei drohendem Abort liegend.

13.5.2 Blutungen in der Spätschwangerschaft

Differenzialdiagnostischer Überblick

- **Vorzeitige Plazentalösung:** Teilweise oder vollständige Ablösung der normal sitzenden Plazenta vor abgeschlossener Geburt des Kindes. Ausbildung eines Hämatoms zwischen Plazenta und Uterus, auch ohne Blutung nach außen. Ursachen: Spätgestose, Diab. mell., Traumen. Gehäuft bei älteren Schwangeren und Multipara.
- **Placenta praevia:** Plazenta liegt vor dem inneren Muttermund und versperrt den Geburtsweg. Plazenta löst sich bei Uteruskontraktionen → Blutung aus mütterlichen Gefäßen, aber auch kindliche Gefäße können einreißen. Drohender Verblutungstod bei Mutter und Kind. Gefahr der Luftembolie bei der Mutter.
- **Insertio velamentosa:** Aufteilung der Nabelschnurgefäße bereits vor Erreichen der Plazenta mit getrenntem Verlauf in den Eihäuten. Gefäßeinriss beim Blasensprung mit akutem Verblutungstod des Kindes möglich. Dabei AZ der Mutter unbeeinflusst!
- **Randsinusblutung:** Blutung aus dem Randbereich der Plazenta, die auch bei normal sitzender Plazenta vorkommt → diskontinuierliche, leichtere, schmerz- und wehenfreie Blutung. Tritt i. d. R. erst unter der Geburt auf. 1 % aller Schwangerschaften. Meist keine lebensgefährlichen Komplikationen.
- **Uterusruptur:** Nach Trauma (▶ 6.11) oder unter der Geburt bei Wehensturm oder Querlagen.

Symptome

- Schocksymptomatik je nach Blutverlust → Placenta praevia, evtl. vorzeitige Plazentalösung.
- Schmerzen: Bei vorzeitiger Plazentalösung vorhanden; bei Placenta praevia und Insertio velamentosa nicht vorhanden.
- Wehentätigkeit: Dauerkontraktion → V.a. vorzeitige Plazentalösung; keine oder beginnende Wehen → Placenta praevia.
- Beginn der Blutung gleichzeitig mit Fruchtwasserabgang: Insertio velamentosa.
- Sistieren der Blutung mit Fruchtwasserabgang: → Placenta praevia.

Tab. 13.4 Differenzialdiagnose Blutungen in der Spätschwangerschaft

	Vaginale Blutung	Schmerz	Uterustonus	Schocksymptomatik	Besonderheiten
Vorzeitige Plazentalösung	Kann zunächst fehlen (Blutung in den Uterus hinein)	Wehenunabhängig plötzlich auftretender, stechender Unterbauchschmerz	Bretttharter Uterus	+	Evtl. Verbrauchskoagulopathie
Placenta praevia	Oft Nachlassen der Blutung beim Blasensprung	Schmerzlos	Uterus nicht bretthart	Möglich	Bei Blutungsbeginn intakte Fruchtblase
Insertio velamentosa	Beginn zum Zeitpunkt des Blasensprungs	Schmerzlos	Uterus nicht bretthart	–	Fetales Blut!
Randsinusblutung	Diskontinuierliche, leichtere Blutung	Schmerzlos	Uterus nicht bretthart	–	Nicht zwingend Wehentätigkeit
Uterusruptur	Nicht zwingend; wenn, dann zum Zeitpunkt des nachlassenden Schmerzes	Zuvor sich steigernder Wehenschmerz, dann plötzlich nachlassend; „stille" Ruptur möglich	Evtl. kindliche Körperteile durch die Bauchdecke tastbar	++	Kennzeichnend ist nachlassende Wehentätigkeit

Schwangerschaftsanamnese

- Gestose, Diab. mell. (vorzeitige Plazentalösung).
- Im Mutterpass Hinweise auf Placenta praevia durch Ultraschallbefunde auf Seite 9 (bzw. 25) oder bei vorzeitiger Plazentalösung auf Hypertonus/Gestose auf Seite 6/7 (bzw. 22/23), Diab. mell. auf Seite 5/6 (bzw. 22/21).
- Traumaanamnese?

Sofortdiagnostik

- Notfallcheck (▶ 3.1.1), ggf. allgemeinmedizinische Basisuntersuchung (▶ 2.1.1), Puls, RR.
- Schockzeichen? → V.a. vorzeitige Plazentalösung, Placenta praevia, Uterusruptur.
- Inspektion: Beurteilung der äußeren Blutung an Vulva, Vorlage und Slip. Blut dickflüssig oder wässrig (Blasensprung)?
- Palpation: Weicher Uterus → Placenta praevia, Insertio velamentosa; bretharter, schmerzhafter Uterus → vorzeitige Plazentalösung?
- Nach Wehensturm plötzlich nachlassender Schmerz und Schock evtl. auch ohne Vorboten (Uterusruptur)?

Sofortmaßnahmen
- I.v. Zugang, Volumengabe.
- Bei V.a. vorzeitige Plazentalösung: Linksseitenlage, bei Durchschneiden kindlicher Teile durch Introitus schnellstmögliche Entbindung (▶ 13.8.1).
- Bei V.a. Placenta praevia, Insertio velamentosa: Beckenhochlagerung in Linksseitenlage.

Klinikeinweisung sofort mit NAW; schonender Transport, Voranmeldung in gynäkologischer Ambulanz.

13.5.3 Vorzeitige Wehentätigkeit, drohende Frühgeburt

Geburtsbestrebungen vor vollendeter 37. SSW.

Symptome
- ≥ 6 Wehen/h von etwa 30 s Dauer.
- Vorzeitiger Blasensprung mit Fruchtwasserabgang (Menge: ~1 Tasse).
- Zervixinsuffizienz.
- Zeichnen (Abgang blutig tingierten Schleims).

Kurzanamnese
- Schwangerschaftsanamnese (▶ 13.1, ▶ 13.2).
- Risikofaktoren: Früh- und Fehlgeburten sowie Abrasiones in der Anamnese, Uterusfehlbildungen und Myome, Hydramnion, Lageanomalien, Mehrlinge, Alter ≤ 18 J.oder ≥ 35 J., Nikotinabusus, starke psychische und physische Belastungen, niedriger sozialer Status.
- Erkr. der Schwangeren (z.B. Infekte, endokrine und renale Erkr., Spätgestosen), Plazentaanomalien.
- Trauma?
- Medikamente (z.B. Betablocker, ätherische Öle).

Sofortdiagnostik Mutterpass einsehen, Notfallcheck (▶ 3.1.1), RR, Puls; Hinweis auf Gestose (Hypertonie, Ödeme, starke Gewichtszunahme in den letzten Wo., Bewusstseinsstörungen, ▶ 13.5.5)?

Maßnahmen
- Pat. beruhigen und mit erhöhtem Becken hinlegen lassen (Linksseitenlage).
- Ggf. Wehenhemmung mit Salbutamol-Spray (z.B. Sultanol®-100 Dosier-Aerosol), 2 Hübe alle 5 Min., nach Wirkung, evtl. Dosis erhöhen; **NW:** Tachykardie, Schwindel.
- Ultima Ratio: Nifedipin sublingual (z.B. Adalat® Kps. à 10 mg) alle 20 Min.

Klinikeinweisung sofort mit NAW in geburtshilfliche Klinik (wenn möglich mit Neonatologie); Voranmeldung, ggf. selbst mitfahren!

Abwendbar gefährlicher Verlauf
- **Mutter:** Infektion bei Blasensprung.
- **Kind:** Intrauterine Asphyxie, Atemnotsyndrom, Hirnblutungen und Infektion.

13.5.4 Hyperemesis gravidarum

Frühgestose, tritt im 1. Trimenon, meist in der 6.–8. SSW ein. Ausgelöst durch endokrine Faktoren mit hoher HCG-Bildung (Blasenmole, Mehrlingsschwangerschaft). Ambivalenz gegen Mutterschaft kann das Krankheitsbild verstärken.

Symptome

- Häufiges (5–10 × tgl.), unstillbares Erbrechen im 1. Trimenon, unabhängig von der Nahrungsaufnahme.
- Brennender Durst durch Wasserverlust, Exsikkose, Temperaturanstieg (Durstfieber).
- Gewichtsverlust, Verschlechterung des Allgemeinbefindens.
- Übel riechender Atem (Acetongeruch).
- Evtl. Ikterus und ZNS-Symptomatik (Somnolenz, Delirium).

Kurzanamnese

- Beginn des Erbrechens?
- Schwangerschaft bekannt? Letzte Periode? Welche SSW?
- Erkr. in der Umgebung (DD: Z.B. Gastroenteritis, ▶ 4.3, Hepatitis, ▶ 4.1.6)?

! Nicht verwechseln mit morgendlichem Erbrechen in der Frühschwangerschaft, das meist keiner Therapie bedarf.

Sofortdiagnostik Notfallcheck (▶ 3.1.1), evtl. allgemeinmedizinische Basisuntersuchung (▶ 2.1.1), Kreislaufkontrolle (Puls, RR), Urin-Stix.

Maßnahmen

- Nahrungskarenz.
- Antiemetika, z.B. Dimenhydrinat bis zu 4 × tgl. (z.B. Vomex® A Supp.).
- I.v. Zugang und Infusion (z.B. Ringer®-Lsg., Glukose 5 % Lsg.), nur bei schwerem Krankheitsbild und Exsikkosezeichen.

- **Klinikeinweisung** nur bei schwerem Krankheitsbild.
- **Vorstellung** beim Gynäkologen am nächsten Werktag.

Abwendbar gefährlicher Verlauf
Exsikkose, Kreislaufprobleme.

13.5.5 Hypertonus, Spätgestose, Eklampsie

Eine EPH-Gestose kommt bei etwa 10 % aller Schwangeren vor, davon wiederum in 10 % schwere Verläufe. **Risikogruppe:** Sehr junge (≤ 16 J.) und ältere (≥ 35 J.) Erstgravidae, Mehrlingsschwangerschaft, Diabetes mell., Hypertonie, Nierenerkr., positive Familienanamnese.

- **Hypertonie:** Mikrozirkulationsstörungen durch generalisierte Vasospasmen mit Endothelschädigungen und erhöhter Gerinnungsaktivität (Ätiol. unklar).
- **Spätgestose, Eklampsie:** Meistens in der Spätschwangerschaft (im letzten Trimenon), aber auch in den ersten Wochenbetttagen.

- **HELLP-Syndrom:** Sonderform der EPH-Gestose mit Hämolyse **(H),** erhöhten Leberenzymen **(EL)** und niedrigen Thrombozytenzahlen **(LP).** Diagnose kann nur laborchemisch, also in der Klinik, gesichert werden. Beim reinen HELLP-Sy. fehlt die Hypertonie.

Symptome

Gestose (Präeklampsie) Grad I–III:

- Hypertonus ≥ 140/90 mmHg; ≥ 180/110 mmHg → Grad III.
- Zusätzlich evtl. Proteinurie (≥ 0,5 g/l, ▶ Mutterpass) → Urin schäumt.
- Ödeme: Bei der Gestose geht es immer um **generalisierte** Ödeme. **Cave:** Prätibiale Ödeme ohne weitere Begleitsymptomatik haben keinen Krankheitswert.
- Eine wöchentliche Gewichtszunahme von mehr als 500 g (▶ Mutterpass) deutet auf Wassereinlagerung hin.

Drohende Eklampsie (schwere Präeklampsie):

- Zentrale Symptomatik mit Kopfschmerzen, Augenflimmern, Gesichtsfeldausfällen, Ohrensausen, motorische Unruhe.
- Oberbauchbeschwerden, Übelkeit und Erbrechen.
- Parästhesien an den Händen.
- Reflexzonen verbreitert, Reflexe verstärkt und klonisch.

13

Eklampsie: Bewusstlosigkeit, tonisch klonische Krämpfe, evtl. Zungenbiss, Zyanose.

Kurzanamnese

- Bei Bewusstlosigkeit Fremdanamnese.
- Nach Oberbauchschmerzen, Übelkeit, Parästhesien in den Händen, Kopfschmerzen, Augenflimmern fragen. **Cave:** Eklamptischer Anfall steht unmittelbar bevor.
- Mutterpass: Nach Gestosevorboten suchen, Seite 6 (bzw. 22) Ziff. 46, 47 und 48, sowie unter „stationäre Aufenthalte". Auf den Seiten 7 und 8 (bzw. 23 und 24) die Spalten Ödeme, Gewicht, RR, Eiweiß im Urin und sonstige Befunde.

Sofortdiagnostik

- Notfallcheck (▶ 3.1.1), ggf. allgemeinmedizinische Basisuntersuchung (▶ 2.1.1), Kreislaufkontrolle (Puls, RR).
- Bewusstlosigkeit? Tonisch klonische Krämpfe (▶ 4.12)? Zungenbiss?
- Reflexstatus: Reflexzonen verbreitert? Reflexe gesteigert?

Maßnahmen

Eklamptischer Anfall:

> **!** Keine antihypertensive Therapie im Anfall.

- Oberkörperhochlagerung.
- Harte Gegenstände entfernen oder mit Kissen abpolstern, grelles Licht abdunkeln, für Ruhe sorgen, nur unbedingt erforderliche Manipulationen an der Pat. vornehmen.
- I.v. Zugang mit langsamer Infusion (z.B. Ringer-Lsg.).
- Sedierung mit Diazepam 10–20–40 mg sehr langsam i.v. (z.B. Valium®; **cave:** Atemstillstand), evtl. Intubationsbereitschaft.

> **Klinikeinweisung** sofort mit NAW in Frauenklinik (möglichst mit Perinatalzentrum).

Drohende Eklampsie: Zusätzlich RR-Senkung bei Werten > 180/110 mmHg, max. um 20 % und höchstens auf 160/100 mmHg, da sonst die Perfusion von Plazenta und mütterlichen Organen gefährdet ist. Dihydralazin 2,5 mg langsam i.v. (z.B. Nepresol®), ersatzweise Nifedipin 5–10 mg s.l. (z.B. Adalat®). **Cave:** Nur als Notfallmedikation, eigentlich in der Schwangerschaft streng kontraindiziert.

Klinikeinweisung sofort in Frauenklinik (möglichst mit Perinatalzentrum).

! Jeder äußere Reiz (z.B. Aufregung, Licht, Geräusche, Blaulicht, Martinshorn) kann einen eklamptischen Anfall auslösen! Deshalb bei allen Anordnungen auf ruhige Stimme achten, Angehörige und andere Anwesende beruhigen und zur Ruhe anhalten.

Hypertonie ohne Begleitsymptome:
- Ab > 135 mmHg syst. **oder** > 85 mmHg diast.
- Leichtere Fälle: α-Methyldopa 0,5–2 g/d p.o. (z.B. Presinol®). Alternativ Betablocker, wie Metoprolol max. 200 mg/d p.o. (z.B. Beloc®); **cave:** Plazentainsuffizienz.

Vorstellung sofort beim Gynäkologen.

Abwendbar gefährlicher Verlauf
Mütterliche Letalität im eklamptischen Anfall 5 %, kindliche Letalität 10–25 %.

13.5.6 Vena-cava-Kompressionssyndrom

In der Spätschwangerschaft kann es bei Rückenlage der Pat. zur Kompression der V. cava kommen → durch verminderten venösen Rückfluss zum Herzen und relativen Volumenmangel Minderperfusion des mütterlichen Gehirns und der Plazenta.

Symptome Hypotonie, Tachykardie, Blässe, Zyanose, Kaltschweißigkeit, Schwindel, Schwächegefühl, Übelkeit, Schock, Bewusstlosigkeit.

Sofortdiagnostik
- Notfallcheck (▶ 3.1.1), Puls, RR (Schockgefahr!).
- Indirekte Bestätigung der Verdachtsdiagnose durch sofortige klinische Besserung in Linksseitenlage.

Maßnahmen
- Unverzüglich Seitenlage, nach Möglichkeit Linksseitenlage.
- Evtl. Schocklagerung, d. h. Linksseitenlage und Beine hoch lagern, z.B. mit Brett oder ausgehängter Tür.
- Jede Schwangere in der 2. Schwangerschaftshälfte muss in Linksseitenlage transportiert werden.

- **Klinikeinweisung** erforderlich bei ausbleibender Besserung innerhalb 1 Min.; venösen Zugang mit Infusion (z.B. Ringer-Lsg.) legen, Mutterpass mitgeben. Bei Störung der Vitalfunktionen mit NAW.
- **Vorstellung** sofort beim Gynäkologen zur Kontrolle des kindliche Zustands.

Abwendbar gefährlicher Verlauf
Drohende Eklampsie (RR?), Schock anderer Ursache (z.B. Volumenmangelschock bei vorzeitiger Plazentalösung) übersehen.

13.5.7 Akutes Abdomen in der Schwangerschaft

Differenzialdiagnostischer Überblick

- **Geburtswehen:** Krampfartiger Schmerz mit Ausstrahlung in Rücken, Pressdrang, evtl. Blasensprung (▶ 13.7.1), Kopfschmerzen.
- **Drohende Eklampsie** (▶ 13.5.5): Oberbauchschmerzen, Übelkeit, Erbrechen, RR ↑↑, evtl. neurologische Symptome, Bewusstseinsstörungen.
- **Vorzeitige Plazentalösung ohne/mit Blutung** (▶ 13.5.2): Brettharter, druckschmerzhafter, dauerkontrahierter Uterus, Schock (▶ 3.4).
- **Stieldrehung einer Ovarialzyste oder eines gestielten Myoms** (▶ 4.2.17): Plötzlich eintretende, lokalisierte Schmerzen, einseitig, evtl. Schock.
- **Myomerweichung:** Bei vorbestehenden Myomen kann es in der Schwangerschaft zu einem deutlichen Wachstum mit Erweichung, Nekrosen und anderen degenerativen Veränderungen kommen. Damit einher geht ein langsam entstehender lokalisierter Schmerz, evtl. Schock.
- **Uterusruptur:** Wehen bis zum Wehensturm, sich steigernder suprasymphysärer Schmerz, der plötzlich verschwindet, danach Schock (▶ 3.6).
- Alle Differenzialdiagnosen des „akuten Bauchs“ (▶ 4.2.1).

Klinikeinweisung sofort mit NAW in nächste Entbindungsklinik.

13.5.8 Unfälle in der Schwangerschaft

Symptome Abhängig von der Art des Unfalls (Verkehrsunfall, Sturz, Sportverletzung).

Kurzanamnese

- Art und Ausmaß des Unfalls?
- Atemnot? Schmerzen? Abdominale Schmerzen?
- Schwangerschaftsanamnese (welche Woche? Mutterpass dabei?).
- Fruchtwasserabgang? Vaginale Blutung?

Sofortdiagnostik

- Notfallcheck (▶ 3.3.1), Kreislaufkontrolle (Puls, RR), Schockzeichen?
- Prellmarken über dem Uterus (Kontusion?)? Gurtmarken?
- Inspektion der Vulva: Abgang von Blut (vorzeitige Plazentalösung, Placenta praevia, Insertio velamentosa, Uterusruptur) oder Fruchtwasser (Flüssigkeit an Vulva oder Slip, die nicht nach Urin riecht: Vorzeitiger Blasensprung).

- Palpation: Adominale Schmerzen oder „Holzuterus“ (schmerzhafte, tastbare Dauerkontraktion: Vorzeitige Plazentalösung)?

! Keine vaginale Untersuchung wegen Verschlimmerung von Verletzungen und plazentaren Blutungen sowie Infektionsgefahr.

Maßnahmen
- Lagerung in Seitenlage, möglichst **Linksseitenlage**, ggf. Schocklage.
- Blutende Wunden versorgen. **Cave:** Keine Blutstillung uteriner Blutungen.
- I.v. Zugang mit Infusion (z.B. Ringer-Lsg., ggf. HAES).
- Mögliche Verletzungen, z.B. geschlossene Fraktur, können später in der Klinik versorgt werden.
- Kleinere Haut-/Weichteilverletzungen wie außerhalb der Schwangerschaft versorgen.
- Ggf. Analgesie (▶ 13.7).
- Ggf. Sedierung mit Diazepam 5–10 mg i.v. (z.B. Valium®, Diazepam ratio®).

Klinikeinweisung ggf. Transport mit NAW in die Klinik veranlassen. Bei lebensbedrohlichen Verletzungen in Chirurgie, sonst in Entbindungsklinik.

Abwendbar gefährlicher Verlauf
Wegen Versorgung banaler Verletzungen drohenden Abort „übersehen“.

13.6 Mastitis

In 70 % Mastitis puerperalis, oft bei unerfahrenen Müttern und unzureichender Stillhygiene. Sieht i.d.R. die betreuende Hebamme oder der Gynäkologe, oft Anlass zur Konsultation des ärztlichen Bereitschaftsdienstes.

Symptome
- Erstsymptom dolenter, umschriebener Knoten.
- Rötung, Überwärmung.
- Fieber, oft über 40 °C ansteigend.
- Schmerzhafte axilläre Lk-Schwellung.
- Evtl. Abszedierung, Fluktuation.

Kurzanamnese Z.n. Entbindung? Erstes Kind? Probleme beim Stillen?

Maßnahmen
- Kühle Auflagen (z.B. feucht-kalten Lappen auf die Brust, zweiten in den Kühlschrank legen, abwechseln).
- Quarkauflagen (Magerquark aus dem Kühlschrank auf die Brust streichen, trocknen lassen, entfernen, 3–4 × tgl.).
- Brust entlasten (z.B. straffer BH, hochbinden); Stress vermeiden.
- Begleitend Antiphlogistika, wie Diclofenac 3 × 50 mg/d p.o. oder Supp. (z.B. Diclophlogont®), Amoxicillin 2–3 × 1000 mg/d p.o. (z.B. Amoxicillin-ratiopharm 1000®).
- Außerdem bei beginnender Mastitis Kind die Brust immer ganz leertrinken lassen oder Milch abpumpen.

Bei Abszedierung keine Anibiotika! Multiple Mikroabszesse möglich.

Klinikeinweisung bei Abszedierung, hohem Fieber und Schüttelfrost (Gynäkologie besser als Chirurgie, Kind kann meist mit aufgenommen werden).

Abwendbar gefährlicher Verlauf
Chronifizierung, Fistelbildung.

13.7 Die Geburt

Lediglich 2 % aller Kinder kommen – ungewollt – zu Hause oder auf dem Weg in die Klinik auf die Welt (z.B. im Taxi, NAW). In Deutschland muss der ärztliche Bereitschaftsdienst eigentlich nur auf Inseln ohne Klinik häufiger (etwa 60 %) eine Geburt leiten.

Nach glücklich überstandener Geburt nicht nur sich selbst, sondern vor allem der Mutter gratulieren!

13.7.1 Die Spontangeburt

- Normal zwischen 38. und 42. SSW aus vorderer Hinterhauptslage.
- Eröffnungsphase: Immer Klinikgeburt anstreben.
- Pressperiode: Geburt an Ort und Stelle abwickeln, Hebamme hinzuziehen (nach dem Gesetz Pflicht!), evtl. Gynäkologen.

Maßnahmen
- NAW/RTW anfordern.
- Wenn möglich Raum auswählen, in dem eine Liege o.Ä. in die Mitte gerückt werden kann (hilfsweise Iodsalbe, z.B. Freka-cid®, in warmem Wasser auflösen).
- Raum aufheizen lassen, für gute Lichtquelle sorgen.
- Schüssel mit warmer, desinfizierender Lösung (z.B. Braunol®) bereitstellen lassen.
- Zur Versorgung des Kindes helle, warme, vor Zug geschützte Ecke des Raums mit warmen, trockenen Tüchern auslegen.
- Entbindungsset aus angefordertem NAW/RTW entnehmen. Ansonsten bereitlegen: Weiche (Hand-)Tücher und Alufolie, sterile Tupfer und Instrumente: Klemmen oder 2 reißfeste Fäden (für Nabelschnur), stumpfe Schere (Episiotomie, Nabelschnur), sterile Handschuhe, Stethoskop, 2-ml-Spritze mit Nadel (Nabelschnurblut), Blutzuckerstix (Neugeborenes), Einmalkatheter.
- Schmerzmittel: Z.B. Tramadol 100 mg i.v. (z.B. Tramal® 1 Amp.), Butylscopolamin (z.B. Buscopan®, BS-ratio®) 2 Amp. à 20 mg in 500 ml Ringer-Lsg.

Eröffnungsperiode

Geburtsphase vom Wehenbeginn oder Blasensprung bis zur vollständigen Eröffnung des Muttermunds. Dauer: Bei Erstgebärenden 5–10 h; bei Mehrgebärenden 2–4 h.

> **!** In dieser Phase immer Transport in die Klinik anstreben.

Symptome

- Regelmäßige Wehen mindestens alle 10 Min., meist häufiger (alle 3–6 Min.).
- Blasensprung mit Fruchtwasserabgang.
- Evtl. Abgang blutig tingierten Schleims („Zeichnen").
- Kein Pressdrang oder übermäßiger Druck nach unten, kein heftiges Atmen.
- Manchmal wird deutliches „Hinunterrutschen" nach dem Blasensprung gespürt.

Maßnahmen

- Pat. beruhigen, wichtig: Auch bei eigener Unsicherheit ruhig auftreten, mit der Pat. sprechen ist dabei hilfreich.
- Auf Wunsch Vertrauensperson (Partner, Mutter) hinzurufen.
- Kindslage feststellen: Rücken meist sicher zu ertasten.
- Ist das Köpfchen von außen noch hin- und herschiebbar?
- Pat. auf die Seite des kindlichen Rückens (Hinterkopfs) legen lassen.
- Stärkere Blutung, AZ-Verschlechterung z.B. Fieber, Schwindel, Übelkeit ausschließen.
- Inspektion des Genitale: Vulva/Anus in der Wehe nicht klaffend.
- Im Mutterpass nach dokumentierten Risiken z.B. Placenta praevia, atypische Kindslage sehen.
- I.v. Zugang, Ringer-Lsg.

Pressperiode

In dieser Phase ist die Geburt nicht mehr hinauszuschieben. Dauer: Bei Erstgebärenden etwa 15–30 Min., bei Mehrgebärenden oft erheblich weniger. Muttermund ist vollständig geöffnet. Die Gebärende hat zusätzlich zur Wehe den starken Drang, das Kind nach unten auszupressen.

> **!** Bei Eintreten der Eröffnungsphase im RTW, diesen anhalten lassen. Wagen anheizen, Geburtsvorbereitungen treffen.

Symptome

- Wehen jetzt alle 2–3 Min.
- Presswehen (Druck nach unten): Pat. fühlt, dass sie mitpressen muss und kann nur noch sehr schwer davon abgehalten werden.
- After und Vulva klaffen in der Wehe.
- Evtl. kindliches Köpfchen sichtbar.

Maßnahmen

- Im RTW: Pat. mit Füßen in Fahrtrichtung lagern.
- Inkubator über Rettungsleitstelle bestellen lassen.

- Sterile/saubere Unterlage unter das Becken der Pat. legen. In häuslicher Umgebung genügt evtl. frisch gewaschenes Laken, das aus der Mitte des Wäschestapels genommen wird.
- Inspektion: Vulva und Anus klaffen in der Wehe; stark vorgewölbter Beckenboden, evtl. ist auch schon das Köpfchen in der Wehe sichtbar.
- Pat. in den Wehenpausen tief in den Bauch hineinatmen lassen.
- Harnblase entleeren lassen.
- Wenn vorhanden: O_2 geben.
- Wehe bis zur vollen Höhe kommen lassen. Pat. anweisen: Beine anziehen, Oberschenkel von außen umfassen, Mund schließen, Kinn auf die Brust senken, tief einatmen und fest und lang wie beim Stuhlgang nach unten pressen. Möglichst 3 × pro Wehe, dazwischen tief Luft holen lassen.
- Bei Austritt des kindlichen Köpfchens Dammschutz durchführen (▶ Abb. 13.3), um ein Einreißen zu verhindern und Kopfaustritt zu bremsen: Nicht führende Hand auf Köpfchen legen, mit der führenden Hand steriles Tuch auf den Damm legen, Dammrand muss sichtbar bleiben. **Cave:** Schmerzhafter, stark blutender Klitoriseinriss bei zu starkem Druck des Köpfchens nach vorn.
- Bei blass werdendem Damm, der einzureißen droht, mediolaterale Episiotomie durchführen (▶ Abb. 13.4), Versorgung der Episiotomie nach Erreichen der Klinik meist ausreichend.
- Entwicklung des Köpfchens erst um die Symphyse, dann über den Damm.
- Kurze Presspause von max. 1 Min.; Gesicht des Kindes mit sterilem Tuch abwischen; absaugen, falls Mund und Nase verschleimt sind (Schleimfalle). Orosauger verwenden, oder ein auf max. 200 cmH_2O, 200 mbar begrenztes Gerät; wenn nicht vorhanden: Einmalspritze und Urinkatheter.Vorsichtig dosiert weiterpressen lassen.
- Köpfchen dreht sich von selbst mit weiterem Tiefertreten des Körpers in die richtige Richtung, zuerst Entwicklung der vorderen Schulter um die Symphyse, dazu Köpfchen nach hinten (anuswärts) führen.
- Dann Entwicklung der hinteren Schulter über den Damm, Kind dazu um die Symphyse herum auf die Bauchdecke der Mutter leiten.
- Kind unter nur leichtem Pressen kommen lassen.
- Nochmals absaugen, trocken reiben (Käseschmiere belassen). **Cave:** Kind darf nicht auskühlen!
- **Abnabeln:** Nach etwa 45 s pulslose Nabelschnur unterbinden. Bei blassem Kind Nabelschnur evtl. zum Kind hin ausstreichen; zwei Klemmen (oder zwei sehr feste Fäden) 10–15 cm vom Kind entfernt setzen (etwa 3 cm Abstand voneinander), dazwischen Nabelschnur mit Schere durchtrennen. Auf Bluttrockenheit achten!
- Kind nochmals trocken reiben (unterstützt auch die Atmung). Nach 1, 5 und 10 Min. orientierend untersuchen (APGAR-Schema, ▶ Tab. 13.5). Ist das Kind rosig und atmet? Puls um 100/Min.? Geburtsverletzungen? Fehlbildungen?
- Kind mit trockenem, angewärmtem Tuch warm einpacken und der Mutter auf den Bauch legen, Geschlecht mitteilen und gratulieren.
- Genaue Uhrzeit festhalten: Geburt des Kopfs = Geburtszeit. Evtl. von Helfer Leitstelle anfunken lassen, da dort meistens genaue Funkuhren vorhanden sind.
- Im RTW auch Ort (Straße, Hausnummer) feststellen.

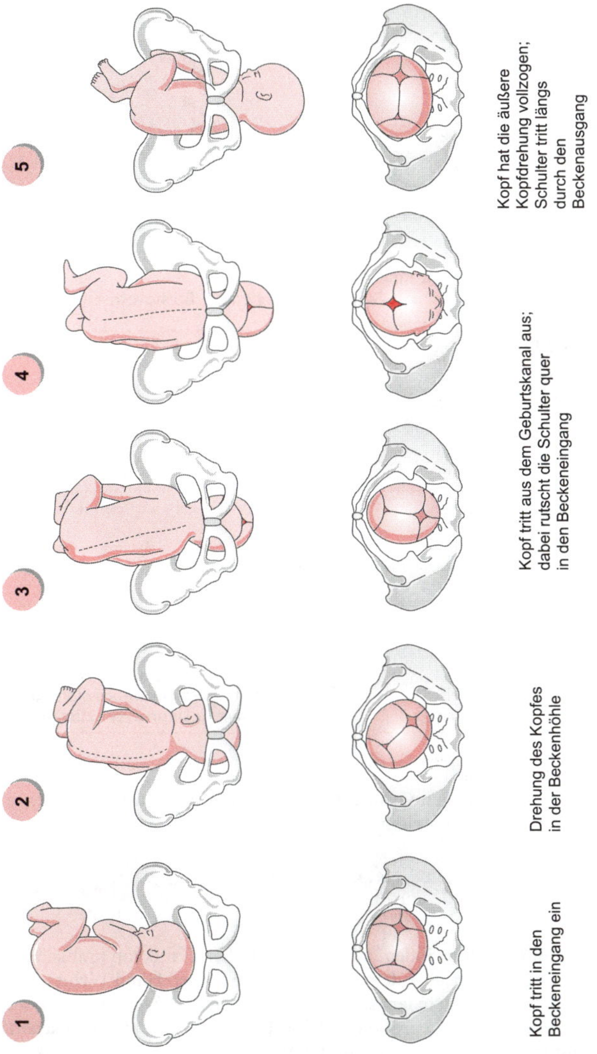

Abb. 13.2 Geburtsmechanismus [A300–157]

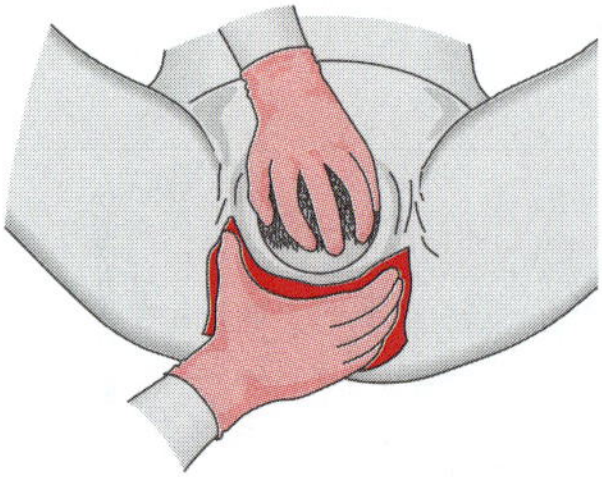

Abb. 13.3 Dammschutz [A300–157]

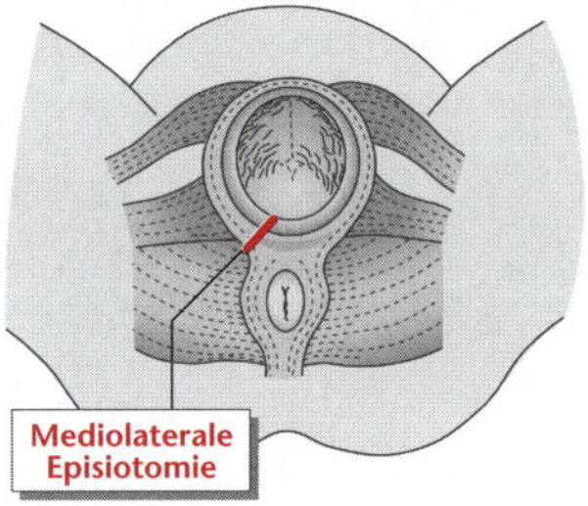

Abb. 13.4 Episiotomie [A300–157]

Tab. 13.5 APGAR-Schema

Punkte	0	1	2
Aussehen	Blass, blau	Stamm rosig, Extremitäten blau	Rosig
Puls	Keiner	< 100/Min.	> 100/Min.
Grimassieren beim Absaugen	Keines	Verziehen des Gesichts	Schreien
Aktivität	Keine Spontanbewegung	Geringe Flexion der Extremitäten	Aktive Bewegungen
Respiration	Keine	Langsam, unregelmäßig	Kräftiges Schreien
Bewertung: 9–10 = optimal lebensfrisch 7–8 = normal lebensfrisch		5–6 = leichter Depressionszustand 3–4 = mittelgradiger Depressionszustand 0–2 = schwerer Depressionszustand	

Nachgeburtsphase

Zeit von der vollständigen Geburt des Kindes bis zur Geburt der Plazenta sollte 20–30 Min. nicht überschreiten.

! Zeit zur Weiterfahrt in die Klinik nutzen!

Maßnahmen

- Uterusfundus halten, indem man mit der flachen Hand von kranial auf den Uterus drückt, oder über dem Uterus mit der flachen Hand Wehen antreiben.
- 1 Amp. (3 IE) Oxytocin langsam i.v. geben oder 10 IE Oxytocin (Oxytocin Hexal® oder Orastin®) in 500 ml Elektrolytlösung vor und nach Plazentageburt infundieren; bei starker Blutung im Schuss. Alternativ Pat. Brustwarzen zur endogenen Oxytocinausschütung reiben lassen oder Kind anlegen. **Cave:** Wehenkrämpfe.
- In Höhe der Vulva einen sterilen Faden locker um die Nabelschnur binden, mithilfe dessen sich die Austreibung der Plazenta besser kontrollieren lässt.

- Falls Wasserlassen spontan nicht möglich ist, noch einmal Harnblase katheterisieren.

Plazentalösung

> **!** Nicht an der Nabelschnur ziehen.

- Uterus ist schmal, hart, kantig und nach rechts oben verzogen.
- Mit der Hand steil hinter der Symphyse eindrücken – zieht sich die Nabelschnur noch zurück, ist die Plazenta nicht gelöst.
- Faden an der Nabelschnur rückt mit fortschreitender Lösung vor.
- Ggf. Plazenta mit Credé-Handgriff manuell exprimieren: Uterusfundus so umfassen, dass der Daumen auf der Vorderseite, die übrigen vier Finger auf der Rückseite liegen. Uterus bei der folgenden Wehe sakralwärts drücken und so die Plazenta exprimieren.

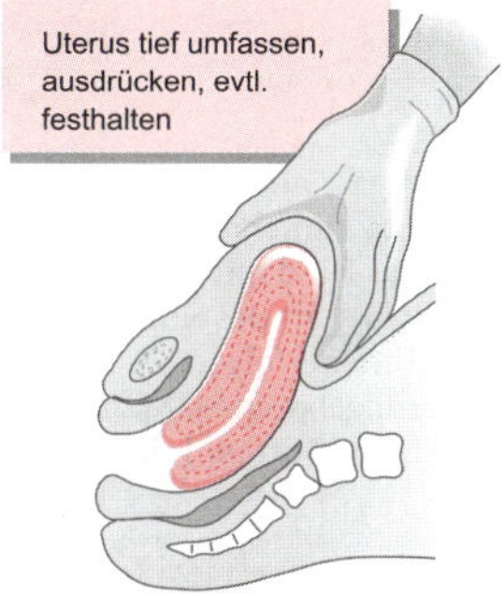

Abb. 13.5 Credé-Handgriff [A300–157]

> **!** **Nach Plazentageburt beachten**
> - Plazenta vollständig? → Seite ohne Eihäute (= mütterliche Seite) muss einheitliche Oberfläche haben.
> - Uterus gut kontrahiert? Wiederholt palpieren. Evtl. Credé-Handgriff. **Cave:** Verwechslung des Uterus mit der prall gefüllten Harnblase.
> - Keine kräftige vaginale Blutung nach außen? (**DD:** Uterusatonie, Geburtsverletzung). **Cave:** Intrauterine Blutung muss wegen Koagelbildung nicht nach außen sichtbar sein.
> - AZ der Mutter stabil? RR, Wachheit, Umgang mit dem Kind überwachen.
> - Mutter zur Beobachtung der Blutungsmenge in Fritsche-Lagerung (▶ 5.7.3) bringen.
> - Umgehender Transport von Mutter und Kind in die Klinik.

Versorgung des Kindes

- Nochmals Mund mit Orosauger oder einem auf 200 cmH_2O, 200 mbar begrenzten Sauger absaugen. **Cave:** Herzfrequenzabfall.
- Bestimmung des APGAR-Scores (▶ Tab. 13.5) nach 1, 5 und 10 Min.
- Orientierende Untersuchung des Kindes: Fehlbildungen? Geburtsverletzungen? Nervenschädigungen?
- Kind erneut trocken reiben, Käseschmiere belassen, in frische, warme, trockene Tücher oder in Rettungsdecke/Alufolie einwickeln, der Mutter auf den Bauch oder in den Inkubator legen (regelmäßig beobachten), Wiederaufwärmen nach Unterkühlung **ohne** Alufolie nur im Inkubator möglich.

> ! Unterkühlung des Kindes führt zu Hypoxie, Hypoglykämie und Azidose.

Neugeborenentransport Nach jeder Entbindung Transport von Mutter und Kind in Entbindungsklinik zur eingehenden Untersuchung. Bei Ablehnung der Mutter und gesundem, reifen Neugeborenen eine Hebamme (falls nicht schon geschehen) und einen Gynäkologen hinzuziehen.

> ! Frühgeborene, Mangelgeborene und kranke Neugeborene grundsätzlich in perinatologisches Zentrum bringen.

- Mutterpass mitnehmen.
- Plazenta mitnehmen (Plastikbeutel).
- Falls das Kind reif und vital ist, und der Geburtsverlauf problemlos war, kann der Transport des Kindes bei warmer Umgebungstemperatur auf dem Bauch der Mutter erfolgen.
- Bei Frühgeborenen, Mangelgeborenen, fehlgebildeten oder deprimierten Kindern Transport im Inkubator ggf. in Kinderklinik (nach Voranmeldung).

13.8 Komplikationen unter der Geburt

> ! Ist die Leitung einer Geburt im Bereitschaftsdienst schon äußerst selten, so ist das Auftreten von Komplikationen unter der Geburt – zum Glück – noch unwahrscheinlicher.

13.8.1 Vorzeitiger Blasensprung

Symptome Schwallartiger Abgang von Flüssigkeit, die nicht nach Urin riecht.

Sofortdiagnostik

- Mutterpass einsehen.
- Inspektion von Vulva und Slip: Spuren von Flüssigkeit, die nicht nach Urin riecht.

Maßnahmen

> ! Pat. nicht mehr aufstehen lassen! Linksseitenlage.

> **Klinikeinweisung** sofort in Linksseitenlage in die nächste Frauenklinik.

> **Abwendbar gefährlicher Verlauf**
> Nabelschnurvorfall, Armvorfall.

13.8.2 Nabelschnurvorfall, Armvorfall

Hat das führende kindliche Teil vor oder während der Eröffnungsperiode noch zu wenig Beziehung zum mütterlichen Becken, so besteht beim Blasensprung die Gefahr eines Nabelschnur- oder Armvorfalls.

Symptome Nabelschnur oder Arm vor der Vulva zu sehen.

Kurzanamnese Fruchtwasserabgang im Schwall?

Sofortdiagnostik
- Notfallcheck (▶ 3.1.1).
- Inspektion von Vulva und Slip: Flüssigkeit ohne Uringeruch → Fruchtwasser. Grünes Fruchtwasser → kindliche Asphyxie.
- Bei sichtbarer Nabelschnur: Pulsation? Zeichen für Vitalität des Kindes.

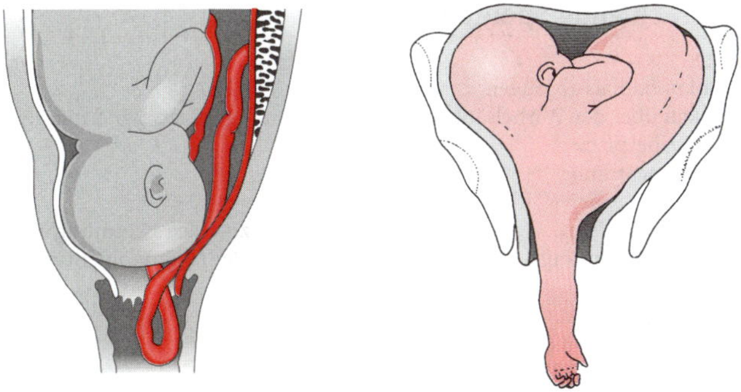

Abb. 13.6 Nabelschnurvorfall, Armvorfall [A300–157]

Maßnahmen I.v. Zugang mit Infusion (z.B. Ringer-Lsg.).

Nabelschnurvorfall:
- Beckenhochlagerung: Z.B. Unterlegen von Kissen oder Decken.
- Nabelschnur dekomprimieren: Mit der dominanten Hand in die Scheide eingehen und vorangehenden Teil hochdrängen, sodass die Nabelschnur wieder pulsieren kann.
- Die Hand muss bis zur Schnittentbindung belassen werden.
- Wehenhemmung mit Salbultamol-Spray (z.B. Sultanol®), Beginn mit 2 Hüben alle 5 Min. Evtl. wesentlich häufigere Gaben! **Cave:** Tachykardie.

Klinikeinweisung mit schnellstmöglichem Transport in die nächste Entbindungsklinik mit Voranmeldung zur Sectio.

Armvorfall: Beckenhochlagerung, Wehenhemmung mit Salbultamol-Spray (z.B. Sultanol®), Beginn mit 2 Hüben alle 5 Min.

Klinikeinweisung mit notfallmäßigem Transport in nächste Entbindungsklinik nach Voranmeldung.

Abwendbar gefährlicher Verlauf
Wird die Nabelschnur durch die Wehen zwischen führendem kindlichen Teil und mütterlichem Becken eingeklemmt, droht der Erstickungstod des Kindes. Armvorfall weist auf Lageanomalie hin. Es drohen Einklemmung des Kindes und Uterusruptur.

13.9 Notfälle nach der Entbindung

13.9.1 Fehlende Spontanatmung

13

Maßnahmen
- Kind nochmals absaugen.
- Rücken über der Wirbelsäule immer wieder kräftig reiben, Kind mit kaltem Wasser bespritzen.
- Maskenbeatmung.
- Sauerstoff (Sauerstoffdusche).
- Wenn keine kleine Maske vorhanden ist: Mund-zu-Nase-Beatmung 30–40 × pro Min. Beatmungsvolumen 15–20 ml (= normaler Mundhöhleninhalt eines Erwachsenen).
- Baby-NAW rufen.
- Ggf. Reanimation (▶ 3.4.2 CRP bei Kindern).

13.9.2 Postpartale Blutungen

- **Verletzungen der Geburtswege:** Z.B. Uterusruptur, Zervixriss, Scheidenverletzungen, Vulvaverletzungen, Dammrisse und Episiotomien.
- **Atonische Nachblutung:** Z.B. Harnverhalt verhindert die Uteruskontraktion, Uterusüberdehnung bei Hydramnion oder Mehrlingen, Plazentaretention (Plazenta nach 30 Min. noch nicht gelöst) oder Retention von Plazentaresten verhindert die Uteruskontraktion, Gerinnungsstörungen.

Symptome
- Blutverlust ≥ 250 ml/h post partum.
- Abschätzen der Blutungsintensität durch Lagerung nach Fritsche (▶ 5.7.3).

Kurzanamnese
- Wann wurde die Harnblase zuletzt entleert?
- Schwere Geburt? Lageanomalien des Kindes, Verletzungen der Geburtswege?

Sofortdiagnostik
- Notfallcheck (▶ 3.1.1), Kreislaufkontrolle (Puls, RR), im NAW auch EKG. Schockzeichen?
- Palpation des Uterusfundus: Weich und oberhalb des Nabels tastbar (sollte normal relativ hart und etwa auf Nabelhöhe getastet werden können). **Cave:** Verwechslung mit der prall gefüllten Harnblase möglich.

- Inspektion der Vulva auf Geburtsverletzungen: Z.B. Klitorisriss, Vulvaverletzungen, Dammriss, Episiotomie.

Maßnahmen

- Entleerung der Harnblase, falls spontan nicht möglich mittels Katheterisierung.
- Förderung der Uteruskontraktion:
  - Wehen antreiben durch kreisende Massagen über dem Uterusfundus.
  - Credé-Handgriff (▶ Abb. 13.5): Uterusfundus durch die Bauchdecke fassen, sodass der Daumen der Uterusvorderwand, die Finger der Uterushinterwand anliegen, dann Blutkoagel sakralwärts ausdrücken. **Cave:** Schmerzhaft. Danach Uterusfundus weiterhin von oben halten.
- I.v. Zugang mit Infusion von 10 IE Oxytocin (z.B. Oxytocin Hexal®, Orasthin®) in 500 ml Ringer-Lsg. im Schuss.
- Alternativ Pat. an den Brustwarzen reiben lassen zur endogenen Ausschüttung von Oxytocin.
- Als Ultima Ratio Aortenkompression.

Abwendbar gefährlicher Verlauf
Volumenmangelschock.

13

13.9.3 Puerperalfieber

Von Geburtswunden ausgehende Infektion.

Symptome

- Fieber, Schüttelfrost, beeinträchtigter AZ.
- Stirnkopfschmerz.
- Unerwartetes Aufhören des Wochenflusses (Verhalt), evtl. Glieder- und Gelenkschmerzen, Ikterus.
- Übel riechende Lochien.

Kurzanamnese Einige Tage zurückliegende Entbindung, evtl. primäres Abstillen.

Sofortdiagnostik

- Notfallcheck (▶ 3.1.1), Kreislaufkontrolle (Puls, RR), Schockzeichen? Temperatur messen.
- Palpation: Bei Subinvolution vergrößerter, weicher, druckdolenter Uterus (Fundus über Nabelhöhe).
- Peritonitische Zeichen (▶ 4.2.3).

Maßnahmen

- I.v. Zugang mit z.B. Ringer-Lsg., HAES.
- Bei Schock ▶ 3.6.
- Oxytocin (z.B. Oxytocin Hexal®) 10 IE in 500 ml Ringer-Lsg.
- Bei Ateminsuffizienz Maskenbeatmung oder Intubation (▶ 3.4.1).
- Bei peritonitischen Zeichen, Magensonde legen (▶ 2.6.1).

Klinikeinweisung sofort in die nächstgelegene gynäkologische Klinik.

Abwendbar gefährlicher Verlauf
Septischer Schock mit Herz-Kreislauf-Versagen ist innerhalb von Stunden möglich.

13.9.4 Wochenbettpsychose

Symptome
- Starke Erregungszustände mit paranoiden und halluzinatorischen Phänomenen (▶ 15.7); v. a. am 3.–4. Wochenbettstag.
- Endogene Depression (▶ 15.5) mit Suizidgefahr; besonders in der 2. Wo.

Kurzanamnese
- Wann wurde entbunden?
- Vorbestehend Depressionen? Manien? Paranoia?
- Suizidgedanken (▶ 15.6)?

Maßnahmen Sedierung mit Diazepam 10 mg langsam i.v. (z.B. Valium®) oder Levomepromazin 25 mg i.m. (z.B. 1 Amp. Neurocil®).

13

Klinikeinweisung in psychiatrische Klinik. Bei Eigengefährdung oder Fremdgefährdung (Kind!) Zwangseinweisung (▶ 1.4.7) notwendig. Unterbringung des Kindes organisieren.

Abwendbar gefährlicher Verlauf
Suizidgefahr unterschätzt.

13.10 Medikamente in Schwangerschaft und Stillzeit

- Grundsätzlich immer strenge Indikationsstellung, so wenig Medikamente wie möglich.
- Fast alle Substanzen passieren die Plazenta bzw. gehen in die Muttermilch.
- Möglichst auf physikalische Anwendungen (z.B. Salben, Hitze-/Kälteapplikation), Entspannungsverfahren und körperliche Schonung zurückgreifen.

Medikamente für häufige Indikationen

Analgetika
- **Paracetamol** 500 mg alle 4 h p.o., bis max. 3 g/d.
- **Acetylsalicylsäure** Mittel der 2. Wahl (Hemmung der Prostaglandinsynthese), 250–750 mg. p.o. **Cave:** Hohe Dosen können zu einem Verschluss des Ductus arteriosus Botalli führen. 4 Wo. vor dem errechneten Entbindungstermin ist ASS kontraindiziert (Blutung, fragliche Wehenhemmung). Keine Kombinationspräparate verordnen!

Tab. 13.6 Analgetika, Antipyretika, Spasmolytika in Schwangerschaft und Stillzeit

Freiname	Handelsname (Auswahl)	Schwangerschaft	Stillzeit
Acetylsalicylsäure	Aspirin® Colfarit® ASS 500 Hexal®	Keine hoch dosierte Langzeitther., ab 4 Wo. vor errechnetem Geburtstermin kontraindiziert	Gelegentliche Einnahme unbedenklich
Atropin	Atropinsulfat Injektionslösung (Braun)®	Bei Anwendung in der Frühschwangerschaft leicht erhöhte Fehlbildungsrate	Keine Bedenken bekannt, Laktationshemmung
Chloroquin	Resochin® Weimerquin®	Innenohr- und Retinaschäden beim Fetus in therapeutischer Dosis	Vom Stillen abzuraten
Codein	In verschiedenen Schmerzmitteln	Atemdepression, Entzugserscheinungen	KI, in Muttermilch doppelte Plasmakonzentration
Ergotamin	In diversen Migränepräparaten	Abortgefahr im 1. Trimenon	Kontraindiziert
N-Butylscopolamin	Buscopan® BS ratio®	Strenge Indikationsstellung, keine Bedenken bekannt	Strenge Ind.-Stellung; keine Bedenken bekannt
Metamizol	Novalgin® Baralgin® Novaminsulfon ratio®	Mögliche NW auf Hämatopoese, evtl. vorzeitiger Verschluss des Ductus arteriosus	Strenge Ind.-Stellung
Morphin (▶ 18.3)	MST- oder MSR- Mundipharma®	Atemdepression, Entzugserscheinungen	Konzentration in Muttermilch und Plasma gleich hoch, Kumulation möglich
Paracetamol	ben-u-ron® Enelfa®	Keine Bedenken bekannt	In niedriger Dosis unbedenklich
Pentazocin	Fortral®	Bei subpartaler Gabe Atemdepression möglich	Einmalige Gabe unbedenklich, bei wiederholter Gabe Kumulationsgefahr
Pethidin	Dolantin®	Bei subpartaler Gabe Atemdepression möglich	Einmalige Gabe unbedenklich, bei wiederholter Gabe Kumulationsgefahr
Phenylbutazon	Ambene® exrheudon® OPT	KI im letzten Schwangerschaftsmonat, Langzeitther. wegen möglicher Schädigung der Hämatopoese zu vermeiden	Vom Stillen abzuraten
Piroxicam	Felden®	Evtl. hämorrhagische Diathesen, im 1. und 2. Trimenon strenge Ind.-Stellung, im 3. Trimenon kontraindiziert	Vom Stillen abzuraten

Antiallergika, Antihistaminika H_1-Antihistaminika mit geringer sedativer Wirkung, z.B. Clemastin 1 mg/d (z.B. Tavegil®), Chlorphenoxamin 25–100 mg/d (z.B. Systral®).

Antibiotika

- **Penicilline:** Sämtliche Penicillinderivate können unbedenklich eingesetzt werden und sind Antibiotikum der Wahl in der Schwangerschaft. Auswahl und Dosierung nach Erregerspektrum bzw. Krankheit. Im Zweifelsfall niedrigere Dosierung wählen.
- **Cephalosporine** sind ebenfalls unbedenklich, Cephalosporine der III. Generation (z.B. Cefotaxim, Ceftriaxon, Ceftazidim) wegen mangelnder Erfahrung in der Schwangerschaft zurückhaltend einsetzen. Bei Schwangeren wird eine höhere Dosierung empfohlen, z.B. Cefaclor 2 g/d p.o.
- **Erythromycin** (z.B. Erythromycin-Wolff®): Bei Infektionen mit grampositiven Keimen und Chlamydien. Dosierung: 250–500 mg alle 6 h p.o.

! Kontraindizierte Antibiotika: Tetrazykline, Aminoglykosidantibiotika, Chloramphenicol, Sulfonamide und Trimethoprim.

13

Antihypertensiva Kontraindiziert sind nur Nifedipin und andere Kalziumantagonisten. Ausnahme: Im Notfall zur Gestosetherapie (▶ 13.5.5).

Tab. 13.7 Antihypertensiva in Schwangerschaft und Stillzeit

Freiname	Handelsname (Auswahl)	Schwangerschaft	Stillzeit
Acebutolol	Prent®	Ind.: Hochdrucktherapie in der SS, bei Langzeitgabe Wachstumsretardierung, neonatale Hypoglykämie, Herzfrequenzsenkung beim Neugeborenen möglich	Kontraindiziert
α-Methyldopa	Presinol®	Keine Bedenken bekannt	Keine Bedenken bekannt
Clonidin	Catapresan®	Teratogenität nicht bekannt, strenge Ind.-Stellung im 1. Trimenon	Keine Bedenken bekannt
Dihydralazin	Nepresol®	Keine Bedenken bekannt	Keine Bedenken bekannt
Metoprolol	Beloc®	Ind.: Hochdrucktherapie in der SS, bei Langzeitgabe Wachstumsretardierung, neonatale Hypoglykämie, Herzfrequenzsenkung beim Neugeborenen möglich	Schädigungen beim Säugling nicht bekannt. Kreislaufkomplikationen und Hypoglykämien beim Neugeborenen möglich
Nifedipin	Adalat®	Nur zur Gestosetherapie	Kontraindiziert

Tab. 13.7 Antihypertensiva in Schwangerschaft und Stillzeit *(Forts.)*

Freiname	Handelsname (Auswahl)	Schwangerschaft	Stillzeit
Propranolol	Dociton® Propra ratiopharm®	Ind.: Hochdrucktherapie in der SS, bei Langzeitbehandlung Wachstumsretardierung, neonatale Hypoglykämie, Herzfrequenzsenkung beim Neugeborenen möglich	Schädigungen beim Säugling nicht bekannt. Kreislaufkomplikationen und Hypoglykämien beim Neugeborenen möglich
Rauwolfia-Alkaloide	Reserpin® Serpasil®	Bei Anwendung im letzten Trimenon nasale Hypersekretion, Lethargie und Atemdepression des Neugeborenen möglich	Kontraindiziert
Urapidil	Ebrantil®	Nur zur Gestosetherapie	Strenge Ind.-Stellung

Tab. 13.8 Antihypotonika in Schwangerschaft und Stillzeit

Freiname	Handelsname (Auswahl)	Schwangerschaft	Stillzeit
Dihydroergotamin	Dihydergot®	KI für parenterale Gabe; bei p.o. uterine Minderperfusion nicht auszuschließen	Keine Bedenken bekannt
Etilefrin	Effortil®	Nicht im 1. Trimenon (Gefahr von Fehlbildungen)	
Norfrenerfin	Novadral®	Kontraindiziert wegen wehensteigernden Effekts mit möglicher Plazentaminderdurchblutung	Ggf. Milch abpumpen lassen
Oxedrin	Sympatol®	Keine Bedenken bekannt	

! Antihypotonika in der Schwangerschaft nur in Ausnahmefällen!

14 Pädiatrische Notfälle im Bereitschaftsdienst

Christian Schleuss

14.1 Besonderheiten

- Kinder sind keine kleinen Erwachsenen.
- Kinder zeigen ihre Symptome meist ehrlich und offen.
- Ein spielendes lachendes Kind, das isst und trinkt, ist **kein** Notfallpatient.
- Eltern schildern im Notfall sehr unterschiedlich von massiver Untertreibung bis zur Panikmache → genau auf das Kind schauen!
- Kinder mit schlechtem AZ immer zügig in pädiatrische Versorgung, je jünger das Kind, umso schneller.
- Kleine Kinder können Beschwerden nicht in Worte fassen, daher immer komplette Untersuchung obligat! Einige Bauchschmerzen sind eine Otitis, Pneumonie oder ein Scharlach.

Klinikeinweisung: Bei bedrohlich erscheinender Erkrankung Vitalfunktionen sichern und Transport mit NAW (wenn vorhanden ggf. Baby-NAW). Bei Unsicherheit telefonischen Rat bei pädiatrischen Kollegen in nächster Kinderklinik holen.

14

14.1.1 Sofortmaßnahmen

- Für warme Umgebung sorgen, Neugeborene ggf. mit Transportinkubator (Baby-NAW) transportieren. Wärme durch Mutterkontakt, Wärmelampe oder alternativ Alufolie ist gut. **Cave:** Verbrennungen der Neugeborenenhaut ab 45 °C!
- **Medikamentenverordnung** nach Körpergewicht:
  - Wirkstoffmengen sind in verschiedenen Säften unterschiedlich, selbst Messlöffel unterscheiden sich.
  - Rezeptierung im Bereitschaftsdienst mit Angabe der Dosis (z.B. Amoxicillin 3 × 500 mg/d für 7 Tage) hilft dem Apotheker. Auch die Eltern benötigen klare Angaben (z.B. 7 Tage lang 3 × 1 Messlöffel nach dem Essen).
- **Beatmung** eines Säuglings/Kleinkindes über gute Maskenbeatmung und 100 % Sauerstoff besser als ungeübte Intubationsversuche.
- **Infusionen** können bei Säuglingen gut an Kopf- oder Handvenen gelegt werden (klein aber meist stabil). Alternativ Tibiapunktion (▸ 2.4.2).
- **Reanimation:** Erwachsentypische Herz-Kreislauf-Probleme treten selbst bei Kindern mit Herzfehlern praktisch nie auf. Das Myokard ist gesund. Ein Kreislaufstillstand ist fast immer hypoxisch bedingt, daher vorrangiges Ziel effektive Sauerstoff-Beatmung. Eine Kinder-Reanimation ist in der Praxis extrem selten, hat dann aber schlechte Erfolgaussichten (▸ 3.4.2).

! Im Notfall immer zügig Hilfe anfordern und eigene Fähigkeiten nicht überschätzen.

14.1.2 Umgang mit Kindern und Eltern

- Kinder lieben klare freundliche ehrliche Worte und verzeihen keine Lügen. Sie haben in fremder Umgebung meist Angst und suchen Sicherheit bei Eltern und bekanntem („das Hörrohr hat dein Kinderarzt doch bestimmt auch").
- Im Untersuchungsgang dem Kind anpassen (Abhören, wenn Kind möglichst ruhig, Racheninspektion am Schluss etc.), jedoch nicht von Abwehr des Kindes von nötigen Untersuchungen abbringen lassen.
- Eltern reagieren in Sorge und Stress manchmal abwehrend und aggressiv, auf jeden Fall aber nervös → Auf eigene ruhige Sprache achten und verständlich die Notwendigkeit der Maßnahmen erklären.
- Eltern immer beim Kind lassen → Viele Kinder lassen sich auf dem Arm besser untersuchen.
- Verständnis zeigen und Sorgen ernst nehmen → Die Aussagen der Eltern bewahren oft vor entscheidenden Fehlern!
- Bei eher unklaren Diagnosen oder Sorge auf AZ-Verschlechterung klare Angaben an die Eltern: Wann wieder vorstellen, wann direkt in die Klinik, wie viel muss das Kind trinken.

> ! Wirken die Eltern nicht zuverlässig oder überfordert mit der Situation eher Zweitkontakt oder Einweisung erwägen.

14.2 Kindliche Entwicklung

	Krabbeln Sitzen Laufen	Greifen/ Feinmotorik	Sprechen	Umgebungswahrnehmung, Soziales	Diagnostik erforderlich bei:
Neugeborenes (U1/U2)	Gebeugte Haltung in Bauch- und Rückenlage, keine Kopfkontrolle	Ausgeprägter Greifreflex	Schreien bei Unlust, Hunger, Schmerzen	Wahrnehmung vorwiegend durch Tastsinn; kann Licht oder Gesicht fixieren	Ausgeprägter Schlaffheit, schwachem Saugen
2. Monat (U3)	Kann Kopf in Bauchlage kurzzeitig anheben 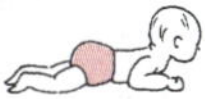		1. Lallperiode, Kehllaute und Vokale	Fixiert einen bewegten Gegenstand und folgt ihm, reagiert auf Geräusche	Wie oben, zusätzlich fehlendem Fixieren von Objekten, Asymmetrie von Tonus/ Bewegungen
3. Monat	Stützt sich auf Unterarme	Greifreflex verschwindet	rrr-Ketten	„Soziales Lächeln"; aufgeregt, wenn es Angenehmes erkennt (z.B. Flasche)	Fehlendem Lächeln und mangelnder Reaktion auf laute Geräusche
4. Monat (U4)	Hebt den Kopf in Bauchlage über längere Zeit an 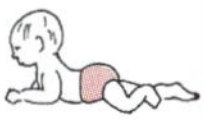	Spielt mit den eigenen Fingern	Stimmhaftes Lachen	Lacht, freundlich gegenüber Fremden	

Abb. 14.1 Meilensteine der Entwicklung [A300–190]

	Krabbeln Sitzen Laufen	Greifen/ Feinmotorik	Sprechen	Umgebungswahrnehmung, Soziales	Diagnostik erforderlich bei:
6. Monat (U5)	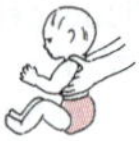 Sitzt mit Unterstützung, kann sich umdrehen	Greift mit der ganzen Hand	2. Lallperiode, Plaudern durch deutliche Silben bei wechselnder Lautstärke und Tonhöhe	Unterscheidet Bekannte und Unbekannte	Konstantem Strabismus > 3 Mo., mangelnder Hinwendung zu Geräuschquelle, geringer oder fehlender Reaktion auf Personen
8. Monat	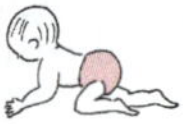 Krabbelt	Greift nach Zehen		Reagiert freudig auf Versteckspiele, verfolgt Tätigkeiten der Bezugsperson	
9.– 10. Monat	Sitzt frei und steht mit Unterstützung 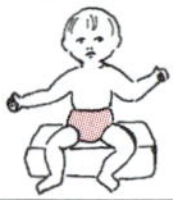 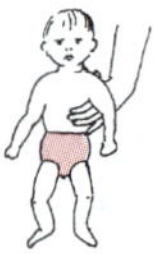	Vollständiger Pinzettengriff	Silbenverdopplung, Imitation der Laute der Muttersprache	Sucht auf Befragen nach Person oder Gegenstand durch Kopfdrehen, deutliches Fremdeln, versteht „nein"	Unfähigkeit zu sitzen, Asymmetrie, mangelndem Gebrauch beider Hände
12. Monat (U6)	Läuft mit Festhalten an einer Hand 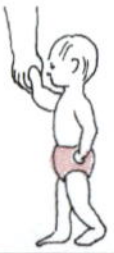	Kann Bleistift halten, als ob es malen wollte	Erste aktive Worte, z.B. Mama	Befolgt einfache Aufforderungen (z.B. Gegenstand reichen), reagiert auf Verbote	Fehlendem Pinzettengriff, Unfähigkeit zu stehen, fehlender Reaktion auf Geräusche

	Laufen	Greifen/ Feinmotorik	Sprechen	Umgebungswahrnehmung, Soziales	Diagnostik erforderlich bei:
18 Monate	Läuft frei, Treppensteigen mit Festhalten	Wirft Ball, isst gut mit Löffel, öffnet Reißverschluss	> 3 verständliche Wörter, 2-Wort-Sätze	Zeigt auf genanntes Körperteil, imitiert Hausarbeit	Ataxie, Tremor, Unfähigkeit zu laufen
2 Jahre (U7)	Kann rennen, steigt Treppen (2 Füße/Stufe)	Baut Turm aus mehreren Klötzchen, kopiert Linien mit Stift	Kurze Sätze, benennt sich mit Namen, benutzt Pronomen (mein, dein, ich, du)	Folgt einfachen Instruktionen, gelegentlich tagsüber sauber und trocken	Mangelnder Koordination, Unfähigkeit, einfache Aufforderungen zu verstehen
3 Jahre (U8)	Kann 2–3 s auf 1 Bein stehen, steigt Treppe mit 1 Fuß/Stufe	Handpräferenz (Rechts- bzw. Linkshändigkeit) ausgebildet, kopiert Kreise	Ganze Sätze, kennt sein Geschlecht, benutzt Mehrzahl	Zieht sich aus und unter Anleitung an, kann Hände waschen, beginnt mit anderen Kindern zu spielen	Gebrauch nur einzelner Wörter, Gangstörungen
5 Jahre (U9)	Kann 10 s auf 1 Bein balancieren und auf 1 Bein hüpfen, Fersen-Zehen-Gang möglich	Hält Bleistift mit 3 Fingern, malt Männchen aus 3–6 Teilen	Spricht fließend, kennt seinen Vor- und Zunamen, Alter, Adresse	Sauber und trocken Tag und Nacht, kleidet sich ohne Aufsicht an und aus	

Abb. 14.1 *(Forts.)*

Kinder werden in verschiedene Altersstufen eingeteilt, weil sie jeweils ihre eigene Physiologie haben und sich die Arzneimittel- und Flüssigkeitstherapie streng nach Alter und Gewicht richtet:

- Neugeborenes: ≤ 28 Tage.
- Säugling: ≤ 1 Jahr.
- Kleinkind: 1–6 Jahre.
- Schulkind: 6–12 Jahre

14.3 Pädiatrische Untersuchung

14.3.1 Allgemeine Regeln

Kleine Kinder kühlen schnell aus, sind dann unruhig und lassen sich schlechter untersuchen (auch keine Venen mehr) → Möglichst lange bekleidet lassen, zudecken und mit Heizung oder Wärmelampe warme Umgebung schaffen. Man kann auch unter dem Pulli abhören und dann erst entkleiden. Warme Hände und Instrumente.

Ein Kind lässt dem Untersucher häufig nur eine Chance der Untersuchung, somit zügig untersuchen und möglichst immer gleiches Schema einhalten, um nichts zu übersehen. Immer komplette Untersuchung! Symptome können sehr unterschiedliche Ursachen haben (z.B. Erbrechen bei Otitis). Der im Folgenden geschilderte Untersuchungsablauf hat sich bewährt: Erst die Auskultation und Bauchuntersuchung, dann von Kopf nach Fuß, zum Ende Ohren/Rachen und Meningismusprüfung.

Untersuchungstipps bei Kindern

- Im 1. Lj.: Satte Kinder sind am ausgeglichensten.
- Ab 6. Mon. bis 4. Lj.: Untersuchung am besten auf dem Schoß oder über der Schulter der Begleitperson.
- 1.–4. Lj.: Spielerische Einbeziehung des Kindes (z.B. Untersuchung an sich selbst oder Teddy zeigen bzw. durchführen lassen).
- 3.–6. Lj.: Komplimente! Erzählen lassen. Alles erklären, auch wenn nicht alles verstanden wird. Keine falschen Versprechungen.
- > 7. Lj.: Untersuchungsschritte erklären. Oft Untersuchung wie bei Erwachsenen möglich.

14.3.2 Leitfragen

- Aktueller Vorstellungsgrund?
- Was ist anders, seit wann Beschwerden, Verschlechterung?
- Ess-/Trinkverhalten, wie viel, wann getrunken, was, wie viel, wann gegessen?
- Verhalten anders als sonst, schlapper, weinerlich, oder „fit wie immer“?
- Symptome direkt abfragen, Fieber, Erbrechen, Durchfall, Husten etc.
- Fieber: Seit wann und wie hoch? Wirklich und wie gemessen? Durch Antipyretika beeinflussbar?
- Impfstatus (▶ Tab. 14.1): Im Zweifel immer Impfpass zeigen lassen. **Cave:** Pertussisschutz erst nach der 4. Impfung komplett, Varizellenschutz nur etwa 80 %.

- Bei bekanntem zyanotischen Herzfehler oder herzoperierten Kindern Indikationen der Endokarditisprophylaxe abfragen.
- Urin/Stuhl: Letzter Abgang, Farbe, Geruch?
- Vorerkrankungen/Allergien (z.B. Medikamentenunverträglichkeiten)?
- Welche Maßnahmen/Medikamentengaben bereits durchgeführt?

! Eltern mit erstem Kind und insbesondere Säuglingen haben keinen Vergleich und sind meist ängstlicher.

Tab. 14.1 Für Kinder im Rahmen der Vorsorgen empfohlene Schutzimpfungen (Stand 8/2008) geimpft:

Alter	U	Impfungen
3 Monate	U4	1. Tetanus, Diphtherie, Polio, Pertussis, HIB, Hepatits B, Pneumokokken
4 Monate		2. Tetanus, Diphtherie, Polio, Pertussis, HIB, Hepatitis B, Pneumokokken
5–6 Monate	U5	3. Tetanus, Diphtherie, Polio, Pertussis, HIB, Hepatitis B, Pneumokokken
1 Jahr	U6	1. Masern, Mumps, Röteln, Varizellen
13–15 Mon.		4. Tetanus, Diphtherie, Polio, Pertussis, HIB, Hepatitis B, Pneumokokken
13–15 Mon.		1. Meningokokken C 2. Masern, Mumps, Röteln, Varizellen
5–7 Jahre	U9	Auffrischung: Tetanus, Diphtherie, Polio
10–12 Jahre		Auffrischung: Tetanus, Diphtherie, Polio, Pertussis

HIB = Haemophilus influenzae B

14.3.3 Leitbefunde Gesamteindruck

Bereits bei der Anamnese Kind beobachten → Kind noch in sicherer Atmosphäre natürlicher.

- Passt das Alter zu den Reaktionen des Kindes (▸ 14.1/▸ 14.2)?
- Fallen direkt akute Probleme auf (Atemstörung, Zyanose, Bewusstseinsstörung)?
- Wie gehen die Eltern mit dem Kind um (sehr ängstlich oder eher verharmlosend)?

Zeichen für guten AZ

- Allgemein gutes Trinkverhalten.
- Säuglinge: Rosig, ggf. schreiend (wenn ein Säugling schreit, geht es ihm eher gut).
- Kleinkind: Spontanes Spielverhalten, Essen und Trinken.

- Fieber auch > 40°C ist bei Kindern nicht selten und stellt allein keine vitale Bedrohung dar.
- Ein schreiendes Kind, das sich heftig wehrt, ist trotz aller Dramatik meist nicht gefährdet.

!

- Bei stillen teilnahmslosen Kindern ist höchste Vorsicht geboten.
- Kinder haben erstaunliche Kompensationsfähigkeiten, daher kann es zu kurzfristiger Dekompensation mit rascher AZ-Verschlechterung kommen.
- Auskühlung: Je kleiner ein Kind ist, umso schneller kühlt es durch die große Körperoberfläche aus. Die meiste Wärme verliert der Kopf.

Zeichen für schlechten AZ

- Klagendes Wimmern.
- Lustlose, in sich zusammengesunkene Kinder, kaum Kontaktaufnahme möglich.
- **Appetitlosigkeit:** V.a. bei Säuglingen.
- **Trinkschwäche:** Das Kind trinkt mehrere Mahlzeiten hintereinander nicht richtig, d.h. es schläft nach wenigen Schlucken wieder ein.
- **Apathie:** Kind schwer weckbar, wacht bei Hunger nicht auf. **Cave:** Alarmzeichen!
- **Tachypnoe:** Normale Frequenz 40–50/Min.; beim Schreien sehr viel höher, verdächtig ist eine Ruhefrequenz von ≥ 60/Min.; alarmierend ≥ 80/Min. (Hinweis auf Sepsis oder Lungenerkr., seltener Herzinsuffizienz bei Vitium).

Hinweise zur Schätzung des Körpergewichts

Alter	Gewicht	Länge
NG	3	50
1 Monat	4	55
3 Monate	6	60
6 Monate	8	70
1 Jahr	10	80
3 Jahre	15	95
6 Jahre	20	115
10 Jahre	30	140
12 Jahre	40	150

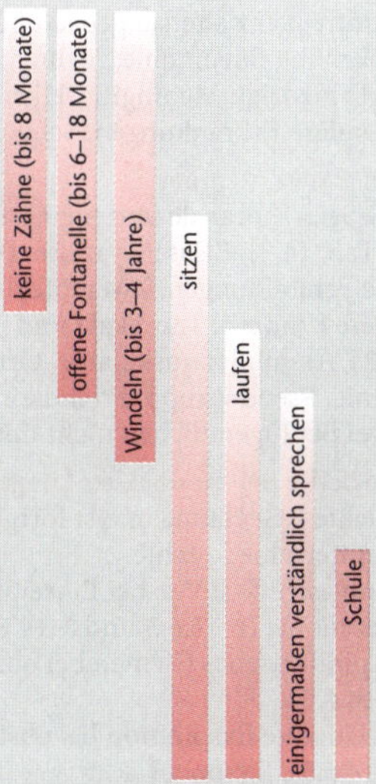

Abb. 14.2 Hinweise zur Schätzung des Körpergewichts [A300]

- **Atemsynchrone Einziehungen** des Sternums, interkostal oder jugulär → Hinweis auf respiratorische Insuffizienz.
- **Haut:**
  - Grau-blass: Hinweis auf gestörte Mikrozirkulation bzw. Hypoxämie z.B. bei Schock, Sepsis, Hypoglykämie, Anämie; erstes Zeichen ist oft ein leicht bläuliches Munddreieck (Bereich zwischen Nase, Nasolabialfalten und Oberlippe), später auf Extremitäten und Stamm übergreifend.
  - Blass: Schock, Anämie.
  - Zyanose: Periphere Zyanose, z.B. als Hinweis auf Hypothermie, evtl. Sepsis. Stets alarmierend ist eine zentrale Zyanose (auch Körperstamm und Zunge blau), Hinweis auf respiratorische Insuffizienz oder zyanotischen Herzfehler.

14.3.4 Organbezogene Leitbefunde

Thorax/Lunge

Zu Beginn der Untersuchung, da Kind meist noch am ehesten ruhig. Lunge und Herz können auch unter dem Pulli oder „Body" auskultiert werden, orientierend auch durch das Hemd, anschließend Thoraxbeurteilung. Bei auf dem Arm der Mutter schreienden Kind Inspiration zur Beurteilung nutzen.

! Perkussion bei kleineren Kindern wenig sinnvoll.

14

- **Atemgeräusche** bei Säuglingen und Kleinkindern intensiver, mehr bronchial, Ausatmung länger. **Cave:** Bronchialatmen beim Säugling nicht mit Pneumonie verwechseln.
- **Atemfrequenz** altersangepasst beurteilen (▶ Tab. 14.2).
  - Erhöht: Pneumonie, Asthma, Hyperventilation, Atemnotsyndrom beim NG,
  - Erniedrigt: Meningitis, Hirnödem, Hirnblutung, Intoxikation, neuromuskuläre Erkrankungen, Schock.

Zeichen akuter Atemnot

- NG/Sgl.: Thorakale und juguläre Einziehungen, Nasenflügeln, Tachypnoe (▶ Tab. 14.2), Blässe/Zyanose. **DD:** Sepsis, Atemnotsyndrom, bronchopulmonale Fehlbildungen, Zwerchfellhernie, persistierender fetaler Kreislauf.
- Ältere Kindern: Thorakale und juguläre Einziehungen, Tachypnoe (▶ Tab. 14.2), Atemhilfsmuskulatur, Orthopnoe, Blässe/Zyanose. **DD:** Asthma, Pneumonie, Pseudokrupp, Fremdkörper, Atelektase, Pneumothorax, Pleuraerguss. **Cave:** Bei Jugendlichen nicht mit Hyperventilation verwechseln.

Pathologische Befunde bei der Lungenauskultation

- Feuchte RG: Häufig; meist fortgeleitet aus den oberen Luftwegen → auf Seitenunterschiede achten.
- Feinblasige RG: V.a. bei Einseitigkeit Hinweis auf bakterielle Bronchitis/Pneumonie (▶ 14.6.3 und ▶ 14.6.4).
- Exspiratorisches Giemen bei obstruktiver Bronchitis/Asthma bronchiale (▶ 14.6.5).
- Verlängerte Exspiration bei obstruktiver Bronchitis/Asthma bronchiale (▶ 14.6.5), Dyspnoe?

- Allgemein abgeschwächtes Atemgeräusch, **cave:** Notfall! Stille Obstruktion.
- Einseitig abgeschwächtes Atemgeräusch: Pneumonie (▶ 14.6.4), Aspiration (▶ 4.6.12), Atelektase, Pneumothorax (▶ 4.6.11), Erguss (▶ 4.7.6).
- Lokal oder einseitig verschärftes Atemgeräusch: Pneumonie, Fremdkörper (▶ 4.6.12).
- Inspiratorisch pfeifendes Atemgeräusch (Stridor): Pseudokrupp/Epiglottitis (▶ 14.6.6), Laryngitis, Tracheitis, Fremdkörper, Tonsillitis, beim Sgl. Tracheomalazie.

Herz/Kreislauf

- **Auskultation** (▶ Tab. 14.2):
  - Von der hohen Herzfrequenz beim Säugling v.a. bei Fieber nicht verwirren lassen!
  - Akzidenzielle Geräusche sind bei Kleinkindern häufig, Kontrolle beim Kinderarzt.
  - Extrasystolen (bis 5/Min.) sind meist supraventrikulären Ursprungs und ungefährlich.
  - Ausgeprägte atemabhängige Sinusarrhythmien sind insb. beim Schulkind/Jugendlichen normal.
  - Sonst Befunderhebung wie beim Erwachsenen.
- **Inspektion:** Hautdurchblutung beurteilen, periphere Pulse tasten, Blutdruck nur mit altersangepasster Manschette beurteilen.

Tab. 14.2 Tolerable Grenzen für Herz- und Atemfrequenz

	Alter	Wachzustand	Schlafzustand	Bei Anstrengung/Fieber
Herzfrequenz	Neugeborenes	100–180	80–160	< 220
	1 Wo.–3 Mon.	100–220	80–200	< 220
	2 Mon.– 2. Lj.	80–150	70–120	< 220
	2.– 10. Lj.	70–110	60–90	< 220
	> 10. Lj.	55–90	50–90	< 220
Atemfrequenz	Neugeborenes	50–60	40–50	
	6–12 Mon.	58–75	22–31	
	1.– 2. Lj.	30–40	17–23	
	2.– 4. Lj.	23–42	16–25	
	4.–6. Lj.	19–36	14–23	
	6.–8. Lj.	15–30	13–23	
	8.–10. Lj.	15–31	14–23	
	10.–12. Lj.	15–28	13–19	
	12.–14. Lj.	18–26	15–18	

Abdomen

Bei Säuglingen und Kleinkindern ist die Beurteilung des Bauchs oft schwierig. Bei angehobenem Oberkörper entspannt sich auch bei schreiendem Kind die Bauchdecke und die Palpation wird möglich, ggf. Einatemphase nutzen. Mögl. mit warmen Händen untersuchen.

- **Inspektion:**
  - Bauch gebläht, eingefallen, ausladend, Diskrepanz Ober-/Unterbauch (▶ 14.5.1).
  - Säuglingsbauch eher luftgefüllt, v.a. seitlich ausladend; Kleinkind häufig „dick", aber nicht überbläht.
  - Hernien (v.a. Leistenregion)?
  - Nabel: Nässend? Hinweis auf Infektion? **Cave:** Bei NG ggf. Sepsisgefahr!
- **Auskultation:**
  - Plätschernde Darmgeräusche als möglicher Hinweis auf eine beginnende Gastroenteritis.
  - Vermehrte Darmgeräusche: Beim Säugling durch Meteorismus normal, oft bei hungrigen Kindern.
  - Sonst Zeichen wie beim Erwachsenen.
- **Palpation:**
  - Abwehrspannung? Druckschmerz (diffus, lokal, Intensität)?
  - Vermehrte Flüssigkeit, quatschende Darmschlingen?
  - Pathologische Resistenzen?
  - Leber: Beim Säugling meist 1–2 cm unterm Rippenbogen. Scheinbare Vergrößerung durch tief stehendes Zwerchfell möglich, z.B. bei Atemwegsobstruktion.
  - Milz: Normalerweise nur bei tiefer Inspiration tastbar, sonst Vergrößerung.
  - Schwappendes Gefühl bei Aszites?
- **Perkussion:** Meteorismus? Nierenlager klopfschmerzhaft?

14

! Bei obstipierten Kinder oft verhärteter Kot im linken Unterbauch tastbar.

Kopf und Hals

- Verletzungen? Asymmetrie des Schädels?
- Fontanellen: Größe, schon geschlossen (pathologisch unter 6 Mon.)? Noch offen (pathologisch über 18 Mon.)? Niveau, Spannung (erhöht bei Hirndruck, z.B. Meningitis – aber nicht immer!). **Cave:** Eingesunkene Fontanelle ist Spätsymptom der Exsikkose.

! Schreiende Kinder haben gespannte Fontanellen. Leichte Pulsationen sind normal.

- **Meningismusprüfung:** Immer bei Fieber, Kopfschmerzen, neurologischen Symptomen. Je kleiner das Kind, desto unzuverlässiger!
  - Nackensteifigkeit: Schmerzen und Widerstand beim passiven Anheben des Kopfs in Rückenlage (▶ Abb. 14.3), Gesamtreaktion beachten. DD: Bei hoch fiebernden Kindern manchmal nicht klinisch auszuschließen (LP bringt Sicherheit), Tonsillitis/Lymphadenitis colli zeigen manchmal scheinbare Nackensteifigkeit (auch bei Seitneigung).

- Kniekuss: Beim älteren Kind aktiv (Kind soll sein Knie küssen), beim kleineren Kind passiv (Kind wird in den Kniekehlen und im Nacken gefasst und passiv gebeugt, bis die Stirn die Knie berührt), nicht möglich/ Schmerzensschreie des Säuglings gelten als Hinweis auf Meningismus.
- Weiterer Hinweis: Kind will seitlich liegen → evtl. opisthotone Kopfhaltung.

!
- Bei Säuglingen ist häufig kein Meningismus auslösbar. Hinweise auf Meningitis → Schlechter AZ, blasses Hautkolorit, Berührungsempfindlichkeit, Apnoe, Bewusstseinsstörungen, Krampfanfälle.
- Meningismus → V.a. Meningitis oder Enzephalitis (andere Ursachen z.B. Subarachnoidalblutung, Hirntumoren sind selten!).

Klinikeinweisung: Bei Meningismus direkt und möglichst mit Voranmeldung in Pädiatrie, bei reduziertem AZ mit NAW.

Nervensystem

- Beobachtung: Hypo-/Hyperkinesie, Apathie, Unruhe, Hyperexzitabilität, neugierig oder desinteressiert, Haltung, Spontanbewegungen, Muskeltonus.
- Hirnnerven, Fremd- und Eigenreflexe prüfen.
- Bei akut kranken Kindern ist eine entwicklungsneurologische Untersuchung nicht sinnvoll; der Verdacht auf „Retardierung“ erweist sich oft als falsch.

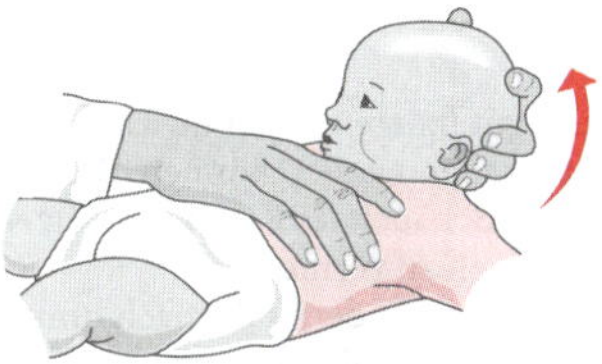

Abb. 14.3 Untersuchung auf Nackensteifigkeit [A300–157]

Haut

- Turgor: Stehende Hautfalten bei Exsikkose.
- Exanthem: Ekzeme oder andere chron. Hauterkr., z.B. atopische Dermatitis; Nävi; Mongolenflecken.
- Petechien: Bei schlechtem AZ Hinweis auf Sepsis, Meningitis; im Gesicht durch massives Husten (z.B. bei Pertussis).
- **Hämatome:** Hämorrhagische Diathese, Sepsis, Leukose, Misshandlung? Bei Kleinkindern ab etwa 10 Mon. bis 2 J. häufig Hämatome an der Stirn durch „normale“ Stürze; bei Kleinkindern bis etwa 5 J. meist Hämatome an der Vorderseite der Unterschenkel. Hämatome an Rücken, Gesäß und Hinterkopf bedürfen glaubhaftem Unfall, hier an Misshandlung denken, insb. wenn versch. alte Hämatome und keine glaubhafte Ursache, im Zweifel stationär abklären.

Windeluntersuchung

Obligatorisch! Beseitigt manchmal schlagartig Unklarheiten.

! Ein wunder Po kann sich so dramatisch wie ein akutes Abdomen auswirken.

14

- **„Wasserpegel":** Ist er hoch, droht zumindest keine Exsikkose. Ist die Windel trocken, fragen, wann zuletzt gewechselt wurde. Ist sie beim Säugling länger als 6 h trocken, kann dies auf eine Exsikkose hinweisen → Trinkanamnese, Durchfall, Erbrechen?
- **Stuhlgang:** Wässriger, grünlich breiiger oder auffallend stinkender Stuhl als Hinweis auf Gastroenteritis. Beim gestillten Säugling sind breiige Stühle normal (dann meist senfgelb mit kleinen Bröckchen). Je nach Flaschennahrung kann aber grüner Stuhl normal sein. Die Stuhlfrequenz ist bei gestillten Kindern weniger aussagekräftig: Zwischen 1 × in 10 Tagen und 5 × an einem Tag ist normal.
- Auch Penis (inklusive Unterseite) und Schamlippen anschauen, schmerzhafte Hautmazeration möglich. **Cave:** Windeldermatitis/Soor.

Genitale

- **Mädchen:** Infektionen, Fehlbildungen, Fremdkörper, Hinweise auf Misshandlung? Grad der Pubertätsentwicklung.
- **Jungen:** Infektionen, Fehlbildungen, Hoden deszendiert (muss im 2. Lj.), Phimose bis etwa zum 6. Lj. physiologisch! Hinweise auf Misshandlung? Grad der Pubertätsentwicklung.

Ohren

- Kind gut fixieren, tobende Kinder am besten flach hinlegen, damit sie leichter festgehalten werden können. Beim Ohrenspiegeln mit abgespreizten Fingern gut am Schädel des Kindes abstützen, um Verletzungen durch plötzliche Bewegungen zu vermeiden.
- Bei älteren Kindern Ohr nach hinten oben ziehen, beim Säugling kein Zug am Ohr nötig, aber entsprechend kleine Ohrtrichter verwenden.
- Achten auf: Gerötete Trommelfelle einseitig/beidseitig, Paukenerguss, mattes TF als Zeichen einer Tubenbelüftungsstörung, eitriger Ausfluss oder nur Cerumen, Retraktion, Narben, Fremdkörper. Leichte Rötung nach längerem Schreien und bei hohem Fieber ist normal.

Mundhöhle, Rachen

- Bei älteren Kindern klappt es meist gut mit den Anweisungen: „Ääh sagen", „Zunge raus, wie ein Löwe", bei Kleinkindern selber vormachen
- Bei jüngeren Kindern wird fast immer Würgreflex ausgelöst → Mit Händen an den Wangen abstützen und Mundspatel ggf. erst seitwärts zwischen den Zähnen einführen, Hinterkopf von Mutter stützen lassen oder hinlegen. Bei manchen Kindern kann man beim Schreien den Rachen ausreichend beurteilen. Ein kurzer Blick muss meist genügen.
- Weiße Beläge beim Säugling durch Soor (**cave:** Nicht mit Milchresten nach Trinken verwechseln), geröteter Rachenring und/oder gesamter Pharynx, z.B. bei Virusinfekt. Beim älteren Kind vergrößerte Tonsillen bei vielen Infekten, tiefroter Rachen mit hoch fieberndem Kind bei Streptokokkenangina, extreme Vergrößerung bei einer Epstein-Barr-Virus-Infektion (EBV).
- Bei V.a. Epiglottitis (▶ 14.6.6): Schwer krankes Kind, hohes Fieber, starker Speichelfluss, Schluckstörungen, meist starke Halsschwellung. Keine Racheninspektion, da reflektorisch Herz-/Atemstillstand ausgelöst werden kann.

Zunge

- Erdbeer- oder Himbeerzunge (vorstehende, leuchtend rote Papillen) typisch bei Scharlach, kommt aber auch bei anderen Infektionen vor.
- Belegte Zunge: Unspezifisches Krankheitszeichen.
- Landkartenzunge: Anlagebedingt, kein Krankheitswert

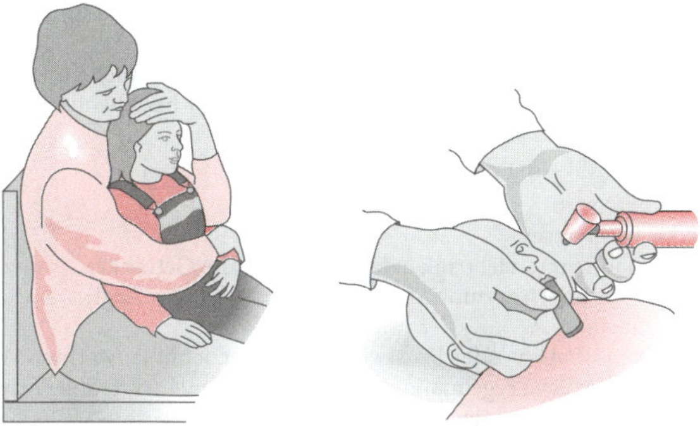

Abb. 14.4 Haltung des Kindes bei Racheninspektion

14.4 Infektionskrankheiten

14.4.1 Fieber

Bei Kindern meist als physiologische Reaktion der Infektabwehr. Oft > 40 °C bei Kleinkindern und banalen viralen Infekten (**cave:** Austrocknung!).

> ! Aktuelle Fieberhöhe wird von Eltern meist überbewertet.

> **Fieber beim Säugling**
> ≤ 38,0 °C normal, (rektal) ≤ 38,5 °C erhöhte Temperatur, > 38,5 °C Fieber.

Sofortdiagnostik

- Ziel: Fieberursache klären, dabei Ausschluss von Erkrankungen mit akutem, bedrohlichem Verlauf.
- Trinkverhalten/Exsikkosegrad des Kindes beurteilen.
- Immer selber Temperatur kontrollieren → rektale Messung am zuverlässigsten (v.a. bei Säuglingen). Im Bereitschaftsdienst auch Messung im Gehörgang bei Kindern ausreichend und hygienischer.
- Im Fieberanstieg: Frösteln, Peripherie kühl, Bauch warm (Kreislaufzentralisation), im Fieberabfall: Schwitzen, gesamter Körper warm.

> ! Nahrungsaufnahme, emotionale Erregung und körperliche Aktivität erhöhen die Temperatur auf bis zu 38 °C.

Alarmzeichen

- Bewusstseinsstörungen: Z.B. bei Sepsis, Enzephalitis, Meningitis.
- Nackensteifigkeit und Schonhaltung des Kopfs (Meningismus): Z.B. Meningitis.
- Krampfanfälle und Krampfbereitschaft, Übererregbarkeit, erhöhter Muskeltonus, Lichtscheu: z.B. bei Meningitis und Enzephalitis.
- Petechien: V.a. septischen Verlauf mit Mikroembolie oder Thrombozytopenie z.B. bei Meningokokkensepsis, Leukämie; andere Exantheme sind dagegen vor allem bei Viruserkrankungen relativ häufig.
- Schocksymptomatik mit kühler, marmorierter Haut, schwachem Puls: Z.B. bei septischem Schock oder bei Exsikkose (bei länger bestehenden Infektionskrankheiten nicht so selten).
- Anhaltendes Erbrechen.

Allgemeinmaßnahmen

Physikalische Antipyrese:

- Möglichst häufig und viel trinken lassen, auch kalte Getränke.
- Leichte Bekleidung, nur dünne Decke, frische Luft (kein Zug!).
- Ruhige Umgebung.
- Waden-, Bein-, Bauch- oder Brustwickel mit angenehm lauwarmen Wasser 25–30 °C, Umschläge regelmäßig wechseln, auch feuchtes T-Shirt bringt Verdunstungskälte (oft alleinig ausreichend).
- Evtl. absteigendes Abkühlungsbad (bis 32 °C).
- Eltern darauf hinweisen, dass das Kind auch wenn es sich kühl anfühlt, keine Wärme benötigt.

14

Medikamentöse Antipyrese. Bei Fieber und stark beeinträchtigtem Allgemeinbefinden (meist in den Abendstunden), je nach Alter und Empfindlichkeit, bei Fieberkrampfkindern ab 38,5 °C:

- Paracetamol (z.B. ben-u-ron®):
  - Zäpfchen: Sgl. 0–6 Mon./< 7 kg → 75 mg; Sgl./Kleinkind 6 Mon. bis 2 J./7–12 kg → 125 mg; Kinder 2–8 J./13–25 kg → 250 mg; Schulkind > 8 J./> 26 kg → 500 mg.
  - Saft: Kinder > 7 kg → 10–15 mg/kg/Gabe.
  - Tabletten: Kinder > 11 J./> 33 kg → 500 mg höchstens alle 8 h. **Cave:** Tageshöchstdosis 60 mg/kg/d.
- Ibuprofen:
  - Zäpfchen (z.B. Nurofen-Supp®): Sgl./Kleinkind 6 Mon. bis 2 J. → 60 mg; Kinder > 2 J. → 125 mg.
  - Saft (z.B. Dolormin®): Kinder > 6 Mon. bis < 6 J. → 20 mg/kg/d in 3 Gaben. **Cave:** Saft als 2%ige und 4%ige Lösung erhältlich.
  - Tabletten: Schulkinder/Jugendliche > 6 J. → 18 mg/kg/d in 3 Gaben. **Cave:** Tabletten als 200, 400, 500, 600 mg, auch Brausetabletten 200 mg.
- Metamizol (z.B. Novalgin®): Nur zurückhaltend eingesetztes Reservemittel. Mittlere Dosis 10–15 mg/kg/Gabe alle 6 h (Tropfen!).

Prophylaxe bei fieberkrampfanfälligen Kindern:

- Bei Temperatur ≥ 38,5 °C physikalische und medikamentöse Antipyrese (▶ 14.4.1).
- Bei strenger Indikation (komplizierter Fieberkrampf mit ≥ 2 komplizierenden Faktoren/Vorschädigungen) prophylaktisch Diazepam 0,3–0,5 mg/kg Supp. alle 12 h für 24 h oder 0,33 mg/kg oral alle 8 h über < 48 h.

Akuttherapie bei Fieberkrämpfen:

- Diazepam rektal 0,3–0,5 mg/kg (z.B. Diazepam Desitin rectal tube®): Neugeborene → 2,5 mg; Kinder ≤ 15 kg → 5 mg; Kinder > 15 kg/> 3. Lj. → 10 mg. **Cave:** Atemdepressive Wirkung (rektal deutlich geringer als i.v.).
- Zusätzlich Antipyrese (▶ 14.4.1).

Klinikeinweisung zum Ausschluss anderer Ursachen.

14.4.2 Infektionskrankheiten ohne Exanthem

- Viraler Atemwegsinfekt ▶ 14.6.2.
- Gastroenteritis ▶ 14.5.1.
- Bronchitis ▶ 14.6.3, Pneumonie ▶ 14.6.4.
- Epiglottitis ▶ 14.6.6.

Tonsillitis

Symptome Rötung und Schwellung der Gaumenmandeln, Fieber.

Differenzialdiagnosen

- Herpangina: Wasserbläschen am Gaumenbogen.
- EBV: Massiver Lokalbefund, Lk-Schwellung und eher guter AZ.
- Angina Plaut-Vincent: Einseitig eitriger Belag.
- Streptokokkenangina: Tiefroter blutiger Rachen mit eitrigen Mandeln und deutlich verschlechtertem AZ (▶ Scharlach).

Maßnahmen

- Lokal lindernde Medikamente (Tonsipret®, Dolodobendan® etc.).
- Antipyrese.
- Antibiose nur bei V.a. Streptokokken (Penicillin 100 000 IE/kg/d über 10 Tag) oder sehr schwerem Verlauf mit Superinfektion. **Cave:** Kein Amoxicillin bei V.a. EBV (massives Amoxi-Exanthem).

Laryngitis

Symptome Heiserkeit, trockener Husten, ggf. mit Stridor (▶ 14.6.5).

Maßnahmen Viel Flüssigkeitszufuhr, feuchte Tücher, Thymian-Hustensaft, Nasentropfen Antipyrese.

! Aufklärung der Eltern über nächtliche Pseudokrupp-Gefahr.

Otitis media

Symptome Trommelfell gerötet, Fieber, Ohrenschmerz.

Sofortdiagnostik Einseitig → zu 80 % viral, beidseitig → eher bakteriell.

Maßnahmen

- Schmerzstillung und abschwellende Nasentropfen.
- Antibiotika: < 1 J. oder perforierte Otitis immer systemische Antibiose Amoxicillin 50 mg/kg/d in 3 Gaben, alternativ Erythromycin, bei Perforation Staphylokokken abdecken mit Amoxicillin + Clavulansäure oder Cefaclor, sonst nach AZ initial ohne Antibiose, jedoch Kontrolle am folgenden Tag.

Sinusitis

Im Kleinkindesalter selten, Sinus frontales erst mit 7–8 Jahren ausgebildet.

Symptome Fieber, Rhinitis, Kopfschmerz verschlechtert bei Vornüberbeugen, Druckschmerz über Sinus maxillaris oder Nasenwurzel (Siebbeinzellen).

Maßnahmen Initial abschwellende Nasentropfen, Analgesie. Bei größeren Kinder Sinupret® und Feuchtinhalation. Bei Persistenz Antibiose (Amoxicillin).

Pertussis

Durch Impfung seltener geworden, Infektionsgefahr bei Säuglingen mit noch nicht ausreichendem Impfschutz und Jugendlichen mit fehlendem oder nicht aufgefrischten Impfschutz.

Symptome

- Inkubationszeit 5–10 (bis 21) Tage.
- Initial unspezifische Infektzeichen, z.B. subfebrile Temperaturen, Abgeschlagenheit, Rhinitis, Konjunktivitis, uncharakteristischer Husten wie bei akuter Bronchitis (▶ 14.6.3).
- Ab 3. Wo. massiver, „bellender" Husten mit meist heraushängender Zunge und beginnender Gesichtszyanose, oft als Hustenattacken mit Atemnot, und evtl. Erbrechen von Schleim (**cave:** Bei Sgl. oft keine Hustenattacken sondern Apnoeanfälle). Müde, gedunsenes Gesicht (Facies pertussica), subkonjunktivale Blutungen, Petechien im Gesicht.

14

!

- Bei > 1 Wo. heftiger Hustenanfälle ohne Besserung immer an Pertussis denken. Bei geimpften Kindern auch Bordetella parapertussis mit insgesamt milderem Verlauf möglich.
- Husten kann bis zu 12 Wo. dauern.
- Meldepflicht bei Todesfall.
- Nach Kontaktpersonen (v.a. Sgl.) suchen.

Maßnahmen

- Bei Kleinkindern Erythromycin 50 mg/kg/d über 14 Tage. Alternativ Co-trimoxazol (in neueren Studien wirksam), Amoxicillin eliminiert nicht vollständig, Cephalosporine sind unwirksam.
- Salbutamol und Glukokortikoide können v.a. bei Kleinkindern positiv wirken.

Klinikeinweisung von Säuglingen bei Verdacht auf Pertussis wegen Apnoegefahr zur Monitorüberwachung.

Mumps

Durch Impfung selten geworden.

Symptome

- Inkubationszeit 14–24 Tage.
- Meist einseitige, schmerzhafte, teigige Schwellung im Bereich einer Speicheldrüse.
- Meist nur leichtes Fieber.
- Evtl. Kopf- und Halsschmerzen, Bauchschmerzen, Erbrechen.

Maßnahmen I.d.R. nur symptomatische Maßnahmen evtl. Antipyrese, lokale Kühlung, ggf. Analgesie.

- **Klinikeinweisung** i.d.R. nicht erforderlich.
- **Vorstellung** beim Pädiater zur Verlaufskontrolle.

Diphtherie

Durch Impfung selten geworden, trotzdem in Deutschland jedes Jahr sporadische Erkrankung bzw. Kleinepidemien.

! Oft relativ späte Diagnosestellung durch mangelnde Kenntnis.

Symptome

- Inkubationszeit: 2–5 Tage.
- Schwere Beeinträchtigung des AZ, mäßig hohes Fieber.
- Kopfschmerzen, Übelkeit, Erbrechen, Heiserkeit.
- Süßlicher Mundgeruch.
- Evtl. blutiger Schnupfen.
- Auch Wunddiphtherie außerhalb des Rachens möglich.
- Plötzliche Todesfälle durch obstruierende Membranen.
- Hirnnervenlähmung.
- Myokarditis.

Sofortdiagnostik

- Auf Tonsillen grau-gelbe, spinnwebartige, bei Entfernung blutende Beläge (Pseudomembranen) mit Übergreifen auf Gaumen.
- Auf Zurückbleiben des Gaumensegels beim „Ah!"-Sagen achten (Gaumensegellähmung).

Maßnahmen

- Bereits bei Verdacht Gabe von Diphtherie-Antitoxin.
- Penicillin G 200 000 IE/kg/d in 4–6 Einzeldosen i.v., bei Penicillinallergie Erythromycin 50 mg/kg/d in 2 Einzeldosen.
- Bei Kontaktpersonen für Einleitung einer Chemoprophylaxe und Impfung sorgen.

Klinikeinweisung schon bei Verdacht zur Gabe von Diphtherie-Antitoxin.

! Meldepflicht bei Verdacht, Erkrankung, Tod.

Meningitis

Meist virale Meningitisform, jedoch Ausschluss erst durch Lumbalpunktion. Vor allem eine bakterielle Meningitis ist ein akut bedrohliches Krankheitsbild mit hoher Letalität und häufigen Folgeschäden.

Symptome

- Kopfschmerz, Übelkeit, Erbrechen, Fieber, Meningismus, Nackensteifigkeit. **Cave:** Entwicklung vom „banalen Infekt" zu Vollbild in kürzester Zeit (½ h) möglich.

- Zusätzlich bei bakterieller Meningitis: Gestörte Mikrozirkulation, wächsern aussehende Hände und Füße, schneller Beginn, Petechien, sehr starker Meningismus.
- Zusätzlich bei viraler Meningitis: Eher schleichender Beginn, vorangehende katarrhalische Zeichen, hohes Fieber ohne Zentralisierung, neurologische Begleitsymptome (z.B. Augenmuskelstörungen).

Sofortdiagnostik

- Komplette neurologische Untersuchung.
- Meningismusprüfung: Kniekuss nicht möglich (▶ 14.3.4), Lasègue pos., Glasgow-Coma-Scale (modifiziert für Kinder, ▶ Tab 14.5).

Maßnahmen Bei fulminantem Verlauf Sicherung der Vitalfunktion (▶ 3.4.2), venösen Zugang legen, NAW rufen.

Klinikeinweisung: Unverzüglich bei jedem noch so kleinen Verdacht auf Meningitis zur Lumbalpunktion, bei septischem Schock (▶ 3.6) mit NAW.

! Keine Antibiotikagabe vor Sicherung der Keime (durch Liquorpunktion).

Abwendbar gefährlicher Verlauf
Septischer Schock, Waterhouse-Friderichsen-Sy., Krampfanfälle, Hirnabszess, bleibende Hirnschäden, Tod.
Meldepflicht bei Verdacht, Erkrankung, Tod.

Enzephalitis

Selten.

Symptome

- Meist hohes Fieber, Kopfschmerzen, Übelkeit und Erbrechen.
- Im Gegensatz zu Meningitis meist neurologische Auffälligkeiten, besonders in der Motorik; Fazialisparese; bei überwiegendem Befall des Kleinhirns evtl. nur Ataxie.
- Krampfanfälle, Bewusstseinsstörungen, Koma.

Sofortdiagnostik

- Infekt vorausgegangen oder bestehend (Masern, Mumps, Röteln u.a.)?
- Komplette neurologische Untersuchung.
- Meningismusprüfung: Kniekuss nicht möglich (▶ 14.3.3), Lasègue pos. Glasgow-Coma-Scale (modifiziert für Kinder, ▶ Tab. 14.4).

Maßnahmen Antipyrese (▶ 14.4.1), Sicherung der Vitalfunktion (▶ 3.4.2).

Klinikeinweisung mit NAW.

Abwendbar gefährlicher Verlauf
Krampfanfälle, Bewusstseinsstörungen, Koma, septischer Schock, Tod, Hirnabszess, bleibende Hirnschäden, Tod.
Meldepflicht bei Verdacht, Erkrankung, Tod.

Sepsis (▶ 4.1.3)

Jenseits des Neugeborenenalters selten; beim älteren Kind häufig Risikofaktoren, wie Thalassämie, Z.n. Milzentfernung, Glukokortikoidtherapie.

Symptome

- Somnolenz, rascher körperlicher Verfall bis hin zum septischen Schock (▶ 3.6).
- Schüttelfrost; sehr hohes Fieber; oft Erbrechen, Durchfall, uncharakteristische Exantheme.
- Blutungen (petechial oder großflächig) sind Alarmzeichen und Hinweis auf eine in Gang kommende Verbrauchskoagulopathie. Evtl. Hepatosplenomegalie.

Klinikeinweisung mit NAW.

! Meldepflicht bei Tod durch puerperale Sepsis.

Harnwegsinfekt

! Bei jedem unklaren Fieber U-Stix!

Symptome Dysurie, Polyurie, auch nur „komisch riechender Urin".

Sofortdiagnostik Uringewinnung mit Klebebeutel, bei größeren Kindern Spontanurin, bei Unklarheit Katheterurin.

Maßnahmen Antibiotika: Ab 6 Mon. Trimethoprim 5 mg/kg/d über 7 d (Infektotrimet-Saft®).

Klinikeinweisung bei Säuglingen oder V.a. Pyelonephritis zur i.v. Therapie.

14.4.3 Infektionskrankheiten mit Exanthem

Differenzialdiagnostik der Exantheme

- **Makulös/makulopapulös:** HHV6 (Dreitagefieber), Streptokokken (Scharlach), Coxsackie (Hand-Fuß-Mund-Erkr.), Parvoviren (Ringelröteln), Masern, Röteln, CMV.
- **Urtikariell:** Unspezifisch bzw. pseudoallergisch, EBV, Mumps, Mykoplasmen, alle Wurm- und Parasitenerkr.
- **Vesikulär:** Windpocken, Herpes-simplex-Infektion, Staphylokokken, Coxsackieviren, Streptokokken.
- **Papulös/nodulär:** Warzen, HBV, Mykobakterien, Parasiten, Candida.
- **Petechial/Purpura:** (**Cave:** Meningitisformen) Schoenlein-Henoch (Vaskulitis), CMV, Coxsackieviren, Rotaviren, RSV, Masern, Mykoplasmen, Haemophilus influenzae, Borrelien.
- **Erythema multiforme:** Herpes simplex, EBV, Streptokokken, Coxsackieviren, Mykoplasmen, Mumps, Influenza A, Polio, Salmonellen.
- **Erythema nodosum:** Streptokokken, Tuberkulose, Herpes simplex, Chlamydien, Campylobacter, Yersinien, Wurmerkr., Salmonellen.

! Virusinfekte treten im Säuglings-/Kleinkindesalter oft mit flüchtigen, teils wandernden Exanthemen auf. Meist durch ECHO- oder Coxsackieviren. Geringer Leidensdruck, relativ guter AZ, wenn keine andere DD → harmlos.

Windpocken

Symptome

- Inkubationszeit 10–21(–28) Tage.
- Relativ gesundes Kind, generalisiert kleine blassrote Flecken, die sich schnell zu Bläschen und Pusteln entwickeln („Sternenhimmel"), Pusteln am behaarten Kopf sind so gut wie beweisend.
- Starker Juckreiz, geringer Rachenbefund.
- Durch Impfung jetzt auch häufiger sehr leichte Verlaufsformen.

Maßnahmen Juckreiz stillen (Tannosynth®, Tanolact®, Anästhesulf®-Lotio, ggf. Fenestil®, Ceterizin®).

! Keinen Kontakt mit anderen Kindern für 10 Tage bzw. bis Krusten abgefallen.

- **Klinikeinweisung** nicht erforderlich.
- **Vorstellung** beim Pädiater bei Verschlechterung.

Scharlach

Symptome

- Inkubationszeit 2–5 Tage, plötzlicher Beginn.
- Reduzierter AZ, um 40 °C.
- Tiefrotes Rachenenanthem auf Gaumen übergreifend, weiß belegte bis „Himbeerzunge", feinfleckiges „schleifpapierartiges" Exanthem beginnend in Leiste und Hals, perioral auffallend blass.
- Nach Abklingen häufig groblamelläre Schuppung.

Maßnahmen Penicillin V, 100 000 IE/kg in 2–3 Einzeldosen p.o. (z.B. Infectocillin®) für zehn Tage. Alternativ Erythromycin 50 mg/kg in 2 Einzeldosen (z.B. Infectomycin®) zur Vermeidung von Endokarditis, Glomerulonephritis, rheumatischem Fieber, Chorea minor.

! Meldepflicht bei Tod.

- **Klinikeinweisung** nicht erforderlich.
- **Vorstellung** beim Pädiater in den nächsten Tagen zur Verlaufskontrolle.

Dreitagefieber

Syn.: Exanthema subitum, Erreger ist das Humane Herpesvirus 6.

Symptome

- Für 3–4 Tage hochfieberhafter (bis 41 °C) Infekt mit nur leichten Rachenbeschwerden.
- Bei Entfieberung Auftreten eines meist flüchtigen feinfleckigem blassroten Exanthems, von Rumpf nach Extremitäten, geringer Juckreiz.

> ! Häufig durch raschen Fieberanstieg Fieberkrämpfe.

Maßnahmen

Flüssigkeitszufuhr, Antipyrese.

Ringelröteln

Syn.: Exanthema infectiosum, Erreger ist Parvovirus B19.

Symptome

- Inkubationszeit 6–17 Tage.
- Schmetterlingsförmiges Exanthem an Wangen, girlandenartig konfluierend, teils ringförmig an Extremitäten.
- Geringes Fieber, leichter Racheninfekt, guter AZ, selten Juckreiz, Begleitarthritiden.

Maßnahmen Keine kausale Therapie.
Beratung im Notdienst: Auslöser von aplastischen Krisen bei hämolytischer Anämie, in der Schwangerschaft bei Erstinfektion der Mutter (meist hohe Durchseuchung) fetale Anämie mit Abortrisiko (frühzeitig fetale Transfusion), keine Embryopathie wie Röteln.

Hand-Fuß-Mund-Krankheit

Coxsackie A Serotyp 16, sommerliche Epidemien im Kleinkindesalter, hochinfektiös.

Symptome Flüchtiges makulopapulöses Exanthem am Körper und in Hand- und Fußinnenflächen. Rachen deutlich gerötet wie Herpangina mit papulovesikulösen Effloreszenzen, hohes Fieber.

Maßnahmen Bei Nahrungsverweigerung Infusion, rein symptomatische Therapie.

Masern

Durch Impfung selten geworden, aber immer wieder lokale Ausbrüche.

Symptome

- Inkubationszeit 8–14 Tage, Prodromalstadium mit allgemeinen Krankheitszeichen 3–4 Tage.
- Schwer krankes Kind, Fieber bis 41 °C zweigipflig.
- Weißliche Stippchen in Wangenschleimhaut, Fieber, Konjunktivitis (Lichtscheu).
- Stark gerötetes großflächig konfluierendes bis 1 cm erhabenes Exanthem.

> ! **Komplikationen:** Enzephalitis (1 : 1000) mit Krampfanfällen, Otitis, Pneumonie, Pseudokrupp, subakute sklerosierende Panenzephalitis.

Maßnahmen

- Bettruhe, Antipyrese, Schutz vor Superinfektion.
- Postexponentielle aktive Impfung bis 72 h nach Kontakt möglich.

! Meldepflicht bei Verdacht, Erkrankung, Tod.

Klinikeinweisung meist nicht erforderlich.
Vorstellung am Folgetag beim Pädiater.

Röteln

Durch Impfung selten geworden.

Symptome

- Inkubationszeit 14–23 Tage, schwache Prodromi für 2 Tage.
- Zervikale, nuchale LK-Schwellungen, feinfleckig makulös nicht konfluierendes Exanthem, leicht erhaben, dicht stehend, am Kopf beginnend für etwa 3 Tage. Fieber bis 38 °C.

Maßnahmen Antipyrese, Bettruhe.
Beratung über Komplikationen: Embryopathie bei Erstinfektion der Mutter in der 6.–10. SSW > 50 % Fehlbildungen. Selten Enzephalitis.

Pfeiffer-Drüsenfieber

Syn.: Mononukleose, kissing disease. Erreger ist Epstein-Barr-Virus, geringe Kontagiosität, Übertragung durch Schleimhautkontakte.

Symptome

- Inkubationszeit 30–50(?) Tage.
- Intermittierendes Fieber über Wochen. Angina mit pseudomembranösen Belägen, generalisierte LK-Schwellungen, Splenomegalie.
- Bei 5 % feinfleckiges Exanthem (bei Amoxicillin-Therapie > 90 %).

Maßnahmen Keine kausale Therapie, Antipyrese, Schonung.

14.5 Verdauungstrakt

14.5.1 Erbrechen

Differenzialdiagnostischer Überblick

! Mögliches Begleit- oder Initialsymptom fast aller Krankheiten.

- **Gastroenteritis:** Häufigste Ursache, meist viral, zu Beginn der Erkrankung, im Weiteren darauf oft Durchfall, schnelle Exsikkosegefahr besonders bei Säuglingen.
- **Nahrungsmittelintoxikation:** I.d.R. sind im Umfeld weitere Personen erkrankt, meist in engem zeitlichen Zusammenhang mit Nahrungsaufnahme.
- **Nahrungsmittelintoleranzen/-allergien:** Im Säuglings- und Kleinkindesalter v. a. auf Kuhmilch. Zöliakie.

- **Hiatushernie und gastroösophagealer Reflux:** „Spucken" nach den Mahlzeiten; kleine Mengen, nicht im Schwall; bei guter Gewichtsentwicklung und zufriedenem Kind physiologisch in den ersten 6 Lebenswochen (bis 6. Mon.), teils durch falsche Füttertechnik, häufigere kleinere Mahlzeiten (statt 4–6, evtl. 6–8), andicken der Nahrung mit pflanzlichem Bindemittel (z.B. 1 % Nestargel®, Anti-Reflux (AR)-Nahrung), Säugling regelmäßig aufstoßen lassen („Bäuerchen"), richtiges Saugersystem.
- **Appendizitis** (▶ 4.2.4): Abdominalschmerzen, Fieber, Diarrhö, Tachykardie, lokale Abwehrspannung, Loslassschmerz.
- **Trauma**: Bei jedem unklaren Erbrechen an Schädelverletzungen (▶ 14.8.5) denken (Unfall, Sturz, Misshandlung), auch nach banalen Unfällen bis zum Beweis des Gegenteils V.a. Commotio mit stationärer Überwachung zum Ausschluss Hirnblutung.
- **Meningitis** (▶ 14.4.2), **Enzephalitis** (▶ 14.4.2): Fieber, Kopfschmerz, Meningismus (▶ 14.3.4). Bei Pneumonie (▶ 14.6.4)/Pertussis(▶ 14.4.2) ist schleimiges Erbrechen häufig, auch bei Otitis media (▶ 14.4.3) oder Harnwegsinfekten.
- **Erhöhter Hirndruck:** Bei Sonnenstich, Hirntumoren oder Kindern mit verstopfter Shuntableitung häufig Erstsymptom.
- **Vergiftung:** Antikonvulsiva, Digitalis, Zytostatika, viele Pflanzenteile lösen Bauchschmerz und Brechreiz aus, einige Medikamente haben emetische Zusätze.
- **Diabetische Ketoazidose:** Bei unklarer Ursache BZ-Stix.
- **Migräne** (▶ 14.8.6) meist ab Schulkindalter.
- **Angeborene metabolische Ursachen:** Z.B. adrenogenitales Syndrom mit Salzverlust, Organazidurien, Niereninsuffizienz.

Leitfragen

- Seit wann, wie oft erbrochen?
- Welche Menge (meist von Eltern überschätzt)?
- Wie wird erbrochen (schlaff, schwallartig, direkt/mit Abstand zur Nahrung)?
- Was wird erbrochen (schleimig, Nahrung unverdaut, sauer, gallig-gelb, blutbeigemengt)?
- Trinkverhalten?
- Weitere Symptome, Unfallgeschehen?

Leituntersuchungen

- Pädiatrische Untersuchung (▶ 14.3.4), insbes. Ausmaß des Flüssigkeitsverlusts abschätzen (▶ Tab. 14.3).
- Temperatur messen.
- Ausschluss einer Meningitis (▶ 14.3.2).
- Ausschluss eines akuten Abdomens (▶ 14.5.3).

Tab. 14.3 Schweregrade des Flüssigkeitsverlusts im Kindesalter

Dehydratation	Leicht	Mittelschwer	Schwer
Gewichtsverlust	< 5 %	5–10 %	> 10 %
Allgemeinzustand	Unruhig, durstig	Sehr ruhig	Somnolent, peripher kalt
Puls	Normal	Frequent	Tachykard

Tab. 14.3 Schweregrade des Flüssigkeitsverlusts im Kindesalter *(Forts.)*

Dehydratation	Leicht	Mittelschwer	Schwer
Hautturgor	Normal bis reduziert	Reduziert	Stehende Hautfalten
Schleimhäute	Feucht	Trocken	Sehr trocken
Fontanelle	Im Schädelniveau	Leicht eingesunken	Tief eingesunken
Augen	Im Niveau	Eingesunken	Haloniert
Tränen	Normal	Fehlend	Fehlend
Urinproduktion	Normal	Oligurie	Oligo-, Anurie

Allgemeinmaßnahmen bei Erbrechen im Kindesalter

Orale Rehydratation bei Exsikkose nach Erbrechen oder Durchfall

Indikationen: Bei leichter Exsikkose (Verlust < 5% des KG), jenseits des 6. Lebensmonats, sonst immer i.v. Therapie.

Durchführung:

- Vorrangiges Ziel: Flüssigkeitsverlust ausgleichen, d.h. normale Trinkmenge + Erbrochenes + Durchfall + Fieberverluste = benötigte Flüssigkeitsmenge, bei Säuglingen am ersten Tag eine Trinkmenge von 150–170 mg/kg anstreben, bei größeren Kindern 120–150 mg/kg.
- Elektrolytverschiebungen mit 50–100 ml/kg oraler Rehydratationslösung (z.B. Oralpädon® Banane/Apfel oder Erdbeere, InfectoDyspept®, Santalyt®) über 6 h ausgleichen, bei älteren Kindern, wenn Lösungen nicht vorhanden, auch Glukose-Salz-Tee (z.B. 1 l Fenchel- oder 2. Aufguss eines Schwarztees mit ¾ TL Salz, 1 TL Backpulver, 4 EL Zucker und 1 Tasse Orangensaft) verteilt auf kleine Einzelportionen gekühlt teelöffelweise alle 5–10 Min. 5–10 ml einflößen.
- Nach 6 h Exsikkose-/Gewichtskontrolle. Bei mangelnder Besserung oder gar Verschlimmerung → Klinikeinweisung. Bei noch leichter Dehydratation erneut oraler Rehydratationsversuch für 4–6 h.
- Frühzeitiger Beginn des oralen Nahrungsaufbaus.
- Bei Kindern > 1 J. Dimenhydrinat 40 mg, > 7 J. 70 mg (z.B. Vomacur®, Vomex®).

!

- Häufig trinken die Kinder bekannte Getränke besser, oder verweigern die theoretisch guten Rehydratationslösungen. Individuelle Mischungen z.B. mit leichter Apfelschorle getrunken sind besser als nichts! Auch löffelweise können ordentliche Trinkmengen erreicht werden.
- Cola und Salzstangen sind wegen hoher Osmolarität nicht empfehlenswert. WHO-Tee oder Elotrans® ist für hohe Salzverluste konzipiert, z.B. bei Cholera.

Realimentation nach Erbrechen oder Durchfall

- **Brustkinder:** Parallel zur Rehydratation nach Bedarf weiterstillen.
- **Flaschenkinder:** 6–12 h nach Beginn der Rehydratation übliche Milchnahrung mit Wasser 1 : 2–1 : 1 verdünnt.

- **Ältere Säuglinge und Kleinkinder:** Tee sowie gewohnte leichte Kost (fett- und zuckerreduziert), z.B. Gemüse, Nudeln, Brot, Vorsicht bei Milch (postenteritische Laktoseunverträglichkeit).

> !
> - Nahrungsaufbau schrittweise je nach Erkrankungsschwere über 2–5 Tage.
> - Weiterbestehende dünne Stühle sind nicht entscheidend, der Flüssigkeitsverlust sollte jedoch ausgeglichen sein.
> - Heilnahrungen bringen keinen kausalen Vorteil.
> - Bei anhaltendem Erbrechen kommt es v. a. bei Säuglingen schnell zur Exsikkose → Hydratationszustand beachten (v. a. regelmäßig wiegen), auf Schockzeichen gefasst sein.

> **Klinikeinweisung** bei Flüssigkeitsverlust > 5 % des KG zur Infusionstherapie.

Gastroenteritis

Symptome Bauchschmerzen, Erbrechen, Durchfall, ggf. Fieber. Wichtig ist der Ausschluss nicht infektiöser Ursachen.

Maßnahmen
- Genügend Flüssigkeitszufuhr (Vermeidung einer Exsikkose).
- Schonkost: Meiden fetter und süßer Speisen.
- Antiemetika bei > 1 J. (z.B. Vomex®, Vomacur®) als Supp.
- Elektrolytlösungen (Oralpädon®), Probiotika (Perenterol®, Omniflora®, Lacteol® etc.) zur Verkürzung der Durchfallzeit.

14

Invagination

Einstülpung eines höheren Darmabschnitts in einen tieferen, Sgl. und Kleinkinder betroffen, ⅔ jünger als 2 J.

Symptome
- Akut beginnende schwere kolikartige Bauchschmerzen über mehrere Minuten intermittierend, Erbrechen, Blässe, Apathie, schockartiges Bild.
- Blutig schleimiger Stuhl als Spätsymptom.

Sofortdiagnostik
- Invaginationstumor oft im symptomfreien Intervall tastbar.
- Sonographisch deutliche schießscheibenförmige Kokarde.

> **Klinikeinweisung** bei Verdacht auf Invagination immer sofort zur hydrostatischen Reposition bzw. Operation.

> **Abwendbar gefährlicher Verlauf**
> Ileus, Perforation, Peritonitis → immer wieder Todesfälle durch zu späte Behandlung.

Azetonämisches Erbrechen

Kleinkind- und frühes Schulalter, infektassoziiert. Meist schlanke Kinder betroffen.

Symptome Unstillbares Erbrechen.

Sofortdiagnostik

- Azetongeruch in der Atemluft.
- Im Urin stark positiver Ketonprobe ohne Glukosurie (DD: Diabetes mellitus).
- Exsikkosezeichen?

Maßnahmen Möglichst rasch katabole Stoffwechsellage durchbrechen:

- Löffelweise kühler Tee mit Maltodextrin (25 g auf 100 ml).
- Antiemetika: Dimenhydrinat 40 mg (z.B. Vomex A®-Kinder-Supp.).
- Schnell wieder kohlenhydratreiche Kost, ggf. Salzverlust ausgleichen (Rehydratationslösungen, Salzstangen).

Klinikeinweisung bei ausbleibendem Erfolg oder deutlichen Exsikkosezeichen zur i.v. Glukose-Elektrolyt-Infusion.

Pylorushypertrophie

Spastik und Hypertrophie des Pylorus in der 4.–8. Lebenswoche, M : W = 5 : 1.

Symptome

- Erbrechen im Schwall mit Abstand (20–30 Min.) zur Mahlzeit.
- Schlechtes Gedeihen bis Gewichtsabnahme, oft Exsikkose, durch Verlust der Magensäure Alkalose.
- Erbrochenes riecht sauer; gelegentlich Hämatinbeimengung, nie Galle.

Sofortdiagnostik

- Unter der Bauchdecke manchmal sichtbare Magenperistaltik.
- Exsikkosezeichen? Dystrophiezeichen?
- Sonographisch zu sichernde Diagnose.

Maßnahmen

- **Klinikeinweisung** großzügig bei Verdacht und v.a. bei Alkalose/Exsikkose zur i.v. Rehydratation und Operation (Pylorotomie).
- **Vorstellung** beim Kinderarzt am nächsten Tag.

Sonst kleine angedickte Mengen, Hochlagerung, selten Atropin i.v.

14.5.2 Durchfall

Differenzialdiagnostischer Überblick

- **Gastroenteritis:** Häufigste Ursache, meist viral, zu Beginn der Erkrankung, im Weiteren darauf oft Durchfall, schnelle Exsikkosegefahr besonders bei Säuglingen. Im Umfeld sind häufig weitere Personen erkrankt.
- **Nahrungsmittelintoxikation:** Meist sind im Umfeld weitere Personen erkrankt, oft in engem zeitlichen Zusammenhang mit Nahrungsaufnahme.

- **Nahrungsmittelunverträglichkeiten:** Postinfektiöse Malabsorption, Kuhmilchproteinintoleranz, IgE-vermittelte Nahrungsproteinintoleranz, Laktoseintoleranz, Fruktosemalabsorption, Zöliakie.
- **Chronische Erkrankungen:** Mukoviszidose, Morbus Crohn, Colitis ulcerosa, irritables Kolon des Kleinkindes.
- **Begleiterscheinung bei extraintestinalen Infektionen:** Z.B. Otitis media (▶ 9.2.2), Pyelonephritis (▶ 12.1.1).
- **Appendizitis** (▶ 4.2.4): Abdominalschmerzen, Fieber, Erbrechen, Tachykardie, lokale Abwehrspannung. Loslassschmerz.
- **Hämolytisch urämisches Syndrom:** Tritt nach E.-coli- oder Shigelleninfektion auf. Oligurie, blutige Diarrhö.
- **Pseudomembranöse Enterokolitis:** Durch Clostridium difficile unter Antibiotika, Fieber, blutige Diarrhö (**cave:** Leichte Diarrhö bei Antibiotika häufig).
- **Obstipation mit Überlaufenkoprese** z.B. bei Hirschsprung-Krankheit.

Leitfragen

- Seit wann, wie oft?
- Konsistenz/Farbe/Geruch (wässrig, schleimig, blutig, entfärbt, übel riechend)?
- Trinkverhalten?
- Begleitende Übelkeit, Bauchschmerz, Erbrechen, Fieber etc.?
- Allgemeinzustand, z.B. Kind weinerlich, Nahrungsverweigerung, Blässe?
- Fieber?
- Geblähtes, hyperperistaltisches Abdomen?
- Fütterungs- und Ernährungsgewohnheiten, Diätfehler?
- Infektionsmöglichkeiten: Erkrankte in der Umgebung, Reisen?
- Medikamenteneinname, z.B. Antibiotika?
- Begleitende Erkrankungen, z.B. Ohrenschmerzen?

Leitbefunde

- Ausmaß des Flüssigkeitsverlusts abschätzen (▶ Tab. 14.3).
- Inspektion des Stuhls:
  - Blutspuren im Stuhl deuten auf invasive (häufig bakterielle) Erreger.
  - Schaumig-saure Stühle auf Gärungsprozesse (Malabsorption).

Allgemeinmaßnahmen bei Durchfall im Kindesalter

Die Therapie bei Durchfall der viralen Gastroenteritis ist rein symptomatisch. Wichtigstes Ziel ist die Verhinderung lebensbedrohlicher Wasser- und Elektrolytverschiebungen.

- Rehydratation, Realimentation (▶ 14.5.1).
- Probiotika verkürzen die Krankheitsdauer.
- Muttermilch wird immer vertragen.
- Fett-/zucker-/laktosearme Kost.
- Bei ausgeprägter Exsikkose: I.v. Zugang und Infusion (z.B. Ringer-Lsg.).

! Keine Gabe von Antibiotika, motilitätshemmenden Substanzen, Adsorbenzien, oder Sekretionshemmern.

- **Klinikeinweisung:** Immer bei Säuglingen und Kleinkindern mit Exsikkose sowie bei Blutbeimengungen sowie bei Flüssigkeitsverlust 5 % des KG.
- **Vorstellung:**
  - Noch während des Bereitschaftsdienstes, wenn Entwicklung nicht abzusehen ist.
  - Am nächsten Werktag beim Pädiater zwecks Ausschluss einer Malabsorption oder Nahrungsmittelunverträglichkeit, wenn anamnestisch häufige Durchfälle angegeben werden.

14.5.3 Bauchschmerz

Differenzialdiagnostischer Überblick

Intestinale Ursachen

- **Akute Gastroenteritis:** Insbesondere größere Kinder und Jugendliche haben kolikartige Bauchschmerzen bei Gastroenteritis, hyperperistaltisches geblähtes Abdomen, Fieber, Diarrhö (oft mit Verzögerung, teils auch als Obstipation), Erbrechen → Allgemeinmaßnahmen.
- **Appendizitis** (▶ 4.2.4): Häufige Ursache! Initial Bauchschmerz über gesamtes Abdomen, später re. Unterbauch, dann Abwehrspannung, bei kleineren Kindern häufig Lanz/McBurney und Lasègue nicht eindeutig, Erbrechen, Fieber, Diarrhö, Tachykardie.
- **Akute Obstipation:** Häufige Ursache im Kleinkindesalter, nach Nahrungsumstellungen, Druckschmerz im li. Unterbauch meist mit Skybala tastbar, Stuhlanamnese! Nach Klistier (Microklyst®, Babylax®, bei größeren Kindern evtl. ½ Klistier) spontane Besserung, im weiteren Verlauf Laktulose, Wiedervorstellung zur weiteren Abklärung beim Kinderarzt.
- **Invagination:** Einstülpung eines höheren Darmabschnitts in einen tieferen (▶ 14.5.1).

Seltene Ursachen:

- **Nahrungsmittelintoxikation:** Umgebungserkr., Erbrechen, Diarrhö → Allgemeinmaßnahmen (▶ 14.5.1).
- **Peritonitis** (▶ 4.2.3): Vorgewölbtes Abdomen, diffuse Abwehrspannung, Fieber, geringe Peristaltik.
- **Mechanischer Ileus** (▶ 4.2.5): Briden, voroperierte Patienten, bei Fehlbildungen, metallisch klingende Darmgeräusche.
- **Paralytischer Ileus** (▶ 4.2.5): Nach OP oder bei Hypokaliämie.
- **Nahrungsmittelintoleranz/-allergie:** Meist auf Kuhmilch; Erbrechen, Diarrhö → Vorstellung beim Pädiater am nächsten Werktag.

Extraintestinale Ursachen

- **Pyelonephritis:** Fieber, Erbrechen, Schmerzen im Nierenbereich, Ausstrahlung ins Abdomen möglich. Immer Urin-Stix!
- **Pneumonie:** Husten, Fieber, reduzierter AZ, erhöhte Atemfrequenz, geblähtes Abdomen („Pneumoniebauch“), auskultatorisch Knistern, feinblasige RG.
- **Ketoazidose:** Bauchschmerzen bis zur Pseudoperitonitis diabetica.
- **Hodentorsion:** Vernichtungsschmerz, Übelkeit, Erbrechen, Anheben des Testis bringt keine Entlastung. Akute Einweisungsindikation.

Bei Neugeborenen

- **Pylorushypertrophie** (▶ 14.5.1): Schlechtes Gedeihen, Erbrechen im Schwall, Exsikkose.
- **Darmatresien und -stenosen:** Mechanischer Ileus (▶ 4.2.5) → Klinikeinweisung bei Verdacht!
- **Mekoniumileus:** Bei Mukoviszidose → Klinikeinweisung bei Verdacht!
- **Volvulus:** Galliges Erbrechen, Fieber, vorgewölbtes Abdomen, akuter Beginn.
- **Nekrotisierende Enterokolitis:** Meist zwischen 3. und 10. Lebenstag, gallige Magenreste, geblähtes Abdomen, blutig schleimige Diarrhö, Darmgeräusche vermindert → Klinikeinweisung in Kinderchirurgie!
- **Gallenwegszysten, Cholangitis:** Fieber, Ikterus; häufig bei sklerosierender Cholangitis oder Gallengangsanomalien → Klinikeinweisung bei Verdacht!

Leitfragen

- Seit wann?
- Schmerzcharakter („mal schlimm, mal besser", „die ganze Zeit", „wird immer schlimmer")?
- Lokalisation (um Bauchnabel eher harmlos, je lateraler, umso ernster)?
- Ess- und Trinkverhalten?
- Durchfall (▶ 14.5.2), Übelkeit/Erbrechen (▶ 14.5.1), Fieber? Durchschlafen?
- Fütterungs- und Ernährungsgewohnheiten, Diätfehler?
- Infektionsmöglichkeiten: Erkrankte in der Umgebung, Reisen?
- Medikamenteneinname, z.B. Antibiotika?
- Begleitende Erkrankungen, z.B. Ohrenschmerzen?

!
- Anhaltendes aber auch intermittierendes Schreien eines Säuglings, das sich nicht unterbrechen lässt, ist bis zum Beweis des Gegenteils verdächtig auf ein akutes Abdomen. Andererseits können gerade beim Säugling auch lebensbedrohliche Störungen im Bereich des Abdomens ohne wesentliche klinische Symptome auftreten.
- Akuter Bauchschmerz mit reduziertem AZ benötigt immer eine zeitnahe Abklärung
- Bauchschmerz seit Tagen/Wochen mit gut essendem Kind, ohne Durchfall, das nachts durchschläft und den Schmerz paraumbilikal angibt, ist fast immer funktionell.
- Kleinere Kinder können den Schmerz nicht lokalisieren (Bauchschmerz bei Otitis).
- Wichtig ist der Ausschluss akut bedrohlicher Erkrankungen. Oft ergibt sich die Ursache erst im Verlauf. Daher großzügig Wiedervorstellung empfehlen.

Allgemeinmaßnahmen bei Bauchschmerz

- Bauchmassage.
- Wärme/ggf. auch Kälte nach Empfinden des Kindes.
- Schonkost (fett- und zuckerarm).
- Viel Flüssigkeit (Kamille-/Fenchel-/Kümmel-Tee).
- Krampflösung mit Butylscopolamin (z.B. Buscopan®, BS-ratiopharm®) als Supp. oder Tbl., Spascupreel®-Supp. und Tbl. **Cave:** MCP bei Kindern zurückhaltend, da häufig zentralnervöse NW.

Säuglingskoliken

Ausschlussdiagnose! Bei enormer Stoffwechselleistung und uneffektiver Darmperistaltik in den ersten 3–6 Lebensmonaten.

Symptome Häufig schmerzhafter Meteorismus. Krümmen, Anziehen der Beine, Schreien.

Sofortdiagnostik

- Hochnehmen und bäuchlings über die Schulter legen → Kind beruhigt sich.
- Wieder hinlegen → Symptome treten wieder auf.

Maßnahmen

- Bauchmassage im Uhrzeigersinn am effektivsten, Kind häufig tragen („Fliegergriff") und schaukeln lassen, evtl. Tragetuch einsetzen.
- Simeticon (z.B. Sab simplex®), Kümmel-Zäpfchen (z.B. Carum carvi supp.®), Kümmel-, Anis- oder Fencheltee, feucht-warme Leibwickel mit Kamille, Eltern beruhigen.

- **Klinikeinweisung** nicht erforderlich.
- **Vorstellung** in den nächsten Tagen beim Kinderarzt zur weiteren Betreuung.

Volvulus

14

Drehung des Darms um seine Achse; 1. Häufigkeitsgipfel im Neugeborenen- und frühen Säuglingsalter, 2. Häufigkeitsgipfel bei Schulkindern.

Symptome

- Meist akuter Beginn. Reduzierter AZ, blasses, schwer krankes Kind, Schmerzen, galliges Erbrechen.
- Evtl. peritonitische Zeichen: Fieber, vorgewölbtes Abdomen.

Sofortdiagnostik

- Rektale Untersuchung (nur mit kleinem Finger): Blut am Fingerling.
- Bei Schulkindern (vorwiegend Jungen) oft Sigmoid betroffen: Druckschmerz in der Sigmaregion (ohne Abwehrspannung, ohne Ausstrahlung).

Klinikeinweisung sofort.

Leistenhernie

Im Kindesalter fast ausschließlich indirekte Leistenhernien durch fehlenden Verschluss des Proc. vaginalis peritonei, etwa 2 % aller Kinder.

! Häufig werden Kinder erst nach Inkarzeration auffällig.

Symptome

- Durch Husten oder Pressen (Schreien) provozierbare inguinale Vorwölbung.
- Massive Schwellung vor dem äußeren Leistenring bis zum Skrotum bzw. den großen Labien.
- Bauchschmerzen treten oft nach Schreien auf.
- Nahrungsverweigerung, Erbrechen, Ileus.

Maßnahmen Sanfter Repositionsversuch bei Jungen möglich (auch in Badewanne), bei Mädchen nie manipulieren, da möglicherweise Ovar im Bruchsack.

- **Klinikeinweisung:** Bei ausbleibender Reposition/V.a. Inkarzeration zur dringenden OP.
- **Vorstellung** beim Pädiater/Kinderchirurg nach erfolgreicher Reposition am nächsten Werktag zur OP-Planung.
- **Direkte Wiedervorstellung** bei erneuter Schwellung im Leistenbereich.

14.6 Husten und Atemnot

14.6.1 Differenzialdiagnostischer Überblick

- **Viraler Luftwegsinfekt** (▶ 14.6.2): Fieber, katarrhalische Symptomatik, Unruhe, Trinkschwäche.
- **Bronchitis** (▶ 14.6.3): Leichtes Fieber, Husten mit Auswurf, häufig bakterielle Superinfektion.
- **Pneumonie** (▶ 14.6.4): Fieber, erhöhte Atemfrequenz, Auskultation: Knistern, feinblasige RG; evtl. geblähtes Abdomen („Pneumoniebauch").
- **Asthma bronchiale** (▶ 14.6.5): Dyspnoe, Auskultation: Giemen, Brummen; Atemgeräusch evtl. abgeschwächt oder fehlend.
- **Tracheitis/Laryngitis:** Heiserkeit, trockener Husten.
- **Pseudokrupp** (▶ 14.6.6): Meist guter AZ, bellender Husten, inspiratorischer Stridor, Tachypnoe, Tachykardie.
- **Fremdkörperaspiration:** Asymmetrisches Atemgeräusch, lokalisierter Stridor bzw. Giemen.
- **RSV-Bronchiolitis:** Akut obstruktiv hustender Säugling, insb. Frühgeborene Okt.–März.
- **Pertussis** (▶ 14.4.2): Stakkatoartiger Husten.
- Selten.
- **Pneumothorax:** Akuter Thoraxschmerz, Tachy-/Dyspnoe.
- **Pleuritis:** Atemabhängige Schmerzen, Pleurareiben.
- **Lungenödem:** Bei entspr. Grundkrankheit.
- **Tumor:** Thymom, Hodgkin-Lymphom, Rundherde.
- **Epiglottitis** (▶ 14.6.6): Schwer krankes Kind, hohes Fieber, Halsschmerzen, Schluckbeschwerden, starker Speichelfluss, zunehmende Atemnot, selten Husten.
- **Kehlkopfdiphtherie** (▶ 14.4.2): Heiserkeit, Stridor, Atemnot.
- **Mukoviszidose:** Obstruktive Atemwegserkrankung, häufige Infekte; reichlich zähes Sekret, durch Schweißtest auszuschließen.

14.6.2 Viraler Luftwegsinfekt

Symptome

- Katarrhalische Entzündung der oberen Luftwege, seröser Schnupfen.
- Fieber, Husten, Halsweh, Abgeschlagenheit.
- Evtl. Trinkschwäche, Unruhe.

14

Sofortdiagnostik Körperliche Untersuchung (▶ 14.3.4) → AZ gut, fortgeleitete RG.

Maßnahmen
- Viel Flüssigkeit, Anfeuchtung der Raumluft (Wäscheständer ins Kinderzimmer).
- NaCl-Nasentropfen großzügig, abschwellende NT bei Tubenbelüftungsstörung oder Trinkschwierigkeiten (z.B. Nasivin® 0,01% Baby, 0,025% Kleinkind, 0,05% Schulkind).
- Bei Tonsillitis/Pharyngitis Linderung mit Meditonsin®, Immupret®, Tonsipret®.
- Bei ausgeprägtem Halsschmerz lokale Schmerzstillung (z.B. Dolo-Dobendan®).
- Obere Atemwege: Sekretolytisch Thymian (z.B. als Thymian-ratiopharm®).
- Frischluft, körperliche Schonung.
- Ggf. Antipyrese (▶ 14.4.1).
- Möglichst keine Antitussiva, bei freier Lunge und trockenem Reizhusten evtl. zur Nacht Neo-Tussan®, Sedotussin-Hustenstiller®, Capval®.

- **Klinikeinweisung** nicht erforderlich, außer bei ausgeprägter Trinkschwäche und drohender Exsikkose.
- **Vorstellung** beim Pädiater falls keine Befundbesserung eintritt.

Abwendbar gefährlicher Verlauf
Bronchitis, Otitis, Pneumonie, Sinusitis.

14

14.6.3 Bronchitis

Häufige Atemwegsinfektion bei Kleinkindern, meist viral, häufig mehrmals im J., im Anschluss an einen grippalen Infekt.

Symptome
- Ggf. leichtes Fieber für wenige Tage.
- Anfangs trockener Reizhusten, dann produktiver Husten mit weißlichem Auswurf, bei bakterieller Superinfektion gelb-grünlicher Auswurf (wird meist heruntergeschluckt).
- Bei Säuglingen und disponierten Kindern nach dem Husten Erbrechen und „Bauchweh".

Kurzanamnese
- Beginn der Symptome?
- Anfangs Schnupfen? Fieber? Reizhusten?
- Infektneigung?
- Allergien bekannt? Asthma bronchiale?

Sofortdiagnostik
- Evtl. verschärftes Atemgeräusch.
- Mit der Sekretproduktion einhergehend mittel- bis grobblasige, nicht klingende RG, die nach Abhusten verschwinden.
- Ggf. passager diskretes Giemen und Brummen. **Cave:** Häufig Obstruktion (▶ 14.6.5).

Maßnahmen
- Viel Flüssigkeit, Anfeuchtung der Raumluft (Wäscheständer ins Kinderzimmer).
- Wenn vorhanden auch NaCl-Inhalation hilfreich.
- Sekretolytisch unterstützend mit Efeu (z.B. Efeu-ratiopharm®), Acetylcystein (z.B. Fluimucil®), Ambroxol (z.B. Ambroxol-ratiopharm®).
- Antitussiva bei schleimigem Husten kontraindiziert (Sekretretention).
- Frischluft, körperliche Schonung.
- Ggf. Antipyrese (▶ 14.4.1).
- Lavendel-Brustwickel, Kamillen-/Thymiantee beruhigen.
- Antibiotika: Bei ausgebliebener Besserung trotz Therapie, AZ-Verschlechterung, bei anhaltend hohem Fieber, bei eitrigem Sputum, sowie bei primär gefährdeten Kindern.

! Sekretolytika nicht mit Antitussiva kombinieren.

Klinikeinweisung bei schwerem Verlauf, Nahrungsverweigerung (insbes. bei Säuglingen oder Kleinkindern).

Abwendbar gefährlicher Verlauf
Pneumonie, Nahrungsverweigerung, Fehldeutung einer Fremdkörperaspiration (▶ 4.6.12).

14.6.4 Pneumonie

Am häufigsten Bronchopneumonie infolge eines viralen Infekts der oberen Luftwege, evtl. mit bakterieller Superinfektion.

Symptome
- Reduzierter AZ, Fieber (kann bei Säuglingen fehlen).
- Husten, erhöhte Atemfrequenz (▶ Tab. 14.2): Säuglinge ≥ 60–75; Kleinkinder ≥ 40; Schulkinder ≥ 30, Nasenflügelatmen.
- Bei Begleitpleuritis endexspiratorisch „anstoßende“, stöhnende Atmung.
- Weißliches bis rotbraunes Sputum (wird oft verschluckt).
- Periorale Zyanose (bei Säuglingen auch Blässe).
- Geblähtes Abdomen („Pneumoniebauch“).

Kurzanamnese Infekt der oberen Luftwege vorausgegangen?

Sofortdiagnostik
- Auskultation: Knistern, feinblasige RG.
- Perkussion: Lokale Dämpfung bei Jugendlichen
- Bei Kleinkindern und Säuglingen manchmal nur verstärktes Bronchialatmen.

Maßnahmen
- Kühle, feuchte Frischluft, viel trinken.
- Ggf. Antipyrese (▶ 14.4.1).
- Lagerung mit leicht erhöhtem Oberkörper (bei Säuglingen keine Bauchlage), häufiger Lagerungswechsel zur Sekretmobilisierung.
- Inhalation mit NaCl 0,9 %, Sekretolytika bei manifester Pneumonie eher nicht nützlich.

- Antitussiva: Nur zu Beginn bei schmerzhafter Begleitpleuritis (z.B. Capval®). **Cave:** Sekretretention.
- Altersangepasste Antibiotikagabe nach Erregerwahrscheinlichkeit:
  - Säuglinge mit Pneumonie: Ampicillin/Oxacillin oder Cephalosporin der 3. Generation i.v.
  - 1.– 5. Lj. (meist Pneumokokken, Haemophilus influenzae): Amoxicillin 50(–100) mg/kg/d in 3–4 Einzeldosen (z.B. AmoxiHexal® Saft), alternativ Oralcephalosporin der 2. Generation (z.B. Infectocef® Saft), Erythromycin (z.B. Infektomycin®).
  - > 5. Lj. (häufig Mykoplasmen, Chlamydien): Erythromycin 50 mg/kg/d (z.B. Infectomycin® Saft), ggf. auch Clarithromycin (Klacid®) mit erweitertem Wirkspektrum.
  - Bei Jugendlichen auch Doxycyclin möglich.

- **Klinikeinweisung** bei Säuglingen immer, bei älteren Kindern nur bei schlechtem AZ, bei unzuverlässigen oder sehr ängstlichen Eltern, oder bei ausgeprägter Dyspnoe.
- **Vorstellung** zur Kontrolle beim Kinderarzt ist bei zuverlässigen Eltern i.d.R. ausreichend.

14

14.6.5 Asthma bronchiale

Reversible Atemwegsobstruktion bei hyperreagiblem Bronchialsystem durch verschiedenste Auslöser (Allergene, respiratorische Virusinfekte, körperliche Anstrengung, kalte Luft, inhalative Schadstoffe und Reizstoffe, psychische Auslöser). Im Säuglingsalter fast immer infektbedingt, mit zunehmendem Alter eher allergisch und durch Irritation bedingt.

Symptome

- Nächtlicher trockener Husten.
- Erschwerte Ausatmung mit exspiratorischem Pfeifen.
- Verschlechterung unter Anstrengung.
- Bauchschmerzen (besonders bei Kleinkindern) durch vermehrte Atemarbeit.
- Juguläre, interkostale und subkostale Einziehungen.
- Dyspnoe, Zyanose, Tachy-/Orthopnoe.
- Veränderte Bewusstseinslage: Unruhe, Somnolenz.
- Erschwertes Sprechen, nur in kurzen Sätzen, einzelnen Worten.

Kurzanamnese

- Seit wann erschwerte Ausatmung?
- Nachts deutlich schlechter? **Cave:** Nächste Nacht wird wieder schlechter.
- Kam es zu einer schnellen Verschlechterung?
- Obstruktionen der Atemwege bereits bekannt?
- Bereits β_2-Mimetika inhaliert oder Dauertherapie?
- Fieber, sonstige Symptome (DD Pneumonie)?
- Allergien?
- Häufigkeit der Exazerbationen, d. h. wie oft zum Kinderarzt, in die Klinik in letzter Zeit?
- Frühere schwere Anfälle mit Notarzt/Intensivstation/Beatmung?

Sofortdiagnostik.

- Inspektion: Juguläre, interkostale und sternale Einziehungen, verlängertes „pumpendes" Ausatmen, Nasenflügeln, Distanzgiemen ohne Stethoskop zu hören.
- Auskultation: Verlängertes Exspirium mit exspiratorischem Brummen und Giemen, d. h. pfeifendes, quietschendes, sehr wechselndes Nebengeräusch über beiden Lungen durch schwingende Sekretfäden. **Cave:** Im schweren Asthmaanfall Atemgeräusch evtl. abgeschwächt oder fehlend.
- Kreislaufkontrolle (Puls, RR).
- Bei red. AZ wenn möglich Pulsoxymetrie.

Maßnahmen

- Inhalation mit Salbutamol-Spray über Spacer (Aerochamber®orange bei Sgl., gelb bei Kleinkind, blau bei Schulkind, Vortex®, Babyhaler®) 1 Hub/10 Atemzüge 2(–4) mal, oder Pulverinhalator (z.B. Ventilastin®) bei Jugendlichen mit gutem Atemzug. Bei Besserung 3–4 ×/d 1 Hub inhalieren.
- Kortison als Rectodelt®, Klysmacort®-Zäpfchen oder Decortin 2–4 mg/kg p.o. akut (oder Prednisolon 2 mg/kg i.v.).
- Bei schlechtem AZ O_2-Gabe.
- Lagerung: Sitzende Position, Unterstützung der Atemhilfsmuskulatur.
- Inhalationen mit Feuchtverneblern (5 Tr.+ 1 Tr./Lj. Salbutamol (max. 15 Tr.) auf (1)–2 ml NaCl,) möglich, jedoch kein Wirkvorteil zur Spacerinhalation.
- Antibiotika bei bakterieller Superinfektion, z.B. Erythromycin 50 mg/kg/d.

! Inhalative Glukokortikoide und Leukotrienantagonisten haben akut eher geringe Wirkung, sind aber wichtig in der Anfallsprophylaxe.

Klinikeinweisung und zur intensivierten Therapie in die Kinderklinik bei schlechtem AZ trotz Therapie, bei akuter Atemnot mit NAW.

Abwendbar gefährlicher Verlauf
Fehleinschätzung des Schweregrads, verzögerte stationäre Einweisung.

14.6.6 Pseudokrupp/Epiglottitis

! Bei Verdacht auf Epiglottis besteht akute Lebensgefahr, jede weitere Manipulation nur auf Intensivstation unter Intubationsbereitschaft.

Pseudokrupp

Stenosierende Laryngitis mit inspiratorischer Einengung der Atemwege (Stridor), durch Viren ausgelöst und durch Luftverschmutzung (Rauchen, Verkehr, Kohleofen) verstärkt, vorwiegend nachts und im Herbst auftretend. Bevorzugtes Alter: 6 Mon. bis 3 J. (und älter).

Symptome

- Meist akuter Beginn mit Heiserkeit, bellendem Husten und inspiratorischem Stridor.
- Guter AZ, leichte Temperaturerhöhung, evtl. banaler Infekt vorausgehend.

14

- Einteilung:
  - **Grad I:** Bellender Husten, Heiserkeit, leichter inspiratorischer Stridor.
  - **Grad II:** Zusätzlich stärkerer Stridor, leichte Atemnot.
  - **Grad III:** Starker Stridor, Ruhedyspnoe, Einziehungen.
  - **Grad IV:** Starke Dyspnoe, Zyanose, beginnende Ateminsuffizienz.

Maßnahmen nach Schwere des Anfalls Generell möglichst jede Aufregung für das Kind vermeiden, auch Eltern (und sich selbst) beruhigen, keine unnötigen Untersuchungen, möglichst keine i.v. Zugänge

- **Grad I:** Feuchtigkeit (z.B. Nebel der heißen Dusche inhalieren), frische kalte Luft (auf Balkon gehen), Beruhigung des Kindes (Buch vorlesen), ggf. Kortison (Rectodelt®, Klysmacort®-Zäpfchen).
- **Grad II:** Kortison (Rectodelt®, Klysmacort®-Zäpfchen), Adrenalin-Inhalation (0,5–2 ml Adrenalin 1 : 1000 auf 0,5–2 ml NaCl im Pariboy vernebeln), auch Epinephrin (InfektoKrupp Inhal® über Pariboy), Adrenalin kann auch über Sauerstoff-Vernebler inhaliert werden.

> ! Die meisten Anfälle sind mit einfachen Maßnahmen (Grad I) zu beherrschen, auch sind schnelle Verschlechterungen eher selten. Grad III + IV sind sehr selten.

> **Klinikeinweisung** bei Grad III und VI, bei Grad IV mit NAW.

> **Abwendbar gefährlicher Verlauf**
> Pseudokrupp verschlechtert sich durch Stress → Aufregungen vermeiden!

14

Epiglottitis

Durch Haemophilus influenzae B, seit Impfung sehr selten geworden. Keine Infekthinweise, ganzjährig, ganztägig, meist 2–5 J., hohe Mortalität.

Symptome

- Akute Atemnot und hohes Fieber von 39–40 °C.
- Starker Speichelfluss, kaum Heiserkeit und Husten.
- Starke Halsschwellung, leise kloßige Sprache.

Sofortdiagnostik

- Trinken kurz zuvor spricht gegen Diagnose.
- Schwacher, tachykarder Puls weist auf die Bedrohlichkeit des Krankheitsbilds hin.

Maßnahmen

> **Klinikeinweisung** mit NAW in die nächste Kinderklinik; mit Voranmeldung und Bezugsperson als Begleitung. Sitzender Transport.

- Kind in jedem Fall nüchtern lassen (Aspirationsgefahr bei evtl. später erforderlicher Intubation).
- Wenn vorhanden: O_2-Gabe.

- Lagerung in der Haltung, die dem Kind am angenehmsten ist, z.B. auf dem Schoß der Mutter sitzen lassen.
- Bei Atemstillstand bzw. schwerer Dyspnoe mit Zyanose: Maskenbeatmung (▶ 3.4.2), ggf. Koniotomie, Tracheotomie durch Notarzt.

! Keine Racheninspektion, keine Intubationsversuche, keine Infusion anlegen → Gefahr des reflektorischen Atem- oder Herzstillstands.

14.7 Haut/Allergie

!
- Ein Exanthem wird erst durch einen schlechten Allgemeinzustand „gefährlich“.
- Auch allergische Hautreaktionen sind ohne weitere Symptome (▶ 3.6) nicht akut bedrohlich.
- Bei gutem AZ ist selten eine akute Intervention nötig. Bei plötzlichem Auftreten rufen ängstliche Mütter aber doch öfter den ärztlichen Bereitschaftsdienst.
- Immer das gesamte Integument, inkl. Mundschleimhaut und Genitalien untersuchen. **Cave:** Schwere Schleimhautveränderungen.

14.7.1 Infektiöse Haut-/Schleimhautveränderungen

Exanthem bei Kinderkrankheiten (▶ 14.4.3).

Windeldermatitis/Soor

Auf den Windelbereich beschränkte entzündliche Reizung, Toxisch-irritativ (Dermatitis) oder infektiös (Soor),

Symptome Rötung, Papeln, Mazeration, Erosionen und ekzemähnliche Hautveränderung. Bei Soor-Befall typische randständige Schuppung, evtl. mit Mundsoor.

Kurzanamnese
- Bereits häufiger aufgetreten?
- Verwendete Hautsalben?
- Ernährung? Säfte?

Maßnahmen
- Austrocknen lassen, Kind oft nackt liegen oder krabbeln lassen.
- Häufiger Windelwechsel/ggf. Windelmarke wechseln.
- Reinigen ohne Feuchttücher mit Wasser oder Zinköl, ggf. vorsichtig föhnen.
- Pflege mit Zinkpaste (z.B. Mirfulan®)
- Gerbstoffhaltige Externa (z.B. Tannosynt®, Tannolact®) zum Baden.
- Bei Soor: Nystatin (z.B. Candiohermal®) oder Miconazol (z.B. Infektosoor®) hauchdünn auftragen und nach Abheilen noch 3-4 d weiter behandeln.
- Bei massivem Befall an Zeichen der Vernachlässigung denken.

Vorstellung beim Kinderarzt, falls keine Besserung eintritt, bei Superinfektion, rezidivierendem Auftreten.

Mundsoor

Hefepilzbefall der Mundhöhle. Bei jungen Säuglingen häufig.

! Immer nach gleichzeitigem Windelsoor suchen, bei größeren Kindern auch an Begleiterkr. und Abwehrschwäche denken.

Symptome Schneeweiße, spritzerartige, konfluierende Beläge, die sich mit Mundspatel nicht abschaben lassen (DD zum Milchbelag).

Maßnahmen

- Lokale Anwendung von Nystatin (z.B. Moronal®-Gel) oder Miconazol (z.B. Mycoderm-Mundgel®): Nach jeder Mahlzeit in den Mund geben bis 4 Tage keine Effloreszenzen mehr zu sehen sind.
- Bei stillenden Müttern Brustwarzen mit gleichem Medikament behandeln, Sauger und Schnuller auskochen, ggf. austauschen.

Stomatitis aphthosa

Syn.: Mundfäule, Gingivostomatitis herpetica. Herpes-simplex-Erstinfektion. Häufigkeitsgipfel 1.–4. Lj.

Symptome

- Hohes Fieber (kann fehlen), reduzierter AZ, Nahrungsverweigerung.
- Lk-Schwellung im Kieferwinkel.
- Geschwollene, stark gerötete, bei Berührung leicht blutende Mund-, Zahn- und Lippenschleimhaut.
- Vorwiegend im vorderen Mundhöhlenbereich innerhalb von Stunden schubweise auftretende, gruppierte 2–10 mm große ovale Bläschen, die spontan rupturieren und schmerzhafte, weißlich belegte, linsengroße Ulzera mit gerötetem Hof (Aphthen) hinterlassen.
- Fötider Mundgeruch.

Maßnahmen

- Kalte Getränke oder Breie, keine sauren Obstsäfte!
- Mit Kamillentee, Salbeitee oder Dexpanthenol (z.B. Bepanthen®-Lösung) spülen oder pinseln.
- Lokale Analgesie auf den Aphthen mit Lidocain (Dynexan®, Kamistad N®).
- Bei stärkeren Schmerzen und Fieber Paracetamol (z.B. ben-u-ron®, PCM-Ratiopharm®; ▶ 14.4.2).
- Bei Superinfektion: Cephalosporin p.o. (Cefaclor®-Saft).
- Nur in Ausnahmefällen Aciclovir-Saft.

! Eine Herpes-simplex-Erstinfektion scheint bahnend für eine Infektion mit Meningokokken, deshalb immer auf Meningismus prüfen.

- **Klinikeinweisung:** Immer bei Exsikkose durch Nahrungsverweigerung zur Rehydrierung.
- **Vorstellung** am nächsten Werktag zur Kontrolle beim Kinderarzt.

Erysipel

Symptome Hochrote scharf begrenzte Hautschwellung durch β-hämolysierende Streptokokken der Gruppe A bei kleineren Verletzungen.

Maßnahmen Penicillin (50)–100 000 IE/kg/d oral, ggf. i.v.

Vorstellung am nächsten Tag beim Pädiater, ggf. auch zur lokalen Sanierung.

Impetigo contagiosa

Vor allem bei Kleinkindern; meist Staphylo-, gelegentlich Streptokokken, Schmierinfektion.

Symptome Oberflächliche, rasch erodierte Blasen und Pusteln mit honiggelber Kruste, perifokale Rötung.

Maßnahmen

- Kleinflächige Läsionen initial lokal desinfizieren (z.B. Fucidine®, Tyrosur®, Infecto-Pyoderm®).
- Bei stärkerer Ausbreitung frühzeitig staphylokokkenwirksame Antibiotika, wie Amoxicillin + Clavulansäure (z.B. Amoclav®, Augmentan®) oder Cephalosporin (z.B. Cefaclor®).

Vorstellung am nächsten Werktag beim Kinderarzt zur weiteren Betreuung.

! Bei grobblasigen Hautveränderungen an Lyell-Syndrom (▶ 8.2.3) denken.

Insektenstiche/Flohstiche

Mücken, Flöhe, Wanzen und Milben können zu Stichen führen.

Symptome Juckende Papeln mit zentralem Einstich (evtl. Punktblutung) und perifokaler Rötung, teils in Gruppen, beim Floh in „Straßen".

Maßnahmen Juckreiz stillen lokal und ggf. systemisch (Fenistil®, Ceterizin®), Behandlung einer Superinfektion.

Vorstellung am nächsten Werktag beim Kinderarzt zur weiteren Betreuung.

Skabies

Symptome Stark durch Juckreiz zerkratzte Papeln, Pusteln und gerötete Flecken vermehrt in Fingerzwischenräumen und Beugegelenken, aber generell überall möglich.

Maßnahmen Permethrin (Infectoscab®), lokal und ggf. systemisch Antipruriginosa (Fenistil®, Ceterizin®), Mitbehandlung der Familie.

Vorstellung am nächsten Werktag beim Kinderarzt zur weiteren Betreuung.

14.7.2 Nicht infektiöse Hautveränderungen

Differenzialdiagnostischer Überblick

- **Petechien:** Bei gutem AZ meist harmlos. Im Gesichts-/Augenbereich bei Erbrechen und Husten häufig, an Beinen und am Gesäß V.a. Purpura Schoenlein-Henoch (allergische Vaskulitis). Bei reduziertem AZ oder Fieber Alarmsignal → V.a. beginnende Verbrauchskoagulopathie (▶ 5.1). Petechien mit Ekchymosen oder Ulzerationen → V.a. Waterhouse-Friderichsen-Sy. bei Meningokokkensepsis → sofort NAW und Klinikeinweisung.
- **Seborrhoische Säuglingsdermatitis:** Unklare Ätiologie. Gelblich schuppende Hautrötung v.a. am Kopf, selbstausheilend, nur bei Superinfektion Handlungsbedarf, dann Vorstellung beim Pädiater.
- Verbrennungen (▶ 6.13).
- **Hitzeausschlag:** Kleine juckende, wasserhelle Bläschen, evtl. mit rotem Hof; oder rötliche, leicht erhabene Papeln. Tritt v. a. nach erhöhter Wärmeexposition bei Säuglingen auf. Ther.: Kühle Luft, wirkstofffreie Externa, z.B. Lotio Zinci, Eucerin cum aqua 50 %.
- **Urtikarielle Effloreszenzen:** Flüchtige meist nur wenige Stunden bestehende Ödeme mit Rötung und Juckreiz. Häufig virale Auslöser, Medikamentenunverträglichkeit, Nahrungsmittel, sonstige allergische Genese, weitere Hinweise eines anaphylaktischen Schocks (▶ 14.7.3) ausschließen. **Ther.:** Juckreiz stillen lokal und ggf. systemisch (z.B. Fenistil®, Ceterizin®).

14

Atopische Dermatitis

Syn.: Neurodermitis. Stark juckende, ekzemartige Hautreaktion multifaktorieller Genese. Deutlich zunehmende Prävalenz. Diagnose ist meist bekannt. Eltern kommen i.d.R. nur bei akuter Exazerbation zum ärztlichen Bereitschaftsdienst.

Symptome

- Starker Juckreiz.
- Chronischer Verlauf.
- Typische Effloreszenzen: Makulopapulös; flächenhaft gerötet; nässend; Exkoriationen, Kratzeffekte.
- Gefahr der Superinfektion (bakteriell meist Staphylokokken, viral Herpes simplex).

Kurzanamnese

- Warum Vorstellung? Befundverschlechterung?
- Fieber?
- Allergien bekannt?
- Welche Medikamente/Salben bereits angewendet?

Maßnahmen

- Feuchte Haut braucht feuchte Therapie, trockene Haut braucht fette Therapie.
- Basispflege je nach Jahreszeit/Hautbefund von Fett-Salbe über Creme bis feuchte Lotion (z.B. Linola®, Essex®, Asche®).

- Feuchte Stellen mit Schwarzteeumschlägen 24–48 h, anschließend hydrophile Creme.
- Juckreiz durch kühle Umschläge lindern.
- Antiinflammatorisch mit Glukokortikoiden der Wirkstoffstärke I (z.B. Linola-H®) im Gesicht sehr zurückhaltend, am Stamm und Extremitäten auch Wirkstoffstärke II (z.B. Dermatop®, Advantan®) 1 ×/Tag insgesamt maximal über 5 Tage, dann Kontrolle.
- Antiseptisch bei Superinfektion (häufig) lokal desinfizierend (z.B. Fucidine®, Triclosan®, Infecto-Pyoderm®).
- Bei leichteren Schüben auch Nachtkerzensamenöl (z.B. Linola-Gamma®) oder Hamamelis (z.B. Hametum®).
- Harnstoffpräparate wirksam, aber bei Kindern häufig Brennen (z.B. Linola-Urea®).
- Bei massivem klinischen Bild systemische Antibiotika, wie Amoxicillin + Clavulansäure (z.B. Amoclav®, Augmentan®) oder Cephalosporin (z.B. Cefaclor®).

! Die atopische Dermatitis erfordert immer individuelle Therapie. Jedes Kind hat seine Creme, die hilft. Deswegen in diesem Fall evtl. auf spezielle Rezeptwünsche der Eltern eingehen.

- **Klinikeinweisung** bei Superinfektion und schlechtem AZ, insbes. bei V.a. Herpes-simplex-Infektion.
- **Vorstellung** beim Kinderarzt am nächsten Werktag zur Therapieoptimierung.

Abwendbar gefährlicher Verlauf
Superinfektion; therapiebedingte Komplikationen, z.B. Kortikoidfolgen.

14.7.3 Anaphylaktische Reaktion

Akute meist IgE-vermittelte Mastzelldegranulation mit Blutgefäßrelaxation (massiver Volumenverlust) und Bronchialkonstriktion (Atemnot) durch Insektenstiche, Inhalationsallergene, Medikamente (Antibiotika, meist Penicillin, Cephalosporine, Sulfonamide), Lokalanästhetika, Antiarrhythmika, Opiate, Kontrastmittel, Hyposensibilisierungslösungen, Blutprodukte, Lebensmittel

Symptome

- **Grad I:** Juckreiz Rötung bis Flush, Quaddeln, Quincke-Ödem, Kopfschmerz, Unruhe.
- **Grad II:** RR ↓, Tachykardie, Schwindel, Übelkeit, Erbrechen, Heiserkeit, Stridor, beginnender Bronchospasmus, Tachypnoe, leichte Atemnot.
- **Grad III:** Bedrohliche Dyspnoe, Bronchospasmus, Bewusstseinstrübung.
- **Grad IV:** Bewusstlosigkeit, Atemstillstand, Krampfanfall, Herzkreislaufstillstand.

!
- Bei Juckreiz und Urtikaria mit Schluckbeschwerden, Stridor oder verlängertem Exspirium immer daran denken!
- Die anaphylaktische Reaktion kann mit jedem Schweregrad beginnen und sich schnell verschlechtern!

Akutmaßnahmen (3.6.3)
- Sofort Antigenzufuhr stoppen, NAW-Ruf, flache Lagerung.
- O_2-Gabe über Maske mit max. Flow (mind. 15 l/Min).
- **Adrenalin:** Über O_2-Vernebler Adrenalin 5 ml unverdünnt 1 : 1000 inhalieren, bei schwerem Schock und RR ↓ ↓ 0,1 ml/kg i.v. verdünnt 1 : 10 000. Bei fehlendem i.v. Zugang Adrenalin auch subkutan mit Anapen® oder Adrenalin Min-I-Jet®, alternativ auch intramuskulär und intratracheal.
- **Volumengabe:** Frühzeitig i.v. Zugang mit hoch dosierter Infusion von NaCl 0,9 % (20 ml/kg über 5–30 Min.).
- **Intubation:** Frühzeitig besonders bei Larynxödem oder respiratorischer Insuffizienz.

!
- Medikamente, wie Kortison oder Antihistaminika, wirken erst mit 15–30 Min. Verzögerung.
- I.v. Kalzium ist obsolet, da Adrenalinwirkung verzögert wird.

Klinikeinweisung wegen akuter Lebensgefahr sofort mit NAW, da Verschlechterungen innerhalb weniger Minuten auftreten.

14.8 Neurologie

14

14.8.1 Krampfanfall

Ein Krampfanfall ist ein relativ häufiges Ereignis bei Kindern, betroffen sind v.a. Kinder ≤ 5 J.

- **Prolongierter Krampfanfall:** Länger als 2 Min.
- **Status epilepticus:** Länger als eine halbe Stunde oder wiederholte Krämpfe, ohne dass zwischendurch das Bewusstsein wiedererlangt wird.
- **Fieberkrampf:** Durch Fieber ausgelöster Krampfanfall ohne nachweisbare Gehirnschäden oder -erkrankung.

Differenzialdiagnostischer Überblick
- **Affektkrämpfe:** V.a. Kleinkinder (6 Mon.–3 J.). Auslöser: Wut, Angst, Schmerz, Schrecken, Trotz, seelische Erregung. Kurzes Aussetzen der Atmung während erregten Schreiens; nachfolgend Zyanose, evtl. Zuckungen oder Erschlaffung, meist „sofort wieder da", dann aber müde, häufig in Verwandtschaft bereits vorkommend.
- **Einfacher Fieberkrampf** (▶ 14.4.1): Alter ≥ 6 Mon. und ≤ 5 J., Dauer < 15 Min. (meist 1–2 Min.), tritt meist im Fieberanstieg zu Beginn eines Infekts auf, generalisiert tonisch-klonischer Anfall.
- **Komplizierter Fieberkrampf:** Fieberkrampf mit fokalen Symptomen, > 15 Min. Dauer, mehr als 1 Anfall/24 h, pos. Familienanamnese auf Epilepsie.
- **SHT**: Z.B. Sturz vom Wickeltisch, „Schütteltrauma".
- **Meningitis, Enzephalitis** (▶ 14.4.2): Fieber, Kopfschmerz, Meningismus.

- **Epilepsie:** Bei bekannter Epilepsie evtl. nicht ausreichender Medikamentenspiegel der Dauerantiepileptika (Durchfall, Compliance, aus Dosis herausgewachsen, schwer einstellbares Krampfleiden).
- **Zerebrale Raumforderung:** Hydrozephalus, Tumor, Abszess.
- **Metabolische Entgleisung** (▶ 16.1): Z.B. bei Diabetes mellitus.
- **Intoxikation** (▶ 19): Z.B. akzidenzieller Alkoholgenuss.
- **Überwässerung** bei Desmopressin-Therapie.
- **Pavor nocturnus:** Kleinkind, wachen meist in 1. Nachthälfte in Panik auf, mit großer motorischer Unruhe, reagieren nicht auf Ansprache, allmähliche Beruhigung und wieder Einschlafen, tags wissen sie nichts davon, häufig von Eltern als Epilepsie angesehen, ungefährlich → Ausschluss anderer Ursachen, Aufklärung und ggf. Psychotherapie.

Leitfragen

- Alter des Kindes? Typischer Fieberkrampf: ≥ 6 Mon. oder ≤ 5 J.
- Rezidiv oder Erstmanifestation?
- Anfallsbeschreibung: Beginn, Ablauf, Dauer des Anfalls?
- Häufigkeit der Anfälle: Einzeln, Serie, Status?
- Bewusstseinsstörungen, Sprachäußerungen?
- Bestehender Infekt, Fieber, vorausgehende Erkr., Trauma?
- Dauermedikation, regelmäßige Einnahme, Erbrechen, Durchfall (Spiegel ↓)?
- Hinweise auf Intoxikation z.B. Alkoholfötor, Medikamentenschachtel, Insektizidpackung?
- Medikamentöse Behandlung wegen Enuresis mit Desmopressin?

Leitbefunde

- Stuhl- und/oder Urinabgang (zumindest beim Kind das schon „trocken“ ist)?
- Atmung, Zyanose, Blässe?
- Neurologische Zusatzuntersuchung (▶ 2.1.2): Vigilanz und Verhalten, Schmerzreaktion, Pupillen- und Bulbusmotorik, Meningismus (▶ 14.3.4), Seitendifferenz bei Reflexen, pathologische Reflexe, Tonus und Stellung der Extremitäten, Paresen, vegetative Symptome?
- Zungenbiss? Sonstige Verletzungen?
- Exsikkosezeichen?
- Blutzuckerstix.
- Temperaturmessung.

! Ein Krampfanfall ist akut nicht lebensbedrohlich, bei länger anhaltendem Krampf (Status epilepticus) ist jedoch eine intensivmedizinische Behandlung bis hin zur Beatmung angezeigt. Akute Bedrohung eher durch den Auslöser des Krampfs (Meningitis, Tumor, metabolische Entgleisung etc.).

14.8.2 Allgemeinmaßnahmen bei Krampfanfällen

Kind krampft

- Ruhig arbeiten, das Kind ist im Krampf in den ersten Minuten nicht akut gefährdet.

- Verletzungsgefahr minimieren, auf den Boden legen, gefährliche Teile wegräumen, ggf. weiche Unterlage.
- Wenn mögl. Atemwege sichern, ggf. Erbrochenes absaugen.
- Diazepam rektal (z.B. Diazepam Desitin rectal tube®); Neugeborene 2,5 mg = ½ Rektiole 5 mg, Säuglinge oder ≤ 15 kg → 5 mg, Kleinkinder oder ≥ 15 kg → 10 mg. Kann nach 5 Min. einmal wiederholt werden, maximale Dosis 20 mg, Risiko der Atemdepression bei rektaler Gabe eher gering, dennoch Überwachung.
- Bei weiterem Krampfen nach Diazepam → NAW-Ruf.
- Versuch des i.v. Zugangs, Infusion.
- BZ-Messung.

Bei fortdauerndem Anfall (sobald venöser Zugang vorhanden)

- Diazepam 0,25–0,5 mg/kg i.v. bis max. 10 mg/ED (z.B. Valium®). Kann einmal nach etwa 10 Min. wiederholt werden. Injektionsgeschwindigkeit max. 1 mg/Min. (Gefahr der Atemdepression).
- Bei Versagen der bisherigen Therapie: Clonazepam: Säugling 0,5 mg/ED, Kleinkind 0,5–1 mg/ED, Schulkind 1–2 mg/ED (z.B. Rivotril® 1 Amp. = 2 ml = 1 mg), langsam spritzen (0,25 mg/Min.).
- Bei Hypoglykämie Glukose 20 % 2–5 ml/kg i.v..
- Bei weiterer Erfolglosigkeit Therapie auf Intensivstation.

! Diazepam und Clonazepam wirken atemdepressiv.

14

Anfall bei Eintreffen bereits spontan sistiert

- Beruhigung der Eltern! Eltern berichten häufig unter Schock „ich dachte mein Kind stirbt".
- Bei Temperatur ≥ 38,5 °C Antipyretika: Paracetamol Supp., Ibuprofen oder physikalisch (Wadenwickel).
- Bei Exsikkose oder unklarer Situation i.v. Zugang mit Infusion, z.B. Ringer-Lsg. und BZ-Bestimmung.
- Bei Hypoglykämie: Glukose 0,5–1 g/kg (= 2–5 ml/kg Glukose 20%) i.v.

Klinikeinweisung immer zur Diagnostik (Meningitis, Tumor, Blutung etc.), Überwachung und ggf. Therapie. Bei weiteren neurologischen Auffälligkeiten immer im NAW.

14.8.3 Bewusstseinsstörung und Bewusstlosigkeit

Differenzialdiagnostischer Überblick

- **Infektionen:** Meningitis, Enzephalitis, Sepsis.
- **SHT** (▶ 14.8.5): Z.B. Sturz von Wickeltisch, „Schütteltrauma".
- **Krampfanfälle** (▶ 14.8.2): Intra- und postiktal.
- **Medikamenten- oder Genussmittelintoxikation:** Z.B. Schlafmittel oder Alkohol, sehr selten CO-Vergiftung.
- **Metabolische Ursachen:** Z.B. Hypoglykämie, Hyperglykämie, diabetische Ketoazidose, Laktatazidose, angeborene Stoffwechselerkr., akute NNR-Insuffizienz, Urämie (selten).

- **Intrakranielle Raumforderung:** Hirntumoren, -abszesse, Hydrozephalus.
- **Schock und Insult:** Akute Ischämie, akute intrakranielle Blutung.
- **Psychiatrische Erkrankungen:** Im Kindesalter selten.

Leitfragen
- Chronische Krankheit z.B. Diabetes, Epilepsie, Hydrozephalus bekannt?
- Kürzlich zurückliegender Unfall, auch „Bagatellunfälle"?
- Zugang zu Giften oder Drogen? Medikamentenschrank, Putzmittel?
- Gesundheitszustand in den letzten 24 h?
- Begleitsymptome, z.B. Krampfanfall?

Leitbefunde
- Atmung: Zyanose, Atemexkursionen?
- Kreislauf: Kapilläre Füllungszeit, Puls, RR.
- Grad der Bewusstseinsstörung, evtl. nach Glasgow-Coma-Scale (▶ Tab. 14.4).
- Pupillenstatus, Lichtreaktion, Reflexstatus.
- Fontanelle: Eingesunken bei Exsikkose, prominent bei Hirndruck.
- Körpertemperatur: Fieber, z.B. bei Meningitis (▶ 14.4.2), Exsikkose; Hypothermie, z.B. bei Auskühlung, Ertrinkungsfall.
- Hinweise auf Trauma: Verletzungen im Kopfbereich (Blutung), Palpation des Schädels: Stufe in der Kalotte (Fraktur), weitere Verletzungszeichen am Körper (Schütteltrauma, „battered child").
- Hinweise auf metabolische Störung: Geruch (V.a. Ketoazidose, Intoxikation), Kussmaul-Atmung (V.a. Hyperglykämie), Blutzucker-Stix (Hypo-/Hyperglykämie).
- Cheyne-Stokes-Atmung: Z.B. bei Enzephalitis, Hypoxie.
- Exanthem, Purpura: Meningokokkensepsis.

Tab. 14.4 Modifiziertes Glasgow-Coma-Scale für Kleinkinder

Parameter	Reaktion	Punktwert
Augenöffnen	Spontan	4
	Auf Anruf	3
	Auf Schmerzreiz	2
	Kein Augenöffnen auf Schmerzreiz	1
Motorische Antwort	Gezieltes Greifen nach Gegenständen	6
	Auf Schmerzreize: Gezielte Abwehr	5
	Normale Beugung	4
	Atypische Beugung	3
	Strecksynergismen	2
	Keine Reaktion	1

Tab. 14.4 Modifiziertes Glasgow-Coma-Scale für Kleinkinder *(Forts.)*

Parameter	Reaktion	Punktwert
Verbale Antwort	Jede Antwort, Lachen, Weinen, Erkennen von Angehörigen, Fixieren, bzw. bei älteren Kindern verständliche Sprache oder volle Orientierung	5
	Unsicheres Erkennen von Angehörigen, keine Fixierung	4
	Zeitweise weckbar	3
	Motorische Unruhe, nicht weckbar	2
	Keine Reaktion auf Schmerzreiz	1
Maximale Punktsumme		15

Tab. 14.5 Hypoglykämie in einzelnen Altersstufen

Alter	Glukosewert
Früh-/Neugeborenes < 2500 g < 3 d	< 25 mg/dl (1,4 mmol/l)
Neugeborenes > 2500 g < 3 d	< 35 mg/dl (1,9 mmol/l)
Neugeborenes > 3 d	< 45 mg/dl (2,5 mmol/l)
Kind > 1 Mon.	< 50 mg/dl (2,8 mmol/l)

14

14.8.4 Sofortmaßnahmen bei Bewusstlosigkeit

Klinikeinweisung sofort mit NAW.

Vitalfunktionen sichern (ABC-Regel)

- **Airway:** Atemwege freimachen, ggf. Erbrochenes, Fremdkörper entfernen, bei Säugling Kopf in Neutralposition mit angehobenem Kinn, Kind Kopf leicht Überstrecken, ab 12 Lj. überstrecken, wie beim Erwachsenen.
- **Breathing:** Atemfrequenz, Atemtiefe, Zyanose beurteilen und ggf. bei V.a. Insuffizienz großzügige O_2-Gabe (was die Flasche hergibt) und ggf. Beatmung Säugling 20 ×/Min., Kind 12–20 ×/Min., ab 12 Lj. wie Erwachsene bis zum ausreichenden Heben und Senken des Thorax. Gute Maskenbeatmung mit ggf. Absaugung besser, als lange Intubationsversuche!
- **Circulation:** Pulstastung ist im Notfall sehr störanfällig und ungenau, bei Säugling am besten an der Oberarmarterie (A. brachialis), sonst A. carotis. Bei unklarer Pulslage und fehlenden weiteren Lebenszeichen (Würgen, Husten, Abwehrbewegungen) direkter Beginn der Herz-Lungen-Wiederbelebung. Einhelfer (Sgl. + Kind): 2 × Beatmung: 30 × Thoraxkompression, Zweihelfer: 2 × Beatmung : 15 × Thoraxkompression mit mögl. Frequenz 120/Min.

Bei suffizienter Atmung und gutem Puls

- Stabile Seitenlage, laufende Kontrolle der Vitalfunktionen, Wärmeverlust verhindern (z.B. Alufolie).
- Wenn vorhanden. O_2-Gabe.
- I.v. Zugang mit Infusion (z.B. NaCl 0,9 %, Ringer-Lsg.). Besondere pädiatrische Lösungen (z.B. Päd-I/II/III-Infusion) nicht notwendig.
- Bei V.a. Hypoglykämie und kein BZ-Stix verfügbar probatorisch Glukose 0,25 g/kg i.v (entspricht 1–2 ml/kg Glukose 20 %). Bei gesicherter Hypoglykämie Glukose 0,5–1 g/kg langsam i.v. (entspricht 2–5 ml/kg Glukose 20 %), BZ-Nachkontrolle, wenn vorhanden kontinuierliche Infusion von Glukose 10 %.
- Bei Verdacht auf Opiatvergiftung: Naloxon 0,01 mg/kg i.v. (z.B. Narcanti®), wenn nach 3 Min. keine Wirkung 0,1 mg/kg i.v., wenn erneut keine Wirkung Diagnose der Intoxikation überdenken.
- Bei V.a. sonstige Vergiftungen ▸ 19.
- Bei Krampfanfall ▸ 14.8.2.

14.8.5 Commotio/Schädel-Hirn-Trauma

Leitfragen

- Unfallhergang?
- Dauer der Bewusstlosigkeit und der Amnesie?
- Kopfschmerz, Übelkeit/Erbrechen, Verhaltensauffälligkeiten?

Sofortdiagnostik

- Körperliche Untersuchung und neurologischer Status.
- Einteilung nach Glasgow-Coma-Scale (▸ Tab. 14.6).

Tab. 14.6 Schweregradeinteilung Schädel-Hirn-Trauma

Grad	Klinik	Glasgow-Coma-Score
• I (leicht)	• Bewusstseinsstörung ≤ 1 h. • Vollständige Erholung. • Kein fokales neurologisches Defizit.	• 14–15
• II (mittelschwer)	• Bewusstseinsstörung ≤ 24 h. • Fokales neurologisches Defizit möglich.	• 9–13
• III (Schwer)	• Bewusstlosigkeit > 24 h; Bewusstlosigkeit < 24 h mit Zeichen der Hirnstammdysfunktion. • Hirnorganisches Psychosyndrom > 24 h.	• 3–8

Komplikationen Schädelfraktur, Kontusion, sub- und epidurales Hämatom, intrazerebrale Blutung, Hirndruck, Hirnödem, Herniation, Krampfanfall.

Maßnahmen Zur Aufrechterhaltung der Gehirnversorgung mit O_2 und Metaboliten, Stabilisierung der Vitalfunktionen, Frühzeitige Diagnostik zur Vermeidung der Komplikationen.

14

Klinikeinweisung:
- Kinder mit mittelschwerem/schwerem SHT sind NAW-Indikation und benötigen intensive stationäre Therapie (Schockbehandlung, frühzeitige Intubation, enges Flüssigkeits- und BZ-Regime).
- Kinder mit leichtem SHT werden über 24 h stationär überwacht.
- Bei Schädelprellungen ohne neurologische Auffälligkeiten (Erbrechen, Kopfschmerz, Amnesie oder Bewusstseinseinschränkung) sollten die Eltern das Kind gut beobachten. Nachts sollte es alle 2 h geweckt und erneut eingeschätzt werden. Bei jeglicher Auffälligkeit (untypisches Verhalten, Erbrechen, Kopfschmerz, Blässe etc.) sollte eine direkte Notfallvorstellung in der Kinderklinik erfolgen.

14.8.6 Kopfschmerz

Kopfschmerz ist die häufigste Gesundheitsstörung im Kindes- und Jugendalter, 35 % der Kinder mit 7 Jahren haben wiederholte Kopfschmerzepisoden.

Differenzialdiagnostischer Überblick

- **Spannungskopfschmerz:** Diffuser oder fronto-okzipitaler Dauerschmerz, meist > 10. Lj., nachmittags, abends, bei Stress, keine Besserung im Schlaf.
- **Migräne:** Akut einsetzende meist halbseitige, frontal betonte Kopfschmerzen über mehrere Stunden mit Licht- und Geräuschempfindlichkeit, meist mit Pubertät beginnend aber auch schon im Kleinkindesalter möglich, Besserung im Schlaf, häufig auch Übelkeit, Erbrechen, visuelle Aura, bis 80 % positive Familienanamnese, im Kindesalter häufig Mischtypen von Spannungs- und Migräne-Typ.
- **Fortgeleiteter Schmerz:** Sinusitis, Otitis, Augenanomalien, Zahnprobleme, HWS-Beschwerden, Pharynx-Probleme.
- **Akuter Hirndruck:** Schädel-Hirn-Trauma, akute Blutung, verstopfter zerebroabdomineller Shunt, intrakranielle Gefäßanomalie, hypertensive Krise.
- **Chronisch erhöhter Hirndruck:** Hydrozephalus, Hirntumor, posttraumatische Blutung, chron. Subduralhämatom, Hirnabszess, Sinusvenenthrombose, Pseudotumor cerebri.
- **Infektionen:** Meningitis, Enzephalitis, Sepsis.
- **Psychosomatisch:** Depression, Angst, Konversionssymptomatik.

Leitfragen

- Kopfschmerzform (dumpf, drückend, pulsierend, bohrend, hämmernd, stechend)?
- Wann und wie Beginn des Kopfschmerzes?
- Kopfschmerz gleichbleibend, zunehmend, wiederkehrend?
- Dauer der Kopfschmerzepisode?
- Lokalisation?
- Fieber, Infektsymptome?
- Begleitsymptome (Übelkeit, Erbrechen, Aura, vegetative Symptome)?
- Medikamenteneinnahme (Analgetika, Ritalin®, Pille)?
- Familienanamnese?

Sofortdiagnostik

- Komplette körperliche Untersuchung (Ursachen des fortgeleiteten Schmerzes).
- Neurologische Untersuchung mit Hirnnervenprüfung und Meningismus-Ausschluss.
- Blutdruckmessung.

Maßnahmen

- **Spannungskopfschmerz:** Entspannungstechniken (progressive Muskelrelaxation), Pfefferminz-Öl 10% auf Schläfen und retroaurikulär, Paracetamol, Ibuprofen (Dosis ▶ 14.4.1), **cave:** Schmerzmittelabusus durch medikamenteninduzierte Kopfschmerzen.
- **Migräne:** Ruhe, dunkler Raum, kühle Umschläge, Ibuprofen, Paracetamol (Dosis ▶ 14.4.1), Dimenhydrinat (z.B. Vomex®), Metamizol als 2. Wahl (z.B. Novalgin®), Triptane (z.B. Sumatriptan®).
- **Allgemeinmaßnahmen:** Kopfschmerztagebuch führen, Biofeedback-Techniken, Diät-Versuche (weglassen von Schokolade, Zitrusfüchten, Koffein), Fernseh-/Computer-Konsum minimieren.

Vorstellung beim Kinderarzt bei anhaltenden Beschwerden → HNO-Status, Augenhintergrund, kinderneurologische Diagnostik und EEG.

! Bis zum Ausschluss immer an akut bedrohliche Ursachen (Meningitis, Tumor etc.) denken. Ggf. auch akute stationäre Abklärung einleiten!

14.8.7 SID (plötzlicher Kindstod) und Near missed SID

- **SID** (sudden infant death): Plötzlicher Tod eines Säuglings, der aufgrund der Vorgeschichte unerwartet eintritt, und bei dem eine sorgfältige Obduktion keine adäquate Todesursache erbringt (häufigste Todesursache zwischen 1. Lebenswo. und 2. Lj. mit 1,5–2/1000 Lebendgeborene, Häufigkeitsmaximum 2.–4. Lebensmon.).
- **Near missed SID:** ALTE (apparent life threatening event), ALE (anscheinend lebensbedrohliches Ereignis): Akutes Apnoe-Ereignis im Säuglingsalter mit Zyanose, verändertem Muskeltonus und Bradykardie. Risiko für SID nach ALTE um 10–40 % erhöht.

Risikofaktoren

- Ehemalige Frühgeborene, besonders bei Geburtsgewicht ≤ 1500 g, bronchopulmonaler Dysplasie, symptomatischen Apnoen und Bradykardien.
- Säuglinge drogenabhängiger oder stark rauchender Mütter (während und nach der Schwangerschaft); Rauchen in der Familie.
- Säuglinge mit anfallsartigem Schwitzen im Schlaf.
- Bruder/Schwester an plötzlichen Kindstod verstorben.
- Z.n. near missed SID.
- Niedriger sozioökonomischer Status der Familie.
- Mehrlinge.
- Bauchlage.
- Überwärmtes Zimmer.

Differenzialdiagnosen

- Kindesmisshandlung.
- ZNS-Erkrankung (intrakranielle Blutung, Krampfanfall).
- Infektion (Sepsis, Meningitis, RSV, Pertussis).
- Kardiale Probleme (Long-QT, WPW).
- Atemwegsobstruktion.
- Stoffwechselstörung (Hypoglykämie, Fettsäure-Oxidations-Defekt).

Akutmaßnahmen

- NAW rufen!
- Kreislaufkontrolle und direkte Reanimationsmaßnahmen.
- Häufig reicht eine kurze starke Stimulation (wenn frühzeitig durchgeführt).
- Near missed SID ist apnoebedingt, daher wichtig zuerst suffiziente O_2-Beatmung.
- Wärmeverlust ausgleichen („Nobody is dead, until he is warm and dead!").

!
- Bei fehlender Erholung unter Reanimation eigene Maßnahmen prüfen und fortführen.
- V.a. kleine Kinder haben besonders bei Unterkühlung enorme Reserven und auch nach längeren Zeiten Reanimationschancen → nicht zu früh aufhören und keine voreiligen Schlüsse ziehen.
- Beendigung der Reanimation erst auf der Kinderintensivstation!

Klinikeinweisung: Sofort mit NAW.

Psychologische Aspekte

- Eine Säuglingsreanimation wird schon aus psychologischen Gründen erst in der Klinik beendet (sofern nicht direkte Todeszeichen dagegen sprechen). Damit wurde für das Kind alles Mögliche getan, und es ist nicht in der elterlichen Wohnung verstorben.
- Im Bereitschafsdienst ist die Übergabe an den NAW unter Reanimation entscheidend, weitere Vermutungen – auch wenn sie noch so auf der Hand liegen – bringen die Eltern in dieser Situation nicht weiter.
- Eine häufige DD des plötzlichen Kindstodes ist die Kindesmisshandlung, daher wird in dieser Situation in jedem Fall die Kriminalpolizei eingeschaltet!
- Meist wird eine gerichtsmedizinische Obduktion angeordnet. Dies muss den Eltern bei Beendigung der Reanimation mit Empathie und Mitgefühl, aber klar und verständlich mitgeteilt werden. Auch für die Eltern ist eine Obduktion die Möglichkeit der Ursachenfindung und endgültiger Entlastung (ggf. Hinweis darauf). In den Kinderkliniken werden die Eltern möglichst zeitgleich zur Reanimation vom Seelsorger/Psychologen oder weiterem erfahrenen Kinderarzt parallel betreut.

15 Psychiatrische Probleme

Martin Hermann und Heinz-Christian Wilkens

Der psychiatrische Notfall erfordert vor allem Zeit, Geduld und eine möglichst ungestörte Gesprächssituation. Wenn es gelingt, diese Rahmenbedingungen zu schaffen, ist die Behandlung des Pat. i. d. R. wesentlich erleichtert.
Zunächst muss geklärt werden:

- Besteht Eigen- oder Fremdgefährdung? Wenn ja, Hilfspersonen und/oder Polizei hinzuziehen.
- Gespräch besser allein mit Pat. Nur wenn das nicht möglich ist, in Anwesenheit von Angehörigen, Hilfskräften, Polizei.

15.1 Gesprächsführung

Heinz-Christian Wilkens

Zumeist ist eine Kombination aus offener und strukturierter Gesprächsführung sinnvoll.

!
- Suggestivfragen dürfen nur gestellt werden, wenn man sich absolut sicher ist, dass die Annahme oder Unterstellung tatsächlich zutrifft. Das kann z.B. einem Alkoholabhängigen das fällige „Geständnis“ erleichtern.
- Keine korrigierenden oder herabsetzenden Äußerungen! Auch nicht, wenn der Pat. sich dem Bereitschaftsdienst gegenüber so äußert.

- **Offene Gesprächsführung:** Hier bestimmt der Pat. das Thema und wie er seine Ängste, Sorgen und Beschwerden vortragen möchte.
  - **Vorteil:** Der Pat. fühlt sich ernst genommen und nicht sofort vom Arzt bedrängt. Dieser kann gleichzeitig einen Teil der psychopathologischen Befunde (wie Orientierung, Konzentrationsvermögen, Vorliegen von Ideenflucht) erheben.
  - **Nachteil:** Gespräch kann leicht ausufern. Pat. hat – bei entsprechender Erkr. – die Gelegenheit, den Arzt zu „überrollen“.
- **Strukturierende Gesprächsführung:** Der Arzt versucht durch gezielte Fragen den Gesprächsverlauf zu bestimmen. Dabei verwendet er Alternativfragen (lediglich zwei Antwortmöglichkeiten) oder gezielte Fragen (offene Antwortmöglichkeit).
  - **Vorteil:** Verängstigten Pat. gibt die vorgegebene Form Halt und Orientierung. Ausufernde Antworten werden (allerdings nicht immer) von vornherein verhindert.
  - **Nachteil:** Pat. wagt evtl. nicht, seine Sichtweise des vorhandenen Problems zu äußern. Pat. fühlt sich evtl. zu sehr bedrängt und zieht sich zurück oder reagiert aggressiv.

! Den Patienten dort abholen, wo er gerade ist.

15.2 Anamnese

Heinz-Christian Wilkens

Nicht immer lassen sich in einer Notfallssituation alle genannten Bereiche lückenlos ausleuchten.

Bei Bewusstseinsstörungen oder mangelnder Fähigkeit/Bereitschaft des Pat. zum Gespräch:
- Fremdanamnese erheben, allerdings nur mit Zustimmung des Pat., sofern er imstande ist, diese zu erteilen!
- Besonders sorgfältige schriftliche Beurteilung und Dokumentation des aktuellen Zustands.

- Vorerkr.: Organische, z.B. Hyperthyreose; psychische, z.B. depressive Episoden.
- Aktuelle Erkr.: Beginn, Auslöser, Symptome? Stürze?
- Aktuelle Medikation.
- Drogenkonsum?
- Kurzbiographie: Fragen nach wichtigsten Lebensstationen, Auffälligkeiten.
- Psychiatrische Erkr. in der Familie (bei Verwandten 1. Grades).
- Kurze Sexualanamnese.
- Soziale Situation: Aktuelle Lebenssituation, z.B. in Schule, Beruf, Ehe, Beziehung, Familie.
- Fremdanamnese: Angehörige, Freunde, hinzugerufene Personen (z.B. Polizei, Pfarrer, Sanitäter).

Konfliktklärung:
- Wodurch werden (wurden) Konflikte ausgelöst, verstärkt oder abgeschwächt?
- Welche Folgen ergeben sich daraus für den Pat.?
- Welche Einstellung hat er zu seinen Beschwerden?
- Was würde der Pat. als Konfliktlösung empfinden?

15

15.3 Psychopathologische Befunderhebung

Heinz-Christian Wilkens

Bewusstseinslage Reaktion auf Ansprache, Aufforderungen oder Schmerzreize:
- Pat. wach und ansprechbar (keine Abweichung von Normalbefund).
- Somnolenz: Pat. schläfrig, Augenöffnung auf lautes Anrufen, Befolgen einfacher Anweisungen.
- Sopor: Tiefschlafähnlicher Zustand, Pat. nur durch starke Schmerzreize für kurze Zeit erweckbar, kein Befolgen von Anweisungen mehr.
- Koma: Pat. nicht erweckbar (▶ 4.10).

Orientierung Nach Namen, Datum und Ort fragen: Falsch informiert? Verwirrt? Desorientiert?

Auffassung und Gedächtnis Störung z.B. bei Psychosen und hirnorganischen Erkr. möglich → Nachsprechenlassen von Zahlen oder kurzen Begebenheiten: Auffassungsstörung? Störung des Gedächtnisses? Konzentrationsstörung?

Denkstörungen

- **Formale Denkstörung:** Z.B. bei Psychosen → Wie spricht der Pat.? Ist das Gesagte zusammenhängend und logisch? Unterbrechungen des Gedankenablaufs?
  - Gehemmt, verlangsamt, umständlich, eingeengt.
  - Perseveration, Ideenflucht, Vorbeireden.
  - Gesperrt, zerfahren, inkohärent.
- **Inhaltliche Denkstörung:** Wahn z.B. Verfolgungswahn, Beziehungswahn, Eifersuchtswahn, Größenwahn, Verarmungswahn, hypochondrischer Wahn.
  - **Wahnstimmung:** Vom Kranken erlebte Atmosphäre des Betroffenseins von einer verändert erlebten Welt oder durch ein verändert erlebtes Ich.
  - **Wahnwahrnehmung:** Tatsächlichen Wahrnehmungen werden abnorme Bedeutungen beigemessen und in Beziehung zur eigenen Person gestellt.
  - **Wahneinfall:** Plötzliches „Einfallen" von wahnhaften Meinungen.
  - **Systematisierter Wahn:** Ausgestaltung des Wahns durch Verknüpfungen und Inbeziehungsetzung.

! Bei Pat. mit Wahn behutsame Befunderhebung. Offene Gesprächsführung häufig nicht möglich. Pat. empfindet Arzt evtl. als Angreifer oder Gegner!

Wahrnehmung

- **Halluzinationen** (optisch, akustisch, olfaktorisch): Wahrnehmung ohne existierendes Objekt oder real vorkommende Begebenheit.
- **Illusionen:** Sinnestäuschungen, durch die Wahrnehmungen realer Objekte oder Begebenheiten krankhaft verfälscht werden.

Befürchtungen, Zwang

- **Zwangsdenken, Zwangshandlungen:** Muss der Pat. bestimmte Dinge immer wieder denken oder tun, obwohl er weiß, dass sie eigentlich unsinning sind?
- **Hypochondrie:** Zustand krankhafter Neigung zur Selbstbeobachtung und ängstlich getönter Beziehung zum eigenen Körper.
- **Phobie:** Exzessive Angstreaktion, an hochspezifische Reizkonstellationen gekoppelt.
- **Panikstörung:** Durch (vermeintliche) Gefahr hervorgerufene Angst, die den Pat. derart lähmt, dass es zu einem Zusammenbruch des gesamten Denkens und Handelns kommt.

Stimmung, Affekt

Pat. auf Zukunftserwartungen, Suizidgedanken ansprechen.

- Depressiv, gedrückt, Gefühl der inneren Leere.
- Affektarmut.
- Misstrauen.
- Dys- oder Euphorie.
- Affektlabil/-inkontinent, -starr.
- Ambivalent: Zwiespältigkeit, innere Zerrissenheit (z.B. Gefühle von Zu- und Abneigung gleichzeitig).

Antrieb

- Antriebsarm, gehemmt, stuporös.
- **Mutismus:** Pat. spricht nicht, z.B. bei Entwicklungsverzögerung, Autismus, Psychosen, depressiven Störungen.

- Antriebssteigerung, Unruhe, Logorrhö, z.B. bei Manie, agitierter Depression, Alkoholentzug.
- Stereotypien, Automatismen, z.B. bei Demenz.

Ich-Erleben Hat der Pat. Veränderungen an sich oder seiner Umgebung bemerkt? Glaubt er, dass sein Denken beeinflusst wird?

- **Depersonalisation:** Pat. empfindet sein Denken, Fühlen u. Handeln als „von außen" bestimmt.
- **Derealisation:** Eigene Umgebung erscheint dem Pat. fremd und verändert.
- **Gedankenausbreitung,** -entzug, -eingebung.
- **Fremdbeeinflussung:** Über „Depersonalisation" und „Derealisation" hinausgehendes Gefühl der Bestimmung eigener Gefühle und eigenen Handelns durch andere.
- **Transitivismus:** Pat. schreibt seine Gedanken anderen zu.

15.4 Körperliche Untersuchung

Heinz-Christian Wilkens

Auch eine körperliche Untersuchung (orientiert an der „allgemeinmedizinischen Basisuntersuchung", ▶ 2.1.1, und „neurologischen Zusatzuntersuchung", ▶ 2.1.2) gehört zur vollständigen Analyse einer „psychiatrischen Notfallsituation". Dabei sollte besonders auf folgende Aspekte geachtet werden:

- Verletzungszeichen: Insbes. Hinweise auf Schädelprellungen? Selbstverletzungen, z.B. Schnitte an den Handgelenken.
- Hinweise auf Intoxikation (▶ 19): Einstichstellen?
- Neurologische Herdzeichen, z.B. Aphasie, Agnosie, Apraxie, Hemiplegie.
- Hinweise auf metabolische Störungen, z.B. Hypoglykämie (▶ 16.1).
- Ateminsuffizienz, Störungen der Herzleistung, Blutdruck (z.B. Bewusstseinsstörungen durch Hypotonie, Verwirrtheit durch Hypoxie oder Exsikkose).
- Anämiezeichen (blasse Schleimhaut der Unterlidinnenseiten).
- Bei v. a. Intoxikation Blut und Urin asservieren.

> **!** Ein folgenschwerer Fehler ist es, bei einer auf den ersten Blick scheinbar eindeutigen „psychiatrischen Notfallsituation" eine somatische Ursache zu übersehen!

15

15.5 Depressive Störungen

Heinz-Christian Wilkens

Differenzialdiagnostischer Überblick

- **F43.0 Akute Belastungsreaktion (z.B. Trauerreaktion):** Depressive Verstimmung, Angst, Antriebsdefizit, Vitalstörungen, Suizidalität, Verzerrung der Bewertung eigener Fähigkeiten, Verlangsamung der Denkabläufe/Denkhemmung. **Cave:** Häufig im ärztlichen Bereitschaftsdienst.
- **F34.0 Zyklothymie:** Leichtere Vorstufe der bipolaren affektiven Störung, ggf. nur monophasisch als Depression erkennbar.

- **F31.– Bipolare affektive Störung:** Manisch depressive Erkrankung. **Cave:** Suizidales Risiko bei Phasenwechsel.
- **Depression organischer Genese:** Depressive Verstimmung hängt mit der Erkr./Medikamenteneinnahme zusammen oder ist Reaktion auf die damit verbundene Ausweglosigkeit der Lebensumstände: Z.B. Suchterkr. (▶ 15.15), Infektionskrankheiten (z.B. neurotrope Erreger, z.B. HIV), Herz-Kreislauf-Erkr., pulmonale Erkr., endokrine Erkr. (z.B. Hypothyreose), Erkr. des ZNS.
- **Arzneimittelnebenwirkungen, Intoxikation** (▶ 19): Drogen; Medikamente (z.B. Betablocker, Gyrasehemmer).
- **Neurotische Depression:** Im Gegensatz zu reaktiven depressiven Störungen (als Reaktion auf reales Erleben) Ausdruck einer seelischen Fehlentwicklung.

! Die ICD-10-Einteilung unterscheidet nicht mehr reaktive, neurotische und endogene Depressionen, sondern beschreibt nur noch die Erscheinungsform einer depressiven Episode.

Symptome

- Depressive Verstimmung: Z.B. Herabgestimmtheit, Freudlosigkeit, Gefühllosigkeit, Versteinerung.
- Angst: Z.B. vor der Zukunft, vor Versagen im Alltag, vor Verlust von Personen.
- Kognition: Z.B. Verzerrung in der Bewertung von Ereignissen und Fähigkeiten; Verlangsamung der Denkabläufe bis zur Denkhemmung; Störungen bei der Aufnahme und Verarbeitung neuer Informationen.
- Antriebsstörung: Z.B. Verlust von Schwung und Initiative; Antriebshemmung bis zum Stupor; aber auch innere Unruhe, Rastlosigkeit, Agitiertheit.
- Vitalstörung: Z.B. Druck- und Engegefühl in der Brust, Schweregefühl des Körpers, Schmerzen.
- Vegetative Störungen: Z.B. Schlafstörungen, Herzrhythmusstörungen, Gewichtsabnahme, Appetit- und Verdauungsstörungen, Libidoverlust, Amenorrhö, Störungen der Speichelsekretion.
- Wahn und Halluzinationen mit stimmungskongruenten Themen: Z.B. Verschuldung, Verarmung, Versündigung.
- Suizidalität (▶ 15.6).

! Die depressive Symptomatik kann multifaktoriell bedingt sein.

Kurzanamnese

- Auslöser eruierbar?
- Treten diese Störungen häufiger auf?
- Bereits in psychiatrischer/psychotherapeutischer Behandlung?
- Sind in der Familie derartige Störungen bereits bekannt?
- Medikamenteneinnahme?
- Drogen-/Alkoholabusus?
- Chronische organische Erkr. bekannt (z.B. HIV, Diab. mell.)?

Allgemeine Maßnahmen bei depressiven Störungen

! Somatische Grunderkrankung behandeln.

- **Psychotherapeutisches Gespräch** (▶ 15.1): Behutsame Exploration. Kein vordergründiger Trost, keine unhaltbaren Versprechungen (z.B. „Morgen sieht schon alles ganz anders aus").
- **Medikamentöse Therapie:** Zur Überbrückung der akuten Symptomatik:
  - **Depression mit Wahnsymptomatik** (z.B. Schuld, Hypochondrie): Haloperidol 5–15 mg/d p.o. oder 5–10 mg/d i.m., bei Tropfen: 10 Tr. = 1 mg (z.B. Haldol®); ggf. kombiniert mit Doxepin 75–150 mg/d p.o. (z.B. Aponal®).
  - **Depression mit Angst und/oder Agitiertheit:** Doxepin 75–150 mg/d p.o. (z.B. Aponal®), ggf. kombiniert mit Diazepam 3 x 5 mg/d p.o. oder 5–10 mg i.m. bzw. langsam i.v. (z.B. Valium®, Diazepam-ratiopharm®; **cave:** Suchtentwicklung bei suchtgefährdeten Pat.!).
  - **Gehemmte oder vital gestörte Depression:** Imipramin 25–75 mg/d p.o. (z.B. Tofranil®).
  - **Schlafstörungen:** Doxepin 50–75 mg p.o. zur Nacht (z.B. Aponal®). Alternativ Amitriptylin 25–50 mg p.o. zur Nacht (z.B. Saroten®, Amineurin®).

! Bei der medikamentösen Therapie ist eine evtl. bereits laufende Therapie mit Psychopharmaka bzgl. Wechselwirkungen und Höchstdosierung zu berücksichtigen (z.B. sollten MAO-Hemmer, wie Moclobemid-Generika, Tranylcypromin, mit einigen anderen Antidepressiva nicht kombiniert werden → Beipackzettel beachten!).

Klinikeinweisung:
- Immer bei Suizidalität in eine geschlossene, psychiatrische Abteilung.
- Bei V.a. eine organische Genese zur weiteren Abklärung.

Vorstellung:
- Beim HA, insbes. damit der depressive Pat., der in seiner Antriebsarmut nicht ausreichend für sich selbst sorgen kann, weiterbehandelt wird.
- Erneut beim Bereitschaftsdienst, wenn z.B. mehrere Feiertage hintereinander folgen.

Abwendbar gefährlicher Verlauf
- Suizidalität unterschätzt.
- Einsetzen der antriebssteigernden Wirkung mancher Antidepressiva vor der stimmungsaufhellenden, in dieser Phase besteht erhöhte Suizidgefahr! Deshalb ggf. Komedikation mit Benzodiazepinen während der ersten 3 Wo. der Neueinstellung.

Maßnahmen bei Trauerreaktion

- **Psychotherapeutisches Gespräch** (▶ 15.1).
- **Medikamentöse Therapie:**
  ! Psychopharmaka zurückhaltend einsetzen (wirken einem normalen Trauerablauf entgegen).

  - **Tranquilizer:** Evtl. für wenige Tage, z.B. Diazepam 3 × 5 mg/d p.o. (z.B. Valium®, Diazepam-ratiopharm®; **cave:** Suchtgefährdete Pat. → Suchtentwicklung!), Buspiron 3 × 5 mg/d p.o. (z.B. Bespar®, Anxut®), Opipramol 3 × 50 mg/d p.o. (z.B. Insidon®, Generika), ggf. auch 50 mg morgens und 100 mg zur Nacht.
  - **Phytotherapeutika:** Bei leichter Symptomatik z.B. Baldrian-, Hopfenpräparate, Johanniskraut (z.B. Jarsin 300®, Neuroplant 300®).
- **Alternativen:**
  - Niederpotente Neuroleptika: Promethazin 3 × 25 mg/d p.o. zur Nacht ggf. 50 mg (z.B. Atosil®, Promethazin-neuraxpharm®, 1 Tr. = 1 mg) oder Levomepromazin anfangs 15–30 mg/d p.o., dann langsam bis 75 mg/d p.o. steigern (z.B. Neurocil®, Levomepromazin-neuraxpharm®, 1 Tr. = 1 mg).
  - Antidepressiva: Doxepin 75–150 mg/d p.o., langsam steigern (z.B. Aponal®) oder Amitriptylin 2–3 × 50 mg/d p.o. (z.B. Saroten®, Amineurin®).
  - Bei Schlafstörungen z.B. Zolpidem 10 mg p.o. zur Nacht (z.B. Stilnox®). Alternativ Promethazin 25–50 mg p.o. (z.B. Atosil®, Promethazin-neuraxpharm®, 1 Tr. = 1 mg).
  - Mit Einwilligung des Trauernden Angehörige oder Bekannte hinzuziehen, die sich um ihn kümmern (z.B. auch über Nacht bleiben).

Klinikeinweisung nur bei Suizidalität (▶ 15.6).

15.6 Suizidalität

Heinz-Christian Wilkens

15

Nicht jeder suizidgefährdete Pat. muss im medizinischen Sinne krank sein. Auch aktuelle Konflikte oder Schicksalsschläge können jemanden in eine solche Situation hineinführen. Suizidalität zu erkennen, kann äußerst schwierig sein, da der betroffene Pat. seine Suizidgedanken vor anderen zu verbergen sucht. Bei suizidalen Pat. zeigt sich eine zunehmende Einengung der Gefühle und Gedanken, sowie der Beziehungen zu den Mitmenschen. Er wendet die angestaute Aggression gegen sich selbst.

! Suizidalität bedeutet akute Lebensgefahr für den betroffenen Pat.!

Symptome

- Depressive Verstimmung (▶ 15.5), Resignation, Verbitterung.
- Zukunftsangst, Versagensangst.
- Enttäuschung, Ausweglosigkeit, Hoffnungslosigkeit.
- Angst vor Krankheiten.
- Mangelndes Selbstwertgefühl, Gedanken eigener Schuld.

Kurzanamnese

- Schwere Grunderkr.: Z.B. Karzinom?
- Suchterkr.: Z.B. Alkoholismus, Drogenkonsum?
- Persönliche Krisensituation: Z.B. vom Partner verlassen worden?
- Schuldgefühle?

- Depressive Verstimmtheit in der Vergangenheit?
- Frühere Suizidversuche? Suizidversuche in der Familie?
- Suizidgedanken? Äußert der Pat. sogar Suiziddrohungen oder konkrete Vorstellungen von der Durchführung eines Suizids (konkret danach fragen)?
- Qualität der Beziehungen zur Familie und zu Bekannten, Nachbarn?
- Vorstellungen von der Zukunft? Pläne für morgen?

! Bei entsprechendem Verdacht Suizidalität immer ansprechen. Die Angst, dass ein solches Verhalten einen Suizidversuch auslöst, ist unberechtigt. Im Gegenteil: Das Ansprechen des Problems entlastet eher.

Maßnahmen

- Therapeutisches Gespräch, möglichst mit dem Pat. allein (▶ 15.1).
- Möglichkeiten der Kontrolle und Betreuung des Pat. durch die soziale Umgebung erkunden und organisieren, um Suizid zu vermeiden.
- Unterstützend medikamentöse Therapie mit Lorazepam 3 × 1 mg/d p.o. (z.B. Tavor expidet®) erwägen.

Klinikeinweisung:

- Bei Suizidalität immer und möglichst mit Einverständnis des Pat.
- Verweigert Pat. sein Einverständnis: Zwangseinweisung (▶ 1.4.7).

Abwendbar gefährlicher Verlauf

- Gefahr einer konkreten Suizidhandlung unterschätzt.
- Maßnahmen zur Verhinderung eines Suizids insuffizient (z.B. wenn Kontrolle und Betreuung auf Familie, Freunde, Nachbarn übertragen).

15.7 Akut psychotische Symptomatik

Heinz-Christian Wilkens

Psychotische Pat. machen meist einen verstörten und ängstlichen Eindruck und sind oft gar nicht oder nur bedingt ansprechbar.

Differenzialdiagnostischer Überblick

- **Organische Psychose:** Z.B. thyreotoxische Krise (▶ 4.10.10) mit Erregung, Desorientiertheit, Halluzinationen, Fieber, Erbrechen, Tachykardie.
- **Alkoholentzug, Delir:** Unruhe, Erregung, gesteigerte psychomotorische Aktivität, Halluzinationen, Wahnsymptomatik, Bewusstseinsstörungen, Desorientierung, Tremor, Sprachstörungen, Schwitzen, Tachykardie.
- **Schizophrene Psychose:** Formale Denkstörungen (z.B. Gedankenabreißen, Wortneubildungen), inhaltliche Denkstörungen (z.B. Wahn, Wahnstimmung, Wahnwahrnehmung), Ich-Störungen (z.B. Fremdkontrolle des Willens, leibliche Beeinflussung), Wahrnehmungsstörungen (Halluzinationen).
- **Durch Alkohol, Drogen oder Medikamente** (z.B. Kortison oder Anti-Parkinson-Medikamente) bedingte Psychose.
- **Reaktive psychotische Episode** bei Pat. mit Neurose oder Persönlichkeitsstörung.
- Manische Phase bei manisch-depressiven Erkrankungen.

Symptome
- Unruhe, Erregtheit.
- Halluzinationen: Optisch, akustisch, olfaktorisch.
- Wahnsymptome: Z.B. Verfolgungswahn, Beziehungswahn, Eifersuchtswahn, Größenwahn, Verarmungswahn, hypochondrischer Wahn, Beeinflussungswahn.
- Formale Denkstörungen, z.B. Zerfahrenheit des Denkens, Gedankenabreißen, Ideenflucht.
- Katatoner Stupor (▶ 15.12): Pat. liegt unbeweglich im Bett und sagt kein Wort.

Kurzanamnese
- Zeitpunkt des Auftretens der Symptome?
- Vorerkr. und -behandlungen (insbes. psychiatrische)?
- Vorangegangene Traumata (z.B. SHT)?
- Medikation: Z.B. können Parkinson-Medikamente wie Amantadin, Lisurid oder Levodopa eine derartige Symptomatik auslösen.
- Drogen-, Alkoholkonsum? Koffein (ab etwa 1,5 l Cola oder 15 Tassen Kaffee tgl.).
- Ggf. Fremdanamnese.

Sofortdiagnostik
- Psychopathologischer Befund (▶ 15.3).
- Körperliche Untersuchung (▶ 2.1.1), neurologische Zusatzuntersuchung (▶ 2.1.2), scheitert oftmals am Widerstand des Pat.
- Exsikkose (stehende Hautfalten, trockene Zunge)?

Allgemeine Maßnahmen

Klinikeinweisung:
- Immer in psychiatrische Klinik.
- Bei Eigen- oder Fremdgefährdung Zwangseinweisung (▶ 1.4.7).
- Mögliche organische Ursachen müssen stationär ausgeschlossen werden.

15

Medikamentöse Behandlung Vor Klinikeinweisung nur bei Exazerbation einer bekannten, ausreichend vordiagnostizierten Psychose.

- Keine voreilige Medikation! Substanzen können bei organischer Genese kontraindiziert sein.
- NW: Atemdepression, RR ↓.
- Bei der medikamentösen Therapie ist eine evtl. bereits laufende Therapie mit Psychopharmaka bzgl. Wechselwirkungen und Höchstdosierung zu berücksichtigen (Beipackzettel beachten!).

Nur bei bekannter und ausreichend vordiagnostizierter Psychose:
- **Unruhe, Erregung, Angst:** Diazepam 5–10 mg i.m. oder langsam i.v. (z.B. Valium®, Diazepam-ratiopharm®), evtl. nach 30 Min. wiederholen.
- **Manische oder schizophrene Psychose:** Haloperidol 5–10 mg i.m. oder 10 mg p.o. (z.B. Haldol®), evtl. nach 30 Min. wiederholen (**cave:** Tageshöchstdosis 50 mg). Alternativ Levomepromazin 50 mg i.m. (z.B. Levomepromazin-neuraxpharm®, 1 Tr. = 1 mg), bei älteren Pat. 25 mg. **Cave:** Tageshöchstdosis 150 mg.

- **Psychosen mit depressiver Symptomatik:** Doxepin 50 mg/d p.o. oder i.m. (z.B. Aponal®). **Cave:** Tageshöchstdosis 150 mg. Alternativ Amitriptylin 50 mg p.o. oder i.m. (z.B. Saroten®). **Cave:** Tageshöchstdosis 150 mg.
- **Psychosen organischer Ursache:** Diazepam 5 mg p.o. oder i.m. (z.B. Valium®), evtl. nach 30 Min. wiederholen. Alternativ Haloperidol 5 mg p.o. oder i.m. (z.B. Haldol®), evtl. nach 30 Min. wiederholen.
- **Psychosen durch Suchtmittelabusus:** Haloperidol 5 mg p.o. oder i.m. (z.B. Haldol®). Alternativ Levomepromazin 50 mg (z.B. Levomepromazin-neuraxpharm®, 1 Tr. = 1 mg), bei älteren Pat. 25 mg p.o. oder i.m.

Abwendbar gefährlicher Verlauf
Selbst- und/oder Fremdgefährdung unterschätzt.

Besonderheiten bei geriatrischen Patienten

- Die häufigsten psychotischen Symptome im Alter: Verfolgungs- oder Bestehlungswahn, wahnhaft erlebte Blicke oder Einflüsse, wahnhafte Begegnungen mit bereits verstorbenen oder nicht anwesenden Personen.
- Die häufigsten Ursachen sind Hirndurchblutungsstörungen und Exsikkose (▶ 4.10.13) sowie Hör- und Sehstörungen.
- Behandlungsziele in der Geriatrie sind Erhaltung und Förderung der Selbstständigkeit und Selbstversorgungsfähigkeit. Ambulante Behandlung ist grundsätzlich der Krankenhauseinweisung vorzuziehen.

Anmerkungen zu Leponex® (Clozapin)
Reserve-Neuroleptikum, das wegen der Gefahr einer tödlichen, dosisunabhängigen Agranulozytose nur unter strengen Sicherheitsauflagen verordnet werden darf.

- Erste Anzeichen einer Blutbildstörung können sein: Fieber, grippeähnliche Symptome, Halsschmerzen, Mundschleimhautentzündungen, Wundheilungsstörungen → sofort Blutbildkontrolle, im Zweifelsfall Klinikeinweisung.
- Leponex sofort und für immer absetzen bei Leukozyten < 3000/µl, Neutrophile < 1500/µl, Thrombopenie < 50000/µl → sofort Klinikeinweisung.
- Leponex-Pat. sollten nicht gleichzeitig trizyklische Antidepressiva (z.B. Amitriptylin, Clomipramin, Desipramin, Dibenzepin, Doxepin, Imipramin, Maprotilin, Nortriptylin, Trimipramin) einnehmen.

15.8 Akute Angst/Panik

Heinz-Christian Wilkens

Angst und/oder Panik können bei sehr vielen Erkr. und Sy. symptomatisch auftreten. „Angstpat." sind im ärztlichen Bereitschaftsdienst sehr häufig.

- **Angst:** Affektzustand in einer tatsächlichen oder vermeintlichen Gefahrensituation.
- **Panik:** Anfallsartig auftretende, massive Angst. Der Betroffene verliert die Kontrolle über Denken und Handeln.

Differenzialdiagnostischer Überblick

- Nahezu alle psychiatrischen Erkr.
- **Entzug** (▶ 15.10): Z.B. Alkohol, Drogen, Psychopharmaka.
- **Vergiftungen** (▶ 19): Z.B. Neuroleptika, Digitalis, Koffein, Antidepressiva, Psychostimulanzien, Anticholinergika, Sympathomimetika, Parkinsonmedikamente.
- **Herz-Kreislauf-Erkr.:** Z.B. Herzinsuffizienz, Angina pectoris, Herzinfarkt, Herzrhythmusstörungen, hypotone Kreislaufsituation.
- **Stoffwechselerkr.:** Z.B. Hypoglykämie, Porphyrie, Phäochromozytom, Hyper- und Hypothyreose, Hyper- und Hypokalzämie, Syndrome bei Karzinoiden.
- **Hypoxie** (▶ 4.10.7).

Symptome

- Unruhe, Angespanntheit.
- Freudlosigkeit, Resignation, Verzweiflung.
- Affektlabilität, Agitiertheit bis hin zum Zustand höchster Erregung, Reizbarkeit, Aggressivität.
- Vegetative Beschwerden: Z.B. Kopfschmerz oder -druck, Ohrensausen, Schwindel (Angst vor plötzlicher Ohnmacht), Herzrasen, Herzstolpern, Gefühl der Brustenge, Atemnot, Erstickungsangst, Verschwommensehen, Anstieg von Blutdruck, Herzfrequenz und BZ-Spiegel, Kribbelparästhesien, Schlafstörungen, Albträume.
- Gefühl des drohenden Unheils, Sorgen.
- Merkfähigkeits- und Konzentrationsstörung.
- Stupor (selten) ohne jede Reaktion auf Reize von außen.

Kurzanamnese

- Angst oder Panik schon einmal aufgetreten?
- Kann Pat. Auslöser benennen? Angst kann auch eine angemessene Reaktion auf eine real existierende Bedrohung sein.
- Begleitsymptome?
- Drogen, Alkohol, Medikamente?

Sofortdiagnostik

- Allgemeinmedizinische Basisuntersuchung (▶ 2.1.1).
- Neurologische Zusatzuntersuchung (▶ 2.1.2).
- Psychopathologische Befunderhebung (▶ 15.3).

Maßnahmen

- **Therapeutisches Gespräch** (▶ 15.1): Ruhe bewahren und vermitteln („talking down"), sachlich bleiben, Sicherheit vermitteln.
- **Medikamentöse Therapie** wenn das therapeutische Gespräch allein nicht ausreicht:
  - Bei Angst, Panik und Phobie: Diazepam 5–10 mg p.o. oder i.m. (z.B. Valium®, Diazepam-ratiopharm®).
  - Bei durch Alkohol oder Drogen ausgelösten Psychosen: Ebenfalls Gabe von Diazepam 5–10 mg p.o. oder i.m. (z.B. Valium®, Diazepam-ratiopharm®).
  - Bei organischen Erkr.: Behandlung der Grunderkr. und Gabe von Diazepam 5–10 mg p.o. oder i.m. (z.B. Valium®, Diazepam-ratiopharm®). **Cave:** Keine i.m. Injektion bei V.a. Myokardinfarkt!
  - Bei Depressionen: Doxepin 50 mg p.o. (z.B. Aponal®), bei älteren Pat. 25 mg p.o.
- Hilfe durch soziales Umfeld organisieren.

- **Klinikeinweisung:**
  - Wenn bedrohliche organische Ursache nicht sicher ausgeschlossen werden kann (z.B. Myokardinfarkt).
  - Bei Eigen- oder Fremdgefährdung (ggf. Zwangseinweisung ▶ 1.4.7).
- **Vorstellung** beim HA zur Abklärung organischer Ursachen, die akut nicht therapiebedürftig sind (z.B. Hypothyreose), bzw. zur Planung einer unterstützenden Psychotherapie bei Phobien oder Panikattacken.

Abwendbar gefährlicher Verlauf
- Organische Ursache übersehen.
- Eigen- oder Fremdgefährdung nicht erkannt.

15.9 Motorische Erregtheit und Aggression

Heinz-Christian Wilkens

! Erregtheit ist ein Symptom zahlreicher psychischer Erkr. und oft mit Angst kombiniert.

Differenzialdiagnostischer Überblick
- Überschießende Reaktion bei Auseinandersetzungen.
- Schizophrenie (▶ 15.7), Oligophrenie, agitierte Depression (▶ 15.5), Manie.
- Hirnorganischen Erkr.: Z.B. Demenz, Z.n. Hirnschädigung.
- Zerebrales Anfallsleiden („epileptische Wesensveränderung“).
- Medikamenteninduzierte Psychose (▶ 19), Drogen-/Alkoholabusus (häufig; ▶ 15.15).
- Persönlichkeitsstörungen (z.B. Erregung bei „unverstandenen Psychopathen“).
- Aggressionsdurchbrüche nach Drogengebrauch.

Symptome Aggressives, tobendes Verhalten, Attackieren von Personen, Beschädigen von Gegenständen.

Kurzanamnese
Ggf. Fremdanamnese.
- Erregungszustände schon einmal aufgetreten?
- Frage bzw. Suche nach weiteren Symptomen.
- Auslöser? Vorerkr.?
- Drogen-/Alkoholabusus? Medikamente?
- Fehlendes Schlafbedürfnis (→ V.a. Manie).

Maßnahmen
- Gefährdete Personen in Sicherheit bringen.
- Evtl. Beteiligte an einem vorangegangen Streit wegbringen lassen.
- Beruhigende und sachliche Gesprächsführung („talking down“), Verständnis signalisieren (therapeutisches Gespräch ▶ 15.1).
- Bestimmt, aber nicht aggressiv auftreten.
- Hinzuziehen von Hilfspersonen (z.B. Polizei, Familie, Nachbarn), falls erforderlich.

! Bei medikamenten-, drogen- und alkoholinduzierten Psychosen Gabe von Psychopharmaka nur unter Intensivüberwachung (Kontrolle von Herztätigkeit, RR, Atmung, Bewusstseinslage).

Medikamentöse Therapie:

! Oft wird eine Medikamentengabe vor Ort misslingen und erst in der Klinik möglich sein.

- Bei reaktiven Erregungszuständen, Persönlichkeitsstörungen und Anfallsleiden: Diazepam 5–10 mg p.o. oder i.m. (z.B. Valium®, Diazepam-ratiopharm®).
- Bei hirnorganischen Erkr.: Diazepam 5–10 mg p.o. oder i.m. (z.B. Valium®, Diazepam-ratiopharm®). Alternativ Haloperidol 5–10 mg p.o. oder i.m. (z.B. Haldol®, Haloperidol Hexal®) oder v. a. bei älteren Pat. Melperon 25(–50) mg p.o. (z.B. Eunerpan®).
- Bei Erkr. aus dem schizophrenen Formenkreis oder Manie: Haloperidol 10 mg i.m. oder langsam i.v. (z.B. Haldol®, Haloperidol Hexal®; 1 Amp. = 5 mg), evtl. nach 30 Min. wiederholen.

Klinikeinweisung:

- In psychiatrische Klinik bei V.a. Erkr. aus dem schizophrenen Formenkreis, V.a. Manie, nicht beherrschbaren Erregungszuständen.
- Bei V.a. organische Genese in entsprechende Fachklinik zur weiteren Diagnostik.
- Ggf. Zwangseinweisung (▶ 1.4.7).

Abwendbar gefährlicher Verlauf

- Eigen- oder Fremdgefährdung unterschätzt.
- Selbstschutz ist wichtiger als Patientenbehandlung!

15

15.10 Delirante Symptomatik

Heinz-Christian Wilkens

Tritt am häufigsten bei Alkoholentzug auf, aber auch beim Entzug von Benzodiazepinen, Barbituraten, Phencyclidin, angel dust, Amphetaminen und Kokain.

Differenzialdiagnostischer Überblick

- **Intoxikationen** (▶ 19): Z.B. ACTH-Intoxikation.
- **Neurologische Erkr.:** Z.B. Meningitis/Enzephalitis (▶ 4.5.7), Hirnabszess, Neoplasien des ZNS, SAB (▶ 4.5.8), subdurales Hämatom (▶ 4.10.4, z.B. nach SHT), vaskuläre Erkr. des ZNS.
- **Infektionskrankheiten:** Z.B. Sepsis (▶ 4.1.3), rheumatisches Fieber.
- **Schwere Hepatopathie** (▶ 4.10.6).
- **Fortgeschrittene Herzinsuffizienz** (▶ 4.6.8).
- **Stoffwechselstörungen:** Z.B. Hyperthyreose (▶ 4.10.10).
- **Akute Psychose** aus dem schizophrenen Formenkreis (▶ 15.7).
- Alkohol-/Drogenentzug, Korsakow-Sy.

- **Arzneimittelnebenwirkungen** (▶ 19): Z.B. Atropin, Amphetamine, Psychopharmaka (insbes. Neuroleptika, Barbiturate, Antidepressiva), Opiate (z.B. bei Schmerztherapie), Koffein, Mutterkornalkaloide, Anticholinergika, Scopolamin.

Symptome

- Unruhe, Erregtheit, gesteigerte psychomotorische Aktivität (z.B. Nesteln), Wechsel zwischen Übererregbarkeit und Ruhe.
- Vegetative Symptome: Z.B. Schwitzen, Tachykardie, Zittern.
- Evtl. zerebrale Krampfanfälle.
- Halluzinationen: Optisch, akustisch, olfaktorisch (z.B. „kleine krabbelnde Tiere" in der Umgebung des Pat.).
- Illusionäre Verkennung, Wahnsymptomatik (Pat. kann sich bedroht oder verfolgt fühlen).
- Bewusstseinsstörungen (z.B. Somnolenz).
- Gestörte Orientierung (z.B. keine Vorstellung von Ort und Zeit).
- Tremor, Sprachstörungen, Ataxie.

Kurzanamnese

- Seit wann besteht die Symptomatik?
- Auslöser bekannt?
- Vor- und Begleiterkr., auch Infektionskrankheiten.
- Drogen- und Alkoholkonsum, „normale" Menge, letzte Einnahme, Entzug möglich?
- Trauma, insbes. SHT (subdurales Hämatom)?
- Intoxikationen, Arzneimittelnebenwirkungen möglich?

Sofortdiagnostik

- Psychopathologischer Befund (▶ 15.3).
- Allgemeinmedizinische Basisuntersuchung (▶ 2.1.1), insbes. Fieber messen!
- Neurologische Zusatzuntersuchung (▶ 2.1.2), insbes. Pupillengröße: Miosis z.B. durch Sympatholytika, Parasympathikomimetika; Mydriasis z.B. durch Kokain, Alkohol, Parasympathikolytika.

Maßnahmen

Klinikeinweisung sofort mit NAW.

!
- Delirante Pat. müssen intensivmedizinisch überwacht werden!
- Keine Distraneuringabe unter ambulanten Bedingungen (auch wenn das von einigen Medizinern so gehandhabt wird), da Suchtentwicklung möglich. Bei parenteraler Gabe intesivmedizinische Überwachung erforderlich!

- Ggf. Sedierung vor Transport: Diazepam 5–10 mg i.m. oder langsam i.v. (z.B. Valium®, Diazepam-ratiopharm®), alternativ Haloperidol 5–10 mg i.m. oder langsam i.v. (z.B. Haldol®, Haloperidol Hexal®).
- Evtl. RR-Senkung, z.B. mit Nitrendipin 5 mg p.o. (z.B. 1 Phiole Baytensin® akut).

- Die Frage, ob man bei leichten bis mittelschweren Alkohol-Entzugsdelirien bei nicht therapiemotivierten Pat. Alkohol verabreichen soll, ist äußerst umstritten und wird aus forensischen Gründen verneint.

Abwendbar gefährlicher Verlauf
Aspiration, Exsikkose, Hyperthermie, Krampfanfälle.

15.11 Verwirrtheit

Heinz-Christian Wilkens

Differenzialdiagnostischer Überblick

- **Psychosen** (▶ 15.7): Unruhe, Erregtheit, Halluzinationen (optisch, akustisch, olfaktorisch), Wahnsymptome (z.B. Verfolgungswahn, Beziehungswahn, Eifersuchtswahn, Größenwahn, Verarmungswahn, hypochondrischer Wahn), formale Denkstörungen (z.B. Zerfahrenheit des Denkens, Gedankenabreißen, Ideenflucht).
- **Delir** (▶ 15.10), **v. a. Alkoholentzugsdelir:** Unruhe, Erregtheit, vegetative Symptome (z.B. Schwitzen, Tachykardie, Zittern), evtl. zerebrale Krampfanfälle, Halluzinationen (z.B. „kleine krabbelnde Tiere"), illusionäre Verkennung, Wahnsymptomatik (Pat. kann sich bedroht oder verfolgt fühlen), Bewusstseinsstörungen (z.B. Somnolenz), gestörte Orientierung (z.B. keine Vorstellung von Ort und Zeit).
- **Demenz:** Z.B. Alzheimer-Krankheit, vaskuläre Demenz anfänglich mit Konzentrationsschwäche, Vergesslichkeit, Verlangsamung, Schwindel, Kopfschmerzen, Initiative ↓, Interesse ↓, inhaltliche Einengung der Gedanken. Später Desorientiertheit, Agnosie, Apraxie, Aphasie, Konfabulation/Perseveration, Agraphie/Alexie, Zuspitzung charakterlicher Eigentümlichkeiten, Antriebslosigkeit oder Unruhe, Depression, Wahn, Halluzination, zunehmende Vernachlässigung, extrapyramidalmotorische Störungen, träge Pupillenreaktion, Blickparesen, Gesichtsfeldausfälle, Geruchs-/Geschmacksstörungen.
- **Intoxikationen, Arzneimittelnebenwirkungen** (▶ 19): Z.B. Digitalis, Cimetidin, Antihypertensiva, Psychopharmaka (insbes. Hypnotika, Sedativa), Diuretika, Anticholinergika, Parkinsonmedikamente (auch ▶ 16.6).

Neurologische Erkrankungen:

- **Posttraumatisch:** Chronisch subdurales Hämatom (noch nach Mo., v. a. bei älteren Pat. daran denken), epi-/subdurales Hämatom (▶ 4.10.4), Commotio/Contusio cerebri (▶ 6.3.3, ▶ 6.3.4).
- **Zerebrale Ischämie** (▶ 4.10.3): Z.B. TIA, PRIND, mit neurologischem Defizit (z.B. Aphasie, Lähmungen).
- **Transitorisch globale Amnesie:** Akuter, Stunden bis Tage andauernder Zustand, für den der Pat. keine Erinnerung besitzt, sich ratlos verhält, teilweise perseveriert, verminderte Merkfähigkeit, keine neurologischen Ausfälle. Nicht behandlungsbedürftig, Vorstellung zum Neurologen am nächsten Werktag zur weiteren Abklärung.
- **Krampfanfälle** (▶ 4.12):
  - **Temporalhirnepilepsie:** Oft Verlauf in Stadien, Aura (Wärme-/Beklemmungsgefühl vom Magen zum Hals, Jamais-vu, Déjà-vu, Raffung des

Zeiterlebens, Stimmungsveränderung, Angst), Bewusstseinstrübung mit Automatismen wie Kauen, Schmatzen, Nesteln, zielloses Umherlaufen, Speichelfluss, Harndrang, Pupillenerweiterung, Dämmerzustand kann Tage bis Wo. dauern.
  - **Absencen:** V.a. Kinder; Blässe, starrer Blick, Innehalten der Tätigkeit, selten orale Automatismen.
- **Meningitis/Enzephalitis/Hirnabszess** (▸ 4.5.7): Meningismus, Übelkeit, Erbrechen, evtl. Infekt in der Vorgeschichte.
- **Hirntumoren/Metastasen** (▸ 4.10.8): Tumoranamnese, evtl. Lähmungen, Erbrechen, Kopfschmerzen, Eintrübung.
- **Sinusvenenthrombose** (▸ 4.5.10): Kopfschmerzen, Übelkeit, Erbrechen, evtl. Infekt in der Vorgeschichte, Agitiertheit, Verlangsamung, evtl. generalisierte Krampfanfälle.
- **HIV-Enzephalopathie:** Depressive Verstimmung, Konzentrations- und Merkfähigkeitsstörungen, allgemeine Verlangsamung, Apathie, Antriebsminderung, Angstzustände, progrediente Demenz.
- Internistische Erkrankungen
- **Hypoxie:** Begleitsymptome entsprechend der Grunderkr., z.B. Dyspnoe, Tachypnoe, Tachykardie (auch an Anämie denken).
- **Metabolische/endokrinologische Störungen,** v.a. Elektrolytentgleisungen (v.a. bei älteren Pat. an Exsikkose denken, ▸ 4.10.13):
  - Hypoglykämie (▸ 16.1): Konzentrationsstörungen, Merkschwäche, Amnesie, Störungen der Aktivität, paranoid-halluzinatorische Symptome, Krampfanfälle, Bewusstseinsstörung, vegetative Symptome.
  - Hypothyreose: Antriebsarmut, Apathie, depressive Verstimmung, paranoide Symptome, Demenz, vegetative Symptome.
  - Hyperthyreose: Wechsel zwischen Agitiertheit und Apathie, depressive oder maniforme Verstimmung, Unruhe, passagere Halluzinationen, Bewusstseinsstörungen (bis zum Koma), delirante Symptome, vegetative Symptome.
- **Kachexie:** Z.B. bei Tumorerkr.

Symptome Allgemeine Verlangsamung, Unsicherheit, Anspannung, Gereiztheit, Aggression, Desorientiertheit.

Kurzanamnese
- Seit wann besteht die Symptomatik?
- Auslöser bekannt?
- Vor- und Begleiterkr., auch Infektionskrankheiten.
- Drogen- und Alkoholkonsum, „normale" Menge, letzte Einnahme, Entzug möglich?
- Medikamenteneinnahme?
- Trauma vorangegangen (insbes. SHT)?

Sofortdiagnostik
- Psychopathologischer Befund (▸ 15.3).
- Allgemeinmedizinische Basisuntersuchung (▸ 2.1.1).
- Neurologische Zusatzuntersuchung (▸ 2.1.2).

Maßnahmen

> ! Ältere und/oder chronisch erkrankte Pat., deren Erkr. bereits ausreichend diagnostisch abgeklärt ist, sollten bei Verwirrtheit (auch in Kombination mit Delir, Angst oder Erregung) wenn möglich in ihrer häuslichen und vertrauten Umgebung belassen werden!

- Soweit möglich Grunderkr. behandeln. Medikation und Medikamentendosierung überprüfen (Leber- oder/und Niereninsuffizienz vorhanden?).
- Medikamentöse Therapie:
  - Haloperidol 2–5 mg p.o. oder i.m. (z.B. Haldol®, Generika).
  - Melperon 25–50 mg p.o. oder i.m. (z.B. Eunerpan®).

> - **Klinikeinweisung** zur Intensivüberwachung in psychiatrische Klinik immer bei schweren und akuten Verwirrtheitszuständen.
> - **Vorstellung** bei gering ausgeprägter Symptomatik evtl. erneut beim Bereitschaftsdienst, wenn die Wirkung der Medikamente nachlässt, ansonsten beim HA zur Kontrolle oder weiteren Abklärung am nächsten Werktag (evtl. telefonische Rücksprache).

> **Abwendbar gefährlicher Verlauf**
> Eigen- oder Fremdgefährdung. Verschlimmerung einer Grunderkr., z.B. Hypoglykämie bei Diab. mell. Zunahme der Exsikkose mit Koma.

15.12 Stupor

Heinz-Christian Wilkens

15

Beim Stupor fehlt jede körperliche und psychische Aktivität. Trotz scheinbar wacher Bewusstseinslage, gelingt es nicht, mit dem Pat. Verbindung aufzunehmen.

Differenzialdiagnostischer Überblick

- Erkr. aus dem schizophrenen Formenkreis (Katatonie).
- Hysterische Reaktion.
- Depressiver Stupor.
- Intoxikation, Arzneimittelnebenwirkungen (▶ 19): Z.B. ACTH in hoher Dosierung, org. Fluoride, Halluzinogene, Neuroleptika (malignes neuroleptisches Sy. ▶ 15.12.1), Leuchtgas (Schweregrad der Vergiftung abhängig von CO-Konzentration bis hin zu Atemlähmung und Herzversagen innerhalb weniger Min.).
- Enzephalopathie bei Leberinsuffizienz (▶ 4.10.6).
- Diabetische Ketoazidose (▶ 16.1).
- Porphyrie.
- Nikotinsäure-(Vit.-B_2-)Mangel bei Korsakow-Sy.
- Hyperkalzämie.
- Zerebrales Krampfleiden (▶ 4.12): Z.B. Petit-mal-Status.
- Parkinson-Syndrom (▶ 16.5).
- Frontal- oder Temporallappenläsion des ZNS.

- Enzephalitis (▶ 4.5.7).
- Störung im Bereich der Basalganglien: Z.B. zerebrale Ischämie (▶ 4.10.3).

Symptome

- Starrer Gesichtsausdruck, fehlen jeglichen Gefühlsausdrucks, Mutismus (Pat. spricht nicht).
- Evtl. Fieber und andere vegetative Symptome.
- Rigor.

Kurzanamnese

- Seit wann besteht die Symptomatik?
- Auslöser bekannt?
- Vor- und Begleiterkr. (z.B. Parkinson-Krankheit, Leberinsuffizienz, Alkoholabusus, Diab. mell.).
- Aktuelle Medikation (z.B. Neuroleptika, ACTH).
- Intoxikation möglich?

Sofortdiagnostik

- Psychopathologischer Befund (▶ 15.3).
- Allgemeinmedizinische Basisuntersuchung (▶ 2.1.1).
- Neurologische Zusatzuntersuchung (▶ 2.1.2).
- BZ messen.

Maßnahmen

- Sicherung und Stabilisierung der Vitalfunktionen (▶ 3.4.1).
- Bei Exazerbation einer bekannten chronischen psychischen Erkr.:
  - Prüfen, ob die Betreuung durch Angehörige/Pflegedienste ausreicht, im Zweifelsfall lieber Klinikeinweisung.
  - Bei Erkr. aus dem schizophrenen Formenkreis: Haloperidol 5–10 mg tgl. i.m. oder langsam i.v. (z.B. Haldol®, Generika), anfänglich bis 30 mg/d.
  - Bei depressiver Erkr.: Clomipramin 25–50 mg i.m. (z.B. Anafranil®, Generika). **Cave:** Tageshöchstdosis 150 mg. Alternativ Lorazepam 2 mg i.v. oder i.m. (z.B. Tavor®).
- Bei organischer Genese Behandlung der Grunderkr. (z.B. bei Hypoglykämie Glukose i.v. verabreichen), in den meisten Fällen bedeutet das jedoch ebenfalls Klinikeinweisung.

- **Klinikeinweisung** immer bei nicht gesicherter Diagnose (mit NAW).
- **Vorstellung** beim HA am nächsten Werktag nur bei bekannter chronischer psychischer Erkr., wenn der Pat. akut zu stabilisieren ist.

Abwendbar gefährlicher Verlauf
Grunderkr. übersehen, Eigen- oder Fremdgefährdung.

15.12.1 Malignes neuroleptisches Syndrom

Gefürchtete, wenn auch seltene Komplikation der Therapie mit Neuroleptika, wie Haloperidol (z.B. Haldol®) oder Fluphenazin (z.B. Dapotum®).

15

Differenzialdiagnostischer Überblick

- **Enzephalitis** (▶ 4.5.7): Kopfschmerzen, Übelkeit, Erbrechen, psychomotorische Auffälligkeiten.
- **Akinetische Krise** (▶ 16.5): Parkinson-Krise, meist ausgelöst durch Absetzen, Reduktion oder Wirkungsabschwächung der Parkinson-Medikation.
- **Maligne Hyperthermie** (▶ 4.10.9): Ausgelöst z.B. durch Gabe von depolarisierenden Relaxanzien wie Suxamethonium oder Verabreichung von Lokalanästhetika wie Lidocain.
- **Akute febrile Katatonie** bei schizophrenen Patienten.

Symptome Rigor, Stupor (bis hin zum Koma). Hohes Fieber. Vegetative Symptome (z.B. RR-Schwankungen, Tachykardie, Tachypnoe).

Maßnahmen

- Sofortiges Absetzen der Neuroleptika.
- Herz-Kreislauf-Überwachung.
- Venöser Zugang, Infusion (z.B. Ringer-Lsg.).

Klinikeinweisung mit NAW (Intensivüberwachung erforderlich!).

15.13 Schlafstörungen

Martin Hermann

Angaben von Pat. über Schlafstörungen sind im Bereitschaftsdienst nicht objektivierbar. Oftmals steckt hinter den Klagen eine falsche Vorstellung von der normalen Schlafdauer. Nicht selten wird eine Schlafstörung hinter anderen Symptomen (z.B. Herzrasen, Tinnitus, Schwindel) „versteckt". Sie kann auch Folge anderer Erkr. oder Beschwerden (wie z.B. Schmerzen) sein.

15

Symptome

- **Einschlafstörung:** Pat. liegt vor beabsichtigtem Schlaf länger als 30 Min. wach.
- **Durchschlafstörung:** Pat. kann einschlafen, wacht aber nach kurzem Schlaf wieder auf und kann dann nicht wieder einschlafen.
- Früherwachen.
- Verkürzte Gesamtschlafdauer.
- Störung des Schlaf-Wach-Rhythmus z.B. bei Schichtarbeit, Interkontinentalflügen (Jetlag).
- Schlafanfälle (Hypersomnien, z.B. Narkolepsie, ▶ 4.12) sind nicht durch unzureichenden Schlaf erklärbar und spielen im Bereitschaftsdienst eine untergeordnete Rolle.

Kurzanamnese

- Verlauf und Dauer der Schlafstörung (Schlafzeiten und -dauer der letzten Tage und Wo.)?
- Begleitsymptome wie z.B. Angst, Atemstörung, unruhige Beine, Herzpalpitationen?
- Äußere Ursachen für Schlafstörung erfragen: z.B. Schichtarbeit, Abendgestaltung (aufregender Film? Auseinandersetzung?), bedrückende Lebensereignisse, schwere Spätmahlzeit, Genussgifte (z.B. Kaffee, Cola), Lärm, neue Schlafunterlage.

- Organische Ursachen, z.B. Schlaf-Apnoe-Sy., Asthma bronchiale, Herzrhythmusstörungen, Herzinsuffizienz, Stoffwechselstörungen, Schmerzsy.? Begleiterkr.?
- Psychische Erkr., z.B. Psychosen, Neurosen, Persönlichkeitsstörungen, Suchterkr.?
- Medikamentenanamnese, z.B. Einnahme von Diuretika, Theophyllin, Betamimetika, Glukokortikoiden? Gewohnheitsmäßge Einnahme von Schlafmitteln?
- Tagesbefindlichkeit: Tagesmüdigkeit? Leistungsfähigkeit? Konzentrationsvermögen?
- Bisherige Therapieversuche durch Pat. oder Arzt?

Sofortdiagnostik

- Allgemeinmedizinische Basisuntersuchung (▸ 2.1.1).
- Neurologische Zusatzuntersuchung (▸ 2.1.2).

Differenzialdiagnosen

- Organisch bedingte Schlafstörungen.
- Restless-legs-Sy. (Bewegungsunruhe der Beine).
- Psychische Störung (z.B. Depression, Manie).
- Medikamenten- oder/und Suchtmittelabusus (▸ 15.15.3).

Maßnahmen

> **!**
> - Nicht jede schlaflose Nacht erfordert ärztliche Behandlung.
> - Kriterien für die Behandlungsbedürftigkeit einer Schlafstörung:
>   - Starke Besorgnis bei dem Betroffenen über die Schlafstörung und/oder deren Folgen.
>   - Erhebliche Einschränkung der Tagesbefindlichkeit.
>   - Schlafstörung besteht über einen Monat mit einer Frequenz von mindestens dreimal wöchentlich.

- Behandlung einer zugrunde liegenden organischen oder psychischen Erkr. einleiten bzw. veranlassen.
- Maßnahmen zur Schlafhygiene mit Pat. besprechen: Beratung über erforderliche Schlafdauer, „Lebenswandel", regelmäßige Schlafzeiten, angenehme Schlafbedingungen.
- Gespräch über belastende, und damit möglicherweise auslösende Lebenssituation.

Medikamentöse Therapie:

- Pflanzliche Präparate mit Baldrian (≥ 250 mg), Hopfen und Melisse (z.B. Ivel®), bei zusätzlicher Depression auch mit Johanniskraut kombiniert (z.B. Sedariston®, Hyperesa®).
- Benzodiazepine (**cave:** Abhängigkeitsentwicklung!): Oxazepam 10–20 mg zur Nacht (z.B. Adumbran®, Oxazepam AL®), Temazepam 10–20 mg zur Nacht (z.B. Remestan®).
- Zolpidem 5–20 mg zur Nacht oder Zopiclon 3,75–7,5 mg zur Nacht.
- Antihistaminika: Promethazin 25–50 mg zur Nacht (z.B. Atosil®, Promethazin-neuraxpharm®, 1 Tr. = 1 mg).
- Neuroleptika (bes. bei geriatrischen Pat.): Melperon 5–10 ml p.o. zur Nacht, 1 ml = 5 mg (z.B. Eunerpan® Liquidum).

- Antidepressiva (Schlafstörung bei Depression): Amitriptylin 10–50 mg zur Nacht (z.B. Saroten®, Amineurin®).

! Patienten empfehlen Entspannungsverfahren (z.B. autogenes Training) zu erlernen.

15.14 Psychiatrische Krankheitsbilder im Alter

Martin Hermann

15.14.1 Altersdepression

Auslösefaktoren
- Belastende Lebensereignisse, Partnerverlust.
- Soziale Isolation, fehlende soziale Bindungen, Verlust der eigenen sozialen Rolle.
- Fehlende Tagesstruktur (Pat. ist nicht mehr im Arbeitsprozess).
- Chronische körperliche Leiden, Abhängigkeit von fremder Hilfe.
- Kommunikationsstörung: Schwerhörigkeit, Sehstörungen, Sprachstörungen.

Differenzialdiagnosen Demenz, Parkinson-Krankheit, organisch bedingten Kommunikationsstörungen, Folgen der Dauerbehandlung mit sedierenden Medikamenten.

Maßnahmen
- Therapeutisches Gespräch (▸ 15.1).
- Pharmakotherapie (▸ 15.5).
- Milieuverbesserung (Bereitschaftsdienst kann akut nur Anregungen geben) durch: Reaktivierung sozialer Kontakte, Nachbarschaft, Haustier, Entlastung von überfordernder Hausarbeit bei weiterer aktiver Beteiligung, regelmäßige Aktivitäten und Termine zur Strukturierung des Tagesablaufs, Besuche durch psychosozialen Dienst, überwachte Medikamentengabe, Seniorentagesstätte, Altenclub.

! Mit zunehmendem Alter steigt die Zahl der Suizide (insbes. bei Männern) stark an, während die Zahl der Suizidversuche abnimmt.

15.14.2 Agitiertheit im Alter

Symptomatik
- Unruhe (z.B. als Sitzunruhe), Umherlaufen, ziellose Bewegungen, Grimassieren, Mundautomatismen, Tremor.
- Weglaufen, ständiges Schreien oder Klopfen, Spucken und z.B. fortwährende Hilferufe.

! Überlastung der Pflegekraft kann auch zu Gewalttätigkeit führen (▸ 6.15).

Kurzanamnese Fremdanamnese.
- Begleiterkr. wie z.B. Demenz, Harninkontinenz, Parkinson-Krankheit?
- Begleitmedikation: Unruhe, Nackensteife und Bewegungsanomalien können Frühsymptome einer akuten oder tardiven Dyskinesie bei Behandlung mit

Neuroleptika sein (▶ 4.11.6); Unruhe im Zusammenhang mit Verwirrtheit und/oder Halluzinationen auch als NW von Parkinson-Medikamenten, wie Amantadin, Lisurid oder Levodopa, möglich.

Sofortdiagnostik

- Allgemeinmedizinische Basisuntersuchung (▶ 2.1.1), insbes. auf Dekubitus (Pat. umdrehen und Rücken untersuchen), Gelenk-/Knochenschmerzen, abdominelle Schmerzen (z.B. Koliken), Herz-Kreislauf (Angina pectoris möglich?).
- Exsikkose ausschließen.
- Neurologische Zusatzuntersuchung (▶ 2.1.2).

Maßnahmen

- Schmerztherapie, sofern Schmerzen als Ursache vermutet werden.
- Beseitigung von ursächlichen Erkr., wie Obstipation oder Harnverhalt.
- Verdacht auf Medikamentennebenwirkung: Verantwortliches Medikament absetzen oder reduzieren (wenn medizinisch bei vorliegender Grunderkr. vertretbar).
- Alterspsychose: Haloperidol 5–10 Tr. (z.B. Haloperidol Neurax®, Haldol®), Melperon 25–50 mg (z.B. Eunerpan®), Pipamperon 2 mg (z.B. Dipiperon®, Pipamperon Neurax®), Flupentixol 0,5 mg (z.B. Fluanxol 0,5®).
- Unklare Ursache: Kreislauf und Hirndurchblutung optimieren, Therapieversuch mit Kaffee, Etilefrin (z.B. Etilefrin ratio®-Tr.), Ginkgo (z.B. Tebonin intens®).

15.15 Süchtige Patienten

Martin Hermann

Am häufigsten machen im ärztlichen Bereitschaftsdienst Alkohol (etwa 6 % der Deutschen sind abhängig), Heroin, Kokain, Ecstasy und neue synthetische Drogen sowie Medikamentenabhängigkeit Probleme.

15

15.15.1 Alkoholabhängigkeit

Hinweise für den Umgang mit alkoholisierten Patienten

- Pat. durch besänftigende Sprechweise (den gesprochenen Inhalt erfasst er oft nicht) „hypnotisch" beruhigen, nicht die Stimme heben.
- Nicht offen widersprechen.
- Während der Behandlung alle Tätigkeiten ankündigen und positiv kommentieren.

Häufige Probleme bei alkoholabhängigen Patienten

Aggression

- Gespräch mit Pat. über Einweisung zur sofortigen stationären Entgiftung.
- Bei akuter Fremdgefährdung (durch aufbrechende familiäre/soziale Konflikte) evtl. Zwangseinweisung (▶ 1.4.7).
- Evtl. Unterbringung von Frau und Kindern in einem Frauenhaus oder bei Bekannten/Verwandten.

Tab. 15.1 Klinik bei Alkoholabhängigkeit

Chron. Konsum F10.2	Rausch F10.0	Intoxikation (▶ 19) F10.0	Entzugssy. F10.3	Delir (▶ 15.10) F10.4
Ängstlichkeit, Depression, Impotenz, häufige Infektionen, Alkoholfolgekrankheiten, Entzugssymptome bei Alkoholkarenz	Verwaschene Sprache, Koordinationsstörungen, Doppelbilder, verlängerte Reaktionszeit, Störung des Temperaturempfindens, Hypothermie, Übelkeit, Erbrechen, Amnesie	Übelkeit, Erbrechen, Vigilanzstörungen, Amnesie, Hypothermie, Hypotonie, Hypoglykämie, Bradypnoe, Koma	Unruhe, Angst, starkes Schwitzen, Tachykardie, Hypertonie, Übelkeit, Erbrehen, generalisierte Anfälle (ggf. bis zum Status epilepticus)	Halluzinationen, Desorientiertheit, Hypokaliämie, Fieber, Exsikkose, Hypertonie, kardiale Arrhythmien

- Bei „Erregung öffentlichen Ärgernisses" ist die Polizei evtl. bereit, den Pat. nach Bescheinigung der Haftfähigkeit (▶ 1.5.8) in eine Ausnüchterungszelle zu verbringen. Die Polizei kann dem aggressiven Pat. evtl. Hausverbot erteilen.

Unfälle

- **Patient als Unfallverursacher:** Ggf. Blutprobe für die Polizei entnehmen (nur mit Einverständnis des Pat.). Polizei hat hierfür spezielle versiegelbare Abnahmebestecke. Keinen Alkoholtupfer zur Desinfektion der Einstichstelle verwenden! Zwangsblutproben nur durch den Polizeiarzt oder Polizeivertragsarzt.
- **Patient als Unfallopfer:** Folgen der analgetischen Wirkung von Alkohol:
  - Pat. hält z.B. Frakturen (z.B. Beine, Thorax) nicht ruhig → sekundäre Schäden (z.B. Dislokation, Hautdurchspießung, Hämatothorax).
  - Pat. realisiert Verletzungen und Schmerzen erst spät und nach Absinken des Alkoholspiegels (häufig in den frühen Morgenstunden), sodass der Unfallhergang oft schwer zu rekonstruieren ist.
- Alkoholiker haben häufig Gerinnungsstörungen (Quick ↓↓ bei Leberschaden) → nach Stürzen muss Pat. sorgfältig überwacht werden (Gefahr eines subduralen Hämatoms, inneren Verblutens).

15

Medikamentenverordnung bei Alkoholabhängigen

- Keine sedierende Medikation bei Alkoholintoxikierten (Gefahr der Atemlähmung durch Summationseffekt).
- Antihypertonika: Führen in Verbindung mit Alkohol häufig zum Kollaps.
- Diabetestherapie: Schwierig, da einerseits Alkohol einen stark Blutzucker senkenden Effekt hat, andererseits aus Bier und Wein auch größere Mengen Zucker aufgenommen werden. Zudem fehlen häufig regelmäßige Mahlzeiten.
- Antikoagulanzien: Durch mangelnde Patientencompliance und bei Leberschaden kann es zu lebensbedrohlichen Blutungen kommen.

„Kater"

Maßnahmen:

- Kopfschmerzen: ASS 1–2 × 500 mg (**cave:** Bei Blutungsneigung).
- Alkoholgastritis: Antazida, z.B. Magmed® Tbl., Maaloxan forte® Tbl.
- Bei Übelkeit: MCP 15–20 Tr. (z.B. Metoclopramid AL®, Paspertin®).
- Pat. soll reichlich Wasser trinken, um alkoholbedingte Diurese auszugleichen.

- **Klinikeinweisung** nicht erforderlich, nur bei ausgeprägter Exsikkose oder beginnendem Entzugsdelir.
- **Vorstellung** beim HA nicht erforderlich.

Katzenjammer Häufiges Problem im Bereitschaftsdienst: Mäßig angetrunkener Alkoholiker jammert über sein Schicksal und will aufhören zu trinken. Suchtklinik will ihn nicht aufnehmen, da diese Therapiemotivation meist nur bis zum nächsten Durst dauert → Arzt soll Aufnahme durchsetzen.

Maßnahmen: Einzige Möglichkeit ist ein beratendes Gespräch, aber nur im Beisein einer Bezugsperson (Pat. wird sich am nächsten Tag nicht mehr daran erinnern):

- Geklagte Probleme ernst nehmen (es zerbrechen Familie, Arbeitsverhältnis und Selbstachtung).
- Erklären, dass der Entschluss zur Therapie nur in völlig nüchternem Zustand hinreichend sicher gefasst werden kann.
- Möglichst Kontakt zu einer Selbsthilfegruppe/Beratungsstelle bahnen, am besten festen Termin vereinbaren → Pat. soll über 2–3 Wo. seine Motivation demonstrieren.

Vorstellung beim HA wegen weiterer Therapieangebote.

Entzugskrampf

- Bei langjähriger Alkoholabhängigkeit sehr häufig.
- Zur Unterbrechung des Krampfs: Diazepam 10 mg i.v. (z.B. Valium®, Diazepam ratio®) oder Supp. → immer Klinikeinweisung zur Überwachung.

15.15.2 Der Drogennotfall

Der ärztliche Bereitschaftsdienst wird gerufen bei: Intoxikation/Überdosierung, Entzugserscheinungen, dem Wunsch nach sofortigem Entzug, Allgemeinerkr. (häufig durch Verwahrlosung begünstigt).

Tipps für den Umgang mit Drogenabhängigen

- Gleich zu Beginn des Besuchs klären: „Keine Verschreibung von Schlafmitteln!“
- Medikamente und Rezepte immer im Auge behalten.
- Immer einige Tabletten Haloperidol oder Doxepin mitführen, die man Pat. anstelle eines Rezepts mitgeben kann (Rezepte werden häufig um Ersatzstoffe oder Tranquilizer „ergänzt“).
- Freien Raum auf Rezepten schließen.
- Angehörige und Begleitpersonen (die oft sehr fordernd und drängend auftreten) informieren:
  - Selbsthilfegruppen, Beratungsstellen, entsprechende Anlaufstellen bei Sozialämtern empfehlen.
  - Auf nötige Begleitung bei einem Besuch dort hinweisen (Angehörige „wollen etwas tun“).
  - Erklären, dass nur Langzeit-Maßnahmen tatsächlich Hilfe versprechen und die einmalige Verordnung von z.B. Rohypnol® das Problem nur verstärken würde.

- Bei Wunsch des Abhängigen nach sofortigem Entzug: Auf Ambulanzen der Drogenkliniken, Beratungsstellen bzw. den HA zur Weitervermittlung verweisen.

Leitsymptome bei Drogenabusus

Tab. 15.2 Intoxikationssymptome

	Alkohol	Opiate	Tranquilizer	Cannabis	Amphetamine	Kokain	LSD	Organische Lösemittel **
Erregungszustand (Halluzinationen, Wahnvorstellungen)			+ *	+	+	+	+	
Somnolenz, Koma	+	+	+					
Generalisierte Anfälle					+	+		+
Atemdepression	+	+	+					
Hypertonie					+	+		
Hypotonie	+							
Bradykardie		+						
Tachykardie			+	+	+	+	+	
Miosis		+		+				
Mydriasis	+		+		+	+	+	
Hyperthermie					+	+	+	+
Hypothermie	+	+	+	+				
Ataxie	+	+		+		+		+

* bei paradoxer Reaktion
** zusätzlich Nystagmus, Hyporeflexie

Häufige Krankheitsbilder bei Drogenabhängigen

- Pneumonie (▶ 4.6.5).
- Herzrhythmusstörungen (**cave:** Häufig Endokarditis, ▶ 4.1.8).
- Abszesse (**cave:** Immer Gefahr der Sepsis).
- Fieber unklarer Ursache (**cave:** An Hepatitis und HIV denken!).
- Epileptische Anfälle (▶ 4.12).
- Bewusstseinsstörungen/Bewusstlosigkeit (▶ 4.10), DD: Intoxikation anderer Genese (▶ 19).

Sofortmaßnahmen bei V.a. Drogennotfall

- Bewusstseinsgetrübte/bewusstlose Pat. (▶ 4.10.1): V.a. Heroin-/Morphinüberdosierung → Naloxon 1 Amp. i.v. (z.B. Naloxon ratio®, Narcanti®; **cave:** Wirkdauer 30–60 Min., damit i. d. R. kürzer als Morphinwirkung).

- Epileptischer Anfall wird häufig durch Hirnödem ausgelöst: Cortison 50–200 mg i.v.

Klinikeinweisung immer, da sich Krankheitsbilder rasch verschlechtern können; außerdem ist eine Begleittherapie mit Methadon indiziert, damit suffizient behandelt werden kann.

! Versuchen, die Substanz sicherzustellen oder Urin aufzufangen. Im Urin können Substanzen schnell durch Stäbchentests nachgewiesen werden. Die Verweildauer im Blut hingegen beträgt bei manchen Substanzen nur wenige Min.

15.15.3 Medikamentenabhängige

Sehr oft versuchen Medikamentenabhängige, sich beim Bereitschaftsdienst Rezepte zu besorgen, um das Ausmaß des Missbrauchs vor ihrem HA (oder mehreren verschreibenden Ärzten) zu verbergen. Häufig „fordern" die Pat.: Tranquilizer, Tramadol, Valoron® und Generika, Mischanalgetika mit Codein-/Koffeinzusatz, Codeinpräparate. Es werden wohlerprobte und herzerweichende Geschichten erzählt, in denen vergessene Medikamente, verlorene Koffer und plötzlich unerträgliche Schmerzen vorkommen und nur ein bestimmtes Präparat „hilft".

Hilfen zur Unterscheidung: Chronischer Schmerzpatient versus Medikamentenabhängigkeit

- Analgetikakopfschmerz: 2–4 h nach Tabletteneinnahme.
- Entlassungsberichte zeigen lassen: Z.B. Tumordiagnose, Indikation zur Schmerztherapie.
- Evtl. schriftlicher Medikamenteneinnahmeplan vom Hausarzt.
- Operationsnarben: Z.B. nach Tumor- oder Bandscheibenoperationen.
- Hautschäden nach Strahlentherapie.
- Vegetative Entzugssymptome: Z.B. Tremor, Schwitzen, enge Pupillen (bei Benzodiazepinabusus noch Wochen nach Absetzen).
- Psychische Entzugssymptome: Z.B. „Craving" (drängendes, unstillbares Verlangen). Das Medikament „hilft gegen Unwohlsein" (= Entzug).
- Negieren der Abhängigkeit, Beschönigen.
- Angebotene Klinikeinweisung wird abgelehnt, da es nur um Beschaffung eines Suchtmittelrezepts geht.

Maßnahmen

- Im Zweifel lieber Injektion des Medikaments.
- Höchstens Verordnung einer Kleinpackung.
- Rezept so ausstellen, dass es nicht verändert oder ergänzt werden kann. Vermerk auf dem Rezept: „Bitte Rezept vor Einlösung zur Kontrolle an die Praxis (Nr.:......) faxen."
- Im Gespräch erwähnen, dass man am nächsten Werktag mit dem HA telefonieren wird.

16 Notdienstprobleme bei chronisch kranken und multimorbiden Patienten

Martin Hermann, Harald Messner und Stefan Esser

Medikamentennebenwirkungen durch Dauer- und Mehrfachverordnungen nehmen mit dem Alter der Pat. überproportional zu und können zu Problemen führen, mit denen der Bereitschaftsdienst konfrontiert wird.

Tab. 16.1 Nebenwirkungsrate bei älteren Patienten mit Beispielen

Substanzklasse	Häufigkeit	Symptome
Antihypertensiva	13,1 %	Orthostase, Bronchospasmen
Parkinsonmittel	13,0 %	Psychosen, On-off-Phänomen
Antidepressiva, Psychopharmaka	12,1 %	Schwindel, Fallneigung, Stürze, Gewöhnung
Digitalisglykoside	11,5 %	Bradykardie, Übelkeit
Diuretika	8,0 %	Schlafstörung durch Nykturie, Exsikkose
Hypnotika, Sedativa, Antiepileptika	7,1 %	Fallneigung, Stürze, Gewöhnung
Analgetika, Antipyretika	5,0 %	Gastrointestinale Blutungen, Gewöhnung

! Bei chron. Kranken sind alle Beschwerden zunächst darauf zu überprüfen, ob sie als Medikamentennebenwirkung infrage kommen und durch Dosisreduktion oder Absetzen behandelt werden können, bevor weitere Medikamente verschrieben werden!

16.1 Diabetes mellitus

Martin Hermann

Angestrebte Blutzuckereinstellungen (Zielwerte)

- Junge Pat.: < 140 mg/dl nüchtern und < 180 mg/dl postprandial.
- Ältere Pat.: 100–180 mg/dl nüchtern und < 250 mg/dl postprandial wegen des Risikos folgenreicher Stürze bei hypoglykämischem Kollaps und der geringeren Relevanz von Spätfolgen.

16

Entgleisung des Blutzuckers

Symptome

- **Hypoglykämie:** Symptome unterschiedlich:
  - 20–50 mg/dl: Schwindel, Schwäche, Blässe, Herzklopfen, Müdigkeit.
  - Bei tieferen Werten: Aggressivität, ungezieltes Umhergehen, Verkennen von Personen, inadäquates Verhalten, Somnolenz, Krampfanfall, Koma.
- **Hyperglykämie:** Exsikkose, trockene Zunge; Somnolenz, Verwirrtheit; bei Ketoazidose: Acetongeruch, tiefe und starke gleichmäßige Atmung, Somnolenz, Bewusstlosigkeit.

! Das diabetische Koma ist oft die Erstmanifestation der Erkr.!

Kurzanamnese

- Einnahme von Glibenclamid, Metformin?
- Diät? Diätform? Mögliche Diätfehler?
- Verwendung von Insulinspritzen oder -pen?
- Fieberhafte interkurrente Erkr.? Gastroenteritis?
- Alkoholkonsum? (DD: Alkoholische Ketoazidose).

Sofortdiagnostik BZ-Stix.

> ! Bei allen optischen Blutzuckermessgeräten gilt: Wenn der Blutstropfen das Messfeld nicht völlig bedeckt, werden extrem niedrige, falsche Werte angezeigt!

Differenzialdiagnosen Alle andere Komaursachen ▶ 4.10.1, z.B. Apoplex.

Maßnahmen

BZ < 60 mg/dl:

- Pat. schnell 4–6 Stück Traubenzuckertabletten oder Würfelzucker essen lassen, hilfsweise Trauben-, Apfelsaft etc. (keine Diabetikersäfte), anschließend Butterbrote o.Ä.
- Bei unkooperativem Pat. zunächst 50–100 ml Glukose 40 % i.v. geben oder eine Fertigspritze Glucagon i.m. (wirkt nur bei vollen Glykogenspeichern), dann wie vorstehend.
- Bei Insulinpumpenträgern zunächst Katheternadel aus der Haut ziehen!

> !
> - Erneuter Blutzuckerabfall bei zuvor verabreichter, noch wirksamer Insulin- oder Glibenclamidmedikation! → Pat. muss für mindestens 12 h von sachkundiger Person (z.B. Ehepartner) beobachtet werden.
> - Auch an Suizidversuch mit Insulin denken.

> - **Klinikeinweisung** bei schweren Begleiterkr., z.B. hochfieberhafter Infekt, oder Bewusstseinsstörung.
> - **Vorstellung** beim HA bei rascher Besserung des AZ.

BZ 300–500 mg/dl:

- Pat. normal ansprechbar und wach, normale Atmung.
  - Wahrscheinlich „normale“ BZ-Entgleisung bei Diätfehler etc. → 2 Fl. Mineralwasser innerhalb 2 h trinken lassen.
  - BZ-Kontrollen alle 15–30 Min. bis der Wert unter 200 mg/dl fällt.
  - Pat. muss von sachkundiger Person überwacht werden (regelmäßige BZ-Kontrollen).
- Pat. somnolent, gesteigerte Atmung oder Azetongeruch: Wahrscheinlich Ketoazidose.

> - **Klinikeinweisung** bei Bewusstseinsstörung, gesteigerter Atmung, Azetongeruch.
> - **Wiedervorstellung** beim Bereitschaftsdienst, wenn BZ-Wert nicht von Messung zu Messung abnimmt; ansonsten beim HA am nächsten Werktag.

BZ > 500 mg/dl: Auch bei noch wachem und normal ansprechbarem Pat. besteht die Gefahr des raschen Umschlagens in eine Ketoazidose. Symptome: Kussmaul-Atmung tief und schnell, Acetongeruch.

- Viel trinken lassen (2–3 Flaschen Mineralwasser).
- Evtl. 4 IE Altinsulin s.c.
- Großlumigen i.v. Zugang legen.
- Reichlich Volumenzufuhr mit Halb- oder Vollelektrolytlösung.

Klinikeinweisung sofort mit NAW.

BZ > 800 mg/dl:

- Gefahr des hyperosmolaren Komas.
- Großlumigen Zugang legen.
- Rasche Volumenzufuhr mit Halb- oder Vollelektrolytlösung.

Klinikeinweisung sofort mit NAW.

Abwendbar gefährlicher Verlauf
Koma; Krampfanfälle mit Verletzungen; bei vorbestehender Herzinsuffizienz Gefahr der Dekompensation durch Volumenzufuhr.

Behandlungsziel bei Altersdiabetes
Bei Pat. > 65. J. nach Konsensus:

- Symptomfreiheit und Wohlbefinden.
- Normalisierung des Körpergewichts.
- Normoglykämie nicht um jeden Preis (trotzdem sind hohe Blutzuckerwerte nicht unbedenklich).
- Prävention akuter Stoffwechselentgleisungen: Keine ständigen postprandialen Hyperglykämien > 250 mg/dl; kein Risiko von hypoglykämischem Kollaps und Sturz eingehen.
- Prävention des diabetischen Fußes.

16

Häufige Komplikationen bei Diabetikern

- **Gespritzt und nicht gegessen:** Compliance-, Verständnis- und Gedächtnisproblem. Häufige Ursache von Hypoglykämien am späten Vormittag mit und ohne Kollaps (**cave:** Bei älteren Pat. Gefahr eines Schenkelhalsbruchs). Schlimmster und folgenreichster Fehler der Diabeteseinstellung bei Senioren. Wenn die Mitarbeit des Pat. nicht sicher ist, lieber vorsichtigere Medikation oder völliger Verzicht auf Medikamente.
- **Luftblasen aufgezogen:** Bei Sehstörungen u.a. durch diabetische Retinopathie werden in der Insulinspritze unbemerkt auch größere Luftblasen mit aufgezogen und dadurch weniger Insulin gespritzt. Führt zu völlig unerklärlichen unregelmäßigen Blutzuckerspitzen. Abhilfen: Aufstecklupe, Insulin-Pen, Aufziehen der Spritzen durch andere Personen.
- **Autonome diabetische Polyneuropathie mit unregelmäßiger Nahrungsresorption:** Völlig ungeordnete und unregelmäßige Magen- und Darm-Passage und

Verweilzeiten lassen die Kohlenhydratresorption aus einer definierten Mahlzeit unberechenbar werden. Regulierungsversuch mit Alizaprid 25 mg (Vergentan®) oder Domperidon ist gerechtfertigt.
- **Pankreopriver Diabetes mellitus:** Patienten nach Pankreasentfernung sind wegen mangelnder Restinsulinproduktion sehr viel schlechter einzustellen als andere Diabetikertypen. Häufige blitzartige Entgleisungen nach ganz oben oder ganz unten sind nicht selten. Meist sind alle Therapieregimes schon vergeblich versucht worden. Pankreasenzyme (Pankreatin ratio®, Kreon® etc.; reichlich dosieren) und Alizaprid 25 mg (Vergentan®) sollten die Verdauung stützen, im Notfall oft nur Krisenintervention und Klinikeinweisung möglich.
- **Periphere Polyneuropathie:** Taubheitsgefühl der Füße, Sturzgefahr. Unbemerkte Wunden an den gefühllosen Füßen führen zu Gangrän und sind unbedingt sofort zu behandeln! Wundheilungsstörungen häufig! **Cave:** Frühsymptom der Polyneuropathie sind schweißlose Füße.

16.2 Patienten mit Antikoagulanzien

Martin Hermann

Thrombose oder Embolie trotz Antikoagulation

Symptome

- **Arterielle Embolie** (▶ 4.6.7): Pulslose, weiße Extremität, Temperaturdifferenz, Ischämieschmerz.
- **Venöse Thrombose** (auch ▶ 7.6): Eher livide Extremität, anschwellend, Schwellungsgefühl, tiefer Kompressionsschmerz, bei oberflächennaher Phlebitis schmerzhafter Strang tastbar.

Kurzanamnese

- Einnahme von Marcumar®, Coumadin®, Phenpro ratio®, Falithrom®, Marcuphen von ct®?
- Heparininjektionen?
- Einnahme von ASS, rezeptfreien Schmerztabletten?
- Alkohol? Rauchen?
- Einnahme von Ovulationshemmern?
- Lange Flug- oder Busreise vorausgegangen?

Bei oraler Antikoagulation:

- Marcumarpass einsehen. Aktuelle Kontrollwerte vorhanden? Entsprechen die Werte den risikoabhängigen Zielbereichen?
  - Zielbereich INR 2,0–3,0 bei postoperativer Prophylaxe tiefer Venenthrombosen, längerer Immobilisation nach Hüftchirurgie/OP von Femurfrakturen, Ther. (auch rezid.) von tiefen Venenthrombosen und Lungenembolien, TIA, Myokardinfarkt, Vorhofflimmern und biologischem Herzklappenersatz.
  - Zielbereich INR 2,0–3,5 bei Herzklappenersatz mit Kunststoffklappe.
- Seit der letzten Kontrolle regelmäßig weitergenommen?
- Medikamente, welche die Marcumarwirkung reduzieren: Z.B. Acetylcholin, ACTH, Adrenalin, chron. Alkoholabusus, Amitriptylin, Atropin, Azathioprin, Barbiturate, Carbamazepin, Colestyramin, Digitalis, Diphenylhydantoin, Diuretika, Glukokortikoide, Griseofulvin, Haloperidol, Johanniskraut, Laxan-

16

zien, Mercaptopurin, Neuroleptika, Ovulationshemmer, Phenytoin, Purinderivate, Rifampicin, Strophantin, Thyreostatika, Vit.-K-Präparate.
- Vit.-K-reiche Lebensmittel: Z.B. Bohnen, Fenchel, Kohlgemüse, Leber, Linsen, Mangold, Multivitaminsaft (auf Etikett achten), Multivitamintablette, Porree, Spinat, Sauerkraut, Sprossen, Gemüsesaft (Vit. K wird aber auch in der Darmflora gebildet und von dort resorbiert).
- Zusätzliche Thromboserisiken z.B. durch Varizen, Bettlägerigkeit, Bewegungsmangel, langes Stehen oder Sitzen, Übergewicht, Hormoneinnahme, Rauchen, Entzündungen, Verletzungen, Fieber, Diarrhö, Diurese, Hypothyreose, kardiale Rekompensation, kalte Jahreszeit.

Bei Heparintherapie:
- Warum wurde Pat. Heparin verordnet?
- Bettlägerigkeit nach chirurgischem Eingriff? Bettlägerigkeit bei fieberhafter Erkr.?
- Kontraindikationen gegen Marcumar (perioperativ, Schwangerschaft etc.)?
- Immobilisation z.B. im Unterschenkelgips?
- Oberflächliche Phlebitis?

Thrombosen unter Heparintherapie
Sind häufig als Zeichen einer Unterdosierung missverstanden worden. Etwa 3 % der mit Heparin behandelten Pat. entwickeln binnen der ersten 14 Behandlungstage eine pathologische Thromboseneigung, die an einer Thrombozytopenie unter 100 000/µl erkennbar ist → nach Blutbildkontrollen (alle 3 Tage) fragen. **Cave:** Bei pathologischen Thrombosen unter Heparin beträgt die Letalität 20–30 %, die Amputationsrate 10–20 %!
Außerdem kommen unter Heparintherapie vor: Lokale Hautnekrosen an der Einstichstelle, Osteoporose, Hyperkaliämie.

Sofortdiagnostik Pulse kontrollieren.

Differenzialdiagnosen Wurzelreizsyndrom, Polyneuropathie, Muskelzerrung, Muskelfaserriss, Kompartmentsyndrom.

Maßnahmen
- Pat. muss liegen und darf nicht mehr aufstehen.
- Bei „Marcumarversagen“ Heparin 5000–10 000 IE i.v.
- Bei pathologischer Thrombose unter Heparin: Falls vorhanden Hirudingabe.

16

Klinikeinweisung sofort mit RTW im Liegen.

Abwendbar gefährlicher Verlauf
Lungenembolie, Extremitätengangrän, dauerhafter Gefäßverschluss.

Blutung unter Antikoagulation, Spontanhämatome

Kurzanamnese
- Einnahme von Marcumar®, Coumadin®, Phenpro ratio®, Falithrom®, Marcuphen von ct®?
- Heparininjektionen? Dosierung?

- Einnahme von ASS, rezeptfreien Schmerztabletten?
- Teerstuhl? Magenschmerz?
- Sehstörung? Retinablutung?
- Medikamente, die Marcumarwirkung verstärken können: NSAID (z.B. ASS, Phenylbutazon, Piroxicam), Fibrate, Chloramphenicol, Tetrazykline, Sulfonamide, Allopurinol, Disulfiram, anabole Steroide, Amiodaron, Chinidin, Schilddrüsenhormone, Propafenon, Cephalosporine, Cimetidin, Valproin, Erythromycin, Testosteron („Anti-Aging")?

Bei Marcumartherapie (oder Generika):

- Marcumarpass einsehen, aktuelle Kontrollwerte vorhanden? Einstellung zu „scharf"?
  - Zielbereich INR 2,0–3,0 bei postoperativer Prophylaxe tiefer Venenthrombosen, längerer Immobilisation nach Hüftchirurgie/OP von Femurfrakturen, Ther. (auch rezid.) von tiefen Venenthrombosen und Lungenembolien, TIA, Myokardinfarkt, Vorhofflimmern und biologischem Herzklappenersatz.
  - Zielbereich INR 2,0–3,5 bei Herzklappenersatz mit Kunststoffklappe.
- Medikament seit der letzten Kontrolle weiter regelmäßig eingenommen? Einnahmefehler?
- Zusätzliche Risikofaktoren für Blutungen: Verletzungen; Stürze; Magenulkusleiden; Atherosklerose; Kolondivertikulose/-polypen; Ernährungsfehler, z.B. weniger Vit. K als zuvor verzehrt? Kopfschmerz- oder Rheumatbl. eingenommen? Leberschaden, Leberzirrhose? Alkoholgenuss mit unregelmäßiger Nahrungsaufnahme? Strahlentherapie? Angst, Stress? Unterernährung? Kardiale Dekompensation? Hyperthyreose?
- Medikamente, welche die Wirkung verstärken: Capecitabin, Clopidogrel, Heparin, Tamoxifen, trizyklische Antidepressiva und andere Substrate der CYP2C9- und CYP3A4-Cytochrome.

Sofortdiagnostik

- Notfallcheck (▶ 3.3.1), ggf. allgemeinmedizinische Basisuntersuchung (▶ 2.1.1), Kreislaufkontrolle (Puls, RR).
- Blässe? Blutgefäße der Konjunktiven sichtbar?
- Blutungsmenge abschätzen.
- Bei Hämatomen: Größe abschätzen (ein geschlossenes Oberschenkelhämatom kann 3–4 l Blut enthalten).

Maßnahmen

- **Vorgehen bei Blutungsgefahr ohne Blutung:** Marcumar reduzieren oder absetzen, evtl. Vit. K (Konakion®) als Tr. oder i.v. Injektion, Verletzungsprophylaxe.
- **Vorgehen bei geringer Blutung:** Wundversorgung (▶ 2.9), z.B. Nebacetin-Sprühverband®; evtl. Extremität hoch lagern, Druckverband, lokale Hämostyptika.
- **Vorgehen bei stärkerer Blutung, Kreislaufschwäche oder V.a. innerer Blutung** (z.B. bei Hämatemesis, Teerstuhl, Retinablutung): Kreislaufstabilisierung, großlumigen i.v. Zugang legen, Volumengabe.

- **Klinikeinweisung** sofort mit NAW bei stärkerer Blutung, V.a. innere Blutung, Schockgefahr.
- **Vorstellung** noch beim Bereitschaftsdienst bei Verschlechterung, sonst beim HA am nächsten Werktag.

Abwendbar gefährlicher Verlauf
Inneres oder äußeres Verbluten, Hirnmassenblutung, Retinablutung, Hämarthros.

Coagucheck®-Selbstmessung (mögliche Probleme)

- Gerinnungs-Selbstkontrolle (Quick, INR) aus Kapillarblut bei Risikopat., die nicht regelmäßig den Arzt aufsuchen können. **Geräte:** Coagucheck®: Großer (!) Blutstropfen wird auf einen Teststreifen aufgetragen, in dessen Messkammer sich Eisenfeilspäne im Magnetfeld bewegen.
- Messfehler bei zu starkem Quetschen („Melken") des Fingers → Wert zu niedrig. Abhilfe: Mit anderem Finger wiederholen, andere Stechhilfe, kräftig stechen, Hand vorher heiß waschen, ausschlagen, Staubinde anlegen.
- Messfehler durch gleichzeitige Gabe von Heparin. Abhilfe: Test mit anderer Methode durchführen.

16.3 HIV-positive Patienten

Stefan Maus und Stefan Esser

Seit Einführung der antiretroviralen Kombinationstherapien Mitte der 1990er-Jahre hat sich die Mortalität und Morbidität von HIV-infizierten Patienten dramatisch reduziert. Trotzdem werden AIDS-bedingte lebensbedrohliche Erkrankungen bei Patienten mit fortgeschrittenem Immundefekt (< 200/µl $CD4^+$-Zellen) weiterhin beobachtet.

Aufgrund der verbesserten Lebenserwartung ist inzwischen auch bei HIV-Infizierten vermehrt mit den üblichen Erkrankungsbildern zu rechnen. So beträgt zum Beispiel der Anteil kardiovaskulärer Todesfälle > 10 % der Gesamtsterblichkeit für HIV-Patienten. Eine Koinfektion mit Hepatitis-B- oder -C-Viren ist aufgrund der gemeinsamen Übertragungswege nicht selten und kann durch die bei koinfizierten Patienten häufigere Leberzirrhose zu den klinischen Zeichen der Leberdekompensation (z. B. Ödeme, Aszites, Ösophagusvarizenblutung, hepatische Enzephalopathie) führen.

Eine klinische „Falle" ist die medikamentöse Nebenwirkung der Lipoatrophie. Durch den Verlust des subkutanen Fettgewebes wirkt der Patient ausgezehrt und schwer krank, wie im Endstadium des AIDS-Wastings. Biologisch sind diese Patienten jedoch in der Regel gesund und HIV-assoziierte Erkrankungen eher unwahrscheinlich.

16

Tab. 16.2 CDC-Klassifikation der HIV-Infektion (CDC, Atlanta, USA)

Immunologische Kategorie	**Klinische Kategorie**		
	A	B	C
	Asymptomatisch, akute HIV-Infektion, persistierende Lymphadenopathie	Symptomatisch weder A noch C	AIDS-definierende Erkrankung (s. u.)
1 (CD4+ Zellen > 500/µl)	A1	B1	C1
2 (CD4+ Zellen 200–500/µl)	A2	B2	C2
3 (CD4+ Zellen < 200 µl)	A3	B3	C3
Kategorie C AIDS-definierende Erkrankungen	Opportunistische Infektionen **Bakteriell:** • Tuberkulose, alle Formen (pulmonal, extrapulmonal, disseminiert) • Atypische Mykobakteriosen, disseminierte Formen • Rezidivierende bakterielle Pneumonien • Rezidivierende Salmonella-Bakteriämien **Viral:** • CMV-Krankheit, disseminiert, Retinitis, ZNS, GI-Trakt • Ulzerierende Herpes-simplex-Infektionen (> 1 Mon.) • Progressive multifokale Leukenzephalopathie (PML) **Protozoal:** • Pneumocystis-carinii-Pneumonie • Toxoplasmose-Enzephalitis • Chronische (> Monate) gastrointestinale Kryptosporidiose • Strongyloidiasis • Isosporidiose **Mykotisch:** • Candidiasis (ösophageal, tracheobronchial) • Kryptokokkose (disseminiert, extrapulmonal, Meningoenzephalitis) • Histoplasmose (disseminiert, extrapulmonal, Meningoenzephalitis) • Kokzidioidomykose (disseminiert, extrapulmonal)		
Immunologische Kategorie	**Klinische Kategorie**		
	A	B	C
	Wasting-Syndrom Opportunistische Tumoren **Sarkome:** Kaposi-Sarkom, alle Formen **Lymphome** Non-Hodgkin-Lymphome Hochmaligne (B-Zell-Typ), EBV-assoziiert, primär zerebrale NHL Karzinome Analkarzinom Zervixkarzinom		

16.3.1 Für den ärztlichen Notdienst relevante Erkrankungen

Bakterieller Erkrankungen

- Sinusitis, Pneumonien, gastrointestinale Infekte, sprechen gut auf herkömmliche antibiotische Therapie an.
- Syphilis, Chlamydieninfektionen und Gonorrhoe sind häufige venerologische Erkrankungen, an die gerade bei HIV-Infizierten differentialdiagnostisch gedacht werden muss und die häufig länger als bei HIV-negativen Patienten antibiotisch behandelt werden müssen.
- Tuberkulose: (Diagnostik und Therapie siehe entsprechendes Kapitel) Tuberkulostatische Therapie sollte aufgrund komplexer Interaktionen mit der antiretrovralen Therapie in spezialisierten Zentren eingeleitet werden.
- Atypische Mykobakteriose, die nur bei ausgeprägter Immunschwäche auftritt, und schlecht auf eine herkömmliche Antibiose anspricht (z. B. Therapie mit Clarithromycin oder Azithromycin in Kombination mit Rifabutin und Ethambutol).
- Pneumocystis-jiroveci-Pneumonie: Interstitielle Pneumonie mit meist geringem Fieber, trockenem Husten und schleichendem Verlauf bis hin zu ausgeprägter Dyspnoe bei respiratorischer Insuffizienz, meist deutliche Reduktion des zellulären Immunstatus (< 200/µl $CD4^+$-Lymphozyten). **Diagn.:** Lunge auskultatorisch unauffällig, im Röntgenthorax interstitielle Infiltrationen, Blutgasanalyse (Abfall des Sauerstoffpartialdruck nach Belastung, LDH-Erhöhung, Bronchoskopie mit bronchoalveolärer Lavage. **Ther.:** I.d.R. stationär.

Candidastomatitis oder -ösophagitis

Symptome sind Schluckbeschwerden, Brennen im Mundraum und Geschmacksveränderungen. **Diagn.:** Schmierig weißliche Beläge in der Mundhöhle. **Ther.:** Fluconazol oder Itraconazol 100 mg/d. Eine systemische Candidose entwickelt sich aus den mukosalen Befällen nicht. Bei hochresistenten Candidastämmen bei Patienten mit rezidivierendem Soor im Vollstadium AIDS sollte die Therapie durch erfahrene Behandler erfolgen, da Antimykotika wie Amphotericin B oder Caspofungin zum Einsatz kommen können.

Herpes zoster

Typischer segmentaler Befall mit gruppierten Bläschen unterschiedlichen Alters in Verbindung mit Schmerzen. **Ther.:** Aciclovir, Brivudin oder Valaciclovir (Valtrex®) p.o. Bei Zoster ophthalmicus oder schweren Verläufe ggf. stationäre parenterale Therapie.

Krampfanfälle und/oder Wesensänderungen

Können bei HIV-Infizierten mit deutlicher Immunsuppression (< 200/µl $CD4^+$-Lymphozyten) durch eine ZNS-Toxoplasmose, ein cerebrales Lymphom, eine progressive multifokale Leukenzephalopathie oder durch eine HIV-Enzephalopathie verursacht werden. Erste diagnostische Hinweise geben bildgebende Verfahren des ZNS (CT, MRT). Nach symptomatischer Behandlung des akuten Krampfanfalls ist in aller Regel eine stationäre Abklärung und Überwachung erforderlich.

Unklare Fieberzustände

Sollten in einem spezialisierten Zentrum (Schwerpunktpraxis, spezialisierte Klinikambulanz) abgeklärt werden.

16.3.2 Häufige Symptome und deren Differenzialdiagnostik

Oft hilft der Immunstatus bei der Differenzialdiagnose. Es gilt: Je niedriger die $CD4^+$-Zellen und je höher die Viruslast, desto breiter das Spektrum und desto wahrscheinlicher wird die Notwendigkeit einer stationären Abklärung und Therapie.

Blutungen

Mögliche Ursache

- Immunthrombozytopenie (Petechien, Nasen- und Zahnfleischbluten), Leberzirrhose, passagere Thrombopenie im Rahmen eines akuten Infekts, medikamentös (z.B. Chemotherapie, Interferon, Heparin).
- Reduzierter zellulärer Immunstatus: HIV-assoziierte Thrombopenie (Immunthrombozytopenie), Knochenmarkinfiltration (z.B. NHL, atypische Mykobakteriose).

Therapie

- Bei stärkeren Blutungen ohne Kenntnis der Ursache stationäre Einweisung.
- Thrombozytopenie: Prednison 50 mg/d oder Immunglobuline i.v., in seltenen Fällen Thrombozytenkonzentrate.
- Leberzirrhose: Bei mukokutanen Blutungen Vitamin K, bei Ösophagusvarizenblutung notfallmäßige endoskopische Versorgung.

Diarrhö

Mögliche Ursache

- Infektiöse Gastroenteritis, medikamentös (alle PIs, Antibiotika (pseudomembranöse Colitis!), orales Ganciclovir), HIV-assoziierte Diarrhö, Laktoseintoleranz, intestinale Fehlbesiedlung, chronisch entzündliche Darmerkrankung, chologene Diarrhö.
- Reduzierter zellulärer Immunstatus: Krypto-/Mikrosporidien, Mycobacterium-aurium-Komplex, CMV, disseminierte intestinale Kaposi-Sarkome.

Therapie I.d.R. symptomatische Therapie mit Loperamid, orale Elektrolytlösungen.

- Bei Fieber und profusen Durchfälle: Gyrasehemmer, wie Ciprofloxacin 2 × 500 mg/d p.o. (z.B. Ciprobay®).
- Bei länger dauernden Durchfällen mit Verdacht auf eine Lambliasis oder Amöbiasis (Reiseanamnese, nächtlich persistierende Diarrhö): Metronidazol 2–3 × 400 mg/d für 10 Tage (z.B. Clont®).
- Stationäre Einweisung bei Kachexie, massivem Elektrolytverlust (Azidose, Krämpfe) oder fehlender Fähigkeit zum Ausgleichs des Flüssigkeitsverlusts.

Dysphagie

Mögliche Ursachen

- Refluxösophagitis, Ösophaguskarzinom, Divertikel, Kompression von außen (Struma, Lymphknoten), medikamentös-toxische Ösophagitis (z. B. Tetrazykline, Eisenpräparate).
- Reduzierter zellulärer Immunstatus: Soor-Ösophagitis, CMV-/HSV-Ösophagitis.

Therapie

- Protonenpumpenhemmer, wie Omeprazol 20–40 mg/d p.o. (z. B. Antra®), bei fehlender Besserung Ösophagogastroduodenoskopie.
- Bei Nachweis typischer Soorbeläge bei der oralen Inspektion: Fluconazol (**cave:** Resistente Candidastämme bei Patienten mit häufig rezidivierendem Soor).

Dyspnoe

Mögliche Ursachen

- Bakterielle Pneumonie: Oft hohes Fieber, Auskultation, meist produktiver Husten.
- Kardiale Stauung: Kein Fieber, Auskultation, kardiale Anamnese.
- Azidose, d.h. kompensatorische Hyperventilation (Laktat, Bikarbonatverlust durch Diarrhö).
- Lungenembolie bei tiefer Beinvenenthrombose (akut einsetzende Dyspnoe, Beinödeme).Asthma bronchiale (Anamnese, Auskultation).

Reduzierter zellulärer Immunstatus:

- Pneumocystis-jirovecii-Pneumonie: Atypische Pneumonie, Auskultation unauffällig, schleichender Verlauf.
- Histoplasmose: In Europa selten, meist nach Aufenthalt in USA oder Südamerika.
- CMV-Pneumonie bei schwerer Immunsuppression.

Generell bei deutlicher Dyspnoe Röntgenthorax und Blutgasanalyse veranlassen. Weitergehende Diagnostik (Lungenszintigraphie, Phlebographie) auch aus forensischen Gründen bei Verdacht auf Lungenembolie erforderlich.

Therapie

- Kardiale Stauung: Ggf. Schleifendiuretikum, wie Furosemid 40 mg i.v. (z. B. Lasix®) und Effekt abwarten, kardiale Medikationseinstellung überprüfen.
- Asthma: Bei leichteren Verläufen Versuch mit inhalativer Medikation (β-Mimetika, Budesonid), bei schwereren Verläufen Theophyllinpräparate und Steroide i.v., Nachbeobachtung!
- Bei V.a. Pneumonie und reduziertem zellulären Immunstatus ist eine stationäre Einweisung erforderlich, da rapide Verläufe und seltene Erreger häufig sind.

16

Anämie

Mögliche Ursachen

- Medikamentös (z.B. Zidovudin, Pyrimethamin, Isoniazid, Ganciclovir, Ribavirin, Cotrimoxazol), gastrointestinale Blutung (Teerstuhl!), Tumoranämie, Mangel-, Fehlernährung (Verwahrlosung?).
- Reduzierter zellulärer Immunstatus: Infektanämie bei längeren Infekten (Fe ↓, Ferritin ↑), Malabsorption, Knochenmarkinfiltration (z.B. NHL, Mycobakterium-avium-complex (MAC), Leishmaniose).

Therapie Stationäre Einweisung bei Verdacht auf gastrointestinaler Blutung (Ulcus ventriculi oder duodeni?, Ösophagusvarizen?).

Exanthem

Mögliche Ursachen

- Allergische oder toxische Reaktion: Z.B. Efavirenz, Nevirapin, Abacavir, (Fos) Amprenavir, Antibiotika (z.B. Cotrim®!), Nahrungsmittel oder andere Allergene. **Cave:** Kritische Situation, wenn Quaddeln, Blasenbildung oder systemische Reaktionen wie Fieber, Dyspnoe, Lyell-Syndrom!
- Herpes zoster.
- Psoriasis.
- Exsikkationsexanthem: Folge der (unbehandelten) HIV-Infektion, Nebenwirkung einer Therapie mit Proteaseinhibitoren.
- Skabies.
- Lues II (nicht juckend!).
- Jarisch-Herxheimer-Reaktion zu Beginn einer effektiven Lues-Therapie
- Eosinophile Follikulitis.
- „Akute HIV-Infektion" (auch nach antiretroviraler Pause).

Reduzierter zellulärer Immunstatus:

- HIV-assoziierte Dermatose.
- Disseminierte kutane Kaposi-Sarkome: Livide Flecken, flach bis polypoid-ulzeriert, gelblicher oder ödematöser Hof möglich.

Therapie

- Allergie: Medikation absetzen, Kortikoide und/oder Antihistaminika: P.o. bei leichteren Verläufen, Prednison 1 mg/kg KG i.v. (z. B. Decortin®) bei schwereren Verläufen, ggf. nach einigen Stunden erneute Injektion.
- Herpes zoster: Aciclovir 4–5 × 800 mg/d p.o. (z. B. Zovirax®) oder Valaciclovir 3 × 1000 mg/d p.o. (Valtrex®), lokale Therapie mit Zinkschüttelmixtur. **Cave:** Zoster ophthalmicus.
- Skabies: Jacutin extern über 2 Tage, Kleidung und Bettwäsche wechseln.
- Lues II: Diagnose bei Verdacht serologisch sichern, Therapie mit Penicillin immer parenteral (Therapiedauer bei HIV-Infektion 2–3 Wochen).
- Kaposi-Sarkome: Therapie durch erfahrenen Behandler.

Fieber

Mögliche Ursachen

- Akute bakterielle oder virale Infektionen, Hypersensitivitätsreaktion (Abacavir!), Allergie/Drug Fever (z. B. Cotrim), Herxheimer-Reaktion zu Beginn einer Syphilistherapie, Tuberkulose, B-Symptomatik bei malignen Erkrankungen (v. a. Lymphome).
- Reduzierter zellulärer Immunstatus: Akute opportunistische Infektion, wie Pneumocystis-jiroveci-Pneumonie, atypische Mykobakteriose (Lymphadenopathie, Splenomegalie, Knochenmarkbefall), Tuberkulose (pulmonal oder systemisch), Kryptokokkose (Meningitis, kutane Ulzera), Leishmaniose (endemisch in Spanien und Indien).

Therapie

- Antibiose je nach möglichem Zielorgan (z. B. Harnwegsinfekt).
- Abacavir absetzen, keine Reexposition! Medikament pausieren (Einsatz von Antihistaminika und ggf. Kortikoiden).
- Kortikoide, wie Prednison 1 mg/kg KG i.v., prophylaktisch ist eine orale Gabe ausreichend.

- Offene Tuberkulose bedenken und bei Patienten aus Ländern mit hoher Inzidenz (Osteuropa, Afrika) in die DD einbeziehen!
- Im Zweifelsfall bei schwer kranken Patienten keine Experimente, sondern Einweisung in ein spezialisiertes Krankenhaus.

Geschmacksveränderung

Mögliche Ursachen Soorstomatitis (orale Inspektion), medikamentös (z.B. Ritonavir, Clarithromycin, Terbinafin).

Therapie

- Soor: Fluconazol 100 mg/d für 5 Tage.
- Einnahme der Medikamente mit fettreichen Mahlzeiten reduziert die geschmacklichen Beeinträchtigungen.

Gewichtsverlust

Mögliche Ursachen

- Hyperthyreose, Nebenwirkung einer Interferontherapie, antiretroviral bedingte Lipoatrophie, B-Symptomatik bei Malignomen (v.a. NHL, Hodgkin-Lymphom).
- Reduzierter zellulärer Immunstatus: Unkontrollierte HIV-Infektion (Wasting-Syndrom), konsumierende Erkrankung (chronische Infektion wie Tuberkulose, atypische Mykobakteriose oder Malignome).

Therapie Generell Abklärung durch einen in der HIV-Therapie erfahrenen Kollegen empfehlen (Gewichtsverlust ist in aller Regel kein Notfall).

Husten

Mögliche Ursachen

- Akute oder chronische Bronchitis (bakteriell, viral, toxisch, allergisch), allergische Reaktion (Pollen, berufliche oder private Exposition), medikamentös (ACE-Hemmer), kardiale Stauung, Erguss, Bronchialkarzinom, Refluxerkrankung.
- Reduzierter zellulärer Immunstatus: Interstitielle Pneumonie (bakteriell, PCP!, selten viral oder mykotisch) oder alveoläre Pneumonie (fast immer bakteriell).

16

Ikterus

Mögliche Ursachen

- Intrahepatische Cholestase: Akute virale Hepatitis, medikamentös-toxische Hepatitis (Nevirapin, Abacavir, Tuberkulostatika), medikamentöse Exkretionsstörung des Bilirubins (harmlos) (Atazanavir, Indinavir), Meulengracht-Erkrankung, Lues II, fortgeschrittene Leberzirrhose (Aszites, Leberhautzeichen, periphere Ödeme).
- Extrahepatische Cholestase: Cholangiolithiasis (Kolik!), Gallenwegs- oder Pankreaskarzinom (oft schmerzfrei!), Lymphadenopathie (v.a. atypische Mykobakteriose, NHL, Hodgkin-Lymphom), Hämolyse (medikamentös, z.B. Ribavirin).

Therapie

- Virale Hepatitis: Serologische Sicherung der Diagnose (falls nicht bereits gesichert).

- Medikamentös-toxische Hepatitis: Sofort Medikation absetzen.
- Meulengracht-Erkrankung: Harmlos, keine Intervention erforderlich.
- Gallenwegsverlegung: Ggf. ERCP mit Steinextraktion (zumindest Sonographie und Laborchemie).

Kopfschmerzen

Mögliche Ursachen

- Medikamentös bedingt (v. a. Zidovudin), Spannungskopfschmerz, Migräne (Seitenlokalisation), Migraine accompagnée (mit Begleitsymptomen), Bing-Horton Kopfschmerz (Begleitkonjunktivitis!), arterielle Hypertonie, akute, chronische Sinusitis, Entzugssymptomatik.
- Reduzierter zellulärer Immunstatus: Zerebrale Toxoplasmose, Meningitis (bakteriell, Kryptokokkose, NHL, Tuberkulose).

Therapie Symptomatische Therapie.

Krampfanfall

Mögliche Ursachen

- Alkohol-, Benzodiazepin-, Heroinentzug, Kokain, zerebrale Einblutung oder Ischämie, hypertensive Krise, Gestose/Eklampsie, zerebrales NHL.
- Reduzierter zellulärer Immunstatus: Toxoplasmose, progressive multifokale Leukenzephalopathie, Meningitis (bakteriell, Kryptokokkose, Tbc).

Diagnostik Bei fehlender Anfallsanamnese ist eine bildgebende Diagnostik zwingend erforderlich.

Therapie Symptomatische antikonvulsive Therapie mit kurz wirksamen Benzodiazepinen (z. B. Clonazepam). Atemwege freihalten. Beißkeil zum Vermeiden von Verletzungen.

Nachtschweiß

Mögliche Ursachen

- B-Symptomatik (v.a. NHL, Hodgkin-Lymphom), Lues II, „akute HIV-Infektion“ bei Pause der antiretroviralen Therapie, Tuberkulose, Malaria (Herkunft, Reiseanamnese), Entzugssymptomatik.
- Reduzierter zellulärer Immunstatus: Nicht kontrollierte HIV-Infektion, opportunistische Infektion.

Therapie Kein Notfall, Abklärung durch Spezialisten.

Lymphadenopathie

Mögliche Ursachen

- HIV-Lymphadenopathie (unbehandelte HIV-Infektion, antiretrovirale Therapiepause), Lymphknotentuberkulose, infektiöse Mononukleose, akute CMV-Infektion, Lues II (inguinal: Andere genitoanale Infektionen), Karzinommetastase, Non-Hodgkin-Lymphom, Hodgkin-Lymphom, Kaposi-Sarkom. DD: HIV-assoziierte Sialadenopathie der Glandulae submandibulares oder maxillares.
- Reduzierter zellulärer Immunstatus: Atypische Mykobakteriose, NHL, Hodgkin-Lymphom, Castleman-Disease (Lymphom).

Therapie Kein Notfall, Abklärung durch Spezialisten.

Ödeme

Mögliche Ursachen

- Leber/Niereninsuffizienz, Herzinsuffizienz, Hypothyreose, Medikamente (Kortikoide, Glitazone, Wachstumshormon), Lymphödem, nephrotisches Syndrom, tiefe Beinvenenthrombose.
- Reduzierter zellulärer Immunstatus: Enteraler Eiweißverlust (z. B. disseminiertes Kaposi-Sarkom, chronische Kolitis, atypische Mykobakteriose).

Therapie Symptomatische Therapie mit Diuretika (z. B. Hydrochlorothiazid oder Furosemid), falls ursächlich behandelbare Erkrankungen ausgeschlossen sind.

Parästhesien

Mögliche Ursachen

- Medikamententoxische Polyneuropathie (v.a. Zalcitabin, Didanosin, Stavudin, Isoniazid ohne Vitamin B6), alkoholische Polyneuropathie, diabetische Polyneuropathie, Tabes dorsalis, Vit.-B12-Mangel, Rückenmarks- oder radikuläre Kompression (Bandscheiben-Prolaps, Abszedierung, Neurinom, Schwannom).
- Reduzierter zellulärer Immunstatus: HIV-assoziierte Polyneuropathie, CMV-Myelitis.

Therapie Generell ist hier eine langfristige Strategie erforderlich. Eine symptomatische Therapie, kann vor allem zur Gewährleistung des Schlafs in der ersten Stufe mit NSAID oder ggf. Gabapentin oder Amitriptylin erfolgen.

Sehstörungen

Mögliche Ursachen

- Glaukom, multiple Sklerose, medikamentös (z.B. Ethambutol), Lues (Gummen? Retinitis), Hirninfarkte durch Kokain, Hirnblutung oder -ischämie, Migraine accompagnée.
- Reduzierter zellulärer Immunstatus: CMV-Retinitis, Toxoplasmose-Retinitis oder zerebrale Toxoplasmose, Tumoren oder Entzündungen im Bereich der Sehbahn (Toxoplasmose, Kryptokokkenmeningitis, NHL, progressive multifokale Polyneuropathie, HIV-Enzephalopathie), okuläre Beteiligung bei Syphilis.

Therapie Abklärung durch Augenarzt erforderlich. Bei reduziertem Immunstatus dringliche Abklärung, da ein irreversibler Verlust der Sehfähigkeit möglich ist.

Übelkeit

Mögliche Ursachen

- Medikamentös (NRTIs, Proteaseinhibitoren, Chemotherapeutika, Antibiotika, Opiate etc.).
- Ulcus ventriculi oder duodeni.
- Gastrointestinaler Infekt: Salmonellen, Campylobacter, Lamblien, Amöben, enterotoxische E. coli, Staph. aureus (Toxin), Clostridien-Toxine, Adeno-, Rotaviren, Norwalk-Viren, Kryptosporidien etc.
- Laktoseintoleranz, Nahrungsmittelallergien.
- Alkoholabusus.
- Chron. Pyelonephritis.

Therapie Symptomatische Therapie mit Metoclopramid oder Domperidon. Bei Chemotherapie induzierter Übelkeit Einsatz von H3-Antagonisten. Protonenpumpenhemmer. Je nach Klinik zuvor ÖGD. ▶ Durchfälle.

16.3.3 Nebenwirkungen der antiretroviralen Therapie

HAART = hoch aktive antiretrovirale Therapie.

Komplikationen, die ein sofortiges Absetzen der antiretroviralen Therapie erfordern

- Abacavir (Ziagen®): Hypersensitivitätssyndrom in den ersten 6 Wo. der Behandlung mit Fieber, Abdominalbeschwerden, Exantheme und Myalgien. Ein Fortführen der Medikation kann zu lebensbedrohlichen Schockreaktionen führen.
- Didanosin (Videx®): Akute Pankreatitis, die zu einem Absetzen der Medikation und engmaschige Überwachung zwingt.
- Nevirapin (Viramune®), Efavirenz (Sustiva®) und Delavirdin (Rescriptor®): Arzneimittelexantheme, die bei systemischer Begleitreaktion (Fieber, Myalgien, Konjunktivitis) ein sofortiges Beenden der Therapie und den höher dosierten Einsatz von Glukokortikoiden (z. B. Prednisolon) oder bei Blasenbildung bis hin zum Lyell-Syndrom hoch dosierten Einsatz von Immunglobuline erfordern.
- Insbesondere Kombinationstherapie mit Stavudin (Zerit®) und Didanosin (Videx®), aber auch hier Stavudin (Zerit®) in Kombination mit anderen Medikamenten: Laktatazidose, primär mit Dyspnoe und Schwäche bis hin zum Schock.
- Indinavir (Crixivan®): Kristallbildung in den Harnwegen → Nierensteine mit renalen Koliken.

Eine Umstellung der antiretroviralen Therapie, die sich in ständigem Wandel befindet, sollte durch einen erfahrenen Spezialisten erfolgen und ist nicht Gegenstand des ärztlichen Notdienstes.

Tab. 16.3 Dosierung und häufige Nebenwirkungen der antiretroviralen Therapie

Antiretrovirales Medikament	Dosierung	Häufige Nebenwirkungen
Nukleosid-Reversetranskriptaseinhibitoren (NRTI)		
Zidovudin (Retrovir®)	2 × 250 – 300 mg	Kopfschmerzen, Übelkeit, Anämie, Lipoatrophie
Lamivudin (Epivir®)	1 × 300 mg oder 2 × 150 mg	Keine spezifischen Nebenwirkungen
Stavudin (Zerit®)	2 × 30–40 mg	Sensorische Polyneuropathie, Lipoatrophie
Tenofovir (Viread®)	1 × 245 mg	Durchfall
Didanosin (Videx®)	1 × 250–400 mg	Pankreatitis, sensorische Polyneuropathie, Mundtrockenheit

16

Tab. 16.3 Dosierung und häufige Nebenwirkungen der antiretroviralen Therapie *(Forts.)*

Antiretrovirales Medikament	Dosierung	Häufige Nebenwirkungen
Abacavir (Ziagen®)	2 × 300 mg	Hypersensitivitätsreaktion (Fieber, Schwäche, abdominelle Beschwerden, Exanthem) während der ersten Therapiewochen auftretend, Gefahr schwerer Schockreaktionen, keine Reexposition!
Emtricitabin (Emtriva®)	1 × 200 mg	Keine spezifischen Nebenwirkungen
Zalcitabin (Hivid®)	2 × 30 mg	Polyneuropathie, Exanthem, aphthöse Stomatitis
Zidovudin/Lamiduvin (Combivir®)	2 × 300/150 mg	s. o.
Tenofovir/Emtricitabin (Truvada®)	1 × 245 mg/200 mg	s. o.
Abacavir/Lamivudin (Kivexa®)	1 x 600 mg/300 mg	s. o.
Nicht-Nukleosid-Reversetranskriptaseinhibitoren (NNRTI)		
Efavirenz (Sustiva®)	1 × 600 mg	Schwindel, Durchschlafstörungen, depressive Verstimmung, Exanthem (während der ersten Wochen der Therapie)
Nevirapin (Viramune®)	2 × 200 mg	Exanthem (während der ersten Wochen der Therapie), toxische Hepatitis
Etravirine (Intelence®)	2 × 200 mg	Exanthem
Delavirdin (Rescriptor®)	2 × 600 mg	Exanthem, Durchschlafstörungen
Kombinationspräparat NRTI/NNRTI		
Tenofovir/Emtricitabin/ 1 x 245 mg/200 mg/300 mg s. o. Efavirenz (Atripla®)		
HIV-Proteaseinhibitoren (PI)		
Ritonavir (Norvir®)	2 × 400–600 mg (antiretrovirale Dosierung) 1–2 × 100–200 mg (als pharmakokinetischer Booster zur Spiegelanhebung anderer HIV-Medikamente)	Übelkeit, Durchfall Geschmacksveränderungen, trockene Haut. **Cave:** Interaktionen!

16

Tab. 16.3 Dosierung und häufige Nebenwirkungen der antiretroviralen Therapie *(Forts.)*

Antiretrovirales Medikament	Dosierung	Häufige Nebenwirkungen
Saquinavir (Invirase®, Fortovase®)	Meist: 2 × 800–1000 mg in Kombination mit Ritonavir 2 × 100 mg, 1 × 1200 mg/100 mg Ritonavir	Gastrointestinale Nebenwirkungen
Lopinavir/Ritonavir (Kaletra®)	2 × 400 mg/100 mg Ritonavir	Gastrointestinale Nebenwirkungen, Geschmacksveränderungen
Amprenavir (Agenerase®)	2 × 1000 mg/100 mg Ritonavir	Durchfall
Fos-Amprenavir (Telzir®, Lexiva®)	2 × 700/100 mg Ritonavir 1 × 1400/200 mg Ritonavir	Durchfall, Exanthem
Atazanavir (Reyataz®)	1 × 400 mg 1 × 300 mg/100 mg Ritonavir	Hyperbilirubinämie, Übelkeit
Darunavir (Prezista®)	2 × 600/100 mg Ritonavir 1 × 800/100 mg Ritonavir	Kopfschmerzen
Tipranavir (Aptivus®)	2 × 500/200 mg Ritonavir	Durchfall
Indinavir (Crixivan®)	3 × 400 mg, 2 × 400–800 mg/100 mg Ritonavir	Nephrolithiasis, Hyperbilirubinämie, Haarausfall, trockene Haut
Integrase-Inhibitoren (INI)		
Raltegravir (Isentress®) 2 x 400 mg selten		
Entryinhibitoren: Fusionsinhibitoren (FI), CCR5-Chemokinrezeptorantagonisten		
Enfurtivitide (Fuzeon®)	2 × 90 mg s.c.	Entzündliche Reaktionen an der Einstichstelle
Maraviroc (Celsentri®)	Standarddosis 2 × 300 mg Dosismodifikationen	Transaminasenanstieg

Wechselwirkungen der antiretroviralen Therapie

- Ritonavir (Norvir®): Durch Inhibition des Cytochromstoffwechsels erhebliche Verlängerung der Halbwertszeiten hepatisch eliminierter Medikamente möglich, v. a. von Sedativa, Antikonvulsiva, Antihistaminika und Antiarrhythmika.
- Nevirapin (Viramune®) und Efavirenz (Sustiva®): Beschleunigter Abbau hepatisch eliminierter Substanzen durch Induktion des Cytochromsystems.
- Atazanvir (Reyataz®) und Indinavir (Crixivan®): Inhibition Uridine 5'-diphospho-glucuronosyltransferase (UGT-1A1).

16

16.3.4 Postexpositionsprophylaxe

Bezüglich der Postexpositionsprophylaxe werden von dem Robert-Koch-Institut und der deutschen AIDS-Gesellschaft regelmäßig aktualisierte Richtlinien herausgegeben (www.rki.de, www.daignet.de) auch die Federal Drug Administration (FDA) der USA veröffentlicht spezifische Richtlinien (www.fda.gov).

- Allgemein gilt, dass eine Postexpositionsprophylaxe nur bei sicherem relevantem Kontakt mit potenziell oder gesichert infektiösem Material in Betracht gezogen werden sollte. Im medizinischen Zusammenhang ist dies Blut.
- Das Risiko einer HIV-Infektion bei einer einfachen Stichverletzung mit einer blutigen Kanüle liegt bei etwa 0,5 %.

Durchführung Die Postexpositionsprophylaxe sollte zeitnah in den ersten Stunden erfolgen. Eine Behandlung > 72 h nach der Exposition wird nicht für sinnvoll gehalten. Die Behandlungsdauer liegt bei mindestens 2 Wochen. Generell werden 4 Wochen empfohlen, was aber aufgrund von Intoleranzen nicht immer erreicht wird.
Derzeit Dreifachkombinationsbehandlung: Die Wahl der Medikamente sollte, wenn möglich unter Berücksichtigung des Status der möglichen Übertragungsperson erfolgen (aktuelle antiretrovirale Therapie, Resistenzprofil). Dies erschwert ein schematisches Vorgehen. Wenn möglich ist es deshalb ratsam einen erfahrenen HIV-Behandler einzubeziehen, der meist auch Zugriff auf die erforderliche Medikation hat. Falls dies nicht möglich ist, sollten die genannten Websites bezüglich des aktuellen Standes der Medikamentenwahl kontaktiert werden.
Derzeit (Januar 2008) empfohlene Kombinationen bestehen aus Truvada® 1 × 1 Tabl./d oder Combivir® 2 × 1 Tbl./d plus Kaletra® 2 × 2 Tbl./d für 4 Wochen. Häufige Nebenwirkungen sind Kopfschmerzen (Combivir®), Übelkeit (Combivir®, Kaletra®) und Durchfälle (Kaletra®). Nebenwirkungen werden bei der Postexpositionsprophylaxe deutlich häufiger beschrieben als bei HIV-infizierten Patienten.

- Nevirapin (Viramune®) ist aufgrund einiger Todesfälle infolge von Leberversagen für die Postexpositionsprophylaxe nicht geeignet.
- Von dem Einsatz von Sustiva® bei Schwangeren wird aufgrund einer teratogenen Wirkung im Tierversuch abgeraten.
- Wegen der gemeinsamen Übertragungswege sollte auch an eine gleichzeitige Exposition gegenüber dem Hepatitis-B- oder -C-Virus und entsprechende Maßnahmen (passive und aktive Vakzination gegen Hepatitis B) gedacht werden.
- Andere Proteaseinhibitoren als Kaletra® sind alternativ für die Postexpositionsprophylaxe geeignet

16.4 Multiple Sklerose

Martin Hermann

Häufigkeit: 50–100 Fälle auf 100 000 Einwohner. Erkrankungsalter zwischen 20. und 45. Lj. Familiäre Häufung. Ungeklärte Ätiologie. Verlaufsformen: Schubförmig mit Remission (70 %), mit vollständiger oder unvollständiger Rückbildung zwischen den Schüben, schubförmig progredient (25 %), primär chronisch progredient.

Symptome

- Spastische Paresen mit gesteigerten Muskeleigenreflexen, meist asymmetrische Spastik.
- Zerebelläre Störungen (Ataxie, Dysmetrie, Dysdiadochokinese), Beeinträchtigung der Sensibilität ohne Bezug zu Dermatomen, Kribbelparästhesien.
- Optikus-Neuritis mit einseitiger Visusminderung.
- Abduzens-, seltener Trochlearis- und inkomplette Okulomotorius-Parese mit Doppelbildern, Trigeminusneuralgie.
- Blasen- und Mastdarmstörung.
- Sprachstörung.

Kurzanamnese

- Meist bekannte Erkr.
- Infekt, Fieber (häufig Verschlechterung)?

Sofortdiagnostik

- Neurologische Zusatzuntersuchung (▶ 2.1.2).
- Schluckstörung mit Aspiration? Fieber? Exsikkose?

Maßnahmen Bei Schluck- und Atemstörungen O_2-Gabe, Verhinderung von Aspiration, Flüssigkeitsgabe.

- **Klinikeinweisung** bei V.a. beginnenden Schub. Je früher mit der Kortisontherapie begonnen wird, desto besser ist die Chance auf eine rasche Rückbildung der Symptome. Rücksprache mit der Klinik sinnvoll.
- **Vorstellung** bei beherrschbarem Verlauf am nächsten Werktag beim Neurologen.

Abwendbar gefährlicher Verlauf
Aspiration, Ateminsuffizienz, Verhinderung von Komplikationen wie Aspiration.

16.5 Parkinson-Krise

Martin Hermann

Folge einer Unterbrechung oder Wirkungsabschwächung der Medikation.

Symptome

- Pat. liegt unbeweglich und steif im Bett, weitgehend unfähig zur Kontaktaufnahme.
- Exsikkose bei fehlender Nahrungsaufnahme.
- Fieber bis 40 °C.

Kurzanamnese Bekanntes Parkinson-Sy.; akute Medikationsunterbrechung, z.B. durch Brechdurchfall.

Sofortdiagnostik
- Neurologische Zusatzuntersuchung (▶ 2.1.2).
- Ausschluss Aspirationspneumonie.

Maßnahmen Kapselinhalt Madopar® 125–250 mg mit etwas Flüssigkeit in den Mund geben.

- **Klinikeinweisung,** wenn Medikamenteneinnahme und trinken nicht möglich ist.
- **Vorstellung** beim HA baldmöglichst.

Abwendbar gefährlicher Verlauf
Aspirationspneumonie, Exsikkose, Dekubitus.

Weitere Parkinsonprobleme

- **On-off-Phänomen:** Wirkungsverlust für s oder Min., plötzlicher Stillstand und Sturz beim Gehen → Kombinationstherapie, Dopaminagonisten, z.B. Bromocriptin (z.B. Bromocriptin ratio®, B. von ct®, Pravidel®), Lisurid (z.B. Dopergin®) stärken, L-Dopa (z.B. Madopar®, Nacom®, Isicom®, Striaton®) reduzieren.
- **End-of-dose-Akinese:** Medikamentenwirkung endet vor der nächsten Dosis → v. a. bei alten Pat. Tagesdosis in 3-, 2-, oder 1-stündliche Dosierungsintervalle aufteilen.
- **Peak-dose-Dyskinesien:** Choreatische Hyperkinese durch passager hohe L-Dopa-Konzentration → Tagesdosis in 3-, 2-, oder 1-stündliche Dosierungsintervalle aufteilen, Kombinationstherapie bevorzugen.
- **L-Dopa-Psychose, Amantadinpsychose:** Optische, szenische Halluzinationen, Erregung, Verwirrtheit bei höherer Dosierung aller Parkinsonmedikamente möglich. Problem: Alle antipsychotischen Medikamente verschlechtern Parkinson, außer Clozapin (z.B. Leponex®, ▶ 15.7).
- **Imperativer Harndrang:** Bei Detrusorhyperaktivität: Imipramin 2–3 × 25 mg (z.B. Tofranil®, Imipramin neurax®).
- **Schlafstörungen:**
  - Durch Akinese → L-Dopa abends (oder zusätzlich nachts) höher dosieren.
  - Durch Depression → z.B. Nitrazepam 5–10 mg (z.B. Mogadan®) oder Amitriptylin 25 mg (z.B. Saroten®).
  - Durch psychotische Alpträume → Clozapin 25–50 mg zur Nacht (Leponex®, ▶ 15.7), Thioridazin 10 mg (Melleretten®, **cave:** Parkinson-Verschlechterung möglich).
  - Durch Tremor → Anticholinergika betonen: Z.B. Biperiden (z.B. Akineton®), Bornaprin (z.B. Sormodren®) je 1 Tbl. zur Nacht.

16

17 Palliativmedizin im Bereitschaftsdienst

Martin Hermann

Bei einem unheilbar erkrankten und schwer beeinträchtigten Patienten ist das therapeutische Ziel, ihm möglichst viele schmerz- und behandlungsfreie, beschwerdearme Tage in häuslicher Umgebung zu verschaffen. Der Bereitschaftsdienst darf das nicht durch unbedachte Klinikeinweisung unterlaufen.
Dieses Ziel ist Pat. und Angehörigen meist einsichtig, während Pflegekräfte und medizinisch ausgebildete Personen aus der Umgebung des Kranken oft Diskussionsbedarf haben. Der Arzt sollte nach sorgfältiger Anamnese und Untersuchung gemeinsam mit dem Pat. die Chancen jeder Behandlungsalternative gegen ihre Nachteile abwägen. Die Entscheidung ist – soweit möglich – dem Pat. zu überlassen, der das Recht auf Selbstbestimmung hat. Der Arzt muss behutsam vorgehen, da i. d. R. alle Beteiligten mit der Situation überfordert und die Nerven äußerst angespannt sind. Er sollte die akuten Probleme lösen und Anerkennung für die belastende Arbeit aussprechen!

Gründe für die Überforderung bei Patienten und Angehörigen
- Angst vor dem Kontakt mit dem Tod.
- Angst, miteinander über den bevorstehenden Tod zu sprechen.
- Angst, etwas falsch zu machen.
- Kein Ausspannen, kein Nachtschlaf oft über Wo.
- Körperliche und seelische Erschöpfung.
- Auseinandersetzungen unter den Helfern über die richtigen Maßnahmen.
- Außenstehende, die „gute Ratschläge" erteilen.

17.1 Schwäche und Appetitlosigkeit

Die ausgeprägte Appetitlosigkeit bei Tumorpat. in fortgeschrittenem Krankheitsstadium löst bei Angehörigen (evtl. auch beim Pat.) oft die Angst aus, der Pat. könnte „verhungern" und würde dadurch noch mehr leiden. Tatsächlich sind Müdigkeit und schlechtes Allgemeinbefinden Symptome der „Fatigue". Oft schadet eine „Zwangsernährung" den Familienbeziehungen mehr, als sie dem Pat. nützt. (Eine bedarfsdeckende Ernährung mit 4000–6000 kcal ist nicht erreichbar.)

Allgemeinmaßnahmen bei Abneigung gegen Speisen

Eingehen auf Wünsche (völliger Geschmackswandel ist krankheitstypisch), Bevorzugen leicht verdaulicher Speisen: Süßspeisen, Kohlenhydrate, kalorienreiche Getränke, Dexamethason 1,5–4 mg (z.B. Dexamethason Galen®, Fortecortin®), Megestat® 160 mg/d.

Tab. 17.1 Möglichkeiten hochkalorischer Nahrungszufuhr (Beispiele)

530 kcal/l	Malzbier, Bier
660 kcal/l	Vollmilch, Joghurt
1000 kcal/l	Biosorb®, Fresubin®
2050 kcal/l	Eiscreme

Tab. 17.1 Möglichkeiten hochkalorischer Nahrungszufuhr (Beispiele) *(Forts.)*	
3080 kcal/l	(Schlag-)Sahne mit Kakao, Kaffee, Banane, Erdbeeren etc.
3680 kcal/kg	Traubenzucker, Haferflocken
7520 kcal/kg	Butter
9000 kcal/l	Schmalz, Salatöl

! Angehörige wünschen oft zur Ernährung Infusionen: Parenterale Ernährung ist in erforderlicher Konzentration und Menge nur über zentralen Venenkatheter möglich und bedeutet ständiges Angebundensein an Infusionsständer; Ähnliches gilt für nasale Magensonden. Die (ambulante) Anlage einer PEG ist insbes. bei Ösophaguskarzinom oder reinen Schluckstörungen, nicht aber zur Verlängerung des Finalstadiums indiziert.

17.2 Übelkeit und Brechreiz bei speziellen Krankheitsbildern

Differenzialdiagnostischer Überblick

- **Gastritis, Übersäuerung, Reflux:**
  - **Symptome:** Saures Aufstoßen, DS über dem Magen.
  - **Maßnahmen:** Z.B. Lansoprazol 1 × 15–30 mg/d p.o. (z.B. Agopton®), Omeprazol 20–40 mg/d p.o. (z.B. Omep®), Alginat (z.B. Gaviscon®) 3 × 1 Btl./d, bei Magenkrämpfen eher Pirenzepin 2 × 50 mg/d p.o. (z.B. Gastrozepin®); ggf. an Helicobacter-Eradikation denken (ZacPac®).
- **Als Opiatnebenwirkung:** Haloperidol 1–3 Tr. (z.B. Haldol®), Fluphenazin 2 × 0,5–2 mg/d p.o. (z.B. Lyogen®).
- **Durch Überdigitalisierung:** Bradykardie, farbige Wolken/Ringe vor Augen → Digitalis absetzen, mit Kohle Hevert® 6 × 2 Tbl./d oder Colestyramin 3 × 1 Btl./d (z.B. Quantalan®) Entgiftung beschleunigen.
- **Bei Hirndrucksteigerung durch Hirnmetastasen:** Kopfschmerz, Doppelbilder, Stauungspapille, Nackensteife, plötzlichs Erbrechen im Strahl → Erhöhung der Dexamethasondosis zur Besserung des metasasenumgebenden Ödems (Dexamethason Galen® 4/8 mg, Fortecortin® 4–8 mg, 8–16 mg/d oral.
- **Durch vergebliches Abhusten von zähem, übel schmeckendem Bronchialschleim:** ACC 600® Btl., Minzkaspeln, andere Medikamente zur Schleimverflüssigung; Bronchialbalsam ratio®; Luft anfeuchten, reichlich trinken lassen.
- **Durch Hyperkalzämie bei Knochenmetastasen, Plasmozytom:** Clodronat 2–4 × 520 mg/d p.o. (z.B. Ostac® 520), Furosemid 2 × 40 mg/d p.o. (z.B. Furosal® 40) bei reichlicher Trinkmenge, Serumkalziumkontrollen.
- **Bei Ösophagusstenose** (peptisch oder durch Tumor): Flüssige Kost, evtl. ambulante PEG- oder Stenteinlage veranlassen.
- **Übelkeit bei Urämie** (z.B. durch tumoröse Ureterverlegung): Klinikeinweisung zur Nephrostomie (▶ 4.10.5 urämisches Koma), falls Transportfähigkeit besteht. Der Tod in der Urämie ist jedoch in vielen Fällen deutlich weniger qualvoll als andere Alternativen.

- **Bei Ileus (evtl. Koterbrechen):** Nahrungskarenz, Traubenzuckertbl. lutschen lassen, Operabilität prüfen, evtl. ambul. PEG-Anlage als Ablaufsonde (▶ 4.2.4 Ileus).

Allgemeinmaßnahmen

- MCP 3–6 × 30–40 Tr./d (z.B. Gastrosil® oder MCP v. ct® 2–6 × 1 Supp./d, bei Leber- und Niereninsuff. reduzieren).
- Alizaprid 2–3 × 50 mg/d p.o. (Vergentan®).
- Domperidon 2–6 × 10 mg/d p.o. (z.B. Domperidon Stada®).
- Ondansetron 1 × 4–8 mg/d p.o. (z.B. Zofran®).
- Dimenhydrinat 2 × 150 mg supp. (z.B. Vomacur®, Vomex®).
- Scopoderm TTS® Pflaster aufkleben.
- Dexamethason 2 × 4–8 mg, Levopromazin (Neurocil®, Generika) 1–2 × 50 mg = 25 Tr.

17.3 Nahrungsverweigerung

Symptome Pat. will nicht essen und/oder trinken, öffnet Mund nicht, spuckt wieder aus.

Kurzanamnese

- Seit wann? Immer oder intermittierend?
- Übelkeit durch Überdigitalisierung? Gastritis durch NSAID?
- Konflikte mit Betreuern? Vergiftungswahn?

Sofortdiagnostik

- Notfallcheck (▶ 2.1.1).
- Beobachtung des Schluckaktes, Racheninspektion.
- Abmagerung, Exsikkose (Hautfalten am Handrücken bleiben stehen).
- Pat. kann evtl. wegen Luftnot nicht schlucken?

Differenzialdiagnosen Soor? Prothesendruckstelle (▶ 10.5.2)? Demenz (▶ 15.11)? Apoplex (▶ 4.12.3)? Depression (▶ 15.5)? Funktionelle Störung im Ablauf des Schluckaktes? Verschlucken? Erbrechen? Ösophagusstenose? Refluxösophagitis? Tumorkachexie?

Maßnahmen

- Bei Schluckstörungen: Aufrichten, Kopf leicht nach vorn beugen.
- Bei Kaustörungen: Passierte Kost, Brei.
- Bei Schluckstörungen für feste Nahrung: Suppen, Joghurt, Brei, Mus, Pudding, passierte Kost.
- Bei Trinkstörungen: Joghurt, Apfelmus, etwas angedickte flüssige Nahrung.
- Diskussion über PEG: In bestimmten Situationen, wie Infekten, starken Belastungen, aber auch vor dem Tod, ist eine zeitweise Nahrungsverweigerung physiologisch. Soll mit der fremd bestimmten Ernährung ein Leidenszustand gemildert oder nur der Sterbeprozess verlängert werden? Wie ist der (mutmaßliche) Wille des Pat.?
- Kost- und Trinkverweigerung ist im Finalstadium physiologisch sinnvoll. Zwangsernährung überlastet die körperlichen Restfunktionen und zerstört das harmonische Verhältnis zum Sterbenden.

Abwendbar gefährlicher Verlauf
Verdursten, Verhungern.

! Insbesondere an heißen Tagen sind die alten Pat. zu ausreichender (1–2 l) Flüssigkeitszufuhr anzuhalten, da das normale Durstgefühl nicht mehr funktioniert.

17.4 Schluckauf

Ursachen Bei Mediastinaltumoren, Zwerchfellreizung durch Lebermetastasen, Refluxösophagitis oder Magenüberblähung.

Maßnahmen Versuche mit Dimenhydrinat 1–2 × 150 mg/d p.o. (z.B. Vomacur®, Vomex®), Simeticon 3 × 85 mg/d p.o. (z.B. Lefax®, Simethicon ratio®), MCP 3 × 20 Tr., Omeprazol 1 × 10–40 mg/d p.o. (z.B. Omex®), Promethazin 3 × 15 Tr./d (z.B. Atosil®), Pfefferminztee, MCP 30–80 Tr., evtl. Steroide s. o.

17.5 Stuhlverhalt, Ileus

Symptome Meteorismus; spärliche, hochgestellte, ohrnahe, klingende Darmgeräusche oder Totenstille sprechen für Ileus.

Kurzanamnese Kein Stuhlgang für mindestens 3–4 Tage. Frühere Bauch-OP?

Diagnostik Palpation (Tumorknoten), Auskultation (typische Darmgeräusche oder Totenstille), Perkussion (Meteorismus, Aszites) des Abdomens. Rektal tasten, ob harter Stuhlballen im After steckt. Narben nach Bauch-OP als Hinweis auf Adhäsionen.

Differenzialdiagnosen
- Oft Medikamenten-NW: Morphine, zentral wirkende Analgetika, Spasmolytika.
- DD mechanischer Ileus bei Darmtumoren/postoperativen Verwachsungen.
- Stuhldrang wird bei starker Analgesie nicht verspürt.
- Pat. ist zu schwach zum Pressen.
- Pat. isst nichts mehr außer etwas Sondennahrung.

! Unnötige Einweisungen vermeiden. Ist der Pat. überhaupt operabel? Ist der Pat. mit dem erhöhten Risiko einer häuslichen Maßnahme einverstanden?

Maßnahmen
- Bei Ileus und bestehender Operabilität Klinikeinweisung.
- Einläufe durch die Krankenschwester: ½ l Glyzerin mit 1 l lauwarmem Kamillentee oder Wasser mischen, dann Hebe- und Senkeinlauf. Irrigatorset und Glyzerin vorher verordnen.
- Alternative: Salinisches Einmalklysma (z.B. „Klysma 1 × salinisch Baxter“®) bei Obstipation im Rektumbereich.

- Gleitmittel: Paraffinöl (z.B. Obstinol mild®).
- Bei harten Kotballen im Rektum manuell ausräumen (▶ 2.14).
- Mit Morphinen (auch mit Kodein) jeweils Laxanzien geben: Bisacodyl (z.B. Laxagetten®, Dulcolax®), Paraffinöl (z.B. Obstinol®), Risiko bei mechanischem Ileus → OP-Indikation.
- Wenn mechanische Stenosen ausgeschlossen werden können: Glaubersalz (z.B. Fx-Passage® 1 OP), Natriumpicosulfat 7–20 Tr. (z.B. Laxans ratio pico®, Laxoberal®), Rizinusöl 0,5–1–2 g p.o. (z.B. Laxopol®), Macrogol (Isomol®)1–3 Btl.

17.6 Durchfall

Maßnahmen Loperamid 2 mg nach jedem Stuhl (z.B. Loperhoe®, Imodium®), Hamadin® 3 × 1, Diarrhoesan® 3 × 1 EL, Tct. Opii (auf BtM-Rp.) 3 × 15–20 Tr., bei Strahlenproktitis Hydrocortison (Colifoam® Rektalschaum).

> **!** Paradoxe Diarrhö bei partieller Darmobstruktion (Tumor, Bride, Kotballen): Nur noch das Dünne kommt durch. In diesem Spezialfall hilft Abführen gegen Durchfall (z.B. Klysma, Einlauf, manuelle Ausräumung, ▶ 2.14), Loperamid etc. ist kontraindiziert.

17.7 Luftnot

Ursachen Häufig durch Bronchial-Ca, Lungenmetastasen, Pleurametastasen, Rippenmetastasen, Recurrensparesen oder Phrenikusparese bei Mediastinaltumoren, Exsikkose mit zähem Auswurf, Lungenembolie, Herzinsuffizienz, Lungenödem, Pleuraerguss, Emphysem, Strahlenpneumonitis, Lungenfibrose, Pneumonie.

Symptome Schwäche, atemabhängiger Schmerz im Brustkorb oder Abdomen, Tachykardie, Anämie, Angst, massiver Aszites.

Maßnahmen
- Sauerstoffgabe 2–6 l/Min. (Konzentrator oder Flasche rezeptieren).
- Dexamethason 4–12 mg (z.B. Dexamethason Galen®, Fortecortin®) zur Tumorödem-Verminderung.
- Kodein oder Morphin bei Reizhusten (z.B. Codipront ret mono® 2 × 10 Tr.), Hydrocodon (Dicodid® (BtM) 2–3 × ½ Tbl./Amp.s.c.
- Herzunterstützung durch Diuretika, Digitalis oder ACE-Hemmer (▶ 4.6.8 Herzinsuffizienz).
- Theophyllin 2 × 200–300 mg/d p.o. zur Aktivierung der Atmungsreserven und Stimulation des Atemzentrums (z.B. Theophyllin ret. Stada® 200 Kps., Solosin® 3 × 3–20 Tr.).
- ACC bei zähem Bronchialschleim 2 × 600 mg/d p.o. (z.B. Acemuc 600 Brause®).
- Antibiotika bei bakteriellen Entzündungen der oberen oder unteren Atemwege (hier ist u.U. der Nutzen gegen mögliche Leidensverlängerung abzuwägen).
- Morphin erhöht die Toleranz gegenüber Hypoxämie.

> **!** Oft bessert schon ein Ventilator die subjektive Luftnot des Pat.

17.8 Aszites

Meist eiweiß- und zellreicher zähflüssiger Erguss.

Ursachen Häufig bei Peritonealkarzinose, Lebermetastasen, portaler Druckerhöhung.

Maßnahmen

- Punktion (▶ 2.8) nur bei Atmungsbehinderung durch Zwerchfellfixierung. Nach 2- bis 3-maliger Punktion des meist in 2–3 Tage nachlaufenden Aszites wird der Pat. durch zunehmende Schwäche beeinträchtigt.
- Therapieversuch mit Spironolacton 200 mg/d p.o. (z.B. Aldactone®) und Xipamid 1 × 40 mg/d p.o. (z.B. Aquaphor 40®), hilft hauptsächlich beim dünnflüssigeren Aszites durch portale Stauung.

17.9 Ödem und Schwellung

Mögliche Ursachen

- **Allgemein:** Anämie, Eiweißmangel, Herzinsuffizienz.
- **Lokal begrenzt:**
  - Am Bein, einseitig: Knochenmetastase, Lymphknotenmetastase, Venenthrombose, Kompression der Beckenvene durch Tumor.
  - Am Bein, beidseitig: Kompression der V. cava durch Tumor oder Metastasenleber, Lymphabflussstörung durch Metastasen, große Venenthrombosen.

Maßnahmen

- Hochlagerung, intermittierende Kompression bei Lymphödemen, Wickeln der Beine, D-Dimere, rechtzeitige Thromboseprophylaxe, Heparin lokal s.c. (Fraxiparin® 0,5–0,8), ASS 300.
- Ggf. Klinikeinweisung zur Thrombektomie.

> **!** Mit dem Pat. besprechen: Risiko und Verlauf einer möglichen Lungenembolie, Operabilität, Operationsmöglichkeiten, Risiko und Prognose der Grunderkr. Wenn der Pat. nach guter Aufklärung das Risiko der Lungenembolie angesichts der Prognose der Grundkrankheit auf sich nehmen will, sollte der Arzt das respektieren.

17.10 Juckreiz, Ikterus

Ursachen Juckreiz ist oft Frühsymptom eines Ikterus bei Gallengangsstau, portaler Hypertension oder Lebermetastasierung, auch Morphin-NW.

Maßnahmen Spasmolytika zur Gallengangserweiterung: N-Butylscopolamin 3 × 10 mg/d p.o. oder Supp. (z.B. Buscopan®), Hymecromon 2 × 400 mg/d p.o. (Cholspasmin®), Paveriwern® Tr. 3 × 30–50 Tr./d.

- Fingernägel kurz schneiden oder feilen (Verletzung durch Kratzen vorbeugen).
- Äpfel, Apfelmus: Maleat entgiftet ähnlich Glucuronat.
- Lokal: Ölbäder.
- Oral: Hydroxyzin 1–2 × 25 mg/d p.o. (Atarax®), Haloperidol 3–5 Tr. n. Bed. (z.B. Haldol®), bei V.a. Morphin-NW.

17.11 Folgen einer Strahlentherapie

- **Strahlendermatitis:** Möglichst in Ruhe lassen. Waschen, Kratzen, Scheuern vermeiden. Bei verwirrten Pat. evtl. Fausthandschuhe, zubindbare Waschhandschuhe anlegen, Nägel kurz schneiden. Med. Maßnahmen: Chamo S Bürger® Puder, evtl. Venalot depot® Drg.
- **Strahlenpneumonitis:** Glukokortikoide, wie Prednisolon 50 mg oder Urbason 16® über 2–3 Wo.
- Mundtrockenheit (auch als Morphin-NW): Bonbons, Getränke, Milch, Sahne, Tomatensaft, Pudding, Apfelmus, Eiswürfel aus Säften, Softeis, ggf. Soortherapie.

17.12 Harnverhalt

Ursachen Prostataadenom, -karzinom, gutartige Prostatavergrößerung meist in Verbindung mit „Auslöser“: Gabe von Morphin, Anticholinergika, Neuroleptika, Tranquilizern. Ggf. Ureterstenose durch Tumor oder Narbenkontrakturen.

Maßnahmen Ursache möglichst ausschalten; Versuch der Katheterisierung mit kleinem Katheter, evtl. suprapubischer Katheter oder Nephrostomie. Im Finalstadium sollte besprochen werden, dass der Tod in der Urämie meist weniger schmerzhaft ist als z.B. durch Lungenmetastasen oder Ileus.

17.13 Halluzinationen und Alpträume

Ursachen Morphin-NW, Kortison-NW, Hirnmetastasen.

Maßnahmen Haloperidol 15–30 Tr. n. Bed. (z.B. Haldol®); bei Hirndruck: Dexamethason 3 × 4 mg/d p.o. (z.B. Fortecortin®), Venalot depot® 3 × 1–2 Drg./d.

17.14 Multifaktoriell bedingte Immobilität

Geriatrisches interdisziplinäres Großproblem.

Viele (Mit-)Ursachen Schwindel aller Art, Gelenkverschleiß, Ischias, Parkinson, Kreislaufprobleme, Sehstörungen, Inkontinenz, Atemnot, Schwäche, Depression, Übergewicht, Restfolgen nach Knochenbrüchen, Apoplex etc.

Maßnahmen

- Nicht vorschnell ins Krankenhaus einweisen.
- Bettruhe nur kurzfristig anordnen und dabei Bewegungsübungen veranlassen.
- Gehwagen, Gehübungen mit Begleitung, Bettgymnastik, Krankengymnastik, Kontrakturbehandlung.
- Bei Infekten rasch wirkende Antibiotika anwenden.

! Es ist immer einfacher, die Mobilität zu erhalten, als eine verlorene Mobilität wiederherzustellen.

18 Schmerztherapie

Stefan Gesenhues und Martin Hermann

18.1 Grundsätze der Schmerztherapie

- Orale Arzneimittelgabe anstreben („by mouth").
- Bei chronischen Schmerzen nach festem Zeitschema („by the clock") therapieren.
- Bei akuten Schmerzen Analgetikagabe nicht so hoch, dass ein Progress der Erkrankung (z.B. Perforation) verschleiert wird.
- Individuelle Dosierung und kontrollierte Dosisanpassung anstreben.
- Möglichst nach Stufenschema behandeln.
- Komedikation zur Prophylaxe von Nebenwirkungen nicht vergessen (z.B. Antiemetika und Laxanzien).
- Einsatz von Koanalgetika (z.B. Antidepressiva, Neuroleptika, Kortikoide, Calcitonin) erwägen.
- Primär keine Kombinationspräparate anwenden (individuelle Dosierung von Einzelsubstanzen sonst schwierig).
- Präzise Einnahmeanleitung (vor, zu oder nach den Mahlzeiten).
- Wirkungen und Nebenwirkungen zusätzlicher Medikation beachten.
- Bei fieberhaftem Infekt und Schmerzen vor der Pubertät Paracetamol oder Ibuprofen statt Acetylsalicylsäure (Gefahr Reye-Syndrom).

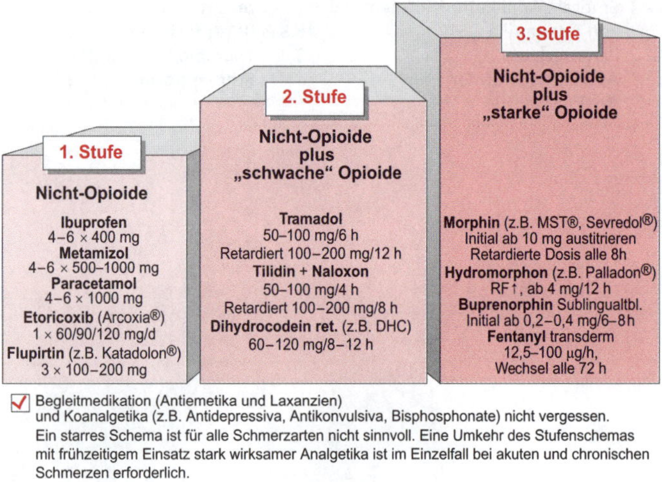

Abb. 18.1 WHO-Stufenschema zur Schmerztherapie

18.2 Applikationsformen von Schmerzmedikamenten

Tab. 18.1 Verschiedene Applikationsformen von Analgetika

Applikationsform	Vorteile	Nachteile
Tabletten, Kapseln	Beste Auswahl, wenn Pat. schlucken kann. Pat. muss möglichst sitzen können und ausreichend Flüssigkeit nachtrinken, um Ösophagusläsionen zu vermeiden	Wirkbeginn nach ½–1 h, Wirkdauer je nach Retardierung 4–12 h
Tropfen, Brausetabletten, Lösungen	Alternative, wenn Pat. schlecht schlucken kann. Oft magenfreundlicher, schnellerer Wirkungseintritt, genauere Dosierbarkeit	Kaum Retardformen
Zäpfchen	Ausweichmöglichkeit bei Magenproblemen und Brechreiz	Dauerther. wegen Schleimhautreizungen oft unmöglich
s.c. oder i.m. Spritzen	Nur wenn orale Medikation unmöglich oder als Notfallmedikation	Abhängigkeit vom Pflegedienst
i.v. Spritzen	Als Notfallmedikation, schnellster Wirkungseintritt	Abhängigkeit vom Arztbesuch
Tragbarer Perfusor, Port	Gute Dauerlösung, wenn orale Medikation nicht ausreicht	Nur für ein Medikament (meist Morphin). **Cave:** Infektionen an Einstichstelle
Pflaster	Gute Dauerlösung	Nur für Buprenorphin und Fentanyl erhältlich
Lollipops (Lutscher)	Schneller Wirkbeginn über Mundschleimhaut bei Schmerzspitzen	Nur für Fentanyl erhältlich

! Vorsicht bei den beliebten (und von Pat. oft geforderten) „Schmerzspritzen“ mit Diclofenac etc.! Laut Vorschriften müssen Pat. nach der Injektion 1 h nachbeobachtet werden → stattdessen besser 1–2 schnell auflösende Voltaren dispers® Tbl. geben.

18.2.1 Enterale Applikationsformen von Analgetika

Tab. 18.2 Analgetika in Tabletten-, Kapselform					
Substanz	Handelsnamen (Beispiele)	Darreichungsformen	Dosierung (Erw.)	Tageshöchstdosis	Cave
Peripher wirkende Analgetika					
Paracetamol	ben-u-ron®	Tbl., Kps. à 500 mg	500–1000 mg alle 4–6 h	4 g	Leberfunktionsstörungen
Acetylsalicylsäure	Aspirin®, ASS-Hexal®	Tbl. à 100, 300, 500 mg	250–1000 mg alle 4–6 h	4 g	Magenbeschwerden, Gerinnungsstörungen
Ibuprofen	Dolgit®, Imbun® 1000 mg	Tbl., Drg. à 200, 400, 600, 800, 1000 mg	400–600 mg alle 6 h	2400 mg	Wegen schlechtem Geschmack evtl. Drg. bevorzugen
Metamizol	Novalgin®, Novaminsulfon ratio®	Tbl., Kps. à 500 mg	500–1000 mg alle 4 h	5 g	Agranulozytose
Etoricoxib	Arcoxia®	Tbl. à 30, 60, 90, 120 mg	60–120 mg/d	120 mg	Ödeme, Thrombosen*
Indometacin	Indo von ct®	Tbl., Kps. à 25–100 mg	100–200 mg/d	200 mg	ZNS-NW, Magenbeschwerden
Diclofenac	Diclac®, Voltaren®	Tbl., Kps., Drg. à 25, 50, 75, 100, 150 mg	50 mg alle 8 h	150 mg	Magenulzera, Niereninsuffizienz
Naproxen	Naproxen-CT®	Tbl. à 250, 500 mg	500–1250 mg/d in 1–3 Dosen	1250 mg	Magenulzera, Niereninsuffizienz. Nicht postop., bei M. Crohn, Colitis ulcerosa
Schwache Opioide (nicht BtMVV)					
Tramadol	Tramal®	Kps. à 50 mg: 10, 30 oder 50 Stück	50–100 mg alle 3–5 h	400 mg	Reaktionsvermögen ↓, Schwindel, Abhängigkeit, Nierenfunktion ↓
	Tramundin® Tramal®	Retard-Tbl. à 100, 150, 200 mg: 10, 30 oder 50 Stück	50–100 mg alle 3–5 h	400 mg	
Tilidin plus Naloxon	Valoron® Tr., Tilicomp®	Tr.: 20, 50, 100 ml Kps. à 50 mg: 10, 30 oder 50 Stück	50–100 mg alle 4 h	600 mg	Reaktionsvermögen ↓, Schwindel, Abhängigkeit

Tab. 18.2 Analgetika in Tabletten-, Kapselform *(Forts.)*					
Substanz	**Handelsnamen (Beispiele)**	**Darreichungsformen**	**Dosierung (Erw.)**	**Tageshöchstdosis**	**Cave**
Tilidin plus Naloxon retardiert	Valoron ret.®	Tbl. à 50/4 mg: 20, 50 oder 100 Stück	1–8 Tbl.	600 mg Tilidin	Reaktionsvermögen ↓, Schwindel, Abhängigkeit
		Tbl. à 100/8 mg: 20, 50 oder 100 Stück	1–4 Tbl.		
		Tbl. à 150/12 mg: 20, 50 oder 100 Stück	1–2 Tbl.		
		Tbl. à 200/16 mg: 20, 50 oder 100 Stück	1–2 Tbl.		
Codeinphosphat Dihydrocodein	Codicompren ret.®	Retardtbl. à 50 mg: 10 oder 20 Stück	1–2 Tbl.	200 mg	Obstipation, Abhängigkeit
	DHC Mundipharma®	Ret. Tbl. à 60, 90, 120 mg: 20, 50 oder 100 Stück	60–120 mg alle 12 h	240 mg	

Stark wirksame Opioide ▶ 18.3 BtM-pflichtige Analgetika
* Zugelassen nur für Gicht und rheumatische Arthritis

Tab. 18.3 Analgetika in Form von Tropfen, Lösungen, Brausetabletten für Pat. mit Schluckstörungen. Vorteil: Schnellerer Wirkungseintritt				
Substanz	**Handelsnamen, Darreichungsformen (Beispiele)**	**Dosierung**	**Tageshöchstdosis**	**Cave**
Peripher wirksame Analgetika				
Paracetamol	Sinpro® Tbl. 500 mg, Paracetamol Lichtenstein® Saft, P. ratio ® Brausetbl. 500 mg, Grippex® Brausetbl.	500–1000 mg alle 4–6 h	4 g	Leberfunktionsstörungen
Acetylsalicylsäure	ASS 500 von ct® Brausetbl., ASS 500 Hexal® Brausetbl.	250–1000 mg alle 4–6 h	4 g	Magenbeschwerden, Gerinnungsstörungen
Ibuprofen	Dolormin instant® Granulat 200	400–600 mg alle 6 h	2400 mg	Evtl. Psychosen, Magenbeschwerden

18

Tab. 18.3 Analgetika in Form von Tropfen, Lösungen, Brausetabletten für Pat. mit Schluckstörungen. Vorteil: Schnellerer Wirkungseintritt *(Forts.)*				
Substanz	**Handelsnamen, Darreichungsformen (Beispiele)**	**Dosierung**	**Tageshöchstdosis**	**Cave**
Schwache Opioide				
Metamizol	Novalgin® Tr., Novaminsulfon Lichtenstein® Tr.	500–1000 mg alle 4 h	5 g	Agranulozytose
Tramadol	Tramal®, Generika 20, 50, 100 ml (1 ml = 40 Tr. = 100 mg)	50–100 mg alle 4 h	400 mg	Reaktionsvermögen ↓, Abhängigkeit, Nierenfunktion ↓
Tilidin plus Naloxon	Valoron®, Tilidin plus ratio®, Tilidalor®: 10, 20, 50, 100 ml (20 Tr. bzw. 4 Hübe = 0,72 ml = 50 mg)	50–100 mg alle 4 h	600 mg	Reaktionsvermögen ↓, Abhängigkeit
Stark wirksame Opioide als Tropfen ▶ 18.3 BtM-pflichtige Analgetika				

Tab. 18.4 Analgetika in Form von Zäpfchen				
Substanz	**Handelsnamen, Darreichungsformen (Beispiele)**	**Dosierung**	**Tageshöchstdosis**	**Cave**
NSAID				
Paracetamol	Paracetamol-ratio® Supp. 1000 mg, ben-u-ron® Supp. 1000 mg	1000 mg alle 4–6 h	4 g	Leberfunktionsstörungen
Ibuprofen	Ibuprofen 600 Stada® Supp., Imbun® Supp. 500 mg	400–600 mg alle 6 h	2400 mg	Evtl. Psychosen, Magenbeschwerden
Metamizol	Novalgin® Supp. 1000 mg, Novaminsulfon Lichtenstein® Supp. 1000 mg	1000 mg alle 4 h	5 g	Agranulozytose

18.2.2 Parenterale Applikationsformen von Analgetika

! Für Pat., die nicht schlucken können bzw. wenn sofortiger Wirkungseintritt erforderlich ist.

Tab. 18.5 Parenterale Applikationsformen von Analgetika					
Substanz	**Injektionsart**	**Handelsname, Darreichungsformen (Beispiele)**	**Dosierung**	**Tageshöchstdosis**	**Cave**
Peripher wirkende Analgetika					
Acetylsalicylsäure	i.v.	Aspirin® Amp. à 500 mg	500–1000 mg	5 g	Blutungen, Ulzera
Dexketoprofen	i.m., i.v.	Sympal® Amp. à 50 mg	50 mg	150 mg	Blutungen, Ulzera
Flupirtin	i.m.	Katadolon® Amp. à 100 mg	100 mg	600–900 mg	Lebererkr., Myasthenia gravis
Metamizol	i.v.	Novalgin®, Novaminsulfon ratio®, N.-Lichtenstein® Amp. à 1 und 2,5 g	2,5 g = 2500 g	5 g	Langsam injizieren! Kreislaufkollaps; i.m. Injektion möglich, aber recht schmerzhaft!
Diclofenac	i.m.	Voltaren® Injekt, Diclac® (und ≥ 30 Generika) Amp. à 75 mg	75 mg	–	Nur einmalig zur Therapieeinleitung erlaubt, 1 h Nachbeobachtung vorgeschrieben!
Piroxicam	i.m.	Pirox CT® Amp. à 20 mg	20 mg	20 mg	Ödeme, RR ↑, Gastrointestinalbeschwerden
Schwach wirksame Opioide					
Tramadol	i.m., i.v.	Tramal®, Tramagit® Amp à 50, 100 mg	50–100 mg	400 mg	Schwindel (mehr bei i.v. Gabe), Reaktionsvermögen ↓
Stark wirksame Opioide ▶ 18.3 BtM-pflichtige Analgetika					

18.2.3 Salben

Bei oberflächennahen Schmerzen (z.B. Rücken, Rippen, Arme, Beine) ist es oft sinnvoll, ein Analgetikum auf 2 Wegen an den Wirkort zu bringen. Vorteil: Geringe Magenbelastung und hoher Wirkspiegel.

Tab. 18.6 Analgetische Salben	
Substanz	**Verordnung (Beispiele)**
Diclofenac	Voltaren® Gel, diclophenac-ratiopharm® Gel, Emulgel® und Voltaren® Schmerzgel
Indometacin	Indomet ratiopharm® Gel

18

Tab. 18.6 Analgetische Salben *(Forts.)*	
Substanz	**Verordnung (Beispiele)**
Dimethylsulfoxid	Dolobene® Gel (auch zur Iontophorese geeignet)
Ibuprofen	Dolgit® Mikrogel/Creme
Capsaicin (bei zosterartigen Schmerzen)	Rheumamed® Salbe, Caye® Rheuma Balsam (eine Woche lang starkes Brennen beim Auftragen, danach sehr gute analgetische Wirkung)
Lidocain	Hydrogelpflaster Versatis® bei neuropathischen Schmerzen, z.B. Zosterneuralgie
Ketoprofen	Phardol® Schmerzgel

18.3 BtM-pflichtige Analgetika

18.3.1 Das Betäubungsmittelrezept

Anforderung des dreiteiligen Formulars unter Mitsendung einer beglaubigten Kopie der Approbationsurkunde beim Bundesamt für Arzneimittel und Medizinprodukte, Bundesopiumstelle, Friedrich-Ebert-Allee 38, 53 113 Bonn.

! Die Liste der Medikamente, die der BtMVV unterstehen sowie die verschreibbaren Höchstmengen findet man in der Roten Liste® (rosa Seiten ganz hinten).

Ausstellen eines BtM-Rezeptes

- Patientendaten: Name, Vorname, Geburtsdatum, Anschrift.
- Arztdaten: Name, Berufsbezeichnung, Anschrift, Telefon (möglichst Stempel) und Ausstellungsdatum.
- Im Vertretungsfall Unterschrift des Arztes mit dem Zusatz „in Vertretung".
- An einem Tag dürfen 2 Betäubungsmittel auf einem Rezept verordnet werden.
- Verschiedene Darreichungsformen derselben Substanz (Morphin Supp., Tbl., Amp.) können auf demselben Rezept erscheinen.
- Höchstverschreibungsmenge für Morphin beträgt 20 000 mg und bezieht sich auf 30 Tage.
- Bei Ausnahmeverschreibung über die Höchstmenge muss das Rezept durch den Buchstaben „A" (Ausnahme) gekennzeichnet sein.
- Im Notdienst (z.B. Hausbesuch) kann auf jedem Rezept oder beliebigem Papier mit dem Zusatz „Notfall-Verschreibung" nur der unmittelbare Notfall-Bedarf rezeptiert werden. Der Apotheker muss vor der Abgabe mit dem verschreibenden Arzt telefonisch Kontakt aufnehmen. Ein BtM- Rezept, gekennzeichnet mit dem Buchstaben „N" (Notfall), muss nachgereicht werden.

! Ggf. Handy-Nummer oder Telefonnummer der Notfallpraxis auf dem Rezept angeben.

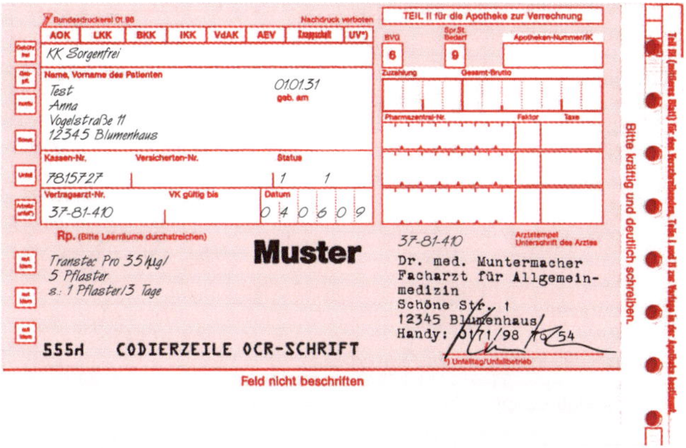
Bundesdruckerei 01.98
Nachdruck verboten
AOK | LKK | BKK | IKK | VdAK | AEV | Knappschaft | UV*)
KK Sorgenfrei
Name, Vorname des Patienten
Test
Anna
Vogelstraße 11
12345 Blumenhaus
01.01.31
geb. am
Kassen-Nr. Versicherten-Nr. Status
7815727 1 1
Vertragsarzt-Nr. VK gültig bis Datum
37-81-410 040609
Rp. (Bitte Leerräume durchstreichen)
Transtec Pro 35 µg/
5 Pflaster
s.: 1 Pflaster/3 Tage
Muster
555H CODIERZEILE OCR-SCHRIFT
TEIL II für die Apotheke zur Verrechnung
BVG Spr.St. Bedarf Apotheken-Nummer/IK
6 9
Zuzahlung Gesamt-Brutto
Pharmazentral-Nr. Faktor Taxe
37-81-410
Arztstempel Unterschrift des Arztes
Dr. med. Muntermacher
Facharzt für Allgemeinmedizin
Schöne Str. 1
12345 Blumenhaus
Handy: 01 71/98 76 54
*) Unfalltag/Unfallbetrieb
Feld nicht beschriften
Bitte kräftig und deutlich schreiben.

Abb. 18.2 BtM-Normalrezept

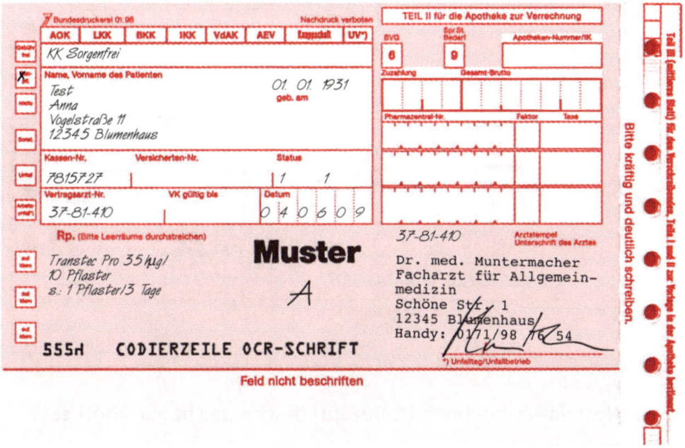
Bundesdruckerei 01.98
Nachdruck verboten
AOK | LKK | BKK | IKK | VdAK | AEV | Knappschaft | UV*)
KK Sorgenfrei
Name, Vorname des Patienten
Test
Anna
Vogelstraße 11
12345 Blumenhaus
01. 01. 1931
geb. am
Kassen-Nr. Versicherten-Nr. Status
7815727 1 1
Vertragsarzt-Nr. VK gültig bis Datum
37-81-410 040609
Rp. (Bitte Leerräume durchstreichen)
Transtec Pro 35 µg/
10 Pflaster
s.: 1 Pflaster/3 Tage
Muster
A
555H CODIERZEILE OCR-SCHRIFT
TEIL II für die Apotheke zur Verrechnung
BVG Spr.St. Bedarf Apotheken-Nummer/IK
6 9
Zuzahlung Gesamt-Brutto
Pharmazentral-Nr. Faktor Taxe
37-81-410
Arztstempel Unterschrift des Arztes
Dr. med. Muntermacher
Facharzt für Allgemeinmedizin
Schöne Str. 1
12345 Blumenhaus
Handy: 01 71/98 76 54
*) Unfalltag/Unfallbetrieb
Feld nicht beschriften
Bitte kräftig und deutlich schreiben.

Abb. 18.3 BtM-Ausnahmeverschreibung bei Überschreiten der festgesetzten Höchstmenge (A-Rezept)

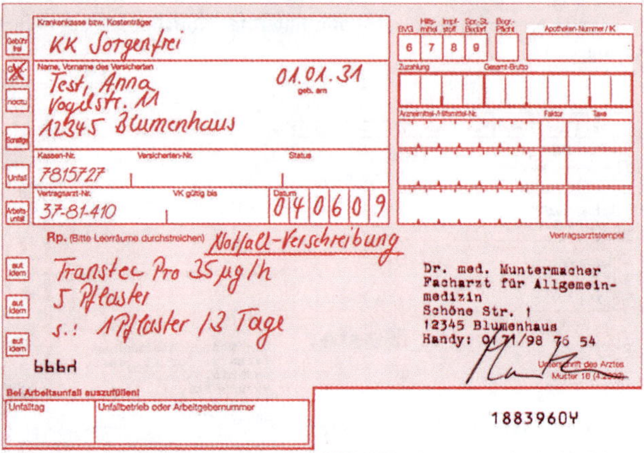

Krankenkasse bzw. Kostenträger
KK Sorgenfrei
Name, Vorname des Versicherten
Test, Anna
Vogelstr. 11
12345 Blumenhaus
01.01.31
geb. am
Kassen-Nr. 7815727
Versicherten-Nr.
Status
Vertragsarzt-Nr. 37-81-410
VK gültig bis
Datum 040609
Gebühr frei
Unfall
Arbeitsunfall
BVG 6 Hilfsmittel 7 Impfstoff 8 Spr.-St. Bedarf 9 Begr.-Pflicht
Apotheken-Nummer / IK
Zuzahlung
Gesamt-Brutto
Arzneimittel-/Hilfsmittel-Nr.
Faktor
Taxe
Rp. (Bitte Leerräume durchstreichen) Notfall-Verschreibung
aut idem
Transtec Pro 35 µg/h
5 Pflaster
s.: 1 Pflaster / 3 Tage
Vertragsarztstempel
Dr. med. Muntermacher
Facharzt für Allgemeinmedizin
Schöne Str. 1
12345 Blumenhaus
Handy: 0171/98 76 54
Unterschrift des Arztes
Muster 16 (4.2000)
6664
Bei Arbeitsunfall auszufüllen!
Unfalltag
Unfallbetrieb oder Arbeitgebernummer
18839604

Abb. 18.4 Notfallrezept

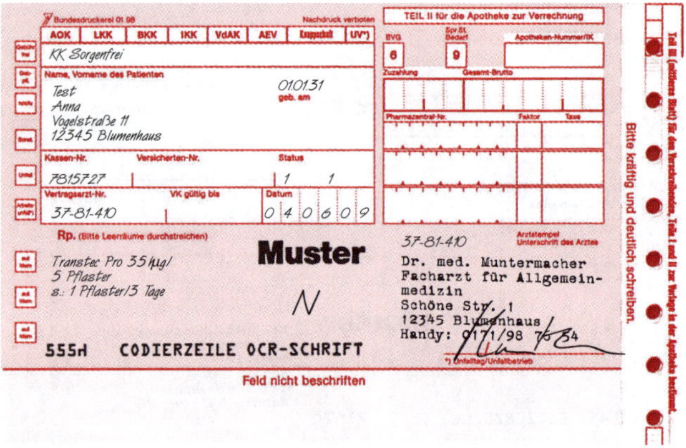

Bundesdruckerei 01.98
Nachdruck verboten
AOK LKK BKK IKK VdAK AEV Knappschaft UV*)
KK Sorgenfrei
Name, Vorname des Patienten
Test
Anna
Vogelstraße 11
12345 Blumenhaus
01.01.31
geb. am
Kassen-Nr. 7815727
Versicherten-Nr.
Status 1 1
Vertragsarzt-Nr. 37-81-410
VK gültig bis
Datum 040609
TEIL II für die Apotheke zur Verrechnung
BVG 6
Spr.St. Bedarf 9
Apotheken-Nummer/IK
Zuzahlung
Gesamt-Brutto
Pharmazentral-Nr.
Faktor
Taxe
Rp. (Bitte Leerräume durchstreichen)
Transtec Pro 35 µg/
5 Pflaster
s.: 1 Pflaster/3 Tage
Muster
N
37-81-410
Arztstempel
Unterschrift des Arztes
Dr. med. Muntermacher
Facharzt für Allgemeinmedizin
Schöne Str. 1
12345 Blumenhaus
Handy: 0171/98 76 54
*) Unfalltag/Unfallbetrieb
555H CODIERZEILE OCR-SCHRIFT
Feld nicht beschriften
Bitte kräftig und deutlich schreiben.

Abb. 18.5 Notfallverschreibung (N-Rezept) (Nachgereicht zur Apotheke)

18.3.2 BtM-pflichtige Opioide

Tab. 18.7 BtM-pflichtige Opioide

Substanz	Handelsnamen (Beispiele)	Stückzahl in der Packung	BtM-Gehalt je Stück	Max. Stückzahl pro Rezept ohne „A"	Höchstmenge für 30 Tage
Tabletten und Kapseln					
Buprenorphin	Temgesic® subl. Tbl.	Tbl.: 24 oder 48 Stück	0,216 mg	694	150 mg
	Temgesic forte® Tbl.	Tbl.: 24 oder 48 Stück	0,432 mg	347	
Hydromorphon	Palladon® 1,3 mg Kps.	Kps.: 20 oder 50 Stück	1,3 mg	3846	5000 mg
	Palladon® 2,6 mg Kps.		2,6 mg	1923	
	Palladon® 4 mg Ret. Kps.	Ret. Kps.: 20, 50 oder 100 Stück	4 mg	1250	
	Palladon® 8 mg Ret. Kps.		8 mg	625	
	Palladon® 16 mg Ret. Kps.		16 mg	312	
	Palladon® 24 mg Ret. Kps.		24 mg	208	
Oxycodon	Oxygesic® 5 mg Ret. Tbl.	Ret. Tbl.: 20, 50 oder 100 Stück		3000	15 000 mg
	Oxygesic® 10 mg Ret. Tbl.			1500	
	Oxygesic® 20 mg Ret. Tbl.			750	
	Oxygesic® 40 mg Ret. Tbl.			375	
	Oxygesic® 80 mg Ret. Tbl.			187	
Oxycodon/Naloxon	Targin® 10/5 mg Ret. Tbl.	Ret. Tbl.: 20, 50 oder 100 Stück	9 mg	1666	15 000 mg
	Targin® 20/10 mg Ret. Tbl.		18 mg	833	15 000 mg

Tab. 18.7 BtM-pflichtige Opioide *(Forts.)*

Substanz	Handelsnamen (Beispiele)	Stückzahl in der Packung	BtM-Gehalt je Stück	Max. Stückzahl pro Rezept ohne „A"	Höchstmenge für 30 Tage
Tabletten und Kapseln					
Fentanyl	Actiq®	Lutschtabletten mit Applikator: 3 oder 30 Stück	200, 400, 600, 800, 1200, 1600 µg	5000, 2500, 1666, 1250, 833, 650	1000 mg
Tropfen, Lösungen, Granulat					
L-Methadon	L- Polamidon®	1 Flasche (20 ml)	100 mg	15	1500 mg
Pethidin	Dolantin®	1 Flasche (20 ml)	1000 mg	10	10 000 mg
Zäpfchen					
Pethidin	Dolantin® Supp.	5 oder 25 Stück	100 mg	100	10 000 mg
Opioidhaltige Pflaster					
Buprenorphin	Transtec® Pro Matrixpflaster	4, 5, 8, 10, 16, 20 Stück	35 µg/h ≙ 20 mg	40 Pflaster	800 mg
			52,5 µg/h ≙ 30 mg	20 Pflaster	
			70 µg/h ≙ 40 mg	15 Pflaster	
Buprenorphin	Norspan 5/10/20	2, 4, 8 oder 12 Pflaster	5 µg ≙ 5 mg 10 µg ≙ 10 mg 20 µg ≙ 20 mg	160 80 40	800 mg
Fentanyl*	Durogesic® SMAT-Matrixpflaster	5, 10 oder 20 Stück	12 µg/h		340 mg
			25 µ/h ≙ 4,2 mg	80	
			50 µg/h ≙ 8,4 mg	40	
			75 µg/h ≙ 12,6 mg	26	
			100 µg/h ≙ 16,8 mg	20	
Ampullen					
Buprenorphin	Temgesic® Amp. Inj.-Lsg. à 0,324 mg	Amp. 5 × 1 ml	0,3 mg	462	150 mg

18

Tab. 18.7 BtM-pflichtige Opioide *(Forts.)*

Substanz	Handelsnamen (Beispiele)	Stückzahl in der Packung	BtM-Gehalt je Stück	Max. Stückzahl pro Rezept ohne „A"	Höchstmenge für 30 Tage
Ampullen					
Pethidin	Dolantin®	Amp. 20 × 1 ml	50 mg	200	10 000 mg
		Amp. 5 × 2 ml	100 mg	100	
		Amp. 20 × 2 ml	100 mg	100	
Piritramid	Dipidolor®	Amp. 5 × 2 ml	15 mg	400	600

* Generische Fentanyl-Pflaster enthalten bei gleicher Abgaberate eine unterschiedliche, bis zu 40% geringere Fentanyl-Menge je Pflaster und haben deshalb eine unterschiedliche Höchstverschreibungsmenge nach BtmVV.
Pflasterwechsel i.d.R.: Fentanyl alle 3 Tage, Transtec alle 4 Tage, Norspan alle 7 Tage
Cave: Temperaturerhöhung (Fieber, Heizkissen) erhöht Resorptionsrate um bis zu 60%!

!

- Die Applikation der Pflaster ist einfach und kann meistens vom Pat. selbstständig durchgeführt werden. Nach Entfernen eines Pflasters enthält die Haut noch ein Wirksubstanzdepot von bis zu 12 h!
- Die Matrixpflaster können – falls kleinere Wirkstoffmengen sinnvoll sind – in kleinere Pflasterteile zerschnitten werden. Hierbei verhindert die Matrixtechnologie eine unkontrollierte Freisetzung der Wirksubstanzen. Off-label-use! Für die Dosierung werden 2 feste Wochentage vorgesehen, b.B. dienstags und freitags (Transtec Pro Pflaster sollte spätestens alle 96 h ersetzt werden).

Tab. 18.8 Morphin

Handelsnamen (Beispiele)	Stückzahl in der Packung	BtM-Gehalt je Stück	Max. Stückzahl pro Rezept ohne „A"
Tabletten (nicht retardiert)			
Sevredol® 10, 20	20, 50 Stück	10, 20 mg	2000, 1000
Dragees (retardiert)			
MST 10, 30, 60, 100, 200 Mundipharma®	20, 50 oder 100 Stück	10, 30, 60, 100, 200 mg	2000, 666, 333, 200, 100
Kapseln (Morphin retardiert)			
M-long® 10, 30, 60, 100	20, 50 oder 100 Stück	10, 30, 60, 100 mg	2000, 666, 333, 200
lang retardiert: MST Continus® 30, 60, 100, 200	20, 50 oder 100 Stück	30, 60, 100, 200 mg	666, 333, 200, 100

Tab. 18.8 Morphin *(Forts.)*			
Handelsnamen (Beispiele)	**Stückzahl in der Packung**	**BtM-Gehalt je Stück**	**Max. Stückzahl pro Rezept ohne „A"**
Tropfen			
Morphin Merck® Tr. 0,5%, 2%	1 Flasche à 50/100 ml	0,5%: 50 ml = 250 mg	80
		100 ml = 500 mg	40
		2%:	
		50 ml = 1000 mg	20
		100 ml = 2000 mg	10
Freie Rezeptur	Rp. Morphinum hydrochlor. 0,2 Carboxymethyl-Zellulose 0,1 Aqua dest. ad 10,0 Dos.: 6 × 10–15 Tr. tgl. einzunehmen	200 mg (1 Tr. = 1 mg Morphin)	100 ml
Granulat (Morphin retardiert)			
MST 20, 30, 60, 100, 200 Retard-Granulat®	20 oder 50 Beutel	20, 30, 60, 100, 200 mg	1000, 666, 333, 200, 100
Ampullen			
Morphin Merck® 10, 20	10 Amp.	10, 20 mg	2000, 1000
Morphin Merck 100®	5 Amp.	100 mg (nur für Perfusor)	200
MSI 10/20 Mundipharma®	10 Amp.	10, 20 mg	2000, 1000
MSI 100/200 Mundipharma®	5 Amp.	100, 200 mg (nur für Perfusor)	200, 100
Zäpfchen			
MSR 10/20/30 Mundipharma®	10 oder 30 Stück	10, 20, 30 mg	2000, 1000, 666

Relative Wirkstärken von Morphin in Abhängigkeit von der Applikationsart (bei Wechsel berücksichtigen)

! Gleich starke Wirkung haben: 1200 mg (100 %) oral = 400 mg (30 %) i.v./s.c. = 66,6 mg (5 %) peridural = 7 mg (0,5 %) intrathekal.

Tab. 18.9 Wechsel zwischen Opioiden und Morphin (oral)

Substanz	Wirkbeginn, -maximum, -dauer	Dosisäquivalent zu 10 mg Morphin s.c.	Verhältnis oral zu parenteral
Morphinlsg., oder Tbl., z.B. Sevredol®	20 Min./1 h/4 h	30 mg	3:1 bei Einmalgabe, 7: 1 bei Dauergabe
Morphin retard	1 h/4 h/10 h	30 mg	Nur oral
MST Continus®	1 h/4 h/10 h	30 mg	Nur oral
Buprenorphin (Temgesic®)	15 Min./2 h/7 h	0,4–0,8 mg	1,5:1
Levomethadon (L-Polamidon®)	30 Min./1 h/7 h	10 mg	2: 1
Dihydrocodein (DHC)	30 Min./3 h/10 h	120 mg	i.v. nicht verfügbar
Tramadol	10 Min./1 h/4 h	100 mg	1,2: 1
Tilidin/Naloxon	10 Min./1,5 h/5 h	70 mg	-

Tab. 18.10 Analgetische Äquipotenz stark wirksamer Opioide

Opioide	Analgetische Äquipotenz
Morphin	1
Oxycodon	1–2
Levomethadon	3–4
Piritramid	0,75–1
Pethidin	0,125
Hydromorphon	5–7
Buprenorphin	10–20
Fentanyl	> 100

! Neueinstellung mit transdermalen Opioiden (Fentanyl oder Buprenorphin): In den ersten 12 h nach Pflasterapplikation liegt die Wirkstoffkonzentration unter der gewünschten Zieldosis, daher ist für diesen Zeitraum eine Fortführung der Initialtherapie erforderlich!

Tab. 18.11 Äquivalenzdosierungen stark und schwach wirksamer Opioide

Wirkstoff	Äquivalenzdosierungen			
Dihydrocodein retard	150 mg/d	300 mg/d	450 mg/d	600 mg/d
Tilidin/Naloxon retard	150 mg/d	300 mg/d	450 mg/d	600 mg/ds
Tramadol retard oral	150 mg/d	300 mg/d	450 mg/d	600 mg/d
Morphin retard oral	30 mg/d	60 mg/d	90 mg/d	120 mg/d
Morphin retard s.c., i.v.	10 mg/d	20 mg/d	30 mg/d	40 mg/d
Hydromorphon oral	4 mg/d	8 mg/d	12 mg/d	16 mg/d
Oxycodon oral		30 mg/d		60 mg/d
Fentanyl TTS transdermal		25 µg/h		50 µg/h
Buprenorphin sublingual	0,4 mg/d	0,8 mg/d	1,2 mg/d	1,6 mg/d
Buprenorphin s.c., i.v.	0,3 mg/d	0,6 mg/d	0,9 mg/d	1,2 mg/d
Buprenorphin transdermal	35 µg/h	35 µg/h	52,5 µg/h	70 µg/h

Tab. 18.12 Dauertherapie und Akuttherapie von Durchbruchschmerzen mit Opioiden

Substanz	Dauertherapie: Retardopioide (Handelspräparate)	Durchbruchschmerzen: Schnell und kurz wirksame Opioide (Handelspräparate)	Mittlere Wirkdauer (h)	Analgetische Äquipotenz zu Morphin
Morphin	Morphin retard®	Morphin Lsg.	8–12(–24) 4	1
Tramadol	Tramadol retard®	Tramadol Tr.	8–12 4	1/10
Oxycodon	Oxygesic®	Kann wegen raschen Wirkeintritts und anschließender Depotwirkung auch bei Durchbruchschmerzen gegeben werden	8–12	2
Buprenorphin	Temgesic®	Temgesic® sublingual	8–12	40
	Transtec® Pro		48–96	40

18

Tab. 18.12 Dauertherapie und Akuttherapie von Durchbruchschmerzen mit Opioiden *(Forts.)*

Substanz	Dauertherapie: Retardopioide (Handelspräparate)	Durchbruchschmerzen: Schnell und kurz wirksame Opioide (Handelspräparate)	Mittlere Wirkdauer (h)	Analgetische Äquipotenz zu Morphin
Fentanyl	Fentanyl transdermal (Durogesic® SMAT)		72	100
		Fentanyl Lutschtabletten (Actiq®), alternativ Morphin Lsg.	bis 1	100

! Die Therapie bei Durchbruchschmerzen orientiert sich an der Dauertherapie: Als diesbezüglich geeigneter Anhaltswert gilt ein Sechstel der Tagesdosierung des Retardopioids in einer schnell und kurz wirksamen Form.

18.4 Therapie bei besonderen Schmerzformen

In alphabetischer Reihenfolge.

Akute Ischialgie

Kurzinfusion mit Aspirin® (ASS), Ortoton® (Methocarbamol) und Tramadol® 100 mg je 1 Amp., evtl. mit Dexamethason 4–8 mg (z.B. Dexabene®). Bei paravertebralem Triggerpunkt: Lidocain (z.B. Lidocain Braun® 2% 5 ml) infiltrieren. Lagerung im Stufenbett.

Hirnmetastasen

- Hirndruckzeichen, Meningismus:
  - Dexamethason (Generika): Dosis in Abhängigkeit von Ursache und Schweregrad: Initial 8–10 mg (bis 80 mg) i.v., anschl. 16–24 mg (bis 48 mg)/Tag verteilt auf 3-4 (6) ED i.v. oder oral über 4–8 d. Eine längerfristige, niedriger dos. Gabe von Dexamethason kann während der Bestrahlung sowie bei konservativen Ther. Inoperabler Hirntumoren erforderlich sein.
  - Paracetamol 3 × 100 mg/d Supp. (Generika).
- Ggf. Antikonvulsiva, wie Phenytoin 2–4 × 100 mg/d p.o. (z.B. Phenhydan®), Einstellung nach klinischen Erfordernissen und unter Kontrolle der Phenytoin-Plasmakonzentration.

Ischämieschmerz

Bei arteriellem oder venösem Verschluss. Falls OP nicht möglich ASS, Vasodilatatoren (Nitrate) zur Förderung der Kollateralenbildung. Bei Akutschmerz vor invasiver Diagnostik und Therapie möglichst parenterale Gabe von Analgetika, wie Morphin 5–10 mg, Metamizol 1 g langsam i.v. (z.B. Novalgin®).

Koliken

! Kein Morphin verabreichen; kann u.U. durch Peristaltiklähmung und härtere Stuhlkonsistenz den Kolikschmerz bei Passagehindernissen verstärken; verursacht selbst Spasmen des Gallen-, Pankreasgangs und der Bronchien sowie Tonusverstärkung der Harnblase. Bei Morphindauertherapie evtl. versuchen, die Dosis zu reduzieren. Möglichst nur Opioide ohne Einfluss auf den Sphincter Oddi (Pankreatitis) wie Buprenorphin (Temgesic®).

! Lokale Wärme (z.B. Wärmflasche) wirkt oft am schnellsten.

- Spasmolyse mit Butylscopolamin (z.B. Buscopan®, 3 × 1 Drg. tgl.), Novaminsulfon.

! **Cave:** Mechanischen Ileus, Bridenileus ausschließen!

- Bei Schmerzen, die wie einschießende Neuralgien imponieren, Versuch mit Carbamazepin (z.B. Tegretal®) Beginn mit 200–400 mg, Erhaltungsdosis 400–800 mg.

! Unter Spasmolytikatherapie können in der Rö-Abdomenübersicht im Stehen Spiegel wie bei einem Ileus auftreten! → Medikation immer in der Einweisung angeben!

Knochenmetastasen

Schmerzreduzierend wirken häufig Pamidonsäure-Dinatriumsalz 3–4 × 60–90 mg/Wo. i.v. über 2 h (z.B. Aredia®) oder Calcitonin (z.B. Karil®) als Injektion oder Nasenspray, Dos.: 100 IE/d (= 1 Amp.) über 2–4 Wo. oder z.B. Ostac® 520 2–4 Tbl. tgl. zur Osteoklastenhemmung. Strahlentherapie kann ggf. auch ambulant durchgeführt werden. Bei pathologischen Frakturen: Ruhiglagerung, fixierende Verbände. Bevorzugt periphere Analgetika, zusätzlich Opiate nach Stufenschema.

Magenschmerz

Reduktion der NSAID (falls Auslöser), evtl. Umstellung auf Opioide, Novaminsulfon, Ibuprofen und Gabe von Omeprazol (Generika). Bei Magenkrämpfen Metoclopramid 10–20 mg i.v. (z.B. Paspertin®).

Muskelschmerz

- **Medikamentöse Therapie:** Tetrazepam 2 × 50 mg/d p.o. (z.B. Musaril®), Methocarbamol (Ortoton K.I.S.®) i. m. oder als Kurzinfusion i.v., Baclofen 2–3 × 10 mg/d p.o. (z.B. Baclofen ratio®), Flupirtin 3 × 100 mg/d p.o. (Katadolon®), evtl. Diazepam 2–2–5 mg/d p.o. (z.B. Valium®, Diazepam ratio®), Magnesium.
- **Physikalische Therapie:** Heiße Packung, Wärmflasche, Krankengymnastik, Massagen, Bäder.

Neuralgien

Carbamazepin 2 × 200 mg/d p.o. (z.B. Carba 200 v. ct®), Gabapentin 3 × 300 mg/d p.o., Phenytoin 3 × 100 mg/d p.o. (z.B. Phenhydan®). Bei oberflächlichem Dauerschmerz Einreibungen mit Capsaicin-Salbe oder Lidocain-Pflaster Versatis®.

Osteoporotischer Schmerz

Calcitonin s.c. (z.B. Karil 100®) oder Calcitonin ratio® Nasenspray, Bisphosphonate (z.B. Fosamax®, Actonel®), NSAID.

Phantomschmerz

- Tastbare, knotige Nervendurchtrennungsstellen: Infiltration mit Lidocain (z.B. Lidocain Braun® 2 %, Xylocain® 2 %) sinnvoll.
- Akute Schmerzattacke: Schwach oder stark wirkende Opioide.
- Chron. Schmerzen: Opioide, Amitriptylin 25–50 mg/d p.o. (z.B. Saroten®).
- Einschießende Schmerzen: Carbamazepin 2 × 200 mg/d p.o. (z.B. Tegretal®), transkutane elektrische Nervenstimulation (TENS).

Polyneuropathien

Alphaliponsäure initial 300–600 mg i.v., später 600 mg/d p.o. (z.B. Biomo-Lipon®, Thioctacid®), evtl. mit Benfotiamin (z.B. Neuro Stada uno®), Dos.: 1 × 1, Gabapentin 2–4 × 300 mg/d p.o. (Neurontin®) oder Pregabalin 150–600 mg/d (z.B. Lyrica®).

Sympathische Reflexdystrophie (Komplexes regionales Schmerzsyndrom)

Versuch mit Calcitonin, ausreichende Analgesie mit NSAID, schwach oder stark wirkende Opioide, evtl. kurzfristig Sedativa (z.B. Diazepam).

> **!** Soforttherapie bei schwersten Schmerzattacken, Schmerzdurchbrüchen bei Dauertherapie
> - Morphin 10–20 mg s.c. oder langsam i.v., unter bestehender Morphindauertherapie auch mehr (15% der Tagesdosis).
> - Metamizol zusätzlich 2,5 mg langsam i.v. (z.B. Novalgin®), evtl. Diazepam 10 mg fraktioniert i.v. (**cave:** Atemlähmung).

Zosterschmerz

- **Akut:** Frühe Behandlung mit Brivudin 1 × 125 mg/d p.o. (z.B. Zostex®) für 7 Tage oder Aciclovir 5 × 800 mg/d p.o. (z.B. Zovirax®) für 7 Tage, dazu z.B. Paracetamol/Codein (Paracetamol comp. AL®) 3 × 2 Tbl./d.
- **Chronisch:** Bei intakter Haut ASS-Schüttelmix auftragen (Rp.: ASS 500–1000 mg in Diethylether ad 100,0), Lidocain-Hydrogel-Pflaster Versatis®; Amitriptylin 10–150 mg/d p.o. (z.B. Saroten®).

19 Vergiftungen und Ingestionen

Thomas Quellmann

19

19.1 Allgemeines Vorgehen

- Selbstschutz:
  - Versorgung des Pat. nur in sicherer Umgebung, Feuerwehr alarmieren, falls noch nicht geschehen, und Pat. bergen lassen.
  - Handschuhe tragen (Infektionen, Kontaktgifte E 605, Säuren und Laugen).
  - Bei V.a. Gasvergiftung kann nur mit Atemschutz gerettet werden → Feuerwehr.
  - Kein Betreten von ungesicherten Brandstätten, Kellern, Silos und Garagen, da Explosionsgefahr, Erstickungs- und/oder Einsturzgefahr!
  - Nie Mund-zu-Mund-Beatmung! Immer Maske und Tubus benutzen.
- Dekontamination.
- Untersuchung des gesamten, möglichst entkleideten Pat.
- Leitbefunde ▶ Tab. 19.1.

19.1.1 Allgemeinmaßnahmen bei Vergiftungen

!
- Eine exakte Diagnose ist am Unfallort häufig nicht zu stellen.
- Der Zustand von Intoxikierten kann sich plötzlich verschlechtern.

- Bei Bewusstlosigkeit ▶ 4.10.2 „Sofortmaßnahmen bei Bewusstlosigkeit"; Sicherung der Vitalfunktionen, ggf. Reanimation (▶ 3.4).
- Asservieren von Giftresten und Erbrochenem.
- Evtl. Erbrechen induzieren.
- Evtl. noch vor Ort den Rat eines Giftinformationszentrums (▶ 19.3) einholen.

Klinikeinweisung sofort mit NAW, möglichst in Klinik mit Möglichkeit spezieller Entgiftungsverfahren (z.B. Hämodialyse, Hämoperfusion) mit Voranmeldung.

Induziertes Erbrechen

Kontraindikationen

Bewusstlosigkeit, Vergiftungen mit Säuren, Laugen, fettlöslichen Substanzen (z.B. Pflanzenschutzmittel), Schaumbildnern.

Vorgehen

- Mechanische Reizung der Rachenhinterwand.
- Ipecacuanha-Sirup: Erwachsene 6 ML (30 ml), Kinder bis 1 ½ J. 3 ML (10 ml), 1 ½–5 J. 3 ML (15 ml), ab 5 J. 6 ML (30 ml). Sofort danach Saft oder Wasser trinken lassen (Kinder 1 Glas, Erwachsene 2–3 Gläser). Nach 3 Min. bei Erwachsenen erneute Gabe möglich. Schulkinder halbe Dosis. KI: Kinder < 9 Mon.
- Apomorphin 1 Amp. i.m.

19.2 Spezielle Vergiftungen und Ingestionsunfälle

In alphabetischer Ordnung.

Die häufigsten Ursachen von Vergiftungen

Absinth

- Modegetränk der „Spaßgesellschaft".
- Stark alkoholisches Getränk (25–50 Vol.-% Alkohol) unter Verwendung der Extrakte aus Wermutkraut (Hauptwirkstoff Absinthin und Thujon).
- **Klinik:** Vordergründig Symptome der Alkoholintoxikation, häufig Halluzinationen, Schlaflosigkeit, aggressives Verhalten, Tics, psychotische Reaktionen, Mundtrockenheit. Bei chron. Abusus: Ototoxizität, Hörminderung, Schwindel, Visusverschlechterung, Erregungszustände, Depression, Kopfschmerzen, Neuropathie.
- **Therapie:** Allgemeinmaßnahmen (▶ 19.1.1) und Akutmaßnahmen wie bei Alkoholintoxikation (s. u.).

Acetylsalicylsäure

- Akut toxische Einzeldosis bei Kindern: 150 mg/kg.
- **Klinik:** Metabolische Azidose → Hyperpnoe; Hyperthermie, Agitation oder Verwirrtheit, Koma, Wasser- und Elektrolytimbalance, Krämpfe, Schwindel, Ohrensausen.
- **Therapie:** Bis zum Eintreffen des Notarztes evtl. Erbrechen induzieren.

Alkohol

- **Klinik:** Alkoholfoetor, ↓ Konzentrationsfähigkeit, ↓ Reaktionszeit, gestörte motorische Koordination, ↑ Wärmeabgabe durch periphere Gefäßerweiterung, Erbrechen, Hypoglykämie, Bewusstlosigkeit, RR-Abfall.
- **Therapie:** Bis zum Eintreffen des Notarztes Atmung sichern, stabile Seitenlage, Wärmeverluste ausgleichen (zudecken!); BZ-Kontrolle, evtl. Traubenzucker p.o. oder 10 % Glukose in Ringer i.v.

> **!** Kinder sterben bereits nach Aufnahme von 1 g/kg Alkohol an Hypoglykämie.

Antidepressiva

- **Klinik:** Mydriasis, Mundtrockenheit, Miktionsstörungen, Krämpfe, Koma, Herzrhythmusstörungen, Erregung, Halluzinationen, anticholinerge Symptomatik.
- **Therapie:** Evtl. vor Eintreffen des Notarztes Physostigminsalizylat 2 mg langsam i.v. (z.B. Anticholium®); Antidot Atropin soll aufgezogen bereitliegen.

Barbiturate

- **Klinik:** Bewusstseinsstörung, Schläfrigkeit bis Koma, verwaschene Sprache, Atemlähmung, RR- und Temperaturabfall, Hyporeflexie, Ataxie, Nystagmus, Kopfschmerzen, Azidose, „Schlafmittelblasen".
- **Therapie:** Schockbehandlung (▶ 3.6). Intubation und Beatmung bereits bei mäßiggradiger Hypoxie. **Cave:** Glukokortikoide verstärken die Intoxikation.

Tab. 19.1 Leitsymptome bei Intoxikationen

		Alkylphosphate	Amphetamine	Antidepressiva	Arsen	Atropin	Äthylalkohol	ß-Blocker	Barbiturate	Benzin	Benzodiazepine	Blei	Botulismus	Clonidin	CO	CO_2	Digitalis	Diphenhydramin	Halogenierte KW	Kokain	Methylalkohol	Neuroleptika	Nikotin	Opiate	Org. Lösemittel	Paracetamol	Phencyclidin	Pilze	Quecksilber	Salizylate	Strychnin	Thallium	Theophyllin	Zyanid
Nervensystem	Psychomotorische Erregung	x	x	x	x	x	(x)	(x)		x	(x)	(x)	x	(x)	x		(x)	(x)	x	x			x	(x)	x		x	(x)	(x)	x			(x)	
	Epileptische Anfälle	x	x	x	(x)		x			x		(x)	x		x	x		(x)		x	x	(x)	x	x	x		x	(x)	x	(x)		x		(x)
	Hyperreflexie	x		x	x	(x)			(x)											(x)		x			x		(x)				x			
	Hypo-/Areflexie						x		x	(x)	x		(x)	(x)	x									x	x		(x)	(x)	(x)					
	Bewusstseinstrübung	x		x	(x)	(x)	x	(x)	x	(x)	x	(x)	x	(x)	x	x		(x)	x	(x)	x	x	x	x	x	(x)		(x)	(x)	(x)		(x)		(x)
	Koma	x		x	(x)	(x)	x	(x)	x	(x)	x	(x)	(x)	(x)	x	x		(x)	x	(x)	x	x	x	x	x	(x)		(x)	(x)					(x)
	Atemlähmung	x		x	x	x	x	(x)	x	x	x		x	(x)		x		(x)		(x)	x	x	x	x	x		(x)				x			
	Hypothermie			x			x		x			(x)		x								(x)		x					x					
	Hyperthermie		x	x		x												x		x		x			x		x			x				
	Muskelschwäche						(x)				x		x								x		x		x						x	x		

Tab. 19.1 Leitsymptome bei Intoxikationen *(Forts.)*

		Alkylphosphate	Amphetamine	Antidepressiva	Arsen	Atropin	Äthylalkohol	ß-Blocker	Barbiturate	Benzin	Benzodiazepine	Blei	Botulismus	Clonidin	CO	CO_2	Digitalis	Diphenhydramin	Halogenierte KW	Kokain	Methylalkohol	Neuroleptika	Nikotin	Opiate	Org. Lösemittel	Paracetamol	Phencyclidin	Pilze	Quecksilber	Salizylate	Strychnin	Thallium	Theophyllin	Zyanid
GIT	Übelkeit, Erbrechen	x	x		x			x	x	x		x	x	x	x		x		x		x	(x)	x	x	x	x	x	x	x			x		
	Durchfall	x				x				x		x							x				x					x	x				(x)	x
	Speichelfluss	x				(x)																							x					x
	Mundtrockenheit		x	x		x		x					x	x				x				x									x			
	Abdominalschmerz	x										x							x		x		x			x		(x)	x	x		x		
	Ikterus	x				(x)						x							x							x		(x)						
Lunge	Bronchokonstriktion	x						x																		(x)								
	Lungenödem	(x)							x	x														x				(x)		x				
	Dyspnoe	x					x								x	x	x							(x)	x			(x)		x		x		

Tab. 19.1 Leitsymptome bei Intoxikationen *(Forts.)*

		Alkylphosphate	Amphetamine	Antidepressiva	Arsen	Atropin	Äthylalkohol	ß-Blocker	Barbiturate	Benzin	Benzodiazepine	Blei	Botulismus	Clonidin	CO	CO_2	Digitalis	Diphenhydramin	Halogenierte KW	Kokain	Methylalkohol	Neuroleptika	Nikotin	Opiate	Org. Lösemittel	Paracetamol	Phencyclidin	Pilze	Quecksilber	Salizylate	Strychnin	Thallium	Theophyllin	Zyanid
Herz/ Kreis-lauf	Hypotonie			x				x	x		(x)	(x)		x								x		x					(x)				x	
	Hypertonie		x		x										x					x			x				x		(x)		x	(x)		
	Bradykardie	x		x		(x)		x	x					(x)			x				x	(x)	x	x				(x)	(x)					
	Tachykardie	x	x	x	x	x	x					(x)			x		x	x	x	x	x	x	x	(x)	x		x	(x)	(x)			x	x	x
Augen	Miosis	x							x					x									x	x				(x)						
	Mydriasis		x	x	x		x	x			x		x		x			x		x		x					x	(x)			x	x		
	Sehstörung					x						x	x				x	x	x		x		x	x	x						(x)	(x)		

x = typisches Symptom (x) = gelegentliches Symptom

Benzodiazepine

- **Klinik:** Benommenheit, Schläfrigkeit, Muskelrelaxation, Ataxie, Schwindel, Nystagmus, gehobene Stimmungslage, seltener: Bewusstlosigkeit, Atemdepression und Blutdruckabfall. **Cave:** Paradoxe Reaktion bei Kindern oder im Senium möglich!
- **Therapie:** Evtl. vor Eintreffen des Notarztes Gabe des Benzodiazepinantagonisten Flumazenil initial 0,2 mg i.v., wiederholen bis zur Gesamtdosis 1 mg (z.B. Anexate®).

Betablocker

- **Klinik:** Kardiodepressive Wirkung (Bradykardie, AV-Block I.–III. Grades), RR-Abfall, periphere Zyanose, Oligurie), bei Passage der Blut-Hirn-Schranke Sedierung (Schwindel, Benommenheit) oder Erregung (Erbrechen, Krämpfe, halluzinatorische Psychose), Dyspnoe durch Bronchospastik. Bei Kindern oft Hypoglykämie.
- **Therapie:** Evtl. vor Eintreffen des Notarztes Erbrechen induzieren; bei Bradykardie Atropin 0,3 mg i.v.

Blausäure (Zyanid)

- **Vergiftungsursachen:** Z.B. Unfälle in Galvanisationsbetrieben, Inhalation von Zyanwasserstoff bei Silobegasung, Rauchgasinhalation, Verbrennung von Kunststoffen, Selbstmord oder Mord durch Zyankali.
- **Klinik:** Bittermandelgeruch in der Ausatemluft, Atemnot ohne Zyanose, Hyperpnoe, Bewusstlosigkeit, tonisch klonische Krämpfe, Areflexie, Apnoe mit konsekutivem Herz-Kreislauf-Stillstand.
- **Therapie:** Entfernung aus Gefahrenbereich, ggf. Sicherung, Erhalt und Wiederherstellung der Vitalfunktionen; bei Krämpfen Diazepam 5–10 mg i.v. (z.B. Valium®). Sofortige Antidotgabe (4-Dimethylaminophenol-HCl) durch herbeigerufenen Notarzt.

Cannabis

- **Klinik:** Übelkeit, Erbrechen, Appetitsteigerung, Mundtrockenheit, Konjunktivitis, Mydriasis, Tachykardie, Ataxie, Schwindel, Fieber, Halluzinationen, Erregungszustände, Panikreaktion, Suizidtendenzen, Depersonalisationserlebnisse.
- **Therapie:** Beruhigendes Gespräch; bei stärkerer Erregung Diazepam 5–10 mg langsam i.v. (z.B. Valium®, Diazepam ratio®).

Cholinesterasehemmer, z.B. Parathion = E 605®

- **Klinik:** Miosis, Bradykardie, Sekretionssteigerung, Magen-Darm-Spasmen, Muskellähmung, Ataxie, Krämpfe, Bronchospasmus, Lungenödem, Atemlähmung.
- **Therapie:** Evtl. vor Eintreffen des Notarztes Erbrechen induzieren, bei Bradykardie Atropin 0,3 mg i.v., evtl. wiederholen.

CO-Vergiftung

- Klinik:
  - Bis 10 % COHb keine Symptome.
  - 15–30 % COHb: Kopfschmerzen, leichte Sehstörungen, Dyspnoe, Schwindel, Unwohlsein, Bewusstseinsstörungen.

- 30–40 % COHb: Hellrote Haut, Nachlassen der Urteils- und Entschlusskraft (keine Selbstrettung mehr möglich!), Koordinationsstörungen, Atemstörungen.
- 50 % COHb: Bewusstlosigkeit, Krämpfe, Atemlähmung, Herzversagen, Hirnödem.

- **Therapie:** Zunächst Retten. **Cave:** Eigensicherung beachten; Atemschutz; Feuerwehr einschalten; bis zum Eintreffen des Notarztes O_2-Beatmung.

CO_2-Vergiftung

- **Klinik:**
  - 3–10 Vol% in der Atemluft: Kopfschmerzen, Ohrensausen, Schwindel, Blutdruckanstieg, Dyspnoe.
  - 10–15 Vol% in der Atemluft: Bewusstlosigkeit, Krämpfe, Schock.
  - > 15 Vol% in der Atemluft: Apoplex-ähnlicher Verlauf.
- **Therapie:** Zunächst retten. Eigensicherung beachten; Atemschutz; Feuerwehr einschalten; bis zum Eintreffen des Notarztes Frischluft, O_2-Beatmung.

Digitalisglykoside

- **Klinik:** Erbrechen, Farbensehen, Benommenheit, Halluzinationen, Delir, Herzrhythmusstörungen: Sinusbradykardie mit (supra-)ventrikulärer Tachykardie, Extrasystolen, Bigeminus, AV-Blockierung, Kammerflimmern.
- **Therapie:** Absetzen des Präparats und stationäre Überwachung. Bei schweren Intoxikationen Behandlung lebensgefährlicher Arrhythmien vor Eintreffen des Notarztes (sofern ein EKG zur Verfügung steht):
  - Blockbilder und Bradykardie: Atropin 0,3–0,6 mg i.v.
  - Ventrikuläre Tachykardien und Kammerflimmern: Lidocain 50–100 mg i.v. als Bolus.
  - Extrasystolie und AV-Überleitungsstörungen: Phenytoin (z.B. Phenhydan®).

Eisenpräparate

- **Klinik:** Übelkeit, Bauchschmerzen, bei hohen Dosen nach symptomarmem Intervall von 1–2 Tagen Leberversagen, Hypoglykämie, Krämpfe. Nach 4 Wo. Pylorusstenose, Zirrhose, Krampfleiden. Bei Kindern ab 50 mg/kg Intoxikationssymptome.
- **Therapie:** Ab 20 mg/kg vor Eintreffen des Notarztes Erbrechen induzieren.

Halluzinogene (z.B. LSD, Mescalin)

- **Klinik:** Halluzinationen, Wahrnehmungsstörungen, Übererregbarkeit, Hypersensitivität, Hyperreflexie, Hyperthermie, Mydriasis.
- **Therapie:** Beruhigendes Gespräch; bei stärkerer Erregung Diazepam 5–10 mg (z.B. Valium®, Diazepam ratio®).

H_1-Antihistaminika

- **Klinik:** Anticholinerge Symptome mit zentral bedingter Unruhe, Angst, Erregungszuständen, Aggressivität, in schweren Fällen Verwirrtheit, motorische Unruhe, choreoathetotische Bewegungen, Koma, Krämpfe, Atemdepression, Tachykardien, heiße rote Haut, trockene Schleimhäute. Kinder sind wesentlich empfindlicher als Erwachsene: Rasche Bewusstlosigkeit mit Krämpfen und kardialen Komplikationen möglich.

- **Therapie:** Erwachsene initial Physostigmin 2 mg langsam i.v. (z.B. Anticholium®); Antidot Atropin soll aufgezogen bereitliegen. Bei schweren Vergiftungen die Einzeldosis 1–2 x wiederholen, bis der Pat. aufwacht oder Nebenwirkungen auftreten. Kinder: Einzeldosis 0,5 mg i.v.

Kokain

- **Klinik:** Tachykardie, Arrhythmie, Hypertonie, Tachypnoe, Hyperthermie, Schüttelfrost, Tremor, Angina pectoris, Kopfschmerz. Hyperreflexie, Übelkeit, Erbrechen, epileptische Anfälle, Euphorie, Angst, Halluzinationen, wahnhafte Störungen, Aggressivität.
- **Therapie:** I.v. Zugang, Infusion mit Ringer-Lsg. Bei Unruhe, Erregung sowie epileptischen Anfällen Diazepam 10–20 mg langsam i.v. (z.B. Valium®, Diazepam ratio®), bei Tachykardie evtl. Betablocker, wie Propranolol 1 mg i.v. alle 5 Min. (z.B. Dociton®), bei Hypertonie: Nifedipin 10–20 mg p.o. (z.B. Adalat®).

Laugen

- **Klinik:** Kolliquationsnekrosen, schwer stillbare Blutungen, Erbrechen von Schleimhautfetzen, Aspirationspneumonie.
- **Therapie:** Das Induzieren von Erbrechen ist absolut kontraindiziert. Flüssigkeitszufuhr p.o. ist wenig sinnvoll, da Nekrosen unmittelbar nach Ingestion entstehen.

Methanol

- Enthalten in selbst gebranntem Schnaps, Lacken, Beizmitteln, Haushalts- und Reinigungsmitteln. Toxische Dosis: > 5 ml.
- **Klinik:** Nur gering ausgeprägter Rausch, ab 2. Tag Hyperventilation durch metabolische Azidose, Sehstörungen.
- **Therapie:** Bei frischer Intoxikation Erbrechen induzieren.

Neuroleptika

- **Klinik:** Sedation, extrapyramidale Störungen, Herzrhythmusstörungen, Blutdruckabfall, Schock.
- **Therapie:** Evtl. vor Eintreffen des Notarztes Biperiden 5 mg langsam i.v. (z.B. Akineton®) und Schockbehandlung (▶ 3.6). Kein Adrenalin, da es Blutdruckabfall auslösen kann.

Opioide, z.B. Morphin, Heroin, Methadon

- **Klinik:** Initial Euphorie, dann Apathie, verwaschene Sprache, Miosis, Bewusstseinsstörungen (Eintrübung bis Koma), Atemlähmung, Bradykardie, Erbrechen, Blutdruckabfall, Krämpfe, Harnverhalt, Lungenödem.
- **Therapie:** Evtl. vor Eintreffen des Notarztes Naloxon 0,4–2 mg i.v. (z.B. Narcanti®), ggf. alle 2–3 Min. wiederholen (kurze Halbwertszeit!). **Cave:** Vorsichtig dosieren, Pat. soll schläfrig bleiben, weil sonst Erregungszustand und Aggressivität möglich, außerdem akutes Entzugssy.

Ovulationshemmer

I.d.R. nur Kinder betroffen. Eine Packung ist harmlos → keine Maßnahmen.

Paracetamol

- **Klinik:** Ab 5–15 g bei Erwachsenen nach 6–8 h Leberzellnekrosen, Blutgerinnungsstörungen, hämolytische Anämie, metabolische Azidose. Chron. Vergiftung: Interstitielle Nephritis.

- **Therapie:** Evtl. vor Eintreffen des Notarztes Methionin initial 2,5 g p.o. (z.B. Acimethin®) oder Acetylcystein 150 mg/kg i.v. (z.B. Fluimucil® Antidot Injektionslösung, Amp. 25 ml à 5 g) in 200 ml 5 %iger Glukose über 15 Min.

Phencyclidin (z.B. „angel dust")

- **Klinik:** Nystagmus, Ataxie, Dysarthrie, Tremor, Hyperreflexie, fehlende Kornealreflexe, Rigor, Dystonie, epileptische Anfälle, Bewusstseinsstörungen, Angstzustände, illusionäre Verkennung, Halluzinationen, wahnhafte Symptome, Aggressivität mit Eigen- und Fremdgefährdung, Mydriasis, Rhythmusstörungen, Tachykardie, Hypertonie.
- **Therapie:** Symptomatisch bei Erregung Diazepam 5–10 mg langsam i.v. (z.B. Valium®, Diazepam ratio®), bei psychotischen Symptomen Haloperidol 5 mg/h i.v. (z.B. Haldol®) bis zum Wirkungseintritt, bei ausgeprägten anticholinergen Wirkungen Physostigmin 1–4 mg i.m. oder langsam i.v.

Reinigungsmittel (Detergenzien in Spül- und Waschmitteln)

- **Klinik:** Lokale Reizerscheinungen an den Schleimhäuten, z.B. Konjunktivitis, Gastroenteritis, oral kaum toxisch, wegen geringer enteraler Resorption; jedoch Schaumbildung (Aspirationsgefahr!). Nach Resorption: Hämolyse, evtl. Nierenversagen.
- **Therapie:** Reichlich Wasser trinken lassen, Entschäumer wie Dimeticon (z.B. sab simplex® Suspension; Dosierung nach Schwere der Vergiftung, minimal 1 TL). 1 TL Nähmaschinenöl. Induziertes Erbrechen ist gefährlich (Aspirationsgefahr!).

Reizgase

- **Klinik:** Zunächst lokale Reizerscheinungen an Augen, Nase, Rachen, später nach symptomfreiem Intervall toxisches Lungenödem möglich.
- **Therapie:** Vor Eintreffen des Notarztes evtl. Haut und Schleimhäute spülen, evtl. Intubation, Glukokortikoid-Spray (z.B. Auxiloson® DA, 2. Wahl: Pulmicort®) 5 Hübe alle 10 Min. zur Lungenödemprophylaxe.

Säuren

- **Klinik:** Lokale Reizwirkung und Koagulationsnekrosen an Mund, Rachen, Ösophagus und Magen, Glottisödem; Hämolyse, Hämaturie, Anurie, Azidose.
- **Therapie:** Bis zum Eintreffen des Notarztes lokale Spülung mit Wasser.

Theophyllin

- **Klinik:** Tachykardie, Übelkeit, Erbrechen, Kopfschmerzen; in höheren Dosen Herzrhythmusstörungen. **Cave:** Geringe therapeutische Breite; jede Dosis über der Normaldosis muss als potenziell toxisch angesehen werden.
- **Therapie:** Primäre Giftentfernung ab 8 mg/kg. Symptomatische Behandlung der Intoxikationszeichen.

Pflanzen

> ! Betrifft vorrangig Kinder.

- **Blattteile:** Sind fast alle atoxisch bzw. bis etwa 10 cm unbedenklich; Eibe s. u.
- **Blumenwasser:** Nicht toxisch.
- **Cotoneaster**: Wenig toxisch, 30–50 Beeren werden vertragen.
- **Efeu:** Wenig toxisch, bis 5 Beeren, ggf. Erbrechen induzieren (▶ 19.1.1).
- **Eibe:** Rotes Fruchtfleisch atoxisch (schleimig süß), Kerne nur bei Zerbeißen toxisch. Blätter sehr toxisch!
- **Heckenkirsche**: Viele Arten, bis 10 Beeren ungiftig, ggf. Erbrechen induzieren (▶ 19.1.1).
- **Liguster:** Bis 5 Beeren, wenig toxisch, ggf. Erbrechen induzieren (▶ 19.1.1).
- **Maiglöckchen:** Erbrechen, Durchfall, Schwindel, Herzrhythmusstörungen.
- **Mistel:** Bis 5 Beeren, wenig toxisch, Erbrechen induzieren (▶ 19.1.1).
- **Vogelbeere:** Bis 50 Beeren relativ ungefährlich, nur Überwachung.

Tab. 19.2 Wichtige Pflanzenvergifutngen

Pflanze	Menge	Symptome	Maßnahmen
Goldregen	Weniger als eine Schote (sieht wie Bohnenschote aus!)	Speichelfluss,Brennen, Pupillenerweiterung, Lähmungen, Krämpfe.	Erbrechen induzieren (▶ 19.1.1)
Knollenblätterpilz	Kleinste Mengen gefährlich.	Verzögert, nach etwa 2 h! Hepatotoxisch (Lebernekrose), nephrotoxisch, ZNS; oft tödliche Vergiftung.	Induziertes Erbrechen. **Cave:** Immer Rücksprache mit Giftinformationszentrum!
Pfaffenhütchen	Bereits wenige Früchte toxisch.	Etwa 15 h nach Aufnahme Erbrechen, blutiger Durchfall, Kollaps, Krämpfe.	Primäre Giftentfernung, intensive Überwachung für 24 h!
Seidelbast	Symptome evtl. schon bei einer Beere.	Erbrechen, Durchfall, nephrotoxisch, Kollaps.	Erbrechen induzieren (▶ 19.1.1), symptomatisch.
Tollkirsche	Bei > 1 Beere Symptome.	Erregungszustände,Halluzinationen, Durst, Übelkeit, Herzrhythmusstörungen, Mydriasis, Bewusstlosigkeit.	Erbrechen induzieren, i.d.R. aber schon zu spät, wenn Symptome auftreten.
Wolfsmilch	Mäßig giftig, einige Safttropfen schaden nicht.	Erbrechen, Durchfall, Krämpfe, bei Hautkontakt Dermatitis und Blasenbildung.	Erbrechen induzieren.

Weitere häufige Substanzen bei Ingestionsunfällen

> **!** Betrifft vorrangig Kinder.

- **Essigessenz:** Ab 40 % Verätzung wahrscheinlich → kein Erbrechen auslösen.
- **Fleckenentferner:** Sehr unterschiedliche Substanzen; immer Giftinformationszentrum anrufen.

- **Geschirrspülmittel für die Maschine:** Bereits geringste Mengen sehr gefährlich.
  - Stark alkalisch, sehr ätzend, oft einzelne Stellen im Mund und auf den Lippen, vermehrter Speichelfluss.
  - **Cave:** Keinesfalls Erbrechen auslösen!
- **Geschirrspülmittel (Hand-):** Toxizität sehr gering.
  - Evtl. Übelkeit, Erbrechen.
  - Nie Erbrechen induzieren. Wegen Schaumbildung Aspirationsgefahr. Entschäumer, z.B. Dimeticon (Sab simplex®) 20–80 Tr., reichlich trinken.
- **Knopfbatterien:** Eine kurzzeitig liegende Batterie ist ungefährlich, nach mehreren Wo. kann durch Arrosion eine im Magen befindliche Batterie den Inhalt preisgeben.
  - Primär keine, evtl. mechanisch, später wie Schwermetallintoxikation.
  - Bei Verdacht Rö. veranlassen. Geht Batterie nicht innerhalb einer Wo. auf natürlichem Weg ab, muss sie endoskopisch entfernt werden.
- **Nikotin/Zigaretten:** Eine Zigarette oder eine Kippe ist unbedenklich! Pfeifen-, Zigarren und Kautabak enthalten mehr Nikotin.
  - Übelkeit, Erbrechen, Durchfall, Kopfschmerzen, Schwitzen, Blässe, Miosis, Tachykardie, evtl. Krämpfe, zentrale Atemlähmung.
  - Meist keine Therapie nötig, wird oft überschätzt; ansonsten Erbrechen induzieren. Wenn nach 4 h keine Symptome aufgetreten sind, ist keine weitere Überwachung erforderlich.

Atoxische Substanzen

Flüssigkeit in Beißringen, Buntstifte, Filzstifte, Fingerfarben, Kosmetika (bis auf Alkoholgehalt), Kreide, Kühlflüssigkeit aus Kühlkissen, Lebensmittel-/Ostereierfarben, Puder (**cave:** Aspiration), metallisches Quecksilber (**cave:** Chronische Inhalation der Dämpfe), Streichhölzer und Streichholzschachteln, Styropor (**cave:** Ileusgefahr).

Gering toxische Substanzen

Zierpflanzendünger (bis 0,5 g/kg), Kohleanzünder (bis 0,5 g/kg), Süßstoff (bis 20 Tbl.), Tinte (bis 0,5 ml/kg).

19.3 Giftinformationszentren

Tab. 19.3 Giftinformationszentren

Ort	Einrichtung	Telefon	Fax	E-Mail
Berlin	Landesberatungsstelle	030/192 40	030/30 68 67 21	berlintox@giftnotruf.de
Berlin	Virchow-Klinikum	030/450 65 35 55	030/450 55 39 15	Giftinfo@charite.de
Bonn	Uni-Kinderklinik	02 28/287–32 11 022 8/287–33 33	02 28/287–33 14	gizbn@mailer.ukb.uni-bonn.de
Erfurt	Gemeinsames GIZ	0361/7307 30	03 61/730 73 17	Shared.ggiz@t-online.de

Tab. 19.3 Giftinformationszentren *(Forts.)*

Ort	Einrichtung	Telefon	Fax	E-Mail
Freiburg	Uni-Kinderklinik	0761/192 40	07 61/270 44 57	giftinfo@kikli.ukl.uni-freiburg.de
Göttingen	GIZ Nord	05 51/192 40 05 51/38 31 80	05 51/383 18 81	Giznord@med.uni-goettingen.de
Homburg/Saar	Uni-Kinderklinik	068 41/192 40	068 41/162 84 38	kigift@med-rz.uni-sb.de
Mainz	Medizinische Uni-Klinik	061 31/192 40	061 31/23 24 69	Mail@giftinfo.uni-mainz.de
München	Toxikologische Abteilung der TU	089/19 240	089/41 40 24 67	tox@lrz.tum.de
Nürnberg	Medizinische Klinik Krankenhaus Nord	09 11/398 24 51	09 11/398 22 05	muehlberg@klinikum-nuernberg.de
Wien	Allgemeines Krankenhaus	004 31/406 43 43	004 31/404 00 42 25	VIZ@akh-wien.ac.at
Zürich	Toxikologisches Informationszentrum	004 11/251 51 51	004 11/252 88 33	

In Notfällen nur telefonische Auskunft!
Siehe auch www.gifte.de

20 Notdienstprobleme bei nephrologisch kranken Patienten

Harald Messner

- Häufigkeit von schwerer Nierenerkrankungen etwa 0,2 %.
- Erkrankungen anderer Organsysteme mit gleicher Frequenz wie Nierengesunde.
- Die meisten Patienten werden sich bereits in der Behandlung eines nephrologisch erfahrenen Kollegen befinden, der häufig für diese Patienten auch erreichbar ist.
- Patienten mit Dialysepflichtigkeit oder schweren Nierenminderleitungen nur in Krankenhäuser mit entsprechenden therapeutischen Möglichkeiten und nephrologisch erfahrenen Kollegen einweisen. Zeitverzögerungen durch falsche Zuweisungen können z.B. bei schwerer Hyperkaliämie tödliche Folgen haben!

20.1 Der präterminal niereninsuffiziente Patient

20.1.1 Besonderheiten

Leitfragen

- Shuntanlage?
- Aktuelle Therapie der Nierenerkrankung?
- Art und Schnelligkeit der Entwicklung des neuen Krankheitsbilds?
- Zusätzlich eingenommene Medikamente? Diätfehler?
- Umgebungsinfekte?

Leitbefunde

- Allgemeine Leistungsminderung.
- Blässe bei renaler Anämie.
- Prätibiale Ödeme, Herzgeräusche, Perikardreiben.
- Hinweise auf Hyperventilation bei metabolischer Azidose
- Blutdruck erhöht bei renaler Hypertonie.

- Einschätzung der Nierenminderleistung im Notdienst bei unbekanntem Patienten häufig nur klinisch möglich.
- Oft werden die Befunde der Nierenminderleistung durch das akute neue Leiden erheblich verschlimmert → Übelkeit und Erbrechen bei akuter Gastroenteritis sind von beginnender Urämie kaum zu trennen.
- Akute Bedrohung des Patienten durch Hyperkaliämie, Herzinsuffizienz, Lungenödem und hypertensive Entgleisung.

Volumengabe

- Bei eingeschränkter Nierenfunktion bei alten Patienten oder Diabetes mellitus Typ 2 oft begleitend KHK mit Herzinsuff. oder unerkannten Klappenfehlern → Dekompensation schon bei geringer Zunahmen des Gesamtkörperwassers möglich.

- Bei niedrigem Blutdruck keine unkritische Volumengabe, sofern Hypohydratation nicht eindeutig gesichert → Rasche kardiale Dekompensation wegen geringer Volumentoleranz und schlechter Mobilisierbarkeit der Flüssigkeit bei eingeschränkter Nierenfunktion.

20.1.2 Traumatologische, chirurgische und orthopädische Notfälle

! Bei Verletzungen gelten grundsätzlich die üblichen Regeln der allgemeinen und speziellen chirurgischen Versorgung inkl. der Immunisierung gegen Tetanus.

Klinikeinweisung möglichst in ein Krankenhaus mit nephrologischer Abteilung.

Analgesie

! Grundsätzlich wegen der Prostaglandinsynthesehemmung und der Verschlechterung der Nierenperfusion keine NSAID – auch keine Mischpräparate.

- **Leichte bis mittelstarke Schmerzen:** Paracetamol 500–1000 mg/d (z.B. ben-u-ron®) und Metamizol 500–1000 mg/d oder 20–40 Tr./d p.o. (z.B. Novalgin®) bis zu 4 Einzeldosen maximal in 24 h. **Cave:** Metamizol nicht i.v. wegen Gefahr der Blutdrucksenkung nicht i.v., nicht i.m. wegen Gefahr der urämischen Thrombozytopathie.
- **Schwere Schmerzen:** Tramadol 100 mg p.o. oder langsam i.v. (z.B. Tramal®), wegen antiemetischer Wirkung in Kombination mit Metoclopramid, Temgesic® sublingual. Bei der Verschreibung von retardiertem Morphin Wirkungsverlängerung durch gestörte Elimination der glukoronisierten Abbauprodukte beachten (Initialdosis unverändert).
- **Ischialgie:** Paracetamol, lokale Quaddelung mit Lokalanästhetikum oder Nervenblockade, Lagerung, Wärmeanwendung.

Dialysefisteln oder Shunts

! Oft schon im präterminalen Stadium der Niereninsuffizienz angelegt.

- Dialysefisteln oder Shunts nicht zur Injektion punktieren, unterbinden oder am Shuntarm Blutdruck messen, um Fistelschädigung zu vermeiden.
- Frakturen an Shuntarmen sorgfältig auf Verletzung der AV-Fistel mit möglichen Blutungen untersuchen. Ruhigstellung bis zur endgültigen Versorgung durch einen nicht komprimierenden Schienenverband.
- Blutungen durch vorsichtige gezielte lokale sterile Kompression mit der Hand stillen, da so die Fistel fast immer erhalten werden kann. **Cave:** Shuntarm nie abbinden.

20.1.3 Internistische Notfälle

! Internistische oder allgemeinmedizinische Erkrankungen werden nach den üblichen Kriterien diagnostiziert.

Allergische Reaktion

Reaktion auf Medikamente durch sorgfältige Anamnese gut zu erfassen → Absetzen des verdächtigen Pharmakons, symptomatische Gabe eines Antihistaminikums (z.B. Terfenadin 60–120 mg/d). Bei anaphylaktischer Reaktionen nach den üblichen Kriterien Kortison und Adrenalin geben, ununterbrochene ärztliche Kontrolle erforderlich.

Angina pectoris

Relativ häufig bei multimorbiden Patienten. Bei schwerer hypertoner Entgleisung zunächst Blutdruck senken (Kalziumantagonist s.l., Nitro-Spray in üblicher Dosierung).

Klinikeinweisung bei Persistenz mit NAW.

Asthma/Emphysembronchitis

Keine Behandlungsbesonderheiten. **Cave:** Sichere Trennung des Asthmas von spastischer Stauungsbronchitis vor Therapiebeginn.

Hypertensive Blutdruckentgleisung

Sitzende Haltung, Nitro-Spray s.l., Kalziumantagonisten s.l., Furosemid i.v., Sedierung, als Ultima ratio Diazoxid 300 mg rasch i.v. (Hypertonalum®), bei Ineffektivität oder Herzinsuffizienz Einweisung in Arztbegleitung. **Cave:** Immer sofort permanenten venösen Zugang legen, da bei Dekompensation häufig nur noch schwierig möglich.

Hypotone Blutdruckentgleisung

Ist ätiologisch nur nach sorgfältiger klinischer und anamnestischer Evaluation einer Diagnose und damit einer Therapie zugänglich. Da klinische DD bei Patienten mit eingeschränkter Nierenfunktion häufig sehr schwierig, im Zweifelsfall Krankenhauseinweisung. Sonst richtet sich die Therapie nach den entsprechenden Ursachen.

Akute Cholezystitis

Übliche Antibiotika, wie Amoxicillin, Cephalosporine oder Gyrasehemmer, sowie Butylscopolamin und Paracetamol. Bei langen Fahrstrecken sofortige Einweisung!

Diabetes mellitus

- Unkomplizierte Hypo- und Hyperglykämie sind den üblichen internistischen Behandlungskriterien unterworfen.
- Protrahierte Hypoglykämien: Häufig bei Sulfonylharnstoffbehandlung und progredienter Nierenfunktionseinschränkung, da die Substanzen renal eliminiert werden und kumulieren. Diese Patienten müssen unbedingt stationär überwacht werden.

Klinikeinweisung: Jede schwere Stoffwechselentgleisung muss stationär behandelt werden, da sich klinisch nicht entscheiden lässt, ob die renalen metabolischen Kompensationsmechanismen bereits erschöpft sind.

Durchfall

- Kann Symptom der Urämie sein → Letzter Arztbesuch? Inappetenz, langsame Gewichtsabnahme und Kraftverlust vor Einsetzen des Durchfalls?
- Geht nicht zwangsläufig mit Kaliumverlust einher, daher keine unkritische Kaliumsubstitution (Bananen zum Stopfen).
- Flüssigkeitsersatz oral nach Körpergewichtsverlauf mit leicht gesalzenem Tee, bei unsicherer Situation dringend Elektrolyt- und Nierenfunktionskontrolle erforderlich.
- Loperamid 4 mg Erstdosis dann nach jedem Durchfall bis zu 12 mg/d.

!
- ACE-Hemmer, AT_1-Rezeptorblocker und Reninantagonisten vorübergehend absetzen, da v.a. bei alten Pat. Orthostasegefahr unter Dehydratation.
- Andere Antihypertensiva und Furosemid je nach Blutdruck weiternehmen.
- Betablocker unbedingt nur reduzieren, nicht absetzen (Tachykardie!)

Erbrechen

- Kann Symptom der Urämie sein → Letzter Arztbesuch? Inappetenz, langsame Gewichtsabnahme und Kraftverlust vor Einsetzen des Durchfalls?
- Nach Urämieausschluss 6 h Flüssigkeits- und Nahrungskarenz, üblicher langsamer Kostaufbau.
- Medikamentöse Therapie: Dimenhydrinat 1–3 × 150 mg/d supp. (z.B. Vomex®), Metoclopramid 10 mg/d i.v. oder 24 Tr./d p.o. (z.B. Paspertin®).

Harnwegsinfekt

- Relativ häufige Komplikationen bei interstitiellen Nephritiden, Zystennieren und Diabetikern.
- Antibiotikagabe:
  - Bei Kreatinin < 2 mg/dl: Trimethoprim-Sulfamethoxazol (z.B. Eusaprim 2 Tbl./d).
  - Bei anamnestisch rezidivierenden Infekten und Kreatinin > 2 mg/dl: Gyrasehemmer, wie Ciprofloxacin 2 × 250 mg/d (z.B. Ciprobay®).

Vorstellung am nächsten Tag beim HA oder Facharzt.

Herpes zoster

Aciclovir in reduzierter Dosis, da ausschließlich renale Elimination. Bei Kumulation rasch zentralnervöse Symptome, wie Müdigkeit, Schläfrigkeit bis zum Koma:

- Kreatinin > 2,5 mg/dl → 800 mg 1. Dosis dann 3 × 400 mg/d.
- Dosisschema ab dem 2. Behandlungstag abhängig von der aktuellen Nierenfunktion anpassen.

Atemwegsinfekte

- Ohne Nachweis eines bakteriellen Infektes: Rein symptomatisch mit Acetylcystein bis zu 600 mg/d (z.B. ACC acut®) oder Ambroxol 60–90 mg/d (z.B. Mucosolvan®), vorsichtige Erhöhung der Trinkmenge nach Hydratationszustand (Pat. soll sich wiegen und unter der erhöhten Trinkmenge nicht zunehmen!)
- Bei bakteriellem Infekt, Herzgeräusch oder bekanntem Vitium: Amoxicillin 2 g p.o. initial und 3 × 1 g/d bis zum Abheilen des Infektes. Tägliche Vorstellung beim HA oder betreuendem Nephrologen, bei Penicillinallergie oder vermutetem komplizierten Infekt Cefpodoxim 2 × 200 mg/d (z.B. Orelox®) oder Ciprofloxacin 2 × 250 mg/d (z.B. Ciprobay®).

Muskelkrämpfe

- Oft in akuten Fällen durch Zufuhr einer Bouillon (hoher Natriumgehalt) beendet.
- Magnesium- oder Kaliummangel klinisch nicht zu trennen, Substitution wegen der Entwicklung einer Hyperkaliämie ohne Laborkontrolle ineffektiv bzw. kontraindiziert.
- Ist der Pat. nicht überwässert, sollte die diuretische Therapie entsprechend reduziert werden.
- **Hypokalzämische Krämpfe:**
  - Bei eingeschränkter Nierenfunktion sehr selten, da begleitende metabolische Azidose und der Hyperparathyreoidismus zu konstanten Mengen freien Plasmakalziums führen.
  - Nach Parathyreoidektomie wegen tertiärem Hyperparathyreoidismus bei eingeschränkter Nierenfunktion tetanische hypokalzämische Krämpfe möglich → Kalzium i. v. und orale Kalziumgaben (**cave:** Durchfall).

- **Klinikeinweisung** bei therapierefraktärer hyperkalzämischer Tetanie.
- **Vorstellung** am nächsten Tag bei HA oder behandelndem Arzt zur exakten Klärung der Ursache.

! Bei Lähmungen, Kribbelparästhesien (plötzlich auftretend) und muskulärer Schwäche ist eine Hyperkaliämie möglich → Klinikeinweisung.

Schmerzlose Makrohämaturie

Bei Pat. mit Zystennieren und chron. mesangioproliferativer IgA-Glomerulonephritis kein Notfall und den Pat. meist bekannt. Die Blutverluste sind gering und bedürfen keiner Therapie.

Vorstellung bei unklarer Blutungsursache am nächsten Werktag beim Nephrologen/Urologen zur Abklärung im Blutungsintervall.

Medikamentenabusus

Somnolenz, Stupor oder Koma sind häufig durch Sedativa bedingt, deren aktive Metaboliten renal eliminiert werden (z. B. Benzodiazepine) und die bei sich langsam verschlechternder Nierenfunktion über Wochen kumulieren.

Kopfschmerzen

- Ausschluss einer hypertonen Blutdruckentgleisung, da Migräne bei Patienten mit eingeschränkter Nierenfunktion sehr selten. **Cave:** Subarachnoidalblutung.
- Paracetamol 500–1000 mg/d p.o. (z.B. ben-u-ron®) und Metoclopramid 10 mg i.v. oder 24 Tr. p.o. (z.B. Paspertin®).

Nieren- und Harnleitersteine

Wie üblich mit Butylscopolamin und Paracetamol behandeln.

Vorstellung unverzüglich bei Beschwerdepersistenz und Fieber beim Urologen.

Obstipation

Relativ häufige Komplikation bei Patienten unter diuretischer Therapie.

- Durch körperliche und rektale Untersuchung Ileus ausschließen.
- Gabe von Abführmittel, z.B. Laktulose, evtl. Trinkmenge vorübergehend erhöhen.

20.2 Der Dialysepatient

!
- Dialysepat. wissen bei Problemen i.d.R. wie sie den Bereitschaftsdienst des jeweiligen Dialyseinstituts erreichen können. Bei Fragen sollte der Arzt des kassenärztlichen Notdienstes versuchen, den behandelnden Nephrologen zu erreichen.
- Das Verhalten bei Notfallsituationen gleicht dem des präterminal Niereninsuffizienten.

Allgemeine Notfälle

Antibiotikatherapie

- **KI:** Gentamicin, Co-trimoxazol.
- **Gut geeignet:** Penicillin, Ureidopenicilline, Cephalosporine, Gyrasehemmer.
- Am ersten Tag keine Dosisreduktion erforderlich. Die Folgedosen sollten durch den dauerhaft betreuenden Arzt festgelegt werden.

Blutdruckabfall

- Pat. reagieren oft bis zu 6–8 h nach der Dialyse auf den intradialytischen Flüssigkeitsentzug mit einer schweren symptomatischen Hypotonie mit Erbrechen und Bewusstseinsverlust.
- Nach Ausschluss einer Rhythmusstörung vorsichtige Kopftieflage und Gabe einer Bouillon. Die Patienten erholen sich in der Regel binnen kurzer Zeit.

! Große Flüssigkeitsgaben vermeiden, da Pat. sonst bis zur nächsten Dialyse zu viel zunehmen.

Herpes zoster

- Aciclovir wird ausschließlich renal eliminiert, daher unbedingt Dosisreduktion:
  - 800 mg am 1. Tag, dann 400 mg nach jeder Dialyse und am dialysefreien Tag je nach Nierenrestfunktion.
  - Bei Kumulation drohen relativ rasch zentral neurologische Symptome wie Müdigkeit, Schläfrigkeit bis zum Koma!
- Alternativ Brivudin 125 mg/d (z.B. Zostex®).

Hypertensive Blutdruckentgleisung

Wie bei präterminalem Pat.: Nitro-Spray s.l. Kalziumantagonisten s.l. (z.B. Nitrendipin-Phiole).

Shunt-Notfälle

Nachblutungen aus dem Shunt

Lokale Kompression mit sterilem Tupfer ohne den Durchfluss durch die Fistel zu unterbrechen, da sonst Fistelverschluss möglich.

Shuntverschlüsse

Auch bei präterminaler Niereninsuffizienz möglich, bedürfen keiner notfallmäßigen Versorgung, manchmal sehr schmerzhaft wie bei oberflächlicher Thrombophlebitis. Infektion bei natürlicher Fistel ohne Gefäßprothese extrem selten → meist nur konservative Therapie mit Kühlung, Hochlagerung und Schmerzbehandlung (Paracetamol).

- **Klinikeinweisung** in Nephrologie:
  - Ohne Gefäßprothese: Notfallmäßige Einweisung nur bei systemischen Entzündungszeichen, wie Fieber, rascher Reduktion des Allgemeinzustands und Erbrechen.
  - Mit Gefäßprothese: Auch bei nur geringer Schwellung und Rötung sofortige Klinikeinweisung, da fortgeschrittene Sepsis mit geringer Klinik ausgeschlossen werden muss.
- **Vorstellung** in allen anderen Fällen am Folgetag beim Chirurgen zur Wiedereröffnung.

20.3 Der nierentransplantierte Patient

!

- Nierentransplantierte Patienten werden in der Regel durch einen Nephrologen und ein Transplantationszentrum versorgt, die 24 h am Tag erreichbar sind.
- Medikamente, von denen der im Notfall hinzugezogene Arzt nicht sicher weiß, ob sie mit den dauerhaft verordneten Immunsuppressiva interferieren, dürfen nicht verordnet werden (▶ Tab. 20.1).

Tab. 20.1 Bei nierentransplantierten Patienten kontraindizierte Medikamente

Substanz	Gründe der Kontraindikation	Alternative
Prostaglandinsynthesehemmer (alle NSAID, Acetylsalicylsäure)	Renaler Perfusionsverlust und Funktionsverlust des Transplantats	Paracetamol bis zu 1,5 g/d, Tramadol 300 mg/d p.o.
Allopurinol im Zusammenhang mit Azathioprim (Imurek)	Schwere Blutbildveränderungen mit Aplasie, unwirksam bei Gichtanfall	Colchicum bei Gichtanfall initial 1,5 mg, bis zu 4 mg/d bis der Schmerz nachlässt
ACE-Hemmer	Verschlechterung der Nierenperfusion	Kalziumantagonisten, periphere Alphablocker (z.B. Doxazosin)
Co-trimoxazol	Erhöhung der Ciclosporindosis und Nephrotoxizität	Amoxicillin, Gyrasehemmer
Kalium-sparende Diuretika	Hyperkaliämierisiko in Verbindung mit Ciclosporin	Furosemid
Aciclovir	Erhöhung der Plasmaspiegel von Mycophenolatmofetil (z.B. CellCept®)	Dosisreduktion 3 × 400 mg am 1. Tag, dann dringend Nephrologen konsultieren, da Kumulationsgefahr mit schweren zentralen Nebenwirkungen

20.3.1 Traumatologische, chirurgische und orthopädische Notfälle

- **Analgesie:** Keine NSAID wegen der Prostaglandinsynthesehemmung und der Verschlechterung der Nierenperfusion. Als Ersatzmedikamente stehen Paracetamol und Tramadolol in üblicher Dosierung zur Verfügung
- **Ischialgie Lumbalgie:** Paracetamol, lokale Quaddelung mit Lokalanästhetikum oder Nervenblockade, Lagerung, Wärmeanwendung.
- **Volumengabe:** Kann abhängig von der Nierenfunktion wie beim Gesunden gehandhabt werden. Die transplantierte Niere ist empfindlich bei Volumenmangel, sodass eher frühzeitig eine parenterale Substitution erfolgen sollte.

20.3.2 Internistische Notfälle

!

- Internistische oder allgemeinmedizinische Erkrankungen werden nach den üblichen Kriterien diagnostiziert. Es gelten die in der Einleitung genannten besonderen Überlegungen bei multimorbiden Patienten.
- Bei Lähmungen und Schwäche Einweisung wegen V.a. Hyperkaliämie.

Durchfall/Erbrechen

- Kann Folge einer Überdosis Mycophenolatmofetil (z.B. CellCept®) bei sich verschlechternder Nierenfunktion sein → ausführliche Medikamentenanamnese.
- Vorgehen wie beim präterminal niereninsuffizienten Pat. ▶ 20.1.3.
- Immunsuppressiva möglich weiterhin einnehmen, Ciclosporin bei anhaltendem Durchfall und unsicherer Resorption > 24 h parenteral zuführen (⅓ der üblichen Tagesdosis als Einmalgabe i.v.).

Harnwegsinfekt

Relativ häufige Komplikationen bei nierentransplantierten Patienten.

- Bei unklarem Fieber immer Harnwegsinfekt ausschließen, da Symptome wie Pollakisurie und Algurie häufig nur gering ausgeprägt sind oder fehlen.
- Antibiotika: Gyrasehemmern, wie Ciprofloxacin 2 × 250 mg/d (z.B. Ciprobay®) oder Cephalosporin, wie Cefuroxim 2 × 250 mg/d.

Vorstellung: Am nächsten Tag beim HA oder betreuenden Nephrologen, um Antibiotikadosis entsprechend der Nierenfunktion anzupassen.

Herpes zoster

- Aciclovir in reduzierter Dosis, da ausschließlich renale Elimination und Ausscheidungsweg der tubulären Sekretion gemeinsam mit Mycophenolatmofetil (z.B. CellCept®) nutzt. Bei Kumulation rasch zentralnervöse Symptome, wie Müdigkeit, Schläfrigkeit bis zum Koma:
  - Kreatinin > 2,5 mg/dl 800 mg 1. Dosis dann 3 × 400 mg/d.
  - Dosisschema ab dem 2. Behandlungstag an die aktuelle Nierenfunktion anpassen.
- Alternativ Brivudin 125 mg/d (z.B. Zostex®).

Atemwegsinfekte

Vorgehen wie beim präterminal niereninsuffizienten Pat. ▶ 20.1.3.

21 Abrechnung und Dokumentation

Martin Hermann

21.1 Gebührenordnungen

- **EBM:** Primärkassen (AOK, IKK, BKK, LKK, Knappschaft); Ersatzkassen; Polizei; Bundesgrenzschutz; Bundeswehr; Zivildienst; Kriegsopfer (KOV); Auslandsabkommen; Sozialhilfeträger; Postbeamte A; Rheinschiffer.
- **GOÄ:** Privatversicherte; Postbeamte B (Faktor 1,9); KVB I–III (Faktor 2,3/1,5); KVB IV, Kassenpat. mit Kostenerstattungsregelung, nicht Versicherte.
- **UV-GOÄ:** Nur für Arbeitsunfälle, Wegeunfälle, anerkannte Berufskrankheiten, Schul-, Kindergarten- und Universitätsunfälle einschl. Wegeunfälle: Arbeiter; Angestellte; freiwillig versicherte Selbstständige; Schüler; Kindergartenkinder; Studenten; Pflegepersonen im Rahmen der gesetzlichen Pflegeversicherung.

21.2 Arbeitsunfälle und Berufskrankheiten

Arbeitsunfälle

Arbeitsunfälle sind grundsätzlich alle durch plötzliche äußere Einwirkung erlittenen Schädigungen, die in Zusammenhang mit der bezahlten Arbeit stehen, sowie dadurch verursachte Verletzungen und Erkr.

! Nicht als Arbeitsunfälle gelten Krankheiten, die in der Veranlagung des Pat. liegen, auch wenn sie sich während der Arbeitszeit manifestieren, z.B. Herzinfarkt, Bandscheibenvorfall, Ischialgie, Gallenkolik.

- **Arbeitsunfälle:** Der Maler, der von der Leiter fällt. Die Krankenschwester, die sich an der Kanüle sticht. Die Nachbarin, die im Rahmen der Pflegeversicherung für eine Pflegebedürftige einkauft und dabei stürzt. Der Schüler, der in der Pause beim Toben hinfällt. Der Medizinstudent, der sich im Praktikum mit Hepatitis infiziert.
- **Wegeunfälle:** Gelten als Arbeitsunfälle, wenn sie auf dem direkten Weg von der Wohnung (jenseits von Haustür oder Gartentor) bis zur Arbeitsstelle oder zurück passieren. Die Raucherpause und der Weg zur Raucherpause sind nicht berufsgenossenschaftlich unfallversichert.

Bei AU über den Unfalltag hinaus bzw., wenn die Verletzung voraussichtlich nicht nach 1 Wo. abgeheilt ist, muss eine **Überweisung (blau) zum D-Arzt** erfolgen. In allen übrigen Fällen sowie bei Schul- und Kindergartenunfällen muss ein Unfallbericht (Muster A13) erstellt werden.

- BG-Rezepte sind für den Pat. zuzahlungsfrei.
- Bei Arbeits- und Wegeunfällen ist die Abrechnung mit der BG Pflicht. Zudem ist sie für den niedergelassenen Arzt durch einen höheren Punktwert günstiger und entlastet sein Gesamtbudget.

Berufskrankheiten

Von der BG anerkannte Folgen von beruflichen Schädigungen (Lärm, Staub, Gase, Strahlung, Chemikalien, mech. Einwirkungen, berufl. Infektionen etc.). Beispiele: Silikose, Lärmschwerhörigkeit, Mesotheliom (Asbestose), Schweißerlunge, Bursitis bei Fliesenlegern, COPD.

Kostenträger

Kostenträger bei Arbeitsunfällen ist die für den Unfallbetrieb zuständige Berufsgenossenschaft. Kennt der Pat. die zuständige Berufsgenossenschaft nicht: Auf Rezepten zunächst vermutete BG eintragen dann am nächsten Werktag im Personalbüro des Betriebs nachfragen.
Kostenträger bei Schulunfällen, Kindergartenunfällen, Studentenunfällen, Unfällen von nicht professionellen Pflegepersonen im Rahmen der Pflegeversicherung, Klinikpatienten oder Antragstellern beim Arbeitsamt und Wegeunfällen in diesem Zusammenhang ist die Unfallkasse des Landes (Adressen www.DGUV.de).

! Folgen anerkannter Berufskrankheiten und Dauerfolgen früherer Arbeitsunfälle sind wie Arbeitsunfälle versichert.

21.3 Standardabrechnungsziffern

Detailliertere Auflistung in den Gebührenhandbüchern.

Tab. 21.1 Abrechnungsziffern für die Telefonbereitschaft (Stand 01.02.2009)

	EBM	GOÄ (Faktor 2,3/1,8)	UV-GOÄ
Beratung		1 (10,73 €)	11 (2,48 €)
Beratung außerhalb der Sprechstunde		1-A (10,73 + 4,08 €)	12 (3,45 €)
Nachtberatung I	01100 (555 P) Mo–Fr 19–22 Uhr	1-B (10,73 € + 10,49 €) 20–22, 6–8 Uhr	13 (15,46 €) 20–22, 6–8 Uhr
Nachtberatung II	01101 (885 P) Mo–Fr 22–7 Uhr, Sa, So, Fei 19–7 Uhr	1-C (10,73 € + 18,65 €) 22–6 Uhr	13 (15,46 €) 22–6 Uhr
Beratung Sa, So, Fei	01100 (555 P) 7–19 Uhr	1-D (10,73 € + 12,82 €) tagsüber, 1-D-B (10,73 € + 12,82 € + 10,49 €) frühe Nacht, 1-D-C (10,73 € + 12,82 € + 18,65 €) tiefe Nacht	15 (5,38 €) Sa ab 12 Uhr 14 (5,38 €) So, Fei
Telefonische Voranmeldung beim Klinikarzt	Ggf. regionale Ziffer aus Hausarzt- oder Palliativvertrag	–	–

! Reine Terminvereinbarungen oder Hausbesuchsbestellungen sind nicht abrechenbar!

Tab. 21.2 Abrechnungsziffern für den Fahrdienst (Stand 01.02.2009)

	EBM	GOÄ (Faktor 2,3/1,8)	UV-GOÄ
Hausbesuch (dringend)		50-E (42,90 € + 9,33 €)	50A (27,61 €)
Besuch im org. Notfalldienst	01411 (1325 P)		
Dringender Besuch Sa/So/Fei	01411 (1325 P) 7–19 Uhr	50-H (42,90 € + 19,82 €) 8–20 Uhr	50E (30,37 €) 8–20 Uhr
Dringender Nachtbesuch I	01411 (1325 P) 19–22 Uhr	50-F (42,90 € + 15,16 €) 20–22 u. 6–8 Uhr	50C (35,89 €) 20–22 u. 6–8 Uhr
Dringender Nachtbesuch II	01412 (1770 P) 22–7 Uhr	50-G (42,90 € + 26,32 €) 22–6 Uhr	50D (47,63 €) 22–6 Uhr
Dringender Nachtbesuch I Sa, So, Fei	01412 (1770 P) 19–7 Uhr	50-F-H (42,90 € + 15,16 € + 19,82 €) 20–22 + 6–8 Uhr	50C (35,89 €) 20–22 u. 6–8 Uhr
Dringender Nachtbesuch II Sa/So/Fei	01412 (1770 P) 19–7 Uhr	50-G-H (42,90 € + 26,32 € + 15,15 €) 22–6 Uhr	50D (47,63 €) 22–6 Uhr
Dringender Besuch aus der Sprechstunde	01412 (1770 P)	50-E (42,90 € + 9,33 €)	50B (35,89 €)
Besuch im Altenheim etc., am Tag der Anforderung ausgeführt	01415 (1545 P) (nicht im Notdienst)	–	–
Einfacher Besuch	01410 (440 P)	50 (42,90 €)	50 (22,09 €)
Mitbesuch in derselben sozialen Gemeinschaft (kein Wegegeld dazu)	01413 (215 P)	51 (33,52 €) dazu Unzeitzuschläge s.o.	51 (17,26 €)

Tab. 21.3 Zusätzlich abrechenbare Gebühren (Stand 01.02.2009)

	EBM	GOÄ (Faktor 2,3/1,8)	UV-GOÄ
Ordinationsgebühr (persönlicher Arzt-Pat.-Kontakt), ggf + Zusatzpauschale Besuchsbereitschaft	01210 (445 P) + 01211 (280 P), weitere Kontakte: WE 19–22 Uhr, Sa, So, Fei 7–19 Uhr: 01216 (365 P) + 01217 (225 P) WE 22–7 Uhr, Sa, So, Fei 19–7 Uhr 01218 (445 P) + 01219 (280 P) Übrige Notdienstzeiten (Mi, Fr): 01214 (110 P) + 01215 (55 P)	–	Unfallbericht 125 (6,19 €) Überweisung zum D-Arzt 145 (3,49 €)

Tab. 21.3 Zusätzlich abrechenbare Gebühren (Stand 01.02.2009) *(Forts.)*

	EBM	GOÄ (Faktor 2,3/1,8)	UV-GOÄ
Ganzkörperstatus	–	8 (34,86 €)	Umfassende Unters. 6 (6,19 €) 7 (15,46 €) außerhalb der Sprechstunde 8 (27,47 €) 20–8 Uhr 9 (17,39 €) So, Fei 10 (17,39 €) Sa ab 12 Uhr jeweils + 2,60 SK
Untersuchung Thorax- oder Bauchorgane	–	7 (21,45 €)	
Untersuchung des Urogenitalsystem	–	6 (13,41 €)	
Eingehende neurologische Teiluntersuchung	–	800 (26,14 €)	800 (13,46 € + 3,60 € SK)
Fremdanamnese		4 (24,49 €)	835 (4,42 € + 1,30 € SK)
Kinderzuschlag (0–3 J.)	–	K2 (13,68 €) (neben 50/51)	–
Bericht für den Hausarzt	01600 (100 P)	–	–

Tab. 21.4 Wegegelder

Radius von der Praxis aus (bei GOÄ ggf. auch von der Wohnung aus)	Uhrzeit	EBM*	GOÄ	BGNT
Bis 2 km	8–20 Uhr	40442 (6 €)	3,58 €	71 (3,58 €)
	20–8 Uhr	40442 (6 €)	7,16 €	72 (7,16 €)
Bis 5 km	8–20 Uhr	40443 (10 €)	6,64 €	73 (6,65 €)
	20–8 Uhr	40443 (10 €)	10,23 €	74 (10,23 €)
Bis 10 km	8–20 Uhr	40444 (18 €)	10,23 €	81 (10,23 €)
	20–8 Uhr	40444 (18 €)	15,34 €	82 (15,34 €)
Bis 25 km	8–20 Uhr	40445 (24 €) bis 15 km 40446 (31 €) über 15 km	15,34 €	83 (15,34 €)
	20–8 Uhr	40445 (24 €) bis 15 km 40446 (31 €) über 15 km	25,56 €	84 (25,56 €)

* keine bundeseinheitliche Regelung

Tab. 21.5 Sonderleistungen			
	EBM	GOÄ	UV-GOÄ
Konsil, Rücksprache mit HA	–	60 (16,09 €)	60A (8,28 €) 8–20 Uhr 60B (16,57 €) 20–8 Uhr
Krisenintervention	–	812 (67,03 €)	812 (34,51 €)
Reanimation	01220 (2905 P) 01221 (575 P) Zuschlag Intubation 01222 (815 P) Zuschlag Defi	429 (53,62 €), mit Defibrillation: 430 (53,62 €)	416 (27,61 €) plus 2,14 € Sachkosten; mit Defibrillation: 430 (27,61 €)
Notfall-EKG	–	Mit Streifen: 650 (15,95 €) Nur Monitor: 431 (13,41 €)	431 (6,90 €)
Infusion (i.v.)	02 100 (~60 P.)	271 (16,09 €)	271 (8,28 € + 3,00 € SK)
		272 (24,13 €) > 30 Min.	272 (12,42 € + 3,80 € SK) > 30 Min.
Bluzuckerteststreifen	–	Visuell 3511 (3,35 €)	Visuell 3511 (3,45 € + 1,50 € SK)
	32025 (1,60 €)	Gerät 3514 (4,69 €)	Gerät 3514 (4,83 € + 2,20 €)
Injektion i.m. oder s.c.	–	252 (5,36 €)	252 (2,76 €+ 1,60 € SK)
Injektion i.v.	–	253 (9,38 €)	253 (4,83 € + 1,70 € SK)
Impfung	Regional unterschiedlich	375 (10,73 €) plus Sachkosten	381 (3,45 € + 1,70 € SK + Impfstoff)
Lokal-/Leitungsanästhesie	–	490, 493 je (8,18 €)	490 (4,21 € + 3,43 € SK)
Infiltration eines Lokalanästhetikums	–	Klein 490 (8,18 €)	490 (4,21 € + 3,43 € SK)
		Groß 491 (16,22 €)	491 (8,35 € + 6,65 € SK)
Infiltration, auch paravertebral	–	267 (10,73 €)	267 (5,52 € + 2,80 € SK) einmal 268 (8,97 € + 4,90 € SK) mehrfach
Quaddeln	–	266 (8,04 €)	266 (4,14 € + 2,40 € SK)
Chiropraktische Wirbelsäulenmobilisierung	–	3305 (4,69 €)	3305 (2,55 € + 1,30 € SK)
Akupunktur zur Schmerztherapie	–	269 (26,81 €)	269 (13,80 € + 4,90 € SK)
		über 20 Min. 269a (46,92 €)	269a (24,16 € + 4,90 € SK)

Tab. 21.5 Sonderleistungen *(Forts.)*

	EBM	GOÄ	UV-GOÄ
Port auffüllen	–	265 (8,04 €)	265 (4,14 € + 2,50 € SK)
Injektion in liegenden Katheter	-	261 (4,02 €)	261 (2,07 € + 1,00 € SK)
Verband	–	200 (6,03 €)	200 (3,24 €) plus 3,89 € Sachkosten
Kompressionsverband	–	204 (12,74 €)	203A (6,56 €) plus 8,71 € Sachkosten
Tape-Verband ein großes Gelenk	–	207 (13,41 €)	209 (10,53 €) plus 28,10 € Sachkosten
Notschiene über 1 Gelenk	–	210 (10,06 €)	210 (5,52 €) plus 7,49 € Sachkosten
Rektale Untersuchung	–	11 (8,04 €)	18 (4,14 €+ 2,60 € SK)
Digitale Mastdarmausräumung	–	770 (18,77 €)	770 (9,66 € + 3,90 € SK)
Reposition/Rektumprolaps	–	3230 (16,09 €)	3230 (8,28 €+ 2,70 € SK)
Reposition eingeklemmte Hernie	–	3282 (29,76 €)	3282 (15,32 € + 6,50 € SK)
Magensonde legen	–	670 (16,09 €)	670 (8,28 € + 5,50 € SK)
Behandlung infizierter Wunde	–	2006 (8,45 €)	2006 (4,35 € + 2,80 € SK)
Fremdkörper-, Splitterentfernung	Mit Schnitt: 02301 (365 P)	2009 (13,41 €)	2009 (6,90 €+ 4,00 € SK)
Erörterung lebensverändernder Erkr., > 20 Min. (je nach KV umstritten)	–	34 (40,22 €)	–
Arbeitsunfähigkeitsbescheinigung	–	70 (5,36 €)	143 (2,74 €)
Transportbegleitung	–	55 (67,03 €) Psychiatrisch: 833 (38,20 €)	55 (34,51 € + 10,40 € SK)
Verweilgebühr (z. B. auch Rückweg vom Krankenhaus)	–	56 (18,89 € je volle ½h)	8–20 Uhr 56 (je angefangene ½ h 6,21 €) 20–8 Uhr 57 (je angefangene ½ h 12,42 €)

! Die von der BG festgelegten Sachkosten (3. Tabellenspalte) werden auch von den Privatversicherungen anerkannt und sollten deshalb auch bei GOÄ-Rechnungen angesetzt werden!

21.4 Abrechnungsprobleme bei Reisenden

21

Da oft keine Inkassomöglichkeit im Ausland besteht, empfiehlt es sich, sofort eine Rechnung nach GOÄ zu erstellen und zu kassieren.
Mitgliedsstaaten der Europäischen Union (Belgien, Dänemark, Finnland, Frankreich, Griechenland, Großbritannien, Irland, Italien, Luxemburg, Niederlande, Österreich, Portugal, Schweden und Spanien; Estland, Lettland, Litauen, Malta, Polen, Slowakei, Slowenien, Tschechische Republik, Ungarn, Zypern; Bulgarien und Rumänien, außerdem Island, Liechtenstein und Norwegen, Israel, Kroatien, Marokko, Schweiz, Türkei, Tunesien): Reisende aus diesen Ländern müssen sich mit ihrer ausländ. Krankenversicherungskarte und Ausweis/Reisepass ausweisen. Der Arzt füllt dann das Formular Muster 80 (über KV zu beziehen) aus und lässt es vom Pat. unterschreiben.

! Viele Besucher sind nicht versichert und versuchen z.T. gegen Vorlage der Chipkarte eines versicherten Familienangehörigen behandelt zu werden. **Cave:** Betrug wird mit Entzug der Kassenzulassung bestraft! (EU-Versicherungskarte www.kvwl.de)

21.5 Abrechnungsbeispiele

Tab. 21.6 Pat. mit Thoraxschmerz, Bronchitis, Altersdemenz, Fremdanamnese, Sa. 23.00 Uhr, 3 km

EBM	GOÄ	BGNT
01411-01210-01211	50-G-H-7–4-WN5	Kein Arbeitsunfall
Summe 2050 Punkte	Summe 104,60 €	

Tab. 21.7 Pat. mit Ischialgie, Mi. 16.00 Uhr, 1 km

EBM	GOÄ	BGNT
01411-01210-01211	50-E-800-WT2	Kein Arbeitsunfall
Summe 2050 Punkte	Summe 81,95 €	

Tab. 21.8 Pat. mit Bänderzerrung re. OSG, Tape-Verband, Fr. 21.00 Uhr, 6 km

EBM	GOÄ	BGNT
01411-01210-01211	50-F-207+SK-WN10	7-Überweisung D-Arzt 50C-145–12b-209-SK
Summe 2050 Punkte	Summe 108,01 €	Summe 92,17 €

Tab. 21.9 Besuch mit symptombezogener Untersuchung, So. 15.00 Uhr, 2 km		
EBM	**GOÄ**	**BGNT**
01411	50-H-WT2	8–50E-125–71–11a-Unfallbericht A13+Porto
Summe 1325 Punkte	Summe 66,30 €	Summe 40,04 €

Leichenschau

Tab. 21.10 Abrechnungsbeispiel				
Leistungstext	**GOÄ-Ziffer**	**Einfachbetrag**	**Faktor**	**Betrag**
Leichenschau/-schein	100	14,57 €	2,3	33,52 €
Hausbesuch (Abrechnungsmöglichkeit umstritten)	50	18,65 €	2,3	42,90 €
Zuschlag sofort	E	9,33 €	1	9,33 €
Zuschlag 20.00–22.00/ 6.00–6.00 Uhr	F	15,16 €	1	15,16 €
Zuschlag 22.00–6.00 Uhr	G	26,32 €	1	26,32 €
Zuschlag Sa., So., Feiertag	H	19,82 €	1	19,82 €
Wegegeld am Tag: Bis 2/5/10/25 km Radius 3,58 €/6,64 €/10,23 €/15,34 €				
Wegegeld in der Nacht: Bis 2/5/10/25 km Radius 7,16 €/10,23 €/15,34 €/25,56 €				

21.6 Tipps zur Dokumentation

- Die Dokumentation ist Teil der vollständigen Leistungserbringung.
- Der Notfallschein muss die Diagnose, den ausführlichen Befund und eine genaue Beschreibung der Therapie beinhalten; das Original wird im Archiv der KV aufbewahrt.
- Leistungen, die nicht dokumentiert sind, dürfen nicht abgerechnet werden.

! Bei Patientenklagen kann Ihnen ohne gute Dokumentation kein Anwalt helfen!

Index

Index

B

L

ICD-10 Diagnosenthesaurus: Häufige Notfalldiagnosen

Absolute Arrhythmie/
Tachyarrhythmie **I 48**
Akutes Abdomen **R 10.0**
Alkoholisches Prädelir **F 10.4**
Allergische Rhinitis **J 30.1**
Anaphylaktischer Schock/
Anaphylaxie **T 78.2**
Angstzustand **F 41.1**
Asthma bronchiale, allerg. **J 45.0**
Asthma bronchiale/Asthmaanfall **J 45.9**
Atemnot **R 06.0**
Bandscheibenvorfall **M 51.2**
Bewusstseinstrübung **R 40.0**
Bradykardie **R 00.1**
Bronchitis, akut **J 20**
Chronische Bronchitis **J 41.8**
Chronische Rhinitis **J 31.0**
Chronische Tonsillitis **J 35.0**
Commotio cerebri **S 06.0**
Delir **F 05.9**
Demenz **F 03**
Depression **F 32.9**
Diabetes mellitus **E 14.9**
Epileptischer Anfall **G 40.9**
Exsikkose **E 86**
Fieberhafter Infekt **B 99**
Fieberkrampf **R 56.0**
Fremdkörper-Ingestion, beim
Kind **T 18.9**
Gastroenteritis **A 09**
Gastrointestinalblutung **K 92.2**
Grippaler Infekt **J 06.**
Grippe ohne Virennachweis **J 11.**
Halswirbelsäulendistorsion **S 13.4**
Harnwegsinfekt **N 39**
Herzinfarkt **I 21.9**
Herzinfarkt, drohend **I 20.0**
Herzinsuffizienz **I 50.9**
Herzinsuffizienz, mit
Lungenödem **I 50.1**
Herzrhythmusstörung **I 49.9**
Herzstillstand, erfolgreiche
Reanimation **I 46.0**
Hitzschlag **T 67.0**
Hyperglykämie **R 73.9**
Hypertone Krise **I 10**
Hypertonie **I 10.90**
Hyperventilationstetanie **R 06.4**
Hypoglykämie bei Diabetes **E 14.8**
Hypoglykämischer Schock bei
Diabetes **E 14.0**
Hypotonie, mit
Kreislaufdysregulation **I 95.1**
Hypovolämischer Schock **R 57.1**
Ingestionsunfall **T 50.9**
Instabile Angina pectoris **I 20.0**
Kammerflimmern **I 49.0**
Kardiogener Schock **R 57.0**
Kollaps **R 55**
Koma **R 40.2**
Koronare Herzkrankheit **I 25.9**
Krampfanfall **R 56.8**
Lungenembolie **I 26.9**
Lungenödem **J 81**
Menière-Syndrom **H 81.0**
Oberbauchschmerzen **R 10.1**
Obstruktive Bronchitis **J 44.8**
Offene Wunde Kopf **S 01.9**
Offene Wunde Kopf, multipel **S 01.7**
Otitis media **H 66.9**
Pneumonie **J 18.9**
Pseudokrupp **J 38.5**